护理学（中级）单科过关随身记系列

U0741469

2026 护理学（中级）
单科过关随身记（附习题）
——基础知识

全国卫生专业技术资格考试研究专家组　编写

中国健康传媒集团·北京

中国医药科技出版社

内 容 提 要

　　为了帮助未能一次通过四门考试的考生下一年度顺利通过其余科目，我们策划了护理学（中级）单科过关随身记系列。本系列图书打破了传统的知识体系，按照基础知识、相关专业知识、专业知识、专业实践能力整合相关知识、习题而成。便于考生根据自己的实际情况选择相应单科过关随身记即可。其中，"浪里淘沙-核心考点"中的内容是在分析往年考试的基础上提炼出来的核心考点，是考生要重点掌握的内容；"锦囊妙记"为考生列出了法宝级的内容，极大地减轻了复习负担；"小试身手"中的考题用来自测，检验复习效果，并且可以加强对知识点的记忆。本书适合所有参加护理学（中级）考试的考生使用。

图书在版编目（CIP）数据

2026护理学（中级）单科过关随身记：附习题 . 基础
知识 / 全国卫生专业技术资格考试研究专家组编写 .
北京：中国医药科技出版社，2025.7. --（护理学
（中级）单科过关随身记系列）. -- ISBN 978-7-5214
-5377-5

Ⅰ. R47

中国国家版本馆 CIP 数据核字第 20252JK229 号

美术编辑　陈君杞
版式设计　南博文化

出版　**中国健康传媒集团** | 中国医药科技出版社
地址　北京市海淀区文慧园北路甲 22 号
邮编　100082
电话　发行：010-62227427　邮购：010-62236938
网址　www.cmstp.com
规格　880 × 1230mm $\frac{1}{32}$
印张　15 $\frac{1}{2}$
字数　672 千字
版次　2025 年 7 月第 1 版
印次　2025 年 7 月第 1 次印刷
印刷　北京侨友印刷有限公司
经销　全国各地新华书店
书号　ISBN 978-7-5214-5377-5
定价　**45. 00 元**

获取新书信息、投稿、为图书纠错，请扫码联系我们。

编委会

前　言

　　护理学中级职称认定目前实行全国统一组织、统一考试时间、统一考试大纲、统一考试命题、统一合格标准的考试制度。全国卫生专业技术资格考试护理学（中级）专业各科目成绩实行两年为一个周期的滚动管理办法，在连续两个考试年度内通过4个科目的考试，才可取得该专业资格证书。为了帮助未能一次通过四门考试的考生下一年度顺利通过其余科目，我们策划了护理学（中级）单科过关随身记系列。本系列图书打破了传统的知识体系，按照基础知识、相关专业知识、专业知识、专业实践能力整合相关知识、习题而成。便于考生根据自己的实际情况选择相应单科过关随身记即可。其中，"浪里淘沙－核心考点"中的内容是在分析往年考试的基础上提炼出来的核心考点，是考生要重点掌握的内容；"锦囊妙记"为考生列出了法宝级的内容，极大地减轻了复习负担；"小试身手"中的考题用来自测，检验复习效果，并且可以加强对知识点的记忆。

　　本书适合所有参加护理学（中级）考试的考生使用。当拿到这本书的时候，你一定要制订计划，克服困难，每天坚持复习。那些延迟出发的人很难赶上提前上路的人，一步晚，步步晚，复习备考，请及时上路。复习路上，你不是孤军奋战，这里有我们共同的精神家园（公众号：天使助力）。

　　免费赠送数字资源（10月份左右上线），获取方式见封底。

编　者

目　录

第一篇　内科护理学

第二篇 外科护理学

第三篇　妇产科护理学

第四篇　儿科护理学

第一篇　内科护理学

第一章 呼吸系统疾病病人的护理

第一节 概 述

一、呼吸系统的解剖结构与功能

（一）呼吸道

以**环状软骨**为界，呼吸道分为上、下呼吸道。

小试身手 1.上呼吸道与下呼吸道的分界是

A. 咽部　　　　　　　　B. 鼻腔　　　　　　　C. 甲状软骨

D. 气管隆突处　　　　　E. 环状软骨

1. **上呼吸道** 由鼻、咽、喉组成，主要作用是对吸入气体加温、湿化和净化；**环甲膜在声带下方，是喉梗阻时的穿刺部位**。

小试身手 2.下列关于呼吸系统解剖生理，说法正确的是

A.呼吸道以甲状软骨为界，分为上、下呼吸道

B.上呼吸道包括鼻、咽、喉、气管，主要功能是换气

C.气管在剑突分为左、右两主支气管

D.右主支气管粗、短而陡直

E.异物易进左肺

2. **下呼吸道** 起自气管，止于呼吸性细支气管末端，包括气管、支气管、细支气管和肺实质。气管逐级分支到肺泡，共23级，构成气管–支气管树状结构。黏液纤毛运载系统和咳嗽反射是下呼吸道的重要防御机制。

3. **肺和肺泡** 左右肺位于纵隔两侧，上端是肺尖，下端是肺底。肺由数亿个肺泡组成，**肺泡是进行气体交换的主要场所**，通过气血屏障进行。

（二）胸膜和胸膜腔

胸膜腔是由脏层胸膜和壁层胸膜构成的潜在密闭腔隙，**内含少量浆液起润滑作用**。正常人**胸腔内压为负压**，吸气时负压增大。胸内负压可使肺处于扩张状态，同时促进静脉血液及淋巴液回流。

（三）肺的血液循环

肺接受肺循环、支气管循环双重血液供应。肺循环由肺动脉—肺毛细血管—肺

静脉组成，为功能血管，进行气体交换。支气管循环由支气管动脉和静脉组成，为营养血管。

（四）肺的通气和换气功能

机体与外环境之间的气体交换称为呼吸。**呼吸系统主要生理功能是吸入 O_2，排出 CO_2**。

1. 肺通气　使气体有效地进入或排出肺泡称为肺通气。反映肺通气功能的指标：

（1）潮气量（V_T）：指平静呼吸时每次吸入或呼出呼吸道的气量。**正常情况下成人潮气量为 400~500ml**。

（2）每分通气量（MV 或 V_E）：指静息状态下每分钟吸入或呼出呼吸道的总气量。MV=潮气量（V_T）× 呼吸频率（f），正常情况下成人每分通气量为 6~8L。

（3）肺泡通气量（V_A）：是指吸气时进入肺泡进行气体交换的气量。$V_A=(V_T-V_D)×f$。生理无效腔（V_D）是解剖无效腔与肺泡无效腔之和。

（4）最大通气量：以最快速度和尽可能深的幅度呼吸时的每分通气量。如比预计值降低20%以上为异常。

小试身手 3. 正常成人潮气量450ml，呼吸频率14次/分，解剖无效腔150ml，则其肺泡通气量约为

A. 3000ml　　　　　　　B. 2100ml　　　　　　　C. 3500ml

D. 6300ml　　　　　　　E. 4200ml

2. 肺换气　指肺泡和血液之间进行气体交换。肺换气是呼吸膜以弥散方式进行。

（五）呼吸运动调节

1. 呼吸中枢　**呼吸中枢位于延髓**。

2. 呼吸运动的化学调节　是指动脉血或脑脊液中 O_2、CO_2 和 H^+ 对呼吸的调节。

（1）O_2：正常情况下，外周化学感受器对缺氧不敏感，**当 $PaO_2<60mmHg$，缺氧对外周化学感受器产生刺激作用，呼吸加深加快**。

（2）CO_2：CO_2 是通过中枢和外周化学感受器的刺激作用而调节呼吸。

二、呼吸系统疾病病人的症状评估

1. 咳嗽与咳痰　**咳嗽是呼吸系统疾病常见症状之一**。咳嗽、咳痰见于：①**呼吸道疾病：以病毒、细菌感染最常见**，如慢性支气管炎、肺炎等；②胸膜疾病：如胸膜炎、自发性气胸等；③理化因素刺激：吸入刺激性气体、灰尘、冷空气等。

2. 咯血　是指喉以下呼吸道和肺部疾病出血经口咳出者。支气管扩张、支气管肺癌、肺结核、肺炎、慢性支气管炎、肺脓肿等可出现咯血。**40岁以上、有长期大量吸烟史者咯血高度警惕支气管肺癌**，青壮年咯血常见于肺结核、支气管扩张等。

3. 肺源性呼吸困难　呼吸困难是指病人主观感觉空气不足、呼吸吃力，客观表

现为呼吸用力，呼吸频率、节律与深度异常。肺源性呼吸困难是由呼吸系统疾病引起肺通气和（或）肺换气功能障碍，导致缺氧和（或）二氧化碳潴留。肺源性呼吸困难分为：①**吸气性呼吸困难**：吸气困难，吸气时间延长，<u>出现"三凹征"，见于喉头水肿、气管异物、肿瘤等引起的上呼吸道梗阻</u>；②**呼气性呼吸困难**：呼气费力，呼气时间延长，见于支气管哮喘、慢性喘息型支气管炎、COPD等；③混合性呼吸困难：吸气与呼气均费力，由肺组织广泛病变，呼吸面积减少，影响换气功能引起。

> 锦囊妙记：吸气性呼吸困难主要见于上呼吸道梗阻性疾病，如喉头水肿、喉头痉挛，导致气体吸入困难；呼气性呼吸困难主要见于下呼吸道痉挛或肺泡弹性下降，导致气体排出不畅，如支气管哮喘、慢性阻塞性肺疾病（COPD）（简称慢阻肺）等。

小试身手 4. 吸气性呼吸困难常见于

A. 胸膜病变 　　　　　B. 肺血管病变 　　　　　C. 肺组织病变

D. 支气管病变 　　　　　E. 上呼吸道病变

小试身手 5. 发作性呼气性呼吸困难可见于下列哪个疾病

A. 肺气肿 　　　　　B. COPD 　　　　　C. 胸膜粘连

D. 支气管哮喘 　　　　　E. 支气管扩张

第二节　急性呼吸道感染

浪里淘沙—核心考点

一、急性上呼吸道感染

病因及发病机制

<u>70%~80%是由**病毒**引</u>起。常见的病毒包括流感病毒、副流感病毒、呼吸道合胞病毒、腺病毒、鼻病毒和柯萨奇病毒等。个体受凉、淋雨、疲劳时，机体防御功能下降，病原体迅速繁殖引起感染。

小试身手 6. 急性上呼吸道感染的主要病原体是

A. 肺炎链球菌 　　　　　B. 病毒 　　　　　C. 溶血性链球菌

D. 流感嗜血杆菌 　　　　　E. 支原体

二、急性气管–支气管炎

（一）病因及发病机制

1. 感染　<u>病毒或细菌感染是本病**最**常见的原因</u>。

2.理化因素　气候寒冷、粉尘、吸入刺激性气体或烟雾等。

3.过敏反应　花粉、有机粉尘、真菌孢子等为常见的过敏原。

感染是最主要的病因，过度劳累、受凉是常见诱因。

（二）辅助检查

病毒感染时血白细胞计数多正常；细菌感染时白细胞计数和中性粒细胞比例升高。痰涂片或培养找到致病菌。X线胸片多无异常或肺纹理增粗。

第三节　慢性支气管炎、慢性阻塞性肺气肿

浪里淘沙—核心考点

一、慢性支气管炎

（一）病因及发病机制

1.大气污染　吸入二氧化硫、二氧化氮、氯气、臭氧等刺激性烟雾和气体。

2.感染　**长期、反复感染是慢性支气管炎发生发展的重要因素之一，也是本病急性发作的重要原因。**

3.吸烟　吸烟与慢性支气管炎的发生密切相关。

4.理化因素　刺激性烟雾、粉尘、工业废气和室内空气污染等。

5.气候　寒冷是慢性支气管炎发作的诱因。

6.过敏因素　吸入尘埃、尘螨、细菌、真菌、花粉及化学气体等可引起喘息型支气管炎。

7.内在因素　自主神经功能紊乱、局部防御功能下降和遗传因素。

（二）辅助检查

1.血液检查　急性发作期白细胞计数和中性粒细胞比例升高。

2.痰培养　了解致病菌种类。

3.X线检查　肺纹理增多及紊乱。

二、慢性阻塞性肺气肿

（一）病因及发病机制

最常见的病因是慢性支气管炎。 其次是吸烟、感染、空气污染等。

小试身手　7.慢性阻塞性肺气肿最常见的病因是

A.肺纤维化　　　　　B.支气管哮喘　　　　　C.支气管扩张

D.肺尘埃沉着症　　　E.慢性支气管炎

（二）辅助检查

1. 肺功能检查 是判断气流受限的主要指标，对COPD的诊断、严重度评价、疾病进展、预后及治疗反应均有重要意义。

（1）**第一秒用力呼气容积占用力肺活量的比值（FEV_1/FVC）** 是评价气流受限的敏感指标；第一秒用力呼气容积占预计值百分比（FEV_1%预计值）是评估COPD严重程度的敏感指标。

（2）肺总量（TLC）、功能残气量（FRC）和残气量（RV）增加，残气量/肺总量>40%，肺活量（VC）降低，提示肺过度充气。

小试身手 8.患者，男，70岁。有吸烟史30年，反复咳嗽、咳痰30年，伴有活动后气促，肺功能检查FEV_1/FVC为60%，FEV_1为50%，该患者最可能的诊断是

A.肺癌 　　　　　B.支气管哮喘 　　　　　C.支气管扩张

D.慢性阻塞性肺疾病 　　　　　E.慢性支气管炎

2. X线 早期无异常，反复发作者两肺纹理增粗、紊乱，胸廓扩张，肋间隙增宽，肋骨平行，活动减弱，膈低平，两肺野透亮度增加，见局限性肺大疱。

3. 动脉血气分析 可判断低氧血症、高碳酸血症、酸碱平衡失调及呼吸衰竭类型。早期无异常，后期出现PaO_2降低，$PaCO_2$升高及失代偿性呼吸性酸中毒，pH降低。

第四节　支气管哮喘

浪里淘沙—核心考点

支气管哮喘简称哮喘，是一种以慢性气道炎症和气道高反应性为特征的异质性疾病。

一、病因及发病机制

（一）病因

尚未完全明确，气道高反应性和环境因素是发病的两个重要因素。哮喘与多基因遗传有关，同时受遗传和环境双重因素的影响。环境中的诱发因素有：①吸入物：如尘螨、花粉、真菌、动物毛屑、二氧化硫、氨气等；②感染：如细菌、病毒、原虫、寄生虫等；③食物：如鱼、虾、蟹、蛋类、牛奶等；④药物，如普萘洛尔、阿司匹林等；⑤气候变化、运动、妊娠等。

（二）发病机制

哮喘发病机制未完全明确。变态反应（Ⅰ型最多，其次是Ⅳ型等）、**呼吸道慢性炎症**、气道高反应性及神经等因素及其相互作用与哮喘的发病密切相关。

小试身手 9.支气管哮喘发生的本质是

A. 基因遗传　　　　　　　B. 环境因素影响　　　　　C. 呼吸道慢性炎症

D. 呼吸道高反应性　　　　E. 神经介质平衡失调

二、辅助检查

（一）血常规检查

发作时血液中嗜酸性粒细胞升高，合并感染时白细胞总数和中性粒细胞增多。

小试身手　10. 哮喘合并感染发作时通常可见血常规检查结果

A. 红细胞增多　　　　　　B. 嗜酸性粒细胞增多　　　C. 嗜碱性细胞增多

D. 中性粒细胞减少　　　　E. 血小板减少

小试身手　11. 患者，女，30岁，常有夜间突发呼气性呼吸困难，两肺满布哮鸣音，诊断为支气管哮喘，该患者血常规的特点是

A. 嗜碱性粒细胞增加　　　B. 嗜酸性粒细胞增加　　　C. 单核细胞增加

D. 淋巴细胞增加　　　　　E. 血小板减少

（二）呼吸功能检查

（三）痰液检查

涂片在显微镜下可见嗜酸性粒细胞计数增多（＞2.5％），痰液中嗜酸性粒细胞计数可作为评价哮喘气道炎症指标之一，也是评估糖皮质激素治疗反应性的敏感指标。

（四）胸部X线检查

哮喘发作时双肺透亮度增加，呈过度充气状态，缓解期多无明显异常。合并肺部感染时见肺纹理增粗及炎性浸润影。

（五）血气分析

哮喘发作时有低氧血症，PaO_2下降，伴CO_2潴留，提示呼吸道阻塞，病情危重。重症哮喘出现呼吸性酸中毒或合并代谢性酸中毒。

（六）过敏原检查

1. 血清IgE　哮喘病人血清IgE升高2~6倍。

2. 过敏原皮试　缓解期用可疑过敏原做皮肤划痕或皮内试验，呈阳性反应。

第五节　慢性肺源性心脏病

浪里淘沙—核心考点

慢性肺源性心脏病（简称慢性肺心病）是由肺组织、肺血管或胸廓慢性疾病引起肺组织结构和（或）功能异常，肺循环阻力增加、肺动脉压升高，右心负荷加重，进而右心扩张和（或）肥厚，伴或不伴右心心力衰竭的心脏病。**急性呼吸道感染**是

慢性肺心病急性发作的**主要诱因**。

病因及发病机制

1. 病因　**慢性支气管、肺疾病是引起肺心病的主要原因**，其中以COPD最为多见，占80%~90%，其次为支气管哮喘、支气管扩张等。胸廓运动障碍性疾病、肺血管疾病也可引起肺心病。

小试身手　12. 引起肺心病的主要原因是

A. 慢性支气管炎　　　　　　B. 慢性阻塞性肺气肿

C. 支气管哮喘　　　　　　　D. 支气管扩张

E. 风湿性心脏病

2. 发病机制　缺氧、高碳酸血症和呼吸性酸中毒引起肺血管收缩、痉挛，肺血管阻力增大，导致肺动脉高压。**肺动脉高压形成是肺心病发生的先决条件**。其中**缺氧是肺动脉高压形成最重要的因素**。肺循环阻力增加，**肺动脉高压可加重右心室后负荷，引起右心室代偿性肥厚**、扩张，最终发展为肺心病。

第六节　支气管扩张症

浪里淘沙—核心考点

支气管扩张症是由于支气管及其周围肺组织的慢性炎症和阻塞，导致支气管管腔扩张和变形的慢性支气管化脓性病变。主要表现为**慢性咳嗽、咳大量脓痰和反复咯血**。

一、病因及发病机制

1. 支气管–肺组织感染和阻塞　婴幼儿时期患**麻疹、支气管肺炎、百日咳**等感染性疾病是支气管–肺组织感染和阻塞所致**支气管扩张最常见的原因**。

2. 支气管先天性发育缺损和遗传因素　较少见。

3. 机体免疫功能失调。

小试身手　13. 支气管扩张症最常见的原因是

A. 肺结核　　　　　　B. 麻疹、百日咳　　　　　C. 遗传因素

D. 重症肺炎　　　　　E. 慢性阻塞性肺疾病

二、辅助检查

1. 痰涂片或细菌培养　发现致病菌，继发急性感染时白细胞计数和中性粒细胞比例增多。

2. 胸部X线检查　下肺纹理增粗，典型者见多个不规则的蜂窝状透亮阴影或沿支气管的卷发状阴影，感染时阴影内见液平面。体层摄片见肺内支气管扩张和变形的支气管充气征。

3. CT　显示管壁增厚的柱状扩张和成串成簇的囊性改变。

4. 纤维支气管镜检查　有助于鉴别肿瘤、管腔内异物或其他阻塞性疾病引起的支气管扩张，同时行局部灌洗、活检。

小试身手　14.诊断支气管扩张症最主要的辅助检查是

A.血常规　　　　　　B.血气分析　　　　　　C.痰涂片

D.纤维支气管镜　　　E.CT

第七节　肺　炎

浪里淘沙—核心考点

一、肺炎链球菌肺炎

肺炎链球菌肺炎是由肺炎链球菌引起的急性肺部感染，居社区获得性肺炎的首位，多见于青壮年。

小试身手　15.肺炎链球菌肺炎常见于

A.老年人　　　　　　B.儿童　　　　　　　C.青壮年

D.少年　　　　　　　E.孕妇

小试身手　16.细菌性肺炎最常见的病原菌是

A.葡萄球菌　　　　　B.肺炎球菌　　　　　C.铜绿假单胞菌

D.肺炎链球菌　　　　E.支原体

（一）病因及发病机制

上呼吸道感染后，呼吸道防御功能下降。疲劳、**受凉**、淋雨、醉酒、长期卧床等使全身免疫力下降而引起肺部感染。

（二）辅助检查

1.血白细胞计数和中性粒细胞比例升高，伴核左移或细胞质内出现毒性颗粒。

2.痰涂片或培养见肺炎球菌。

3.X线检查见肺病变处大片均匀、致密阴影，局限于一叶或一肺段。

二、支原体肺炎

支原体肺炎是由肺炎支原体引起的肺部炎症。

（一）病因及发病机制

支原体经口鼻分泌物在空气中传播，多于秋冬季节发病，以儿童和青年人多见。潜伏期一般为2~3周。

（二）辅助检查

血白细胞计数正常或仅有25%增高，血沉增快。**确诊支原体感染最常用的方法**

是血清学检查。胸部X线呈浸润影，呈节段性分布，以肺下野多见，可从肺门附近向外拓展。

三、军团菌肺炎

军团菌肺炎（又称军团病）是由革兰染色阴性嗜肺军团杆菌引起的一种以肺炎为主的全身性疾病。

（一）病因及发病机制

嗜肺军团杆菌是引起肺炎的主要菌种。该菌存在于水和土壤中，经供水系统、空调和雾化吸入引起肺部感染。老年人、患有慢性病或免疫力低下者易发病，夏季或初秋为高发季节。

（二）辅助检查

白细胞总数超过 10×10^9/L，中性粒细胞核左移，血沉增快。动脉血气分析提示低氧血症。支气管抽吸物、胸液、支气管肺泡灌洗液做Giemsa染色见军团杆菌。X线显示肺炎早期为斑片状浸润阴影，继而肺实变，下叶较多见，单侧或双侧。严重者伴空洞、胸腔积液或肺脓肿。

四、革兰阴性杆菌肺炎

病因及发病机制

革兰阴性杆菌肺炎是指由肠杆菌、假单胞菌和其他需氧、非需氧的革兰阴性杆菌引起的肺部炎症。病变多为小叶性肺炎或小叶融合性肺炎，常发生在双肺。80%病人伴有基础性疾病，并发症多见，预后较差。感染途径包括：①吸入口咽部的定植菌或胃内容物；②吸入外源性的含病原菌的气溶胶；③其他感染灶通过血运途径播散至呼吸道。

第八节　肺结核

浪里淘沙—核心考点

肺结核是由结核杆菌侵入人体后引起的肺部慢性炎症。排菌肺结核病人为主要传染源。主要表现为低热、乏力、咳嗽、咯血等。

一、病因及发病机制

（一）结核菌

结核菌属分枝杆菌，抗酸染色阳性。结核菌分为人型、牛型及鼠型等，人型是人类结核病的主要致病菌。

1. **生长条件与速度**　结核菌适宜在36℃的环境中生长，适宜酸碱度为pH 6.8~7.2，生长缓慢。

2. **抵抗力**　对外界抵抗力较强，在阴湿环境下能生存5个月以上，在烈日下暴晒2小时、5%~12%来苏尔接触2~12小时、75%乙醇接触2分钟或煮沸1分钟可被杀灭。将痰吐在纸上焚烧是最简单的灭菌方法。

> **小试身手**　17. 可杀灭结核分枝杆菌的条件是
>
> A. 放在阴湿处　　　　　　　B. 烈日下暴晒2小时
>
> C. 60℃水浸泡数分钟　　　　D. 放在有风处2小时
>
> E. 放在阴凉干燥处2小时

3. **菌体成分**　结核菌菌壁含类蛋白质、脂质和多糖类。在人体内蛋白质可引起过敏反应、中性粒细胞和大单核细胞浸润；类脂质能引起单核细胞、上皮样细胞和淋巴细胞浸润而形成结核节；多糖类可引起免疫反应（如凝集反应）。

4. **耐药性**　分先天耐药和获得性耐药：①先天耐药：结核菌在自然繁殖过程中由于基因突变而出现少量天然耐药菌；②获得性耐药，结核菌与抗结核药物接触一段时间后逐渐产生耐药。

（二）感染途径

呼吸道飞沫传播是肺结核的主要感染途径。**排菌肺结核病人是主要传染源。**

（三）人体反应性

1. **免疫力**　人体对结核菌有非特异性免疫力和特异性免疫力，后者是感染结核菌后或通过接种卡介苗所获得的免疫力，其免疫力强于先天免疫。

2. **变态反应**　结核菌侵入人体后4~8周，机体对结核菌及其代谢产物产生的过敏反应称变态反应，属Ⅳ型（迟发性）变态反应。

> **小试身手**　18. 结核菌侵入人体后发生变态反应的时间是
>
> A. 即刻　　　　　　　　　　B. 2周后　　　　　　　　C. 3周后
>
> D. 4~8周后　　　　　　　　E. 3个月后

（四）分型

肺结核分为原发性与继发性。原发性肺结核是指初次感染结核菌后在肺内发生的病变，常见于小儿。此时机体抵抗力低，病原菌沿淋巴管入侵，引起肺门淋巴结肿大，并可进入血液循环引起全身播散。继发性肺结核通常发生于曾受过结核菌感染的成年人，此时人体对结核菌具有一定的免疫与变态反应。从感染结核菌到形成肺结核的演变过程，可分为5型：

1. **原发型肺结核**　包括原发综合征和胸内淋巴结核。此型多见于儿童或初次进城的成年人。病灶好发于肺上叶底部、中叶或下叶上部。结核菌从原发病灶通过淋巴管到达肺门淋巴结，引起淋巴管炎和肺门淋巴结炎，称为原发综合征。三者构成哑铃形阴影。

2. **血行播散型肺结核** 此型较严重，分为急性、慢性和亚急性。**急性血行播散型肺结核儿童多见**，当机体免疫力低下时，结核菌大量进入血液循环引起肺内播散，常伴结核性脑膜炎和其他脏器结核。起病急骤，全身中毒症状严重，X线见粟粒样大小病灶。

3. **浸润型肺结核 为最常见的继发性肺结核。** 干酪性肺炎和结核球也属此型，多见于成年人。当人体免疫力下降，潜伏在肺病灶内的结核菌重新繁殖，形成以渗出和细胞浸润为主，伴程度不同的干酪样病灶，少数是与排菌病人密切接触感染发病。此型肺结核起病缓慢，轻者低热、盗汗等，如人体过敏性高，肺内结核菌量大，病灶呈干酪样坏死、液化，最后形成空洞和病灶的支气管播散。当病灶为大片干酪样坏死时呈叶、段实变时，病情发展迅速，具有高度毒血症状，临床上称为干酪性（或结核性）肺炎。

> **小试身手** 19.继发性肺结核最常见的类型是
>
> A. 原发型肺结核　　　　　　B. 血行播散型肺结核
>
> C. 浸润型肺结核　　　　　　D. 慢性纤维空洞型肺结核
>
> E. 结核性胸膜炎

4. **慢性纤维空洞型肺结核** 此型病程最长，由于肺结核未及时发现或治疗不当，空洞壁增厚，长期不愈，病灶广泛纤维化；随机体免疫力高低起伏，病灶修复、吸收与进展、恶化交替出现，成为慢性纤维空洞型肺结核。**痰中有结核菌，为结核病的重要传染源。** X线见肺内单个或多个厚壁空洞，伴支气管播散的病灶及胸膜明显增厚。由于肺组织纤维收缩，肺门向上牵拉，肺纹理呈垂柳状阴影，健侧呈代偿性肺气肿，纵隔向患侧移位。重者因肺组织广泛破坏，纤维组织大量增生，肺叶或全肺收缩，形成"损毁肺"。

5. **结核性胸膜炎** 结核菌侵入胸膜腔引起渗出性胸膜炎。**除胸痛和呼吸困难外**，出现全身中毒症状，早期出现局限性胸膜摩擦音，后期出现胸腔积液体征。X线检查，见中下肺野均匀致密阴影，上缘呈弧形向上，外侧升高。**胸腔积液为渗出液，呈草黄色**，胸腔积液细菌培养可找到结核菌，但阳性率低。有时呈血性，蛋白含量高，在体外易凝固。

二、辅助检查

1. **结核菌检查** 是确诊肺结核的主要方法。**痰培养更精确，且可鉴别菌型**，做药物敏感试验。**痰菌阳性提示病灶开放，具有传染性。**

> **小试身手** 20.确诊肺结核的主要依据是
>
> A. 低热、盗汗、咯血　　　　B. X线胸片有空洞
>
> C. 痰结核菌阳性　　　　　　D. 结核菌素试验阳性
>
> E. 胸部CT

2. **影像学检查** 胸部X线检查可为诊断、分型及了解病情变化提供依据。CT可发现微小或隐蔽性病变，了解病变范围及组成，为诊断提供依据。

3. 结核菌素试验　多采用纯蛋白衍生物，取0.1ml稀释液在**前臂掌侧做皮内注射，注射后48~96小时测皮肤硬结直径**，如小于5mm为阴性，≥5mm为阳性，其中<10mm为一般阳性，10~15mm为中度阳性，>15mm或局部出现双圈、水疱、坏死或淋巴管炎为强阳性。

小试身手 21. 结核菌素试验判断结果的时间是注射后

A. 8小时　　　　　　　　B. 12小时　　　　　　　　C. 24小时

D. 72小时　　　　　　　　E. 96小时

小试身手 22. 结核菌素试验1~2天后观察皮肤硬结，以下哪种情况提示结核菌素试验中度阳性

A. <5mm　　　　　　　　B. 5~9mm　　　　　　　　C. 10~15mm

D. >20mm　　　　　　　　E. 局部有水疱、坏死

小试身手 23. 患儿，2岁，接受结核菌素试验后注射局部出现红晕及硬肿，平均直径在5~9mm，应考虑为

A. 阴性（-）　　　　　　B. 一般阳性（+）　　　　C. 中度阳性（++）

D. 强阳性（+++）　　　　E. 极强阳性（++++）

用5IU结核菌素做试验，阳性仅提示结核菌感染，并不代表患病；用1IU结核菌素做试验呈强阳性，常提示体内有活动性结核病灶。结核菌素试验对婴幼儿的诊断价值高，因年龄越小，自然感染率越低。

成人结核菌素试验阳性仅表示接种过卡介苗或受过结核菌感染，并不代表一定患病；结核菌素试验阴性说明机体没有结核菌感染，阴性还可见于：①初染结核菌4~8周内，变态反应尚未完全建立；②严重结核和危重病人，由于免疫力低下和变态反应暂时受抑制，结核菌素试验可暂时阴性，待病情好转后转阳；③机体免疫力低下或受抑制时，老年人结核菌素反应常为阴性。

4. 其他检查　急性活动性肺结核病人白细胞正常或轻度升高。严重病例出现贫血、血沉加快、白细胞减少或类白血病反应。纤维支气管镜对诊断和鉴别诊断有重要价值。

第九节　肺脓肿

浪里淘沙—核心考点

肺脓肿是由多种病原体引起的肺部化脓性感染。早期为肺组织的感染性炎症，继而坏死、液化，由肉芽组织包绕形成脓肿。**主要表现为高热、咳嗽、咳大量脓痰**。

病因及发病机制

肺脓肿的主要病原体是厌氧菌、需氧菌或混合性感染。急性肺脓肿以**厌氧菌感染多见**。根据感染途径不同，肺脓肿分为吸入性、血源性和继发性三种。

1. **吸入性肺脓肿**　**最常见**，病原体经口、鼻、咽部吸入发病。当全身抵抗力下

降，吸入菌量大时，就会发生肺脓肿。吸入性肺脓肿**以厌氧菌感染多见**。仰卧位时好发于上叶后段或下叶背段；直立位或坐卧位时好发于下叶基底段；右侧位时好发于右上叶前段或后段形成的腋亚段。

> **小试身手** 24.仰卧位时吸入性肺脓肿好发生的部位是
>
> A.肺下叶背段　　　　　B.肺下叶后基底段　　　C.肺上叶前段
>
> D.肺尖　　　　　　　　E.右肺上叶后段

2. **血源性肺脓肿** 因疖、痈、骨髓炎等引起的菌血症或败血症，细菌随血流到达肺内，引起肺小血管栓塞、炎症、坏死而形成脓肿，常为多发性小脓肿。**致病菌以金黄色葡萄球菌最常见**。

> **小试身手** 25.血源性肺脓肿最常见的病原体是
>
> A.铜绿假单胞菌　　　　B.金黄色葡萄球菌　　　C.肺炎克雷伯菌
>
> D.肺炎链球菌　　　　　E.流感嗜血杆菌

3. **继发性肺脓肿** 某些原发性支气管、肺或肺血管疾病，如支气管扩张、支气管肺癌、肺结核空洞等继发感染引起肺脓肿；**支气管异物呼吸道阻塞，导致肺脓肿特别是小儿肺脓肿**；肺邻近器官化脓性病变直接侵犯肺引起肺脓肿。

第十节　原发性支气管肺癌

浪里淘沙—核心考点

原发性支气管肺癌（简称肺癌）起源于支气管黏膜或腺体，伴区域淋巴和血行转移。**早期表现为刺激性咳嗽和痰中带血**。

一、病因及发病机制

1. **吸烟** 是主要病因，吸烟时间越长，量越多，开始吸烟年龄越早，死亡率越高。

2. 空气污染 工业发达国家肺癌的发病率比工业落后国家高，城市比农村高，提示环境污染与肺癌有关。

3. 职业因素 长期接触石棉、砷、铬、镍、芥子气、二氯甲醚、氡、煤烟、焦油和石油中的多环芳烃、烟草的加热产物等可诱发肺癌。

4. 电离辐射 长期接触放射性物质，如铀、镭、中子和α射线、X线等，大剂量电离辐射可引起肺癌。

5. 饮食与营养 如食物中缺乏维生素A或血清维生素A含量低时，患肺癌概率增高。

6. 肺部慢性炎症、病毒感染、真菌毒素、结核瘢痕、免疫力低下、内分泌失调及遗传因素等与肺癌发病有关。

> **小试身手** 26.下列哪项因素与肺癌的发生最为密切
>
> A.大气污染　　　　　　B.工业致癌物　　　　　C.电离辐射

D. 肺部慢性炎症　　　　E. 吸烟

二、辅助检查

1. 胸部影像学检查　胸部X线检查是发现肺癌最常用和首选方法。

2. 痰脱落细胞检查　非小细胞癌的阳性率达70%~80%。

3. 纤维支气管镜检查　对肺癌的诊断具有重要意义。

4. 其他　如胸腔积液癌细胞检查、淋巴结活检、癌胚抗原检测等。

第十一节　自发性气胸

浪里淘沙—核心考点

气胸是指气体进入胸膜腔造成胸膜腔积气。当肺部疾病使肺组织及脏层胸膜自发破裂，或因**靠近肺表面的肺大疱、细小气肿泡自发破裂**，肺及支气管内气体进入胸膜腔，称自发性气胸。

一、病因及发病机制

自发性气胸分为特发性和继发性。特发性气胸多为脏层胸膜下肺泡先天发育缺陷或炎症瘢痕引起肺表面细小气肿泡破裂所致，**多见于瘦高体形的男性青壮年**，常规X线检查肺未见明显病变。继发性气胸多在肺疾病基础上发生，发生机制为：①肺气肿、肺大疱破裂，其直接原因为细支气管炎性狭窄引起活瓣作用，使肺内压急剧升高致肺气肿或肺大疱破裂；②肺组织坏死伴脏层胸膜破溃。

气胸发生**诱因**：**持重物、剧烈活动、剧咳、用力排便、打喷嚏**等用力屏气，呼吸道内压力突然升高。

小试身手 27. 患者，男，19岁。瘦高体型，因半年来无明显原因第3次发生"自发性气胸"入院治疗，患者询问反复发病的原因，最合理的解释是

A. 可能是儿童期百日咳后遗症　　B. 可能幼儿期有过麻疹后肺炎

C. 可能有过肺结核病　　　　　　D. 可能继发于慢性阻塞性肺疾病

E. 可能有肺先天发育缺陷

二、辅助检查

1. **X线检查**　对诊断有重要意义。

> 锦囊妙记：骨折、气胸、肠梗阻、胃肠穿孔、泌尿系结石等疾病诊断均首选X线。

2. 胸腔内压测定。

15

第十二节　呼吸衰竭

浪里淘沙—核心考点

　　呼吸衰竭是指各种原因引起呼吸功能严重受损，以致在静息状态下不能有效进行气体交换，造成机体缺氧伴（或不伴）二氧化碳潴留，产生一系列病理生理改变的临床综合征。在海平面正常大气压、静息状态下，呼吸室内空气，<u>动脉血氧分压（PaO_2）低于60mmHg（8kPa）伴（或不伴）二氧化碳分压（$PaCO_2$）高于50mmHg（6.67kPa），即为呼吸衰竭</u>。

> 锦囊妙记：考生应能够根据PaO_2和$PaCO_2$的结果判断呼吸衰竭的类型。$PaO_2<60mmHg$属于Ⅰ型呼吸衰竭，$PaO_2<60mmHg$和$PaCO_2>50mmHg$属于Ⅱ型呼吸衰竭，即只有一种异常（PaO_2）为Ⅰ型呼吸衰竭，两种异常（PaO_2、$PaCO_2$）为Ⅱ型呼吸衰竭。

小试身手 28.诊断Ⅱ型呼吸衰竭的血气分析标准为

A. $PaO_2<50mmHg$，$PaCO_2>40mmHg$

B. $PaO_2<60mmHg$，$PaCO_2>50mmHg$

C. $PaO_2<50mmHg$，$PaCO_2>60mmHg$

D. $PaO_2<60mmHg$，$PaCO_2>70mmHg$

E. $PaO_2<70mmHg$，$PaCO_2>80mmHg$

一、病因及发病机制

（一）病因

在我国以慢性呼吸道疾病引起呼吸衰竭最为常见。

　　1. 呼吸系统疾病　　包括：①呼吸道疾病：如上呼吸道梗阻、重度哮喘、慢性支气管炎等；②肺组织疾病：如严重肺部感染、肺水肿、重症肺结核、弥漫性肺纤维化、成人呼吸窘迫综合征等；③胸廓病变：如胸廓畸形、外伤、大量胸腔积液等；④肺血管疾病：如肺血管栓塞等。

　　2. 神经系统及呼吸肌疾病　　脑血管病变、脑外伤、多发性神经炎、重症肌无力等。

（二）发病机制

　　缺氧和二氧化碳潴留发生的主要机制为肺泡通气量不足、通气与血流比例（V/Q）失调、肺动-静脉样分流、弥散障碍及氧耗量增加。其中<u>肺泡通气不足可引起缺O_2和CO_2潴留及二氧化碳分压升高，而二氧化碳分压升高，直接影响肺泡二氧化碳分压。而通气与血流比例失调是低氧血症最常见原因</u>。

二、辅助检查

　　1. 血气分析　　$PaO_2<60mmHg$，$PaCO_2>50mmHg$，$SaO_2<75\%$。代偿性酸中毒或

碱中毒，pH在正常范围；**低于7.35为失代偿性酸中毒，高于7.45为失代偿性碱中毒。**

小试身手 29. 最有助于呼吸衰竭临床诊断及其分类的依据是

A. 有无明显发绀 　　　　　B. 有无睡眠倒置

C. 有无意识障碍 　　　　　D. 血气分析的结果

E. 呼吸功能的检查结果

小试身手 30. 患者，男性，70岁，慢性支气管炎、肺气肿史20年，1周前发热、咳嗽、咳痰、气促加重，神志不清半天，血气分析PaO_2 40mmHg，$PaCO_2$ 100mmHg，pH7.25，BE-8mmol/L，可以判断患者目前处于

A. 代偿性呼吸性碱中毒 　　　B. 失代偿性呼吸性碱中毒

C. 失代偿性代谢性碱中毒 　　D. 失代偿性代谢性酸中毒

E. 代偿性代谢性酸中毒

2. 实验室检查　感染时血白细胞计数及中性粒细胞比例增加。尿中可见红细胞、蛋白及管型、尿素氮升高。

3. 电解质　呼吸性酸中毒合并代谢性酸中毒时，常伴高钾血症。呼吸性酸中毒合并代谢性碱中毒时，常有低钾和低氯血症。

4. 痰液检查　痰液涂片与细菌培养有利于明确病因。

5. 肺功能　FEV_1、FVC低于正常值。

第十三节　急性呼吸窘迫综合征

浪里淘沙—核心考点

急性呼吸窘迫综合征（ARDS）是指在严重创伤、感染、休克、大手术等严重疾病的过程中继发的一种以**进行性呼吸困难**和难以纠正的**低氧血症为特征**的急性呼吸衰竭。

一、病因

各种严重创伤和感染、心肺复苏后、药物中毒、休克等均可引起ARDS。

二、辅助检查

1. X线片　早期无异常或肺纹理增粗，继之出现双肺斑片状阴影，后期双肺出现广泛大片致密阴影。

2. 动脉血气分析　$PaO_2 < 60$mmHg，$PaCO_2 < 35$mmHg或正常，氧合指数$PaO_2/FiO_2 < 300$。

参考答案

1.E　2.D　3.E　4.E　5.D　6.B　7.E　8.D　9.C　10.B　11.B　12.B　13.B
14.E　15.C　16.D　17.B　18.D　19.C　20.C　21.D　22.C　23.B　24.A　25.B
26.E　27.E　28.B　29.D　30.D

第二章 循环系统疾病病人的护理

第一节 概　述

一、循环系统的结构与功能

1. 心脏　是一个中空的肌性器官，由左右心房和左右心室组成，<u>左心房、左心室之间的瓣膜为二尖瓣，右心房、右心室之间的瓣膜为三尖瓣</u>。左右心室与大血管之间有瓣膜相通，<u>左心室与主动脉之间有主动脉瓣，右心室与肺动脉之间有肺动脉瓣</u>。心脏通过有节律地收缩和舒张推动血液循环，腔静脉收集的含氧量低的血液流入肺动脉，将自肺静脉回流来的含氧量高的血液泵入主动脉，供应全身各器官。

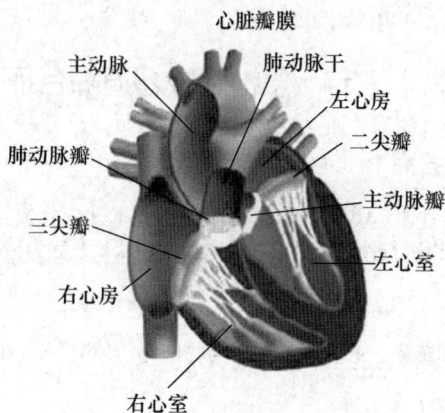

图1-2-1　心脏瓣膜解剖图

小试身手　1.二尖瓣的解剖位置是

A. 左心房与左心室之间　　　B. 右心房与右心室之间
C. 右心室与肺动脉之间　　　D. 左心房与主动脉之间
E. 左心房与肺静脉之间

2. 心脏传导系统　心脏传导系统由窦房结、结间束、房室结、希氏束、左右束支及其分支和浦肯野纤维网组成，其中<u>窦房结具有最高的自律性</u>。

3. 心脏的血液供应　<u>心脏本身的血供主要来自冠状动脉</u>，起源于主动脉根部，其大分支分布于心肌表面，小分支进入心肌，经毛细血管网汇集成心脏静脉，最后形成冠状静脉窦进入右心房。

4. 血管　是循环系统运输血液的动脉、毛细血管和静脉。动脉管壁含较多肌纤维和弹力纤维，具有一定的张力和弹性，在各种血管活性物质的作用下收缩和舒张，改变外周血管的阻力，又称"阻力血管"，将血液从心脏向组织输送。毛细血管连接小动脉和小静脉，呈网状分布，管壁仅由一层内皮细胞和少量纤维组织组成，是血液和组织进行物质交换的场所，提供氧、激素、酶、维生素和其他营养物质；带走代谢产物和二氧化碳，故毛细血管又称"功能血管"。静脉将血液从组织汇入心脏，管壁较薄、管腔较大，能容纳大量血液，又称"容量血管"。

5. 调节血液循环的神经体液因素　①调节循环系统的神经：交感神经兴奋心脏肾上腺素能 α 和 β 受体，心率加快、传导加速和心肌收缩力增强，周围血管收缩（α 和 β 受体兴奋使冠状血管和骨骼肌内血管舒张）；副交感神经通过兴奋乙酰胆碱能受体，心率减慢、传导抑制、心脏收缩力减弱和周围血管扩张。②调节循环系统的体液因素：激素、电解质和一些代谢产物是调节循环系统的体液因素；儿茶酚胺、钠和钙等增加心率和心肌收缩力，乙酰胆碱、钾和镁等减慢心率和降低心肌收缩力。

小试身手　2. 能够引起心率减慢，心肌收缩力减弱的因素**不包括**

A. 交感神经兴奋　　　　　B. 副交感神经兴奋

C. 低钠　　　　　　　　　D. 高钾

E. 高镁

二、循环系统疾病症状评估

1. **心源性呼吸困难**　指病人呼吸时感到空气不足、憋气、呼吸费力，多由左心功能不全导致肺淤血、肺组织弹性下降，影响气体交换所致。**其特点为活动、劳累时发生或加重，休息时缓解或减轻；仰卧时加重，坐位时减轻。**

（1）**劳力性呼吸困难**：指呼吸困难在重体力活动时出现，休息后缓解。

（2）夜间阵发性呼吸困难：夜间熟睡后 1～2 小时突发呼吸困难，病人因严重胸闷、气急而憋醒，被迫坐起，称为夜间阵发性呼吸困难。轻者数分钟至数十分钟后症状消失，重者有咳嗽、咳泡沫样痰、气喘、发绀、肺部哮鸣音，又称为**心源性哮喘**。

（3）端坐呼吸：中重度呼吸困难者因卧位时呼吸困难加重而被迫取半卧位或坐位，称为端坐呼吸。

小试身手　3. 心源性呼吸困难最先出现的表现是

A. 劳力性呼吸困难　　　　B. 夜间阵发性呼吸困难

C. 心源性哮喘　　　　　　D. 端坐呼吸

E. 急性肺水肿

2. **心悸**　指病人自觉心跳或心慌伴心前区不适感。发病原因包括：①心律失常：是引起心悸的重要因素。②心脏搏动增强：多见于贫血、高热、甲状腺功能亢进症（简称甲亢）以及心室肥大者。③心脏神经官能症。

3. 发绀 是指血液中**还原血红蛋白增多**，导致皮肤与黏膜呈青紫色。观察部位：口唇、甲床、颊部。

（1）中心性发绀：多由于肺淤血、肺水肿等原因造成肺含氧不足，使体循环毛细血管中还原血红蛋白增多所致。

（2）周围性发绀：由于周围循环血流障碍，血流缓慢，毛细血管血液中氧气在组织中过多消耗引起，常见于右心衰竭、缩窄性心包炎、严重休克等。

（3）混合性发绀：充血性心力衰竭发绀既可为中心性，也可为周围性，称混合性发绀。

小试身手 4.发绀时血液中的以下哪种成分增加

A. 红细胞　　　　　　　　　B. 血小板

C. 血红蛋白　　　　　　　　D. 还原血红蛋白

E. 间接胆红素

4. 胸痛 **胸痛常由心肌缺血、缺氧所致。**

（1）**心绞痛**：由心肌暂时性缺血引起，**典型特点是**在情绪激动、体力活动或饱餐等诱因作用下发生**胸骨后或心前区疼痛，呈压榨、紧缩或憋闷感**，可向左肩、颈、左上肢放射，疼痛一般持续数分钟，**经休息或服硝酸甘油后缓解**。

（2）**心肌梗死**：由严重持续的心肌缺血导致心肌细胞坏死引起。疼痛更**剧烈、持续时间达数小时，硝酸甘油不能缓解**。

5. 水肿 指过多液体积聚在组织间隙。心源性水肿是右心功能不全的主要表现。

（1）心源性水肿的发生机制：①右心衰时体循环静脉淤血，有效循环血量减少，肾血流量减少，继发性醛固酮增多引起水钠潴留。②静脉压升高使毛细血管内压力增高，液体自毛细血管内渗透到组织间隙，导致水肿。

（2）心源性水肿的特点：**水肿出现在身体下垂部位**，一般病人易出现在**双下肢**，卧床时常出现于枕部、肩胛部及腰骶部等，严重水肿病人出现胸腔和腹腔积液。

小试身手 5.心源性水肿的特点是

A. 身体下垂部位及会阴部水肿　　B. 颜面部水肿

C. 一定伴有胸腔积液　　　　　　D. 一定伴有腹水

E. 渗出性水肿

6. 晕厥 指一时性广泛脑组织缺血缺氧引起短暂、突然的可逆性意识丧失。其原因包括除脑血管病变以外的各种器质性心脏病引起的心律失常，如严重房室传导阻滞、病态窦房结综合征、阵发性室性心动过速、心室纤颤、心脏骤停等均可引起晕厥。阿-斯综合征是指心排血量突然下降出现的晕厥。

第二节 心力衰竭

浪里淘沙—核心考点

心力衰竭是指各种心脏疾病引起心脏结构和功能异常，导致心室充盈或射血减少的临床综合征。心力衰竭因通常伴肺循环和（或）体循环充血，故又称为充血性心力衰竭。心功能不全是指伴有临床症状的心力衰竭。

1. 心力衰竭的分型　按发展速度分为急性和慢性心力衰竭；按发生部位分为左心、右心和全心衰竭。

2. 心功能分级　美国纽约心脏病学会（NYHA）根据病人的自觉活动能力将心功能分为四级：

Ⅰ级：病人患有心脏病，但**活动量不受限制**。平时一般活动不引起心悸、疲乏、呼吸困难或心绞痛。

Ⅱ级：心脏病病人，**体力活动轻度受限**。休息时无自觉症状，但平时一般活动可出现上述症状，休息后症状缓解。

Ⅲ级：心脏病病人，**体力活动明显受限**。休息时无症状，小于平时一般活动即可出现上述症状，休息较长时间后症状缓解。有轻度脏器淤血表现。

Ⅳ级：心脏病病人，**不能从事任何体力活动**。休息时也出现心衰症状，体力活动后加重。有重度脏器淤血表现。

> 锦囊妙记：考生应能根据病例中提供的信息判断病人心功能的等级。事实上，心功能Ⅰ级（不受限制）、心功能Ⅳ级（完全受限制）是两个极端，不需记忆，考生只需区别心功能Ⅱ级、Ⅲ级。Ⅱ级是日常活动引起气急、心悸，Ⅲ级是稍微活动引起气急、心悸。心功能分级可总结为：一不限、二小限、三大限、四全限。

小试身手 6. 患者，女性，体力活动轻度受限，休息时无自觉症状，平时一般活动出现乏力、心悸、呼吸困难等症状，休息后症状很快缓解。该病人心功能属于

A. 0级　　　　　　　　B. Ⅰ级　　　　　　　　C. Ⅱ级

D. Ⅲ级　　　　　　　　E. Ⅳ级

1994年美国心脏病协会（AHA）对NYHA心功能分级进行了修订，采用并行的两种方案，第一种即上述方案，第二种是客观评估，即根据客观检查如心电图、X线、负荷试验、超声心动图等评估病人心功能等级：

A级：无任何心脏、血管疾病的客观依据；

B级：客观检查示有轻度心脏、血管疾病；

C级：客观检查示有中度心脏、血管疾病；

D级：客观检查示有严重心脏、血管疾病。

一、慢性心力衰竭

（一）病因与发病机制

1.基本病因

（1）原发性心肌损害：①缺血性心肌损害：**冠心病和（或）心肌梗死是引起心力衰竭最常见的原因**。②心肌炎和心肌病：病毒性心肌炎和扩张型心肌病最为常见。③心肌代谢障碍性疾病：糖尿病最为常见。

（2）心脏负荷过重

1）容量负荷过重：见于<u>心脏瓣膜关闭不全导致血液反流</u>，如主动脉瓣、二尖瓣关闭不全；<u>左右心或动静脉分流性先天性心脏病</u>如房间隔缺损、室间隔缺损、动脉导管未闭等。伴全身血容量增多或循环血量增加的疾病如慢性贫血、甲亢等也会引起容量负荷过重。

2）压力负荷过重：使左右心室射血阻力增加的疾病如<u>高血压、肺动脉高压、主动脉及肺动脉瓣狭窄</u>等。

> 锦囊妙记：前负荷增加是指心脏在收缩之前的血容量比正常情况下多。瓣膜关闭不全导致血液反流，心室血容量增多；室间隔缺损、房间隔缺损致右心腔血容量增多→心脏在下次收缩之前血容量增多→心脏前负荷增加。

后负荷增加是指心脏在收缩时克服的阻力增大。高血压时血管阻力大，瓣膜狭窄时流出道狭小→心脏射血时阻力大→心脏后负荷增加。

小试身手 7.可引起左心室前负荷过重的疾病是

A.高血压　　　　　　　B.主动脉瓣狭窄

C.二尖瓣关闭不全　　　D.肺动脉高压

E.肺动脉瓣狭窄

小试身手 8.引起右心后负荷加重的疾病有

A.高血压　　　　　　　B.肺心病

C.主动脉瓣关闭不全　　D.主动脉狭窄

E.输液过多

2.诱因　常见诱因包括：

（1）**感染**：**是最重要的诱因**，呼吸道感染最常见。

小试身手 9.心力衰竭最重要的诱因是

A.感染　　　　　　　　B.心律失常

C.血容量增加　　　　　D.情绪激动

E.过度劳累

（2）心律失常：<u>心房颤动是诱发心力衰竭最重要的因素</u>。

（3）血容量增加：高盐饮食，静脉输液过多过快等。

（4）情绪激动或过度劳累：如妊娠末期及分娩、情绪激动、重体力劳动等。

（5）药物使用不当：如停用降压药及洋地黄不当等。

（6）并发其他疾病或原有心脏病病情加重：如并发甲亢、贫血、风湿病或心肌梗死。

3.发病机制　慢性心力衰竭的发病机制十分复杂，主要机制有4种：Frank-Starling机制、神经体液代偿机制、体液因子改变、心肌损害与心室重构。

（二）辅助检查

1.血液检查　<u>血浆B型利钠肽（BNP）和氨基末端B型利钠肽前体（NT-PYOBNP）测定</u>已成为心力衰竭病人的重要检查之一，有助于心力衰竭的诊断与鉴别诊断，**判断心力衰竭严重程度、疗效及预后**。

2.X线检查

（1）心影大小及外形可为病因诊断提供重要依据。

（2）肺淤血程度能直接反映心功能状态。早期肺静脉压增高时，肺门血管影增强；肺动脉压增高时右下肺动脉增宽，出现肺间质水肿时肺野模糊。

3.**超声心动图**　能更准确反映各心腔大小及心瓣膜结构及功能情况，同时能估计心脏功能。射血分数（EF值）可反映心脏收缩功能，正常EF值>50%；舒张功能不全时，心动周期中舒张早期与舒张晚期（心房收缩）心室充盈速度最大值之比（E/A）降低。

4.放射性核素心血池显影　有助于判断心室腔大小，计算EF值及左心室最大充盈速率可反映心脏舒张功能。

5.有创性血流动力学检查　将漂浮导管经静脉插管至肺小动脉，可测定各部位压力及血液含氧量，计算心脏指数（CI）及肺小动脉楔压（PCWP），直接反映左心功能，正常时CI>2.5L/（min·m^2），PCWP<12mmHg。

二、急性心力衰竭

急性心力衰竭是由于急性心脏病变引起心排血量急剧下降，导致组织器官灌注不足和急性淤血综合征。急性右心衰竭即急性肺源性心脏病，较少见。<u>急性左心衰竭较常见，以急性肺水肿或心源性休克为主要表现。</u>

（一）病因与发病机制

1.病因

（1）急性广泛前壁心肌梗死、室间隔破裂穿孔、乳头肌梗死断裂等。

（2）感染性心内膜炎引起瓣膜穿孔、腱索断裂导致瓣膜急性反流。

（3）高血压性心脏病血压急剧升高，在原有心脏病的基础上出现心律失常。

（4）输液过快过多导致心脏负荷过重。

2.发病机制　心肌收缩力突然下降，心排血量急剧减少，或左室瓣膜急性反流，左室舒张期末压迅速升高，肺静脉回流不畅，导致肺静脉压快速升高，肺毛细血管压随之升高使血管内液体渗到肺间质和肺泡内，**形成急性肺水肿**。

（二）辅助检查

漂浮导管床边血流动力学监测，根据动脉血压和肺小动脉楔压（PCWP）结果调整用药。

第三节　心律失常

一、概述

心脏传导系统由形成和传导心电冲动的特殊心肌组成，包括**窦房结、结间束、房室结、希氏束、左右束支和浦肯野纤维**。**窦房结是心脏正常心律的起搏点**。心律失常是指心脏冲动的起源部位、节律、频率、传导速度与激动次序异常。

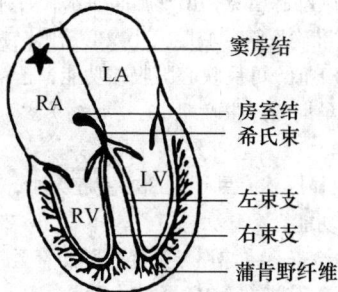

图1-2-2　心脏的传导系统

（一）分类

按发生原理不同，心律失常分为冲动形成异常和冲动传导异常。

1. 冲动形成异常

（1）窦性心律失常：包括窦性心动过速、窦性心动过缓、窦性心律不齐、窦性停搏。

（2）异位心律

1）被动性异位心律：①逸搏；②逸搏心律。

2）主动性异位心律：①期前收缩；②阵发性心动过速；③心房扑动、心房颤动；④心室扑动、心室颤动。

2. 冲动传导异常

（1）生理性：干扰和房室分离。

（2）病理性：①窦房传导阻滞；②房内传导阻滞；③房室传导阻滞；④束支或分支阻滞或室内阻滞。

（二）发病机制

1. 冲动形成异常

（1）自律性增高：自主神经系统兴奋性改变或心脏传导系统病变，导致心肌细胞不适当的发放冲动；原来无自律性的心肌细胞如心房、心室肌细胞出现异常自律性，引起各种心律失常。

（2）触发活动：是指心房、心室与希氏束-浦肯野细胞在动作电位后产生除极活动，被称为后除极。若后除极幅增高并抵达阈值，引起反复激动，导致持续性快速性心律失常。一般见于心肌缺血-再灌注、儿茶酚胺浓度增高、洋地黄中毒、低血钾时。

2. 冲动传导异常　　折返是所有快速性心律失常最常见的发病机制。产生折返的条件：①心脏两个或多个部位传导性与不应期各不相同，相互连接形成一个折返环路；②折返环的两支应激性不同，其中一条通道发生单向传导阻滞；另一通道传导缓慢，使原先发生阻滞的通道有足够时间恢复兴奋性；③原先阻滞的通道再次激动从而完成一次折返激动。冲动在环内反复循环，产生持续而快速的心律失常。

二、窦性心律失常

正常窦性心律冲动起源于窦房结，频率为**60~100次/分**。心电图显示窦性心律的P波在Ⅰ、Ⅱ、aVF导联直立，aVR导联倒置，P-R间期0.12~0.20秒。

（一）窦性心动过速

窦性心动过速是指成人窦性心律的频率超过100次/分，其频率大多在100~150次/分。健康人在吸烟、饮酒、饮茶、喝咖啡、剧烈运动或情绪激动时可出现，表现为心悸。

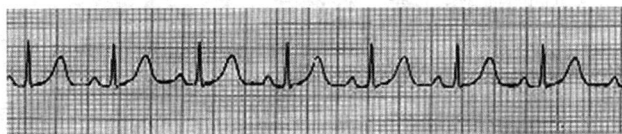

图1-2-3　窦性心动过速

治疗病因和去除诱因，必要时使用 β 受体阻滞剂如普萘洛尔（心得安）减慢心率。

小试身手　10.成人窦性心率超过多少称为窦性心动过速
A. 60次/分　　　　　　　B. 80次/分　　　　　　　C. 100次/分
D. 120次/分　　　　　　E. 140次/分

（二）窦性心动过缓

窦性心动过缓是指成人窦性心律频率少于60次/分，窦性心动过缓常伴**窦性心律不齐（不同P-P间期差异大于0.12秒）**。常见于健康青年人、运动员或睡眠时。多无自觉症状，当**心率过慢出现心排血量不足时，病人出现胸闷、头晕等，甚至晕厥**。

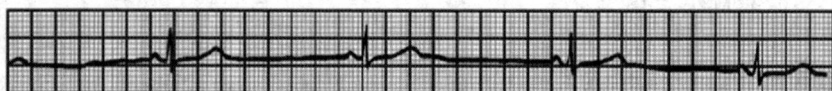

图1-2-4　窦性心动过缓

无症状不必治疗，如因心率过慢出现症状者可用阿托品、麻黄碱或异丙肾上腺素等治疗，症状不能缓解者考虑心脏起搏治疗。

小试身手 11.最有可能引起因心排出量突然减少而发生晕厥的情况是

A.病态窦房结综合征　　　　B.窦性心动过缓
C.心房颤动　　　　　　　　D.阵发性室上性心动过速
E.频发性室性早搏

（三）病态窦房结综合征

是由窦房结病变导致功能障碍，产生多种心律失常。常见于冠心病、心肌炎、风心病等，轻者出现发作性头晕、黑矇、乏力、心悸、心绞痛等症状，重者出现阿-斯综合征。

心电图特点：①持续而显著的窦性心动过缓；②窦性停搏与窦房传导阻滞；③窦房传导阻滞与房室传导阻滞并存；④心动过缓-心动过速综合征：是指心动过缓与房性快速性心律失常（如房性心动过速、心房扑动、心房颤动）交替发作；⑤房室交界区性逸搏心律等。

治疗原则：无症状者不必治疗；**有症状者起搏器治疗**。应用起搏器治疗后病人仍有心动过速，可同时使用抗心律失常药。

三、期前收缩

期前收缩是临床上最常见的心律失常，是因窦房结以外的异位起搏点过早发出冲动控制心脏收缩。根据异位起搏点部位不同，期前收缩分为房性、房室交界性、室性三类，其中室性期前收缩最常见。

病因

健康人过度疲劳、情绪紧张、吸烟、饮酒或饮浓茶时出现生理性期前收缩。冠心病、风心病、心肌炎、心肌病、二尖瓣脱垂等心脏病引起病理性期前收缩。此外，药物、电解质紊乱亦可引起期前收缩。

四、阵发性心动过速

阵发性心动过速是由3个或3个以上连续发生的期前收缩组成的。根据异位起搏点部位不同，可分为房性、房室交界区性和室性心动过速。房性与房室交界区性阵发性心动过速统称为室上性心动过速。

病因

1. 室上性心动过速见于无明显器质性心脏病者，也可见于冠心病、风心病、甲亢、慢性肺部疾病、洋地黄中毒等病人。

2. 室性心动过速见于各种器质性心脏病病人，急性心肌梗死病人最常见，心力衰竭、心脏瓣膜病、心肌病、电解质紊乱等亦可引起。

五、扑动与颤动

当自发性异位搏动的频率超过心动过速的范围时形成扑动或颤动。根据异位搏动起源部位不同分为心房扑动与颤动，心室扑动与颤动。心室扑动与颤动是最危重的心律失常。

病因

心房扑动与颤动大多见于器质性心脏病人，最常见于**风湿性心脏病二尖瓣狭窄**、冠心病、心肌病及甲亢、洋地黄中毒。心室扑动与颤动常为器质性心脏病及临终前发生的心律失常，多见于急性心肌梗死、严重低血钾、洋地黄中毒、心肌病以及胺碘酮、奎尼丁中毒等。

六、房室传导阻滞

房室传导阻滞是指房室交界区脱离了生理不应期后，冲动从心房传入心室受到阻滞。据阻滞程度不同，分为三度，一度、二度为不完全性房室传导阻滞，三度为完全性房室传导阻滞。

病因

临床上最常见的病因为器质性心脏病，如冠状动脉痉挛、急性心肌梗死、心内膜炎、心肌病、病毒性心肌炎、急性风湿热、原发性高血压等，洋地黄中毒、电解质紊乱、心脏手术、甲状腺功能减退症（简称甲减）等也可引起。

第四节　冠状动脉粥样硬化性心脏病

浪里淘沙—核心考点

冠状动脉粥样硬化性心脏病（简称冠心病）是指冠状动脉粥样硬化，使血管管腔狭窄、阻塞和（或）因冠状动脉痉挛导致心肌缺血缺氧，甚至坏死而引起的心脏病。本病好发于40岁以上的人群，男性多于女性，脑力劳动者居多。

一、概述

（一）病因及发病机制

本病发病的危险因素或易患因素包括：

1. **血脂异常**　脂质代谢异常是冠状动脉粥样硬化最重要的危险因素。总胆固醇（TC）、甘油三酯（TG）、低密度脂蛋白（LDL）或极低密度脂蛋白（VLDL）增高等是危险因素。

小试身手（12~13题共用备选答案）

A. 血脂异常　　　　　B. 高血压　　　　　C. 心律失常
D. 感染　　　　　　　E. 过度疲劳
12. 心力衰竭最重要的诱发因素是
13. 冠状动脉硬化最重要的危险因素是

小试身手 14.下列哪项指标与动脉硬化的发生呈反向关系

A. 总胆固醇增高　　　　B. 甘油三酯增高
C. 高密度脂蛋白增高　　D. 低密度脂蛋白增高
E. 极低密度脂蛋白增高

2. **吸烟**　吸烟导致本病的发病率和病死率增加2~6倍。吸烟可造成动脉壁氧含量不足，促进冠状动脉粥样硬化形成。

3. **高血压**　收缩压和舒张压增高与本病发病相关。

4. **糖尿病和糖耐量异常**　糖尿病病人本病发病率增高2倍，糖耐量降低者发病率增高。

5. **其他**　①肥胖；②缺少体育运动，脑力工作者；③高热量、高胆固醇、高糖和高盐饮食者；④A型性格者，性格急躁、争强好胜，不注重休息和劳逸结合者；⑤家族遗传史等。

（二）临床分型

本病可分为下列5种类型：

1. **无症状性心肌缺血（亦称隐匿型冠心病）**　病人无自觉症状，而负荷试验时心电图有心肌缺血表现（ST段压低、T波低平或倒置）。

2. **心绞痛**　发作性胸骨后疼痛，为一过性心肌缺血引起，心肌无组织形态改变或有纤维化改变。

3. **心肌梗死**　由于冠状动脉闭塞致心肌缺血坏死，症状严重，常伴心力衰竭、心律失常、心源性休克等。

4. **缺血性心肌病**　为长期心肌缺血导致心肌纤维化，表现为心脏增大、心力衰竭和心律失常。

5. **猝死**　因原发性心脏骤停而猝死，多因缺血心肌局部发生电生理紊乱引起严重室性心律失常引起。

二、心绞痛

心绞痛是在冠状动脉狭窄的基础上，由于**心肌急剧缺血、缺氧**引起以发作性胸痛或胸部不适为主要表现的临床综合征。本病多见于40岁以上人群，男性多于女性。情绪激动、劳累、受凉、饱餐等为主要诱因。

病因及发病机制

当冠状动脉病变导致管腔狭窄时，限制了血流量增加，但心肌供血量相对稳定，不会产生心绞痛。一旦心脏负荷加重，心肌收缩力增强、心率增快，心肌氧耗量增加，心肌对血液需求量增加，而冠状动脉血流量不能相应增加，引起心肌急剧、暂时性的缺血缺氧，心绞痛发作。

在缺血缺氧的情况下，<u>心肌内积聚过多的</u>**酸性代谢产物**<u>如乳酸、丙酮酸等</u>**刺激心脏内自主神经传入纤维末梢而产生痛觉**。

三、急性心肌梗死

急性心肌梗死是指在冠状动脉病变的基础上，因冠状动脉供血急剧减少或突然中断，心肌严重而持久缺血导致心肌坏死。主要表现为胸骨后剧烈疼痛、白细胞计数和血清坏死标记物升高、心电图特异性改变，还可出现发热、心律失常、休克或心力衰竭。

（一）病因与发病机制

<u>冠状动脉粥样硬化是基本病因</u>。当一支或多支冠状动脉管腔狭窄超过75%，一旦狭窄部血管粥样斑块增大、破溃、出血，局部血栓形成、栓塞或血管持续痉挛，管腔完全闭塞，而侧支循环尚未完全建立，心肌严重而持久急性缺血达20~30分钟以上，即可发生心肌梗死。诱发因素包括：①交感神经兴奋，机体应激反应增强使血压升高、心率增快，冠状动脉张力增高；②休克、脱水、手术或严重心律失常导致心排血量下降，冠状动脉血流量锐减；③饱餐特别是进食高脂肪餐后血脂升高，血液黏稠度增加；④重体力劳动、情绪激动或血压急剧升高等使心肌耗氧量增加。梗死部位心肌在冠状动脉闭塞后20~30分钟发生坏死，1~2小时大部分心肌呈凝固性坏死，6小时出现明显的组织学改变。梗死心肌的瘢痕愈合需6~8周，即成为陈旧性心肌梗死。

（二）辅助检查

1.实验室检查

（1）血液检查：24~48小时后白细胞计数升高，<u>中性粒细胞增多，嗜酸性粒细胞减少或消失，红细胞沉降率加快</u>，C-反应蛋白增高持续1~3周。起病数小时内血中游离脂肪酸升高。

（2）血心肌坏死标志物增高：①**肌红蛋白**在起病后2小时内升高，12小时达高峰，24~48小时内恢复正常。②**肌钙蛋白I**（cTnI）或T（cTnT）在起病3~4小时后升高，cTnI 11~24小时达高峰，7~10天恢复正常，cTnT于24~48小时达高峰，10~14天恢复正常。上述指标<u>是</u>**诊断心肌梗死最具敏感性和特异性的生化指标**。③**肌酸激酶同工酶**（CK-MB）在起病4小时内升高，16~24小时达高峰，3~4天恢复正常，其增高的程度能较准确反映心肌坏死的范围，**对心肌梗死早期诊断有重要价值**。

（3）血清心肌酶：<u>血清肌酸激酶（CK）在起病后6小时内升高，24小时达高峰，3~4天恢复正常</u>；<u>天门冬氨酸氨基转移酶（AST）起病6~12小时内升高，24~48小时达高峰</u>，3~6天后恢复正常；<u>乳酸脱氢酶（LDH）起病8~10小时后升高，2~3天</u>

达到高峰，1~2周后恢复正常。

小试身手 15.急性心肌梗死时，下列哪种血清酶升高最早、恢复最快

A.谷丙转氨酶　　　　　　　B.肌酸磷酸激酶

C.天门冬氨酸氨基转移酶　　D.乳酸脱氢酶

E.谷草转氨酶

2.心电图

（1）特征性改变：急性期：①**ST段抬高呈弓背向上**（反映心肌损伤）；②**宽而深的Q波**（反映心肌坏死）；③**T波倒置**（反映心肌缺血）。

好礼相送　急性心肌梗死口诀（武哥总结，严禁转载，违者必究）

心肌梗死临床表现口诀：**疼痛发热过速心**，恶心呕吐**失常心**，**低压休克衰竭心**（疼痛为主要症状，心律失常为死亡的主要原因）。

心肌梗死心电图特征口诀：心梗T倒（置）ST变（弓背向上提高），急性异Q要出现。

非ST段抬高心肌梗死者的心电图有两种表现：①有ST段压低但无病理性Q波；②无ST段抬高也无病理性Q波，仅有T波倒置。

（2）动态性改变：①起病数小时后，ST段明显抬高，弓背向上，与直立的T波连接形成单向曲线，并出现病理性Q波，同时R波降低，为急性期改变；②在非治疗干预的情况下，抬高的ST段可在数日至2周内逐渐回到基线水平，T波变为平坦或倒置，为亚急性期；③在非治疗干预的情况下数周后，T波倒置加深呈冠状T，此后逐渐变浅、平坦，部分可在数月或数年后恢复直立，也可永久存在，为慢性期改变；④Q波大多永久性存在。

非ST段抬高心肌梗死演变过程：①ST段压低，继而T波倒置加深呈对称，病理性Q波不出现；②T波倒置在1~6个月恢复正常。

（3）定位：根据特征性心电图改变的导联数来进行心肌梗死的定位。如V_1、V_2、V_3导联示前间壁心梗；V_1~V_5导联示广泛前壁心梗；Ⅰ、aVL导联示高侧壁心梗；Ⅱ、Ⅲ、aVF导联示下壁心梗。

3.超声心动图　M型超声可了解心室壁的运动和左心室功能，诊断室壁瘤和乳头肌功能失调，为临床治疗及判断预后提供重要依据。

第五节　心脏瓣膜病

浪里淘沙—核心考点

心脏瓣膜病是由多种原因引起的单个或多个瓣膜结构或功能异常，导致瓣口狭窄和（或）关闭不全。其中**二尖瓣最常受累**；其次为主动脉瓣。

风湿性心脏瓣膜病（简称风心病）是风湿性炎症引起的瓣膜损害，多见于40岁

以下人群，女性多于男性。

一、二尖瓣狭窄

二尖瓣狭窄是风心病中最常见的类型。正常成人二尖瓣口面积为 4~6cm^2，瓣口面积减至 2.0cm^2 以下为轻度狭窄，小于 1.5cm^2 为中度狭窄，小至 1cm^2 时为重度狭窄。

> **小试身手** 16. 风心病病人最常见的病变类型是
>
> A. 主动脉瓣狭窄   B. 二尖瓣关闭不全   C. 二尖瓣狭窄
>
> D. 肺动脉瓣狭窄   E. 主动脉瓣关闭不全

（一）病因及发病机制

1. 病因

（1）**风湿热：是最常见的病因**，2/3 的感染者为女性，约半数病人无急性风湿热病史，但大多有反复链球菌性扁桃体炎或咽炎史。病人在急性风湿热后至少 2 年才形成二尖瓣狭窄，多次发生风湿热出现狭窄较早。

（2）结缔组织病或先天性畸形：如系统性红斑狼疮心内膜炎等。

2. 发病机制 慢性二尖瓣狭窄可致左心房扩大、左心房附壁血栓形成和肺血管床闭塞性改变。本病的病理生理改变分为三个阶段：①左房代偿期：瓣口面积减至 2.0cm^2 以下（轻度狭窄），左心房压升高，左心房代偿性肥大。②左房失代偿期：瓣口面积小于 1.5cm^2 甚至小至 1.0cm^2 时，左心房扩张超过代偿极限，左心房压持续升高，肺静脉和肺毛细血管压升高，肺循环淤血。③右心受累期：由于肺静脉压长期升高，肺小动脉持续收缩，最终导致肺血管阻力增高，肺动脉压升高引起右心室肥厚，三尖瓣和肺动脉瓣关闭不全直至右心衰竭。

（二）辅助检查

1. **X 线检查** 轻度二尖瓣狭窄时 X 线表现正常。中重度狭窄时，左心房增大，肺动脉段突出，**心影呈梨形（二尖瓣型）**，有肺淤血、间质性肺水肿征象，晚期右心室扩大。

2. 心电图 重度二尖瓣狭窄有"二尖瓣型 P 波"，QRS 波群示电轴右偏和右心室肥厚。可伴各类心律失常，**以心房颤动最为常见**。

3. **超声心动图检查 为诊断二尖瓣狭窄最可靠的方法**。

> **小试身手** 17. 明确诊断风湿性心脏病二尖瓣狭窄的检查是
>
> A. 心电图   B. ECG   C. 超声心动图
>
> D. 胸部 X 线   E. CT

二、二尖瓣关闭不全

（一）病因与发病机制

1. 病因 二尖瓣和左心室结构异常可引起二尖瓣关闭不全。

2. 发病机制　左心室收缩时，由于二尖瓣关闭不全，左心室部分血液反流入左心房，左心房血容量增加，负荷增大，左心房扩大。当不伴二尖瓣狭窄时，心室舒张期左心房仍可将多余的血液送至左心室，久之导致左心室扩大、肥厚。长期严重的负荷增加，终致左心室心肌功能衰竭，左心室舒张末期压力和左心房压明显升高，出现肺淤血，最终导致肺动脉高压和右心衰竭。

三、主动脉瓣狭窄

正常成人主动脉瓣口面积大于$3.0cm^2$，当瓣口面积减小一半时，机体可代偿，当面积小于$1.0cm^2$时会出现症状。

（一）病因与发病机制

1. 病因

（1）风湿性心脏病：风湿性炎症导致瓣膜交界处粘连融合，瓣叶纤维化、钙化、僵硬和挛缩畸形，使其开放受限引起狭窄。

（2）先天性畸形：先天性二叶瓣畸形为成人孤立性主动脉瓣狭窄的常见病因。

（3）退行性老年钙化性主动脉狭窄：为65岁以上老年人单纯性主动脉狭窄的常见病因。

2. 发病机制　正常成人主动脉瓣口面积均在$3.0cm^2$以上，当瓣口面积减小一半时，机体可代偿，收缩期仍无明显跨瓣压差；当面积小于$1.0cm^2$时，左室收缩压明显升高，跨瓣压差显著。主动脉瓣口狭窄使左心室射血受阻，后负荷增加，左心室进行性向心性肥厚，最终由于室壁应力增高、心肌缺血和纤维化导致左心衰竭。左心室射血受阻，左心室排出量减少，使脑动脉、冠状动脉供血减少，病人出现相应症状。

（二）辅助检查

1. X线检查　左心房左心室轻度增大，升主动脉根部扩张，侧位透视可见主动脉瓣钙化灶，左心衰竭时可有肺淤血征象。

2. 心电图　重度狭窄者左心室肥厚伴继发性ST-T改变，可有心房颤动、传导阻滞和室性心律失常。

3. 超声心动图　是确定诊断和判定狭窄程度的重要方法。

4. 心导管检查　可通过测出左心室与主动脉之间的跨瓣压差来判断狭窄程度。

四、主动脉瓣关闭不全

（一）病因与发病机制

1. 病因

（1）风湿性心脏病：约占2/3，常合并二尖瓣损害。

（2）感染性心内膜炎：赘生物致瓣叶破坏或穿孔，为单纯性主动脉瓣关闭不全最常见的原因。

（3）创伤：心胸部钝挫伤伤至主动脉根部，造成瓣叶破损或急性脱垂。

（4）主动脉夹层：夹层血肿致使主动脉瓣环扩大。

（5）主动脉黏液样变：致使瓣叶舒张期脱垂进入左心室。

2. 发病机制　主动脉瓣关闭不全时主动脉内血液在舒张期反流入左心室，使左心室舒张末容量增加，左心室扩张、离心性肥厚，久之心室收缩功能下降，发生左心衰竭。由于舒张期血液反流回左心室，可引起外周动脉供血不足，主要脏器如脑、冠状动脉等灌注不足而出现相应的症状。

（二）辅助检查

1. X线检查　急性者可见肺淤血或肺水肿；慢性者可见**心脏外形呈靴型**（主动脉型），主动脉弓突出，搏动明显。左心衰竭时肺淤血。

小试身手（18~19题共用备选答案）

  A. 梨形心　　　　　　　　B. 普大型心　　　　　　　　C. 靴形心

  D. 烧瓶形心　　　　　　　E. 鼓形心

18. 二尖瓣狭窄心脏浊音界呈

19. 主动脉关闭不全心脏浊音界呈

2. 心电图　急性者常见窦性心动过速和非特异性ST-T改变。慢性者可见左心室肥厚伴劳损。

3. 超声心动图　M型示舒张期二尖瓣前叶或室间隔纤细扑动，是主动脉瓣关闭不全的可靠诊断征象；**脉冲多普勒和彩色多普勒血流显像**在主动脉瓣的心室侧可探及全舒张期反流束，**此为最敏感的确诊主动脉瓣反流的方法**。

小试身手　20. 主动脉瓣关闭不全最敏感又方便的检查方法是

  A. 多普勒超声　　　　　　B. 导管检查　　　　　　C. CT检查

  D. 心电图检查　　　　　　E. X线检查

4. 放射性核素心室造影　可测定左心室收缩、舒张末容量和射血分数，判断左心室功能。

5. 主动脉造影　当无创技术不能确定反流程度并考虑外科治疗时，可行选择性主动脉造影。

第六节　原发性高血压

浪里淘沙—核心考点

原发性高血压是指病因未明以体循环动脉血压升高为主要表现的临床综合征。长期高血压可引起心、脑、肾等脏器的严重并发症，最终导致器官功能衰竭。继发性高血压约占5%，血压升高是某些疾病的表现之一。**高血压的诊断标准**是：**在未使用降压药物的情况下诊室收缩压≥140mmHg和（或）舒张压≥90mmHg**。

小试身手　21. 高血压是指在非药物状态下

A. 收缩压≥100mmHg和（或）舒张压≥70mmHg

B. 收缩压≥120mmHg和（或）舒张压≥80mmHg

C. 收缩压≥140mmHg和（或）舒张压≥90mmHg

D. 收缩压≥160mmHg和（或）舒张压≥100mmHg

E. 收缩压≥180mmHg和（或）舒张压≥110mmHg

高血压分类和危险度分层：

1. 高血压分类　2005年中国高血压防治指南修订分类标准，将18岁以上成人血压分为不同类型（表1-2-1）。

表1-2-1　血压水平定义和分类

类别	收缩压（mmHg）	舒张压（mmHg）
正常血压	<120	<80
正常高值	120~139	80~89
高血压：	**≥140**	**≥90**
1级高血压（轻度）	**140~159**	**90~99**
2级高血压（中度）	**160~179**	**100~109**
3级高血压（重度）	**≥180**	**≥110**
单纯收缩期高血压	≥140	<90

当收缩压与舒张压分别属于不同级别时以较高的分级为准。既往有高血压病史，目前服用抗高血压药物，血压虽低于140/90mmHg，仍应诊断为高血压。

> 锦囊妙记：高血压的分级遵循一定规律：收缩压增加20mmHg，舒张压增加10mmHg，考生记住1级高血压后，2级、3级血压值就很容易推导出来。

小试身手 22. 患者，男，35岁，血压为160~170/100~109mmHg连续监测1周，血压始终波动在此数值范围，对该患者正确的诊断是

A. 单纯收缩期高血压　　　　B. 高血压3级

C. 临界高血压　　　　　　　D. 高血压2级

E. 高血压1级

2. 高血压危险度分层　根据血压水平结合危险因素及是否合并脏器损害将病人分为低、中、高、极高危险组（表1-2-2）。

表1-2-2 按危险度分层，量化估计预后

	1级高血压	2级高血压	3级高血压
无其他危险因素	低危	中危	高危
1~2个危险因素	中危	中危	极高危
≥3个危险因素 靶器官损害或糖尿病	高危	高危	极高危
并存的临床情况	极高危	极高危	极高危

心血管疾病危险因素包括：吸烟、高脂血症、心血管疾病家族史、肥胖、缺乏体力活动、男性年龄>55岁、女性年龄>65岁。并存的临床情况如心、脑血管病、肾病及糖尿病。

一、病因及发病机制

（一）病因

1. 体重超重和肥胖 中国成人正常体重指数（BMI=kg/m²）为18.5~23.9，体重指数24~27.9为超重，≥28为肥胖。人群体重指数与人群血压水平和高血压患病率显著相关。**男性腰围≥90cm、女性腰围≥85cm**者高血压危险为腰围低于此值者的3.5倍。

小试身手 23. 高血压患病率低的人群腰围指数是

A. 男性≤80cm，女性≤75cm

B. 男性≤85cm，女性≤85cm

C. 男性≤90cm，女性≤85cm

D. 男性≤95cm，女性≤90cm

E. 男性≤100cm，女性≤95cm

2. 年龄与性别 高血压患病率随年龄增长而上升。性别之间患病率无明显差异，青年时期男性患病率高于女性，但女性绝经期后患病率稍高于男性。

3. 饮酒 持续饮酒者比不饮酒者4年内高血压发生危险增加40%。

4. 高盐饮食 食盐摄入量与血压显著相关，我国北方人群血压水平高于南方。因为北方人群食盐摄入量每人每天12~18g，而南方为7~8g。

5. 职业 脑力劳动者患病率比体力劳动者高，城市居民高于农村居民。

6. 遗传 父母为高血压者其子女患病率明显升高。

7. 其他因素 吸烟、长期精神紧张、长期噪声刺激等均与高血压相关。

（二）发病机制

1. 中枢神经和交感神经系统的影响 反复精神刺激和长期过度紧张使大脑皮质兴奋与抑制过程失调，皮质下血管运动中枢失衡，交感神经兴奋，全身小动脉收缩，外周血管阻力增加，血压升高。

2. 肾素-血管紧张素-醛固酮系统的影响 肾素可将肝产生的血管紧张素原水

解为血管紧张素Ⅰ，再经血管紧张素转化酶转化为血管紧张素Ⅱ，后者可引起小动脉平滑肌收缩，外周阻力增加；肾素可刺激肾上腺皮质分泌醛固酮，使钠再吸收增加，造成水钠潴留，血压升高。

小试身手 24.高血压发病机制中占主导地位的是

A.血容量过多　　　　　　　B.内分泌因素

C.肾功能异常　　　　　　　D.高级神经中枢功能失调

E.血管内皮功能异常

二、辅助检查

1.心电图　可见左心室肥厚、劳损，电轴左偏。

小试身手 25.高血压的典型心电图改变是

A.电轴右偏　　　　　　　　B.电轴左偏

C.QRS波大于0.12秒　　　　D.P波双峰型

E.ST段抬高

2.X线检查　胸片可见左心扩大。

3.超声心动图　左心室和室间隔肥厚，左心房和左心室腔变大。

4.眼底检查　有助于了解高血压的严重程度。

5.**动态血压监测**　用便携式血压记录仪测定24小时的动态变化，对高血压的诊断有较高价值。

6.实验室检查　血常规、尿常规、肾功能、血脂和血糖测定等。

第七节　病毒性心肌炎

浪里淘沙—核心考点

病毒性心肌炎是由病毒感染引起的心肌局限性或弥漫性炎症。

一、病因及发病机制

各种病毒都可引起，大多数由柯萨奇病毒A、B，ECHO病毒，脊髓灰质炎病毒，流感病毒和HIV病毒引起，其中**柯萨奇病毒B感染多见**。

小试身手 26.引起病毒性心肌炎的最常见病毒是

A.鼻病毒　　　　　　　B.腺病毒　　　　　　C.流感病毒

D.柯萨奇病毒B　　　　E.埃可病毒

二、辅助检查

1.实验室检查　血清学检查CK、AST、LDH增高，白细胞升高，红细胞沉降率加快，C-反应蛋白增加。**血清病毒中和抗体、血凝抑制抗体或补体结合抗体**需反复测定，发病后3周间的2次血清抗体滴度呈4倍增高。

小试身手 27.下列与病毒性心肌炎的诊断**无关的**实验室指标是

A. CK增高

B. C–反应蛋白增高

C. 白细胞增高，中性粒细胞增加

D. 红细胞沉降率增高

E. 血清抗体滴度4倍增高

2. X线检查　心影扩大或正常。

3. 心电图　ST–T改变，R波降低，病理性Q波以及房室传导阻滞、室性期前收缩。

4. 超声心动图检查　左心室壁弥漫性（或局限性）收缩幅度减低，左心室增大等。

第八节　心脏骤停

浪里淘沙—核心考点

心脏骤停是指心脏射血功能突然终止。

病因及病理生理

（一）病因

心脏病（**以冠心病最为多见**）、电解质和酸碱平衡紊乱、意外事件、药物中毒、手术或麻醉意外等。

（二）病理生理

1. 代谢性酸中毒　心脏骤停后血流中断，外周组织缺氧引起无氧代谢、乳酸堆积，造成代谢性酸中毒。

2. 细胞内水肿　ATP减少，钠泵失灵，钠转入细胞内。

3. 高血钾。

4. 心脏骤停后脑细胞耐受缺氧4~6分钟，因此应争分夺秒地抢救。

小试身手 28.脑细胞经受完全性缺血缺氧多长时间会发生不可逆的损伤

A. 4~6分钟　　　　　　B. 8~10分钟　　　　　　C. 20~30分钟

D. 30~40分钟　　　　　E. 1小时

参考答案

1.A　2.A　3.A　4.D　5.A　6.C　7.C　8.B　9.A　10.C　11.B　12.D　13.A
14.C　15.B　16.C　17.C　18.A　19.C　20.A　21.C　22.D　23.C　24.D　25.B
26.D　27.C　28.A

第三章　消化系统疾病病人的护理

第一节　概　述

消化系统由口腔、食管、胃、十二指肠、空肠、回肠、结直肠、肛门、肝、胆囊、胆道及胰腺构成。这些脏器的疾病常见且相互关联。消化系统疾病危重症多，可由多种原因引起。

一、消化系统的解剖结构与生理功能

1. 食管　食管是连接咽和胃的通道，全长约25cm。食管的功能是将食物和唾液送入胃内。食管有三个生理性狭窄，是食管癌的好发部位。食管插管时要注意三个狭窄部位。

2. 胃　是消化道中最膨大的器官，胃的主要功能是暂时储存食物和初步消化食物，并将食糜缓慢送入十二指肠。胃内食物完全排空需4~6小时。

胃分为贲门部、胃底、胃体和幽门部。贲门与食管相连，幽门与十二指肠相连。幽门处的括约肌能有节律地将胃内容物送入十二指肠，并能阻止十二指肠内容物反流。胃壁分为黏膜层、黏膜下层、肌层和浆膜层。黏膜层含有丰富的腺体，由三种细胞组成：

（1）主细胞：分泌胃蛋白酶原，胃蛋白酶原在酸性环境或在胃蛋白酶作用下转变为有活性的胃蛋白酶。

（2）壁细胞：分泌盐酸和内因子，盐酸维持胃内酸性环境，激活胃蛋白酶原为胃蛋白酶，胃蛋白酶使蛋白质易于水解；盐酸可杀灭进入胃内的细菌；盐酸使小肠为酸性环境，有利于铁和钙的吸收。内因子有助于维生素B_{12}的吸收。

（3）黏液细胞：分泌碱性黏液，中和胃酸，保护胃黏膜免受胃酸的侵蚀。

3. 小肠　由十二指肠、空肠和回肠组成。十二指肠起于幽门，下端与空肠连接，分为球部、降部、水平部和升部四段，呈"C"形包绕胰头。球部是消化性溃疡的好发部位；降部内后壁黏膜上有一乳头状突称为十二指肠乳头，胆总管和胰管汇合此处，胆汁和胰液由此进入十二指肠。十二指肠与空肠相连接的部位由屈氏韧带固定，并于此处将消化道分为上下消化道。

小肠主要生理功能是消化和吸收食物，小肠内的十二指肠腺和肠腺分泌小肠液，小肠液具有消化食物的作用，同时小肠液可稀释消化产物，使其渗透压降低，有利于食物吸收。食物在小肠内停留3~8小时，未经消化的食物残渣则进入大肠。

4. 大肠　全长约1.5m，由盲肠（包括阑尾）、结肠和直肠组成。回肠末端与盲

肠交界处为回盲括约肌，其主要功能是防止回肠内容物过快进入大肠，增加食物在小肠内消化和吸收的时间；还可阻止结肠内容物反流入小肠。大肠的主要功能是吸收水分和电解质。

小试身手　1.结肠的主要功能是

A. 吸收水分和盐类　　　　　B. 吸收胆盐和维生素B$_{12}$

C. 吸收脂肪的水解产物　　　D. 分泌消化液

E. 产生排便反射

5. 肝胆　肝脏是人体最大的消化腺，具有下列功能：

（1）生成胆汁：胆汁由肝细胞分泌，消化期胆汁直接进入十二指肠，非消化期胆汁进入胆囊储存，胆汁对脂肪的消化和吸收起重要作用。

（2）参与物质代谢：肝脏是糖、蛋白质、脂肪、维生素合成代谢的最主要场所。

（3）解毒作用：肝脏是人体主要的解毒器官，有毒物质经肝脏可转变成无毒或毒性小的物质，最后从胆汁或尿液排出体外。雌激素、醛固酮和抗利尿激素等激素在肝脏内灭活，肝功能减退时，激素在体内积聚过多，引起一系列临床症状。

小试身手　2.胆汁的主要作用是

A. 促进淀粉水解　　　　　B. 中和胃酸　　　　　C. 杀菌

D. 激活胰蛋白酶原　　　　E. 促进脂肪的消化和吸收

6. 胰腺　位于腹膜后壁，具有内分泌腺和外分泌腺功能。内分泌功能由胰岛组织完成，胰岛有多种细胞，A细胞分泌胰高血糖素，促进糖原分解和葡萄糖异生，使血糖升高；B细胞分泌胰岛素，促进全身各组织对葡萄糖摄取、分解和利用，促进糖原合成，抑制糖原异生，降低血糖。胰腺的外分泌功能主要是分泌胰液，胰液的消化酶主要有胰淀粉酶、胰脂肪酶、胰蛋白酶和糜蛋白酶，分别水解淀粉、脂肪和蛋白质。

二、消化系统疾病常见症状的评估

1. 恶心、呕吐　急性胃炎可出现恶心、呕吐，并伴上腹部疼痛不适；消化性溃疡并发幽门梗阻时常在餐后呕吐，呕吐物含有隔夜宿食并伴酸臭味；急性胰腺炎可出现呕吐伴上腹部疼痛。剧烈频繁呕吐可使胃液大量丢失，导致脱水、低钠、低钾、代谢性碱中毒，长期呕吐可致营养不良。

小试身手　3.下列哪种疾病可出现呕吐宿食

A. 急性胃炎　　　　　B. 急性胰腺炎　　　　　C. 幽门梗阻

D. 胃溃疡　　　　　　E. 肠梗阻

2. 腹痛　急性腹痛常见于脏器炎症，如急性胰腺炎、胆石症、急性胆囊炎、急性阑尾炎等；脏器破裂、穿孔，如肝、脾破裂，胃、十二指肠穿孔等；空腔脏器扭转、梗死，如肠粘连、扭转、肿瘤等引起的肠梗阻。慢性腹痛多见于消化性溃疡，腹腔脏器肿瘤，慢性炎症，如溃疡性结肠炎、肝炎等。腹腔内实质脏器病变腹痛多呈持续性伴进行性加重，空腔脏器病变呈阵发性绞痛。急性腹膜炎可表现为全腹痛，并伴有压痛、反跳痛、肌紧张等腹部体征。

3. 腹泻 腹泻是指排便次数增多（＞3次/日），或粪便量增多（＞200g/d）或粪便稀薄（含水量＞85%）。评估腹泻应注意起病情况、大便次数、量、性状、气味、有无里急后重，是否有黏液脓血便。<u>溃疡性结肠炎病人表现为慢性腹泻，黏液脓血便伴有腹痛及里急后重</u>。急性胃肠炎常有不洁饮食史，溃疡性结肠炎病人食入乳类蛋白可使腹泻加重。

4. 呕血及黑便 屈氏韧带以上的消化道出血，血液经口呕出为呕血。血液经过肠道时，在肠道细菌作用下，血液中的铁变成硫化铁而呈黑色，即黑便。<u>呕血与黑便是上消化道出血的特征性表现。呕血常伴有黑便，但黑便不一定伴呕血。上消化道出血的常见病因为消化性溃疡出血</u>、食管胃底静脉曲张破裂出血、胃黏膜出血等。

小试身手 4.柏油样黑便见于

A. 痢疾　　　　　　　　　　B. 直肠癌

C. 溃疡性结肠炎　　　　　　D. 消化性溃疡出血

E. 胃穿孔

5. 黄疸 黄疸是指血中胆红素浓度增高，导致皮肤、巩膜、黏膜及体液发生黄染的现象。<u>肝炎、肝硬化、原发性肝癌病人可出现黄疸</u>。

第二节　胃　炎

浪里淘沙—核心考点

胃炎是各种病因引起的胃黏膜炎性反应。按发病缓急和病程长短，胃炎分为急性胃炎和慢性胃炎。

一、急性胃炎

急性胃炎是由多种病因引起胃黏膜的急性炎症。主要表现为上腹部不适，胃镜检查见胃黏膜充血水肿、出血和糜烂。

（一）病因及发病机制

1. 病原体感染及其毒素损害胃黏膜 细菌包括大肠埃希菌、嗜盐菌、沙门杆菌，病毒包括肠道病毒和流感病毒等。**细菌毒素主要是金黄色葡萄球菌**毒素的侵袭，多因食入不洁食物引起。

2. 急性应激 **重要脏器衰竭、大面积烧伤、大手术、休克**等可致胃黏膜糜烂、出血，**称为"应激性溃疡"**。

小试身手 5.大面积严重烧伤病人容易发生

A. 急性胰腺炎　　　　　　　B. 出血性小肠炎

C. 肝功能衰竭　　　　　　　D. 肠穿孔

E. 应激性溃疡

3. 化学因素 长期服用阿司匹林、吲哚美辛、肾上腺皮质激素、化疗药物、钾和铁剂等可损伤胃黏膜上皮细胞。非甾体类抗炎药可干扰前列腺素合成，使黏膜细胞失去前列腺素保护而发生出血、糜烂。长期饮浓茶、烈性酒等也可诱发。

4. 物理因素 进食过冷、过热、粗糙食物及暴饮暴食等。

5. 胆汁反流 毕Ⅱ式胃大部切除术后因胆汁和胰液中的胆盐和磷脂酶A破坏残胃黏膜而引发糜烂。

（二）辅助检查

1. **纤维胃镜检查** 急性大出血在24~48小时内进行，可明确出血部位并在内镜直视下止血。

> 锦囊妙记：急、慢性胃炎，胃溃疡，胃癌，食管胃底静脉曲张破裂出血的首选检查方法均为胃镜。

小试身手 6. 急性糜烂性胃炎患者进行纤维胃镜检查的时间是出血后

A. 2~6小时   B. 6~12小时

C. 12~24小时   D. 24~48小时

E. 48~72小时

2. 粪便检查 大便隐血试验阳性。

二、慢性胃炎

慢性胃炎指各种病因所致胃黏膜的炎症病变，临床常见。患病率随年龄增长而增加，特别是中年以上更为常见。慢性胃炎分类方法众多，如基于病因可将慢性胃炎分成Hp胃炎和非Hp胃炎；基于内镜和病理诊断可将慢性胃炎分为萎缩性和非萎缩性胃炎；基于胃炎分布可将慢性胃炎分为胃窦为主胃炎、胃体为主胃炎和全胃炎三大类。

（一）病因与发病机制

1. **幽门螺杆菌感染** 是慢性浅表性胃炎的主要病因。幽门螺杆菌感染引起胃黏膜炎症，感染后机体难以清除而转为慢性感染。

小试身手 7. 引起慢性胃炎的主要致病菌为

A. 链球菌   B. 铜绿假单胞菌

C. 大肠埃希菌   D. 幽门螺杆菌

E. 金黄色葡萄球菌

2. 自身免疫 自身免疫性胃炎属自体免疫反应，病变以富含壁细胞的胃体黏膜萎缩为主。病人血液中可检出壁细胞抗体和内因子抗体。因内因子遭到破坏，维生素B_{12}吸收不良引起恶性贫血。

3. 十二指肠液反流 十二指肠液反流入胃，胆汁、肠液和胰消化酶使胃黏膜屏障受损。

4.饮食和环境因素　高盐饮食、食物中缺乏新鲜蔬菜水果与胃黏膜萎缩和肠上皮化生有关。

5.其他因素　吸烟、酗酒、长期食用刺激性食物和药物等损伤胃黏膜。

（二）辅助检查

1.**胃镜及活组织检查**　**为最可靠的诊断方法**，通过活检可确定胃炎类型。

小试身手　8.胃炎的类型最可靠的诊断方法是

A.典型的症状和体征　　　B.幽门螺杆菌检查

C.X线钡餐检查　　　　　D.胃镜检查

E.B超检查

2.**幽门螺杆菌检测**　常用方法为涂片、培养、**尿素酶测定**等。

3.血清学检查　多灶性萎缩性胃炎血清促胃液素含量下降，壁细胞抗体滴度低；自身免疫性胃炎血清促胃液素含量增高，壁细胞抗体和内因子抗体阳性。

第三节　消化性溃疡

浪里淘沙—核心考点

消化性溃疡是指发生在胃肠粘膜的类性缺损，因溃疡的形成与**胃酸和胃蛋白酶的消化**作用有关，因此也叫消化性溃疡。消化性溃疡分为胃溃疡和十二指肠溃疡。

一、病因及发病机制

1.幽门螺杆菌感染　**幽门螺杆菌感染是消化性溃疡的主要病因**。幽门螺杆菌感染使胃黏膜发生炎症反应，削弱了胃黏膜的保护作用而引起溃疡。

2.胃酸和胃蛋白酶　消化性溃疡的最终形成是胃酸和胃蛋白酶的自身消化作用。**消化性溃疡发生的关键因素是胃酸，胃酸是引起溃疡的直接原因**，胃酸的损害作用是在胃、十二指肠黏膜的防御和修复机制遭到破坏时发生。

3.非甾体抗炎药（NSAID）　NSAID通过破坏黏膜屏障使黏膜防御和修复功能受损，引起溃疡。

4.其他因素　吸烟，急性应激，胃、十二指肠运动异常、遗传因素等。

消化性溃疡是多因素作用的结果，**幽门螺杆菌感染和服用NSAID是主要病因，胃酸在溃疡形成中起关键作用**。

二、辅助检查

1.**胃镜及胃黏膜活组织检查**　是确诊的首选检查方法。

2.X线钡餐检查　适用于胃镜检查有禁忌证或不接受胃镜检查者，**发现龛影是诊断溃疡的直接证据**。

3.幽门螺杆菌检查 为常规检查项目。

4.胃液分析 胃溃疡胃酸分泌正常或稍低，十二指肠溃疡胃酸分泌过多。

5.大便隐血试验 活动期消化性溃疡有少量渗血，大便隐血试验阳性。

第四节 肝硬化

浪里淘沙—核心考点

肝硬化是由多种致病因素长期作用于肝脏，造成肝细胞坏死、肝组织弥漫性纤维化、**假小叶和再生结节形成**为特征的慢性肝病，<u>主要表现为门静脉高压和肝功能损害，晚期可并发上消化道出血、肝性脑病、继发感染等</u>。肝硬化的好发年龄为35~50岁，男性多于女性。

一、病因及发病机制

发病原因：**我国以乙型病毒性肝炎最常见**，国外以酒精中毒多见。

1.**病毒性肝炎** 乙型、丙型或乙型加丁型重叠感染，其中<u>乙型病毒性肝炎最为多见</u>。

小试身手 9.我国肝硬化最常见的原因是

A.酒精中毒　　　　　B.胆汁淤积　　　　　C.循环障碍

D.病毒性肝炎　　　　E.日本血吸虫病

2.酒精中毒 长期大量酗酒可引起酒精性肝炎，继而发展为肝硬化。

3.胆汁淤积 肝外胆管阻塞或肝内胆汁淤积时，高浓度的胆汁酸和胆红素损害肝细胞，引起肝硬化。

4.血吸虫病 虫卵沉积于汇管区，引起纤维组织增生，导致窦前性门静脉高压。

5.循环障碍 慢性充血性心力衰竭、缩窄性心包炎等，可使肝脏长期淤血，肝细胞缺氧、坏死和结缔组织增生，最终演变为肝硬化。

6.免疫紊乱 自身免疫性肝炎可演变为肝硬化。

7.遗传和代谢障碍 由于遗传或先天性酶缺陷，代谢产物积聚于肝，引起肝细胞坏死和结缔组织增生。

8.工业毒物或药物 长期接触四氯化碳、磷、砷或服用甲基多巴、四环素等，可引起中毒性肝炎，最终发展为肝硬化。

二、辅助检查

1.血常规 失代偿期贫血，脾功能亢进时白细胞和血小板计数减少。

2.肝功能检查 失代偿期<u>血清丙氨酸氨基转移酶（ALT）增高，肝细胞严重坏死时血清门冬氨酸氨基转移酶（AST）活力常高于ALT；血清总蛋白正常、降低或增</u>

高，但白蛋白降低，γ-球蛋白增高；失代偿期凝血酶原时间延长；重症病人血清胆红素增高。

3. 免疫功能检查　血清IgG、IgA增高，一般以IgG增高最为显著，与γ-球蛋白升高平行。

4. 尿常规　并发肝肾综合征时有管型尿、蛋白尿及血尿，有黄疸时胆红素和尿胆原升高。

5. 腹水检查　**为漏出液**，并发自发性腹膜炎、结核性腹膜炎、癌变时腹水性质发生改变。

6. **肝穿刺活组织检查　有假小叶形成可确诊为肝硬化。**

7. 腹腔镜检查　可直接观察肝脏情况，也可对病变明显处做肝穿刺活体组织检查。

第五节　原发性肝癌

浪里淘沙—核心考点

原发性肝癌是指肝细胞或肝内胆管上皮细胞发生的癌肿。原发性肝癌的病死率在恶性肿瘤中居第二位。

一、病因及发病机制

病因未明，可能与以下因素有关：

1. 病毒性肝炎　**乙型肝炎病毒、丙型肝炎病毒**与肝癌的发病有关。

2. 肝纤维化　酒精性肝病及非酒精性脂肪肝后纤维化，肝纤维化是肝癌发生的重要危险因素。

3. 黄曲霉毒素　黄曲霉毒素B_1有很强的致癌作用。

4. 饮用水污染　饮池塘水比饮井水居民的发病率高。

5. 其他　亚硝胺类、有机氯农药等是可疑致癌物，硒缺乏、遗传因素、嗜酒也是肝癌的危险因素。

原发性肝癌可通过血行转移、淋巴转移、种植转移使癌细胞播散。其中**肝内血行转移是最早最常见的途径，肝外血行转移最常见的脏器是肺**，其次为肾上腺、骨、肾和脑。

二、辅助检查

（一）肿瘤标志物检测

1. **甲胎蛋白（AFP）　是早期诊断肝癌最特异性的肿瘤标记物**。排除妊娠、肝炎、生殖腺胚胎瘤以外，AFP检查诊断肝癌的标准是：①AFP>500μg/L持续4周；②AFP>200μg/L持续8周；③AFP由低浓度逐渐升高不降。

小试身手 10.早期诊断肝癌最特异性的肿瘤标志物是

A. 癌胚抗原　　　　　　　B. 甲胎蛋白

C. 鳞状上皮细胞癌抗原　　D. 糖链抗原15-3

E. 前列腺特异性抗原

2. γ-谷氨酰转肽酶同工酶Ⅱ（GGT-Ⅱ）　阳性率达90%，特异性达97.1%，小肝癌阳性率达78.6%。

3. 其他　异常凝血酶原（AP）、α-L-岩藻糖苷酶（AFU）、酸性同工铁蛋白等增加。

（二）B超检查

对肝癌的定位诊断有较大价值，可发现直径为1cm以上的肝癌。

（三）增强CT/MRI

是目前诊断小肝癌和微小肝癌的最佳方法，可发现直径1cm以下的肿瘤，结合肝动脉造影，对直径1cm以下的肿瘤检出率达90%以上。

（四）数字减影肝血管造影

能显示直径1cm以上的癌结节，阳性率为87%，结合AFP检查常用于小肝癌诊断。

（五）肝穿刺活检

在超声或CT引导下穿刺癌结节、吸取癌组织检查可获病理诊断。

第六节　肝性脑病

浪里淘沙—核心考点

肝性脑病（又称肝昏迷）是严重肝病引起的以代谢紊乱为基础的中枢神经系统功能失调的综合征，主要表现为意识障碍、行为失常和昏迷。门体分流性脑病是由于门静脉高压、门静脉与腔静脉间存在侧支循环，大量门静脉血绕过肝直接进入体循环，这是肝性脑病发生的主要机制。约50%肝硬化病人有脑水肿。

一、病因及发病机制

（一）病因

常见于肝硬化，尤其是病毒性肝炎后肝硬化多见，也可由门体分流术引起。重症病毒性肝炎、中毒或药物所致的急性或暴发性肝功能衰竭也可引起。

锦囊妙记：肝脏疾病的演变过程是：病毒性肝炎→肝硬化→肝癌或肝性脑病，前一个疾病就是后一个疾病的主要病因。

（二）诱发因素

常见诱因：①感染：组织分解代谢增加，产氨增多；②上消化道出血：出血后蛋白质分解，肠内产氨增加；③高蛋白质饮食；④大量排钾利尿和放腹水：有效循环血量减少及大量蛋白质和水、电解质丢失。低血钾时尿排钾减少而氢离子排出增多，导致代谢性碱中毒，促使NH_3通过血-脑屏障产生毒性作用；⑤使用镇静安眠药、麻醉药：抑制大脑和呼吸中枢，造成缺氧，脑组织缺氧时对氨的耐受性下降；⑥便秘：含氨物质在肠道存留时间延长，毒物吸收增加；⑦门体分流术后；⑧尿毒症等。

（三）发病机制

未完全明确，有关肝性脑病的发生机制有很多学说，其中**氨中毒学说最为多见**。

1. 氨中毒学说　**氨代谢紊乱致血氨升高**是肝性脑病，特别是门体分流性脑病的重要发病机制。

（1）氨的形成和代谢：氨主要来自肠道、肾脏和骨骼肌。氨通过胃肠道进入体内，正常人胃肠道每天产氨4g，氨弥散入肠黏膜被吸收，游离的NH_3有毒性，且能透过血-脑屏障。

机体清除血氨的途径：①肝脏将有毒的氨经鸟氨酸循环转化为无毒的尿素；②脑、肾、肝等组织在ATP供能的条件下利用氨，合成谷氨酸和谷氨酰胺；③肾是排氨的主要场所，在排酸的同时以NH_4^+形式排出大量氨；④血氨过高时肺可排出少量氨。

（2）肝性脑病血氨增高与氨对中枢神经系统的毒性作用：**肝性脑病病人血氨升高的原因是血氨生成过多，代谢清除少**。肝功能衰竭时肝脏利用氨合成尿素能力下降，而**门体分流存在时，肠道的氨未经肝脏解毒而直接进入体循环，血氨升高**。

2. 其他学说　假性神经递质学说、氨基酸代谢不平衡学说、γ-氨基丁酸/苯二氮䓬（GABA/BZ）复合体学说。

二、辅助检查

1. 脑电图改变　前驱期正常。二、三期脑电图明显异常，节律变慢，出现每秒4~7次的δ波，昏迷时出现每秒1~3次的δ波。

2. 血氨　慢性肝性脑病、门体分流性脑病血氨升高。

3. 心理智能测验　包括数字连接试验、木块图试验、数字符号试验等。

第七节　急性胰腺炎

浪里淘沙—核心考点

急性胰腺炎是在多种病因作用下导致胰酶在胰腺内被激活后引起胰腺组织自身

消化所致的**化学性炎症**。主要表现为**急性腹痛、发热、恶心、呕吐及血尿淀粉酶增高**。急性胰腺炎分水肿型和出血坏死型。

一、病因及发病机制

(一)病因

在我国，急性胰腺炎**最常见的病因是胆道疾病**，其次是饮食因素；在国外除胆石症外，**酗酒为重要病因**。

1. **胆石症与胆道疾病** 胆道结石、炎症或胆道蛔虫均可引起急性胰腺炎，其中**以胆石症最为常见**。

2. 大量酗酒和暴饮暴食 酗酒和暴饮暴食可引起十二指肠乳头和Oddi括约肌痉挛，胰液排出受阻，胰管内压力升高。

3. 胰管梗阻。

4. 其他 外伤、手术、急性传染病、内分泌和代谢性疾病等均可引起胰腺炎。

(二)发病机制

正常胰腺分泌两种消化酶，一种具有生物活性，如淀粉酶、脂肪酶和核糖核酸酶等；另一种是以酶原或前体形式存在的无活性酶，如**胰蛋白酶原**、糜蛋白酶原、前弹性蛋白酶、激肽释放酶原等。正常情况下合成的酶大多数为无活性的酶原。急性胰腺炎时，胰腺腺泡内酶原激活，发生胰腺自身消化。

根据病理改变，急性胰腺炎分为：①急性水肿型：胰腺肿大、间质水肿、充血和炎性细胞浸润；②出血坏死型：胰腺肿大、腺泡坏死、血管出血坏死。

二、辅助检查

1. **血清淀粉酶测定** 发病后6~12小时开始升高，48小时开始下降，持续3~5天，**血清淀粉酶超过正常值3倍即可确诊**。淀粉酶升高程度与病情严重程度不成正比，出血坏死型胰腺炎胰腺细胞广泛破坏，血清淀粉酶值正常或低于正常。

2. 尿液淀粉酶测定 升高较晚，发病后12~14小时开始升高，持续1~2周。

3. 血清脂肪酶测定 起病后24~72小时开始上升，持续7~10天，对发病后就诊较晚的病人有诊断价值。

小试身手 11.急性胰腺炎血清淀粉酶变化的特点是

A.发作1~2小时开始升高，24小时开始下降

B.发作4~6小时开始升高，24小时开始下降

C.发作4~6小时开始升高，48小时开始下降

D.发作6~12小时开始升高，24小时开始下降

E.发作6~12小时开始升高，48小时开始下降

4. 影像学检查 B超与CT扫描可见胰腺弥漫肿大，轮廓与周围边界不清。

5. 其他 血液检查见白细胞增多；胰源性胸腹腔积液检查淀粉酶升高。重症病

例血糖升高，血钙降低，尿糖阳性。

第八节　上消化道大量出血

浪里淘沙—核心考点

上消化道出血是<u>食管到肛门之间的消化道出血</u>，是内科常见急症。

<u>上消化道大量出血</u>是指在数小时内<u>失血量超过1000ml</u>或占循环血量的20%，<u>主要表现为呕血和（或）黑便</u>，急性周围循环衰竭。

> **好礼相送　"何为大出血"**（武哥总结，严禁转载，违者必究）
>
> 上消化道大出血是指在数小时内失血量超过1000ml。
>
> 产后大出血是指胎儿娩出后24小时内出血量超过500ml。
>
> 大量咯血为>500ml/d或1次咯血量大于300ml（少量咯血为<100ml/d，中量咯血为100~500ml/d）。
>
> 大量血胸是指积血量在1000ml以上（少量血胸积血量<500ml，中量为500~1000ml）。

一、病因及发病机制

引起上消化道大出血**最常见的原因是**<u>消化性溃疡</u>，食管胃底静脉曲张、急性胃黏膜损害、胃炎、血液病、尿毒症及应激性溃疡等也可引起上消化道大出血。其他还有如肿瘤，肠套叠等。

> 锦囊妙记：上消化道大量出血最常见的原因是消化性溃疡，但如题干中提到病人既往有肝硬化病史，现出现上消化道大量出血，其最可能的原因是食管胃底静脉曲张破裂出血。

小试身手　12.上消化道出血最常见的病因是

A.食管胃底静脉曲张破裂　　B.胃癌

C.消化性溃疡　　　　　　　D.急性胃黏膜损害

E.反流性食管炎

二、辅助检查

1. 实验室检查　查红细胞、血红蛋白、血小板、白细胞、血细胞比容、尿素氮、肝功能、大便隐血试验等。

2. **胃镜和结肠镜检查**　是<u>上消化道出血的首选检查方法</u>。上消化道出血后24~48**小时内紧急内镜检查**，可明确病因，还可经内镜紧急止血。

小试身手 13. 内镜检查一般在上消化道出血后多长时间内进行

A. 6~12小时　　　　　　　　　B. 12~24小时

C. 24~48小时　　　　　　　　　D. 36~72小时

E. 48~72小时

3. X线钡剂检查　适用于有胃镜检查禁忌证或不愿意接受胃镜检查者。对十二指肠降段以下小肠段有特殊诊断价值。由于活动性出血时胃内积血，且抢救阶段病人不能有效配合，检查最好在出血停止且病情基本稳定数天后进行。

第九节　肠结核

浪里淘沙—核心考点

肠结核是**结核分枝杆菌侵犯肠道引起的肠道慢性特异性感染**。肠结核多见于青壮年，女性多于男性，主要表现为腹痛、腹部肿块、腹泻便秘交替出现以及全身中毒症状。

一、病因及发病机制

病原菌主要为人型结核杆菌。结核分枝杆菌侵犯肠道**主要是经口感染**，血行播散引起见于粟粒型肺结核；或由腹腔内结核病灶直接蔓延引起。

结核分枝杆菌入侵肠道后，多在**回盲部引起结核病变**，其他依次为升结肠、空肠、横结肠、降结肠、阑尾、十二指肠和乙状结肠等。

肠结核病变以炎症渗出为主，当菌量多、毒力大，可发生干酪样坏死，形成溃疡，成为溃疡型肠结核；病人机体免疫状况良好，感染轻，表现为肉芽组织增生、纤维化成为增生型肠结核。

小试身手 14. 最常见的肠结核类型是

A. 出血型　　　　　　　　　B. 坏死型　　　　　　　　　C. 粘连型

D. 干酪型　　　　　　　　　E. 渗出型

二、辅助检查

1. **血液检查**　中度贫血，血沉加快，提示结核病活动。PPD试验呈强阳性者对本病诊断有价值。

2. **粪便检查**　一般无黏液、脓血，镜下可见少量脓细胞与红细胞。粪便浓缩找结核杆菌阳性，必须同时痰液找结核菌阴性者，才能诊断。

3. **X线检查**　**胃肠钡餐造影或钡剂灌肠检查对肠结核诊断具有重要价值**。溃疡型肠结核钡剂在病变肠段呈激惹征象，排空快，充盈不佳；增生型肠结核可见肠段增生性狭窄、收缩与变形，钡剂充盈缺损及肠壁僵硬等。

4. **纤维结肠镜检查**　可观察升结肠、回盲部病变，确定病变范围及性质，并做活体组织病理检查，对本病诊断有重要价值。

第十节　溃疡性结肠炎

浪里淘沙—核心考点

溃疡性结肠炎是一种病因未明的直肠和结肠慢性非特异性炎性疾病。病变主要限于黏膜与黏膜下层。**以腹泻、黏液脓血便、腹痛及里急后重为主要表现**。好发于20~40岁人群。

一、病因及发病机制

病因尚未明确，可能与免疫、遗传、感染、精神神经因素、过敏反应等有关。

二、辅助检查

1. 血液检查　贫血，白细胞增高、血沉增快和C-反应蛋白增高是活动期的标志，严重者血清白蛋白降低。

2. 粪便检查　黏液脓血便，镜下可见红、白细胞。

3. X线钡剂灌肠检查　结肠袋变浅或消失，肠腔变窄，肠壁僵硬，肠管缩短、变细，可呈铅管状，当有伪息肉形成时可见多发性充盈缺损。重型或暴发型病人不宜做钡剂灌肠检查，以免诱发中毒性巨结肠。

4. 结肠镜检查　全结肠或乙状结肠镜检查可确诊。黏膜多发性溃疡、充血、水肿，或黏膜表面粗糙呈颗粒状，黏膜血管模糊、脆且触之易出血。晚期可见假性息肉。

参考答案

1.A　2.E　3.C　4.D　5.E　6.D　7.D　8.D　9.D　10.B　11.E　12.C　13.C　14.E

第四章　血液及造血系统疾病病人的护理

第一节　概　述

一、血液及造血系统的结构和功能

血液及造血系统由血液和造血器官组成，血液由血细胞和血浆组成，造血器官包括骨髓、胸腺、肝、脾和淋巴结。

1.血液组成　血液由血细胞和血浆组成。血细胞包括白细胞、红细胞和血小板3种。血细胞约占血液容积的45%，其余55%为淡黄色透明血浆。血浆含有蛋白质、凝血及抗凝血因子、抗体、补体、电解质、酶、各种激素和营养物质等。血细胞混悬在血浆中流动以发挥其功能。

2.血细胞的生理功能

（1）白细胞：包括中性、嗜酸性、嗜碱性粒细胞和单核、淋巴细胞。主要功能是参与人体对入侵异物的反应过程。

1）粒细胞：①中性粒细胞可杀菌或抑菌，是机体抵抗病原微生物入侵的第一道防线；②嗜酸性粒细胞有抗过敏、抗寄生虫作用；③嗜碱性粒细胞释放组胺，与变态反应有关。

2）单核细胞：吞噬、消灭细胞内的致病微生物，清除衰老组织，识别、杀伤肿瘤细胞。是机体抵御入侵细菌的第二道防线。

3）淋巴细胞：在免疫应答中起核心作用。T淋巴细胞参与细胞免疫，B淋巴细胞参与体液免疫。

> 锦囊妙记：中性粒细胞可杀灭细菌，细菌感染时中性粒细胞升高，淋巴细胞可杀灭病毒，病毒感染时淋巴细胞升高。

（2）红细胞：红细胞胞质内充满血红蛋白，结合和运输O_2和CO_2。

（3）血小板：具有止血功能，参与生理性止血和血液凝固，维护血管内皮完整。

> 锦囊妙记：红细胞的主要成分是Hb，Hb的主要功能是运输氧气，因此Hb减少时出现贫血、皮肤苍白；血小板的主要功能是止血，血小板减少时机体易出血。

二、血液病分类

1. 红细胞疾病 如红细胞增多症、各种贫血。

2. 白细胞疾病 如白细胞减少或粒细胞缺乏症、白血病、淋巴瘤、骨髓瘤。

3. 出血性疾病

（1）血小板减少或功能异常：如血小板减少症、血小板增多症、血小板无力症等。

（2）凝血功能障碍：如弥散性血管内凝血、血友病、遗传性酶原缺乏症。

（3）血管疾病：如过敏性紫癜、遗传性毛细血管扩张症。

4. 血栓性疾病 如血栓闭塞性脉管炎、静脉血栓形成等。

三、血液及造血系统疾病病人症状及辅助检查评估

（一）症状评估

1. **贫血** 是血液系统疾病最常见症状，引起贫血的常见原因为红细胞生成减少、破坏过多及失血，常见疾病有缺铁性贫血、巨幼细胞贫血、溶血性贫血、再生障碍性贫血及出血性疾病大出血时。轻度贫血多无症状，中度以上贫血有头晕、耳鸣、乏力、活动后心慌、气短等。

2. 出血或出血倾向 是指机体多部位自发性出血和血管受损后出血不止。常见原因包括血小板减少、血管脆性增加、凝血因子减少及血液中抗凝物质增加，常见疾病有原发免疫性血小板减少症、过敏性紫癜、再生障碍性贫血、白血病、血友病等。出血部位遍及全身，以皮肤、黏膜的瘀点、瘀斑、鼻腔、齿龈和眼底出血多见，重者关节腔出血，骨质破坏，导致关节僵硬、畸形，甚至残疾，严重者内脏出血及颅内出血。

3. 继发感染 发热是继发感染最常见症状。血液病病人感染是由于成熟粒细胞减少、营养不良及机体免疫力下降引起。常见疾病有白血病、再生障碍性贫血、淋巴瘤等。出现口腔黏膜、咽、扁桃体、肺部、泌尿道及肛周皮肤感染，严重者发生败血症。

4. 骨、关节疼痛 肿瘤细胞在骨髓内过度增生或浸润关节，导致骨髓腔或关节腔内张力升高，出现局部或全身多关节疼痛、骨质破坏，甚至发生病理性多处骨折，多见于骨髓瘤病人。

（二）辅助检查

1. 血液检查

（1）红细胞计数和血红蛋白（Hb）测定：正常成年男性红细胞数为（4~5.5）×10^{12}/L，女性为（3.5~5.0）×10^{12}/L；Hb男性为120~160g/L，女性为110~150g/L。根据Hb降低程度贫血分为四度：**轻度贫血Hb>90g/L，中度贫血Hb 60~90g/L，重度贫血Hb 30~59g/L，极重度贫血Hb<30g/L**。

小试身手 1.诊断贫血最为重要的依据是

A. 皮肤、黏膜苍白　　　　　B. 红细胞计数减少

C. 血红蛋白浓度下降　　　　D. 血管壁通透性增加

E. 血小板功能异常

小试身手 2. 患者，女，28岁，因月经失调就诊，实验室结果：红细胞2.8×10^{12}/L，血红蛋白75g/L。该患者属于

A. 极重度贫血　　　　B. 重度贫血　　　　C. 中度贫血

D. 轻度贫血　　　　　E. 正常

（2）白细胞总数及分类：正常成人白细胞数为（4~10）× 10^9/L，白细胞总数 >10 × 10^9/L 为白细胞增多，常见于急性感染、白血病等。白细胞总数 <4 × 10^9/L 为白细胞减少，常见于病毒感染、再生障碍性贫血、粒细胞减少症等。正常白细胞分类中无幼稚细胞，若存在大量幼稚细胞，考虑为白血病。

（3）网织红细胞计数：正常成人外周血中网织红细胞占0.5%~1.5%，绝对值为（24~84）× 10^9/L。网织红细胞增多，提示骨髓红细胞增生活跃，见于急性失血性贫血、溶血性贫血或贫血有效治疗后；网织红细胞减少，提示骨髓造血功能减弱，见于再生障碍性贫血。

锦囊妙记：网织红细胞为红细胞的前身，缺铁性贫血治疗有效的标志是网织红细胞上升。

小试身手 3. 缺铁性贫血经铁剂治疗有效后，首先出现的改变是

A. 面色改变　　　　　B. 心率快慢

C. 食欲情况　　　　　D. 血红蛋白量

E. 网织红细胞升高

2. 骨髓细胞检查

（1）正常骨髓象：①骨髓增生活跃。②粒、红比例适当（2：1~4：1），粒、红两系增生良好，两系均见少量原始细胞，以中晚幼居多，各阶段细胞比例正常；粒系占有核细胞的40%~60%，红系及淋巴细胞各占有核细胞的20%。③见到巨核细胞，以产生血小板型居多。

（2）异常骨髓象：①缺铁性贫血骨髓增生明显活跃，红系明显增生，粒、红比例降低。②再生障碍性贫血骨髓增生不良，淋巴细胞相对增多，粒、红两系明显减少。③急性白血病骨髓增生极度或明显活跃，某类细胞高度增生，以原幼细胞增生为主。

3. 止血、凝血功能检查

（1）毛细血管抵抗力试验（CRT）：又称束臂试验或毛细血管脆性试验。将血压计袖带缚于上臂后充气，压力维持在收缩压与舒张压之间，持续8分钟后放松袖带，5分钟后记录前臂屈侧直径为5cm圆周内出血点数目。如新出血点超过10个为阳性，表示毛细血管脆性增加，多见于原发免疫性血小板减少症、再生障碍性贫

血、血管壁异常等。

（2）出血时间（BT）测定：Duke法测定正常值为1~3分钟，Ivy法为2.5~8.5分钟，BT延长见于血小板减少、血小板功能异常及服用阿司匹林后。

（3）凝血时间（CT）测定：试管法正常值为4~12分钟，超过12分钟为延长，见于血友病、使用抗凝药等。

（4）血小板计数：正常值（100~300）×10^9/L，血小板数<100×10^9/L为血小板减少，见于血小板减少性紫癜、再生障碍性贫血、白血病等；血小板>400×10^9/L为血小板增多，见于慢性粒细胞白血病等。

第二节 贫 血

浪里淘沙—核心考点

贫血是指单位容积周围血液中血红蛋白浓度、红细胞计数和（或）血细胞比容低于相同年龄、性别和地区的正常标准。我国成人贫血的诊断标准为：男性Hb<120g/L、女性Hb<110g/L、妊娠期Hb<100g/L为贫血。

一、缺铁性贫血

缺铁性贫血是最常见的贫血，多见于婴幼儿及育龄期女性。**缺铁性贫血**是体内用来生成Hb的贮存铁缺乏，Hb合成减少、红细胞生成障碍引起**小细胞、低色素性贫血**。

（一）病因及发病机制

1.病因

（1）**铁需求量增加而摄入不足**：**婴幼儿、青少年、妊娠和哺乳期女性需铁量增加**，如铁摄入不足则引起缺铁性贫血。人工喂养儿如不及时补充含铁量丰富的食物，也会引起缺铁性贫血。

（2）**铁吸收不良**：铁在十二指肠和空肠上段吸收，胃大部切除及胃空肠吻合术后由于胃酸不足，影响铁吸收。

小试身手 4.人体铁剂吸收的主要部位是

A. 胃窦部   B. 胃体部   C. 空肠

D. 十二指肠球部   E. 十二指肠及空肠上部

（3）**铁丢失过多**：**慢性失血是成人缺铁性贫血最多见的原因**。小量反复失血可使体内贮存减少，如消化性溃疡出血、月经过多、肠息肉、肠道肿瘤、痔疮出血等。

锦囊妙记：成人缺铁性贫血的主要原因是慢性失血，小儿缺铁性贫血的主要原因是喂养不当。

小试身手 5.成年人缺铁性贫血最常见的原因是

A.饮食中缺铁　　　　　　B.需铁量增加

C.铁吸收不良　　　　　　D.慢性失血

E.慢性溶血

2. 发病机制　体内铁减少是个渐进的过程，分为缺铁、缺铁性红细胞减少及缺铁性贫血三个阶段。体内铁缺乏不仅可以引起铁代谢异常，还可对造血系统和组织细胞代谢产生影响。

（1）对代谢的影响：体内贮铁减少到不足以补偿功能状态的铁时，铁代谢的各项指标异常。

（2）对造血系统的影响：红细胞内缺铁，Hb合成减少，发生小细胞低色素性贫血。

（3）对组织细胞代谢的影响：组织缺铁，细胞中含铁酶和铁依赖酶活性降低，影响人的精神、行为、体力、免疫力及小儿生长发育和智力。

（二）辅助检查

1. 血象　为小细胞低色素性贫血，红细胞体积较小，形态不一，中心淡染区扩大，甚至呈环形，红细胞平均体积（MCV）、红细胞平均血红蛋白浓度（MCHC）值降低，白细胞计数正常，血小板计数增高。

小试身手 6.缺铁性贫血的细胞学形态学分类属

A.小细胞低色素性贫血

B.小细胞正常色素性贫血

C.巨幼细胞贫血

D.正常细胞正常色素性贫血

E.大细胞性贫血

2. 骨髓象　红系增生活跃，以中晚幼红细胞为主，体积变小，染色质颗粒致密，细胞质少。粒细胞和巨核细胞系正常。骨髓铁染色见细胞外铁消失或明显减少，铁粒幼红细胞低于16%。

3. 生化检查　血清铁小于8.95μmol/L；血清总铁结合力大于64.44μmol/L；转铁蛋白饱和度小于15%；血清铁蛋白诊断缺铁的准确度和敏感度最高，缺铁时血清铁蛋白小于12μg/L。

小试身手 7.对诊断缺铁性贫血，最有价值的是

A.血清铁蛋白　　　　　　B.转铁蛋白饱和度

C.转铁蛋白　　　　　　　D.血清总铁结合力

E.血清铁

二、巨幼细胞贫血

由于叶酸和（或）维生素B₁₂缺乏引起的一种贫血，表现为大细胞性贫血。

（一）病因及发病机制

体内维生素 B_{12} 由食物供给，动物肝、肾、心、奶类、蛋类等含有丰富维生素 B_{12}，食物中维生素 B_{12} 与胃体壁细胞分泌内因子结合，贮存体内可供机体使用3~6年。维生素 B_{12} 缺乏多因内因子缺乏所致。

叶酸易被光照、高温分解破坏，人体叶酸全部从食物中获得，动物肝、肾、绿色新鲜蔬菜、水果含叶酸丰富。体内贮存仅够1~4个月，故缺乏叶酸多见。

叶酸和维生素 B_{12} 缺乏原因：

1. 摄入量不足　与偏食、婴幼儿喂养不当、加热煮沸过度有关。
2. 需要量增加，供给不足　如婴幼儿、妊娠和哺乳期女性。
3. 吸收不良，利用障碍　如小肠病变、使用抗叶酸药物等。

（二）辅助检查

1. 血象　大细胞性贫血，白细胞和血小板计数减少。
2. 骨髓象　红系增生活跃，见巨幼红细胞。
3. 叶酸和维生素 B_{12} 测定　血清维生素 B_{12} <74pmol/L，血清叶酸浓度<6.81nmol/L，对本病诊断有重要价值。

三、再生障碍性贫血

再生障碍性贫血（简称再障）是由多种原因导致骨髓造血功能障碍，以骨髓造血干细胞及造血微环境损伤、外周全血细胞减少为特征的一种疾病。主要表现为进行性贫血、感染、出血和全血细胞减少。

（一）病因及发病机制

1. 病因　按病因是否明确分为原发性和继发性再生障碍性贫血。病因不明确的为原发性再生障碍性贫血；由药物和化学物质、病毒感染、物理因素引起为继发性再生障碍性贫血。

（1）药物及化学物质：氯霉素、磺胺药、保泰松、阿司匹林、苯妥英钠、异烟肼、氯喹、抗癌药等，其中以氯霉素最多见。苯及其衍生物是引起再生障碍性贫血的重要化学物质。

小试身手　8.引起再生障碍性贫血最多见的药物是

A. 氯霉素　　　　　　　B. 保泰松　　　　　　　C. 苯妥英钠
D. 磺胺药　　　　　　　E. 阿司匹林

（2）病毒感染：风疹病毒、EB病毒、流感病毒以及肝炎病毒感染均可引起再生障碍性贫血。

（3）物理因素：X射线、γ射线及其他放射性物质等均可使骨髓造血干细胞和骨髓微循环受损，造血干细胞增殖和分化受影响。

（4）其他：少数阵发性睡眠性血红蛋白尿症、系统性红斑狼疮、慢性肾衰竭等可引发再生障碍性贫血。

2. 发病机制　未完全明确，有下列学说：

（1）造血干细胞受损（"种子"学说）：各种致病因素破坏骨髓，造血干细胞数量减少和功能障碍，外周血中全血细胞减少。

（2）造血微环境受损（"土壤"学说）：致病因素破坏造血环境，骨髓微环境中的造血基质细胞分泌造血因子能力下降，使造血细胞的生长和发育失去支持和调节。

（3）免疫介导因素（免疫学说）：骨髓或外周血液中的淋巴细胞能抑制红细胞及粒细胞生长。

（4）遗传倾向：再生障碍性贫血可能与遗传有关。

（二）辅助检查

1. 血象　**全血细胞减少，呈正细胞正色素性贫血**。急性再生障碍性贫血网织红细胞减少，慢性再生障碍性贫血轻度增加，但绝对值低于正常，白细胞减少，以中性粒细胞减少为主，淋巴细胞增多，血小板减少。

小试身手 9. 患者，男，23岁，3个月前患急性乙型病毒性肝炎，近1周发热、全身皮肤、黏膜出血。血红蛋白70g/L，红细胞2.5×10^{12}/L，白细胞1.5×10^9/L，骨髓检查：红细胞、白细胞、巨核细胞均减少，淋巴细胞0.74。最可能的诊断是

A. 粒细胞缺乏症　　　　　　B. 脾功能亢进症

C. 急性白血病　　　　　　　D. 再生障碍性贫血

E. 营养性缺铁性贫血

2. 骨髓象　急性再生障碍性贫血增生低下或极度低下，粒、红两系明显减少。巨核细胞显著减少，淋巴细胞、浆细胞、组织嗜碱性细胞相对增多。慢性型增生降低或呈灶性增生，但巨核细胞减少。

第三节　出血性疾病

浪里淘沙—核心考点

原发免疫性血小板减少症

原发免疫性血小板减少症（ITP）是一种因**免疫因素**使血小板破坏增加，外周血中血小板减少的出血性疾病。主要表现为自发性广泛性皮肤、黏膜及内脏出血，血小板破坏加速、寿命缩短及出现抗血小板抗体。

（一）病因及发病机制

1. 感染因素　ITP与感染密切相关。急性发病前1~2周有上呼吸道感染史，慢性病人因感染使病情加重。

2. **免疫因素**　急性ITP大多发生在病毒感染恢复期，病毒抗原吸附在血小板表

面，自身抗体形成，血小板被破坏；慢性ITP是血小板抗体作用于血小板相关抗原，导致血小板破坏。

3. 肝脾因素　脾是ITP病人产生血小板相关抗体的部位，也是血小板被破坏的场所。被抗体结合的血小板，通过脾脏时易滞留在脾窦，因此增加了血小板被单核-巨噬细胞系统吞噬、清除的可能性。发病期间血小板寿命缩短，为1~3天（正常血小板平均寿命为7~11天），急性期更短。

（二）辅助检查

1. 血象　血小板减少，急性型多低于$20 \times 10^9/L$，慢性型为（30~80）$\times 10^9/L$，涂片可见巨大畸形血小板。白细胞多无变化，血红蛋白多少与出血程度有关。

2. 骨髓象　巨核细胞增多或正常。急性型以幼稚巨核细胞增多为主，成熟型巨核细胞较少见；慢性型以颗粒型巨核细胞为主，血小板生成型巨核细胞缺乏。

3. 其他　出血时间延长、束臂试验阳性、血块收缩不良；血小板寿命缩短，急性型缩短至几小时，慢性型缩短1~2天；80%以上ITP病人PAIgG和血小板相关补体（PAC_3）增高，缓解期正常。

第四节　白血病

白血病是一类起源于造血干细胞的克隆性恶性疾病，克隆中的白血病细胞丧失分化成熟能力，滞留在细胞发育的不同阶段，在骨髓和其他造血组织中异常增生，并浸润其他组织器官，而正常造血受到抑制，外周血中出现幼稚细胞，病人表现为贫血、发热、出血和肝脾淋巴结肿大等。

（一）病因及发病机制

病因未明确，病毒感染是主要因素，遗传因素、放射线、化学毒物和药物等与发病有关。

小试身手 10.与白血病发病无关的是

A.药物化学因素　　　　B.病毒因素　　　　C.物理因素

D.免疫功能亢进　　　　E.遗传因素

（二）分类

1. 根据白血病细胞成熟度和自然病程：分为急性白血病和慢性白血病。

2. 根据受累的主要细胞不同：急性白血病分为急性淋巴细胞白血病和急性非淋巴细胞白血病；慢性白血病分为慢性粒细胞白血病和慢性淋巴细胞白血病。

参考答案

1.C　2.C　3.E　4.E　5.D　6.A　7.A　8.A　9.D　10.D

第五章　泌尿系统疾病病人的护理

第一节　概　述

泌尿系统由肾脏、输尿管、膀胱、尿道及相关血管和神经组成，其主要功能是生成和排泄尿液、产生多种内分泌激素。

一、泌尿系统的结构与功能

1. 泌尿系统的结构　肾为实质脏器，左右各一，位于腹膜后脊柱两侧的脂肪囊中，约在第12胸椎至第3腰椎之间，右肾位置略低于左肾。中国成人肾脏的长、宽和厚度分别为10.5~11.5cm、5~7.2cm和2~3cm；男性一个肾脏重量约100~140g，女性略轻。

肾单位是肾脏结构和功能的基本单位，单个肾脏含100万~200万个肾单位。肾单位包括肾小体及肾小管。肾小体由肾小球及肾小囊组成。肾小球是由入球小动脉和出球小动脉及系膜组织所构成的毛细血管网丛，与输入及输出小动脉相连于血管极。

小试身手　1. 肾单位的组成是
A. 肾小球和肾小囊　　　　B. 肾小体和集合管
C. 肾小球和肾小管　　　　D. 肾小体和肾小管
E. 皮质和髓质

肾单位中滤过膜是最重要的结构，分为3层：肾小球毛细血管内皮细胞层、中层致密的基底膜及伸出足突的上皮细胞层。滤过膜的屏障功能包括：①机械屏障：滤过膜仅允许一定大小的蛋白质分子通过。②电荷屏障：滤过膜中带负电荷的物质可阻止带负电荷的血浆白蛋白滤过。上述任何一种屏障受损均可导致蛋白尿。

肾小囊由内外两层组成，内层紧紧包在肾小球毛细血管及球内血管系膜区的周围。外层为肾小囊的外壁。两层之间为一囊腔，与近端肾小管管腔相连，原尿由肾小球滤出后，经该囊腔进入肾小管。

肾小管分为近端肾小管、细段及远端小管。近、远端小管又分为曲部（分别称为近曲小管、远曲小管）和直部两段。近、远端小管的直部和细段组成U字形的肾小管髓袢。

肾小球旁器位于肾皮质，由球旁细胞、致密斑和球外膜细胞组成。

肾皮质和髓质内含大量肾单位和集合管，构成肾实质部分。在这些结构之间含少量结缔组织，称为肾间质。肾间质内有血管、淋巴管和神经穿行。从皮质到髓质内区，间质数量和间质细胞数不断增加，肾髓质中的间质细胞能分泌前列腺素。

2. 肾脏的生理功能

（1）肾小球滤过作用：安静时正常成人每分钟约有1200ml血液流经肾脏。血液流经肾小球时，除血细胞和大分子蛋白质外，几乎所有血浆成均经肾小球滤过膜进入肾小囊而形成原尿。原尿生成速度与肾小球滤过面积、通透性以及肾小球有效滤过压及肾血流量有关。

（2）肾小管的功能

1）重吸收功能：原尿流经肾小管和集合管时经选择性重吸收，对机体有用的物质重新被吸收。原尿中大部分的葡萄糖、蛋白质、氨基酸、钾、钙、钠、水等在近曲小管重吸收。肾小管的重吸收作用，维持了机体水分及电解质的平衡。

小试身手 2. 肾脏维持水平衡功能，主要依靠下列哪项调节来实现

A. 肾小球滤过量

B. 近端肾小管与髓袢的重吸收水量

C. 远端肾小管与集合管的重吸收水量

D. 近端肾小管与远端集合管的重吸收水量

E. 肾小管的分泌功能

2）分泌和排泄功能：肾小管上皮细胞将自身产生的或血液内的物质分泌到尿中。

3）浓缩和稀释功能：浓缩和稀释功能可反映肾远端小管、集合管对水的调节。正常人缺水时，组织渗透压升高，通过渗透压感受器促进抗利尿激素分泌，使远端小管和集合管对水重吸收增加，尿比重上升，尿液浓缩；相反，当体内水分过多时，抗利尿激素分泌减少，肾小管和集合管对水的重吸收减少，尿比重降低，尿液稀释而排出多余水分。

（3）肾脏的内分泌功能

1）肾素：由球旁细胞分泌。肾素使血管紧张素原转变为血管紧张素Ⅰ，血管紧张素Ⅰ再经血管紧张素转换酶作用，生成血管紧张素Ⅱ和血管紧张素Ⅲ，收缩血管和增加细胞外液量，血压升高。血管紧张素Ⅲ和Ⅱ可通过刺激醛固酮合成和分泌，促进肾小管对钠的重吸收，增加血容量。

2）前列腺素（PG）：来源于髓质的间质细胞，主要有PGE_2、PGA_2及PGF_{2a}，前两者能扩张肾血管，增加肾血流量，促进水钠排出，使血压降低；PGF_{2a}可收缩血管。

3）激肽释放酶：肾皮质内所含缓激肽释放酶促使激肽原生成激肽，对抗血管紧张素，使小动脉扩张，肾血流量增加，促进水钠排泄，使血压降低。

4）促红细胞生成激素（EPO）：机体组织缺氧时，肾脏产生EPO增多，刺激骨髓红系增殖、分化，使红细胞数量增多，血红蛋白合成增加。

5）1α-羟化酶：肾皮质可产生1α-羟化酶，使25-羟维生素D_3转化为有活性的1，25-二羟维生素D_3，调节钙磷代谢。

此外，**肾脏是肾外分泌的许多激素如促胃液素、抗利尿激素、降钙素等作用的靶器官**，以及降解一些肾外激素如促胃液素、胰岛素、胰高血糖素等的主要场所。

小试身手 3.肾脏是下列哪种激素作用的重要靶器官

A.胰岛素　　　　　　　　B.高血糖素　　　　　　C.胃泌素

D.抗利尿激素　　　　　　E.甲状旁腺激素

小试身手 4.肾脏可降解下列哪种激素

A.胰岛素　　　　　　　　B.甲状腺素　　　　　　C.降钙素

D.抗利尿激素　　　　　　E.血管紧张素

（4）系膜功能：系膜细胞分布于毛细血管袢之间，起修补基膜、清除异物、调节肾小球滤过等作用。

二、泌尿系统常见症状及辅助检查评估

（一）症状评估

1.**水肿**　指过多液体积聚在组织间隙使组织肿胀，**是肾小球疾病最常见的临床表现**。

肾小球疾病引起的水肿分为两类：一类是**肾炎性水肿**，主要由**肾小球滤过率下降**导致"球-管失衡"，水钠潴留，毛细血管静水压增高而出现水肿。**水肿为全身性，以眼睑、头皮**等组织疏松处最明显。另一类是**肾病性水肿**，主要由**大量蛋白尿造成血浆蛋白过低，血浆胶体渗透压降低**，液体自血管内进入组织间隙。一般较严重，多从下肢开始。

小试身手 5.急性肾小球肾炎水肿的主要原因是

A.肾小球滤过率降低　　　B.肾小管重吸收增加

C.大量白蛋白丢失　　　　D.继发性醛固酮增多

E.继发性心功能不全

小试身手 6.肾性水肿一般先发生在

A.双下肢　　　　　　　　B.骶尾部　　　　　　　C.会阴部

D.眼睑及面部　　　　　　E.腹腔

2.排尿异常

（1）尿路刺激征：包括**尿频、尿急、尿痛**、排尿不尽感及下腹坠痛等。尿频是指排尿次数增多而每次尿量不多且每日尿量正常；尿急是指一有尿意即迫不及待地要排尿而不能自我控制；尿痛是指排尿时膀胱区和尿道有疼痛或灼热感。**尿路刺激征多见于尿路感染、结石等**。

（2）遗尿：指入睡后不自主排尿而尿床者。2~3岁以前为生理性，3岁以后除功

能性外，可由神经性膀胱、感染、后尿道瓣膜、远端尿道狭窄等引起。

3. 尿量异常　正常人每日尿量约为1500ml。**每日尿量少于400ml为少尿；少于100ml为无尿**。**每日尿量多于2500ml为多尿**，见于糖尿病、尿崩症和肾功能损害的多尿期。

小试身手 7. 少尿是指24小时尿量少于

A. 100ml　　　　　　　　　B. 200ml　　　　　　　　　C. 400ml

D. 500ml　　　　　　　　　E. 800ml

4. 尿液异常

（1）蛋白尿：**每日尿蛋白含量持续超过150mg**，蛋白质定性实验阳性。若每日持续超过 $3.5g/1.73m^2$（体表面积）或50mg/kg体重，称为大量蛋白尿。

小试身手 8. 蛋白尿是指24小时尿蛋白持续超过

A. 150mg　　　　　　　　　B. 130mg　　　　　　　　　C. 110mg

D. 90mg　　　　　　　　　E. 70mg

（2）血尿：新鲜尿沉渣**每高倍视野红细胞超过3个或1小时尿红细胞计数超过10万**，或12小时计数超过50万，称为镜下血尿。尿外观呈洗肉水样，称肉眼血尿，见于肾小球肾炎、泌尿系结石、结核、肿瘤等。

（3）白细胞尿、脓尿和菌尿：新鲜离心尿液**每高倍视野白细胞超过5个**，1小时新鲜尿液白细胞数超过40万或12小时计数超过100万，称为**白细胞尿或脓尿**。常见于**泌尿系感染**、肾小球肾炎等。中段尿涂片镜检，每高倍视野均可见细菌，或培养菌落计数超过 $10^5/ml$，可诊断为泌尿系统感染。

（4）管型尿：是由蛋白质、细胞或其碎片在肾小管内形成，分为细胞管型、颗粒管型、透明管型和蜡样管型等。正常人尿中偶见透明和颗粒管型。如12小时尿沉渣计数管型超过5000个，或镜检出其他类型管型时，称为管型尿。白细胞管型是诊断肾盂肾炎或间质性肾炎的重要依据，上皮细胞管型见于急性肾小管坏死，红细胞管型提示急性肾小球肾炎。

5. 肾性高血压　肾脏疾病可引起高血压，肾性高血压分为肾血管性高血压和肾实质性高血压。肾血管性高血压由肾动脉狭窄或堵塞引起，高血压程度较重，易发展为急进性高血压。**肾实质性高血压是肾性高血压的常见原因**，主要由急、慢性肾小球肾炎，慢性肾盂肾炎等肾实质性疾病引起。肾性高血压分为容量依赖型和肾素依赖型两类。前者由水钠潴留引起，用排钠利尿剂或限制水钠摄入可明显降低血压；后者由肾素-血管紧张素-醛固酮系统被激活引起，过度利尿常使血压更加升高，而使用血管紧张素转化酶抑制剂、钙通道阻滞剂可使血压下降。

（二）辅助检查评估

1. 尿液检查　**尿常规检查宜收集清晨第一次尿**，因晨尿浓缩和酸化，有利于尿中细胞、管型等成分保留。尿标本留取后需立即送检，**一般标本从排出到试验应在1小时内完成**。不能立即送检时应加入防腐剂冷藏保存。收集标本的容器应清洁干燥，女性病人避开月经期，防止阴道分泌物混入，必要时留中段尿送检。**尿细菌学培养**，先用0.1%的碘伏清洗外阴再行尿道口消毒，**用无菌试管接取中段尿送检**。尿蛋白定性试验，在24小时内第一次排尿后加入防腐剂，留取全部24小时尿液后量24小时尿液总量，混匀后取适量送检。

2.肾功能试验

（1）肾小球滤过功能

1）内生肌酐清除率（Ccr）：**是检查肾小球滤过功能最常用的指标**，可动态观察并判断肾脏疾病的进展及预后，**可较早反映滤过功能异常**。

测定Ccr前让病人连续进食3天低蛋白饮食（每日摄入的蛋白质少于40g），并禁食肉类（无肌酐饮食），避免剧烈活动，于第4日晨8时排尽尿液，最后一次排尿后加入防腐剂，准确收集24小时全部尿液。取血2~3ml与尿液同时送检，根据血、尿肌酐值计算出Ccr。

| 小试身手 | 9.肾功能损害的早期指标是

A.内生肌酐清除率　　　　　　B.尿比重　　　　　C.尿蛋白

D.血肌酐　　　　　　　　　　E.血尿素氮

2）血尿素氮（BUN）和血肌酐（Scr）：判断肾小球滤过功能，但两者多在肾功能严重受损时才升高，故并非早期诊断指标。BUN值常受肾外因素的影响，不如血肌酐能准确地反映肾脏滤过功能。如两者同时增高提示肾脏严重损害。

（2）肾小管功能测定：包括近端和远端肾小管功能试验。

（3）其他肾功能试验：肾血流量测定、酸碱失衡试验等。

3.肾病免疫学检查　血浆及尿纤维蛋白降解产物（FDP）测定，尿FDP增加提示肾内有凝血、纤维素沉积及纤溶等改变。血清补体成分测定（血清总补体、C_3等），对探讨肾小球疾病发病机制、指导临床治疗有一定意义。**抗链球菌溶血素"O"测定对链球菌感染后肾小球肾炎的诊断起重要作用**。

4.肾脏影像学检查　包括泌尿系统平片、静脉肾盂造影及逆行肾盂造影、肾动静脉造影、膀胱镜检查、B超、CT、MRI等。静脉尿路造影术检查前进少渣饮食，避免摄入产气食物如豆类、粗纤维蔬菜、水果等，检查当日晨禁食，造影前12小时禁水。检查前一晚清洁肠道，于晚饭后2小时冲服或灌肠。术前做碘过敏试验，造影时备好急救药品，注射碘剂过程中密切观察病人情况。检查后嘱病人多饮水，以促使造影剂尽快排出。

5.肾脏病理学检查。

第二节　急性肾小球肾炎

| 浪里淘沙—核心考点 |

急性肾小球肾炎（简称急性肾炎）是以急性肾炎综合征为主要表现的一组疾病，

起病急，以血尿、蛋白尿、水肿和高血压为主要表现，伴一过性肾功能不全。本病常有前驱感染，多见于链球菌感染后。

一、病因及发病机制

本病常由 **β 溶血性链球菌**感染引起，常见于上呼吸道感染、猩红热或皮肤脓疱疮后，感染导致机体产生免疫反应而引起双侧肾脏弥漫性炎症反应。

> **好礼相送 链球菌感的疾病（武哥总结，严禁转载，违者必究）**
> 1. 风湿性心瓣膜病　A族乙型溶血性链球菌。
> 2. 小儿急性肾小球肾炎　A族β溶血性链球菌。
> 3. 猩红热　A族乙型溶血性链球菌。
> 4. 风湿热　A族乙型溶血性链球菌。
> 5. 急性蜂窝织炎　溶血性链球菌。
> 6. 急性淋巴管炎和淋巴结炎　化脓性链球菌。
> 7. 亚急性细菌性心内膜炎　草绿色链球菌。

小试身手 10. 引起急性肾小球肾炎的最常见病原体是

A. 病毒　　　　　　　　B. 支原体　　　　　　C. 衣原体

D. 链球菌　　　　　　　E. 真菌

二、辅助检查

1. 尿液检查　**镜下血尿，呈多形性红细胞**。尿蛋白（+~++），少数病人**有大量蛋白尿**〔尿蛋白定性（+++~++++），24小时尿蛋白定量>3.5g〕。尿沉渣见红细胞。早期尿中白细胞、上皮细胞增多，可见红细胞管型、颗粒管型等。

2. 血清C_3及总补体　发病初期下降，8周内恢复正常，对本病诊断意义大。**血清抗链球菌溶血素"O"滴度增高**，部分病人早期循环免疫复合物（CIC）及血清冷球蛋白阳性。

3. 肾功能检查　Ccr降低，血尿素氮、肌酐升高。

小试身手 11. 患者，男，28岁。患急性肾小球肾炎，入院治疗后3个月仍有蛋白尿、血尿。最有助于明确诊断的检查是

A. 免疫学检查　　　　　B. 肾活组织检查　　　　C. 尿液检查

D. 肾功能检查　　　　　E. 肾脏B超

第三节　慢性肾小球肾炎

浪里淘沙—核心考点

慢性肾小球肾炎（简称慢性肾炎）是指起病方式不同，病程迁延、进展缓慢，

伴有肾功能减退，部分病人最终发展为终末期肾衰竭。**主要表现为蛋白尿、血尿、水肿、高血压**，以青中年男性居多。

一、病因及发病机制

少数由急性肾炎演变而来，绝大多数病因不明，起病即属慢性。

二、辅助检查

1. 尿液检查　轻度异常。**尿蛋白（+~+++），24小时尿蛋白定量1~3g**。尿中见红细胞（+~++）、红细胞管型等。

2. 血液检查　肾功能不全者肾小球滤过率（GFR）下降，血尿素氮、肌酐升高。部分病人血脂升高，血浆白蛋白下降，血清C_3始终正常或持续降低8周以上不能恢复正常。

3. B超　双肾出现结构紊乱、缩小等改变。

4. **肾活体组织检查**　可确定肾炎的病理类型。

第四节　肾盂肾炎

浪里淘沙—核心考点

肾盂肾炎是指肾盂、肾盏和肾实质的感染性炎症，主要由细菌感染直接引起。本病好发于女性。

一、病因及发病机制

（一）病因

致病菌以**大肠埃希菌多见**，其次是副大肠埃希菌、变形杆菌、葡萄球菌、粪链球菌、铜绿假单胞菌等。

锦囊妙记：肾盂肾炎、细菌性肝脓肿和继发性腹膜炎的主要致病菌均为大肠埃希菌。

小试身手 12.肾盂肾炎最常见的致病菌是

A. 葡萄球菌　　　　　B. 真菌　　　　　C. 厌氧菌

D. 大肠埃希菌　　　　E. 链球菌

（二）发病机制

1. 感染途径：①**上行感染：最常见**；②血行感染：较少见，细菌由体内慢性感染病灶侵入血流，到达肾脏引起肾盂肾炎；③淋巴管感染：更少见；④直接感染：外伤或肾周脏器感染时，细菌可直接入侵引起感染。

锦囊妙记：女性尿道口与阴道、肛门毗邻，会阴的细菌容易通过尿道口入侵引起尿路感染。

小试身手 13. 肾盂肾炎最常见的感染途径是

A. 血行感染 　　　　B. 淋巴道感染 　　　　C. 上行感染

D. 直接感染 　　　　E. 腹腔感染

2. 易感因素

（1）<u>尿流不畅和尿路梗阻，是最主要的易感因素</u>。肾小管和集合管内结晶，细菌易在肾内停留、生长繁殖引起感染。

（2）尿路畸形或功能缺陷。

（3）导尿、尿路器械检查。

（4）机体免疫力低下。

（5）其他：尿道口或其周围炎症，如尿道旁腺炎、阴道炎、会阴部皮肤感染等，细菌沿尿路上行引起肾盂肾炎。

二、辅助检查

1. 尿常规和细胞计数　<u>镜检白细胞明显增多，出现白细胞管型</u>。红细胞增多，出现<u>肉眼血尿</u>。白细胞计数 $\geq 8 \times 10^6$/L为白细胞尿（脓尿）。尿蛋白为阴性或微量，一般 <2.0g/d。

2. 血常规　急性期血白细胞和中性粒细胞增多，中性粒细胞核左移，血沉增快。慢性期红细胞计数和血红蛋白轻度降低。

3. 尿细菌学检查　<u>含菌量 $\geq 10^5$/ml，即为有意义的细菌尿</u>。膀胱穿刺尿定性培养有细菌生长提示菌尿。

4. 尿沉渣镜检细菌　平均每视野 ≥ 20 个细菌即为有意义的细菌尿。

5. 影像学检查　急性期不宜做X线静脉肾盂造影，可做B超检查确定有无结石、梗阻等。

小试身手 14. 患者，女性，30岁，高热伴寒战，腰痛，尿频，尿急，肾脏有明显叩击痛，尿蛋白（++），白细胞（+++），红细胞5个/高倍视野，尿培养为大肠埃希菌，考虑该病人为

A. 尿道炎 　　　　B. 肾结石 　　　　C. 肾结核

D. 急性肾盂肾炎 　　　　E. 急性肾小球肾炎

第五节　原发性肾病综合征

浪里淘沙—核心考点

肾病综合征是由多种肾脏疾病引起的具有以下共同表现的一组综合征：①<u>大量</u>

蛋白尿（尿蛋白定量>3.5g/d）；②低蛋白血症（血浆白蛋白<30g/L）；③水肿；④高脂血症。其中①②两项为诊断肾病综合征必须依据。

小试身手 15.肾病综合征最重要的两项诊断标准是

A. 大量蛋白尿（>3.5g/d）和明显水肿

B. 明显水肿和低蛋白血症（<30g/L）

C. 大量蛋白尿（>3.5g/d）和低蛋白血症（<30g/L）

D. 高脂血症和明显水肿

E. 高脂血症和大量蛋白尿

一、病因及发病机制

分原发性和继发性两类，原发性肾病综合征是指原发于肾小球本身的病变，继发性肾病综合征是指继发于全身系统性疾病或先天遗传性疾病，如系统性红斑狼疮、糖尿病、过敏性紫癜等。

二、辅助检查

1. 尿液检查 尿蛋白一般为（+++~++++），24小时尿蛋白定量超过3.5g。尿中有红细胞、管型等。

2. 血液检查 血浆白蛋白低于30g/L，血中胆固醇、低及极低密度脂蛋白增高。血IgG降低。

3. 肾功能检查 血尿素氮、血肌酐升高。

4. B超 双肾正常或缩小。

5. 肾活组织病理检查 可确定肾小球的病理类型，对指导治疗及明确预后有指导意义。

第六节 肾衰竭

浪里淘沙—核心考点

一、急性肾衰竭

急性肾衰竭是指各种病因导致肾小球功能急剧下降，肾小球滤过率降低，肾小管功能障碍，病人出现进行性氮质血症、水、电解质、酸碱平衡紊乱。

（一）病因及发病机制

1. 肾前性 因有效循环血容量减少，肾灌注不足，肾脏缺血。

2. 肾实质性

（1）以肾缺血和肾毒性物质导致肾小管上皮细胞损伤最为常见。

（2）急性肾间质病变：包括过敏性、感染性、代谢性和肿瘤性。

（3）肾小球和肾小管疾病：各种急性肾炎、急进性肾炎和肾皮质坏死等。

3. **肾后性**　见于急性尿路梗阻，如结石、肿瘤等。

> **锦囊妙记**：肾前性肾衰竭主要是因肾血流量减少引起；肾性肾衰竭主要是因肾脏本身疾病引起，肾后性肾衰竭主要是因尿路梗阻，尿液排出不畅引起。

小试身手 16. 引起急性肾衰竭的肾前性因素是

A. 挤压伤　　　　　　　　B. 休克

C. 大面积烧伤　　　　　　D. 双肾结

E. 头皮撕脱伤

小试身手 17. 引起急性肾衰竭的肾后性因素是

A. 挤压伤　　　　　　　　B. 休克

C. 大面积烧伤　　　　　　D. 双肾结石

E. 头皮撕脱伤

（二）辅助检查

1. **尿检查**　尿蛋白（+~++），尿比重1.015以下，镜检可见肾小管上皮细胞。

2. **血液检查**　血肌酐、血尿素氮升高。

二、慢性肾衰竭

慢性肾衰竭为各种原发和继发性慢性肾脏疾病持续发展的共同转归，见于各种慢性肾脏疾病的晚期。因肾功能进行性减退，机体出现代谢产物潴留、水和电解质紊乱、酸碱平衡失调和全身各系统症状。按肾功能损害程度分为：①肾储备能力下降期，GFR减少至正常的50%~80%，血肌酐正常，病人无症状。②氮质血症期，肾衰早期，GFR减少至正常的25%~50%，出现氮质血症，血肌酐高于正常，<450μmol/L，通常无明显症状，可有轻度贫血、多尿和夜尿；③肾衰竭期：GFR减少至正常的10%~25%，血肌酐显著升高（450~707μmol/L），明显贫血，夜尿增多及水、电解质紊乱，并出现轻度胃肠道、心血管和中枢神经系统症状；④尿毒症期：肾衰晚期，GFR减少至正常的10%以下，血肌酐显著升高>707μmol/L，肾衰临床表现和血生化异常。

（一）病因及发病机制

1. 病因

（1）原发性肾脏疾病：如肾小球肾炎、慢性肾盂肾炎、遗传性肾炎、多囊肾等，**慢性肾小球肾炎为最常见病因。**

小试身手 18. 目前我国引起慢性肾衰竭最常见的原因是

A. 糖尿病肾病　　　　　　B. 慢性肾炎

C. 慢性肾盂肾炎　　　　　D. 系统性红斑狼疮

E. 肾结石

（2）继发性肾脏病变：如系统性红斑狼疮性肾病、糖尿病性肾病、高血压肾小动脉硬化症所致的肾病。

（3）尿路梗阻性肾病：如尿路结石、神经性膀胱、前列腺增生等。

2. 发病机制　未完全明了，主要有以下几种学说：

（1）慢性肾衰竭进行性恶化的机制：肾实质疾病导致部分肾单位破坏，剩余"健存"肾单位代谢废物排泄负荷增加，<u>代偿性发生肾小球内"三高"（肾小球毛细血管的高灌注、高压力和高滤过）而引起</u>。

（2）尿毒症各种症状的机制：①有些症状与水、电解质和酸碱平衡紊乱有关；②有些症状与尿毒症毒素有关：因残存肾单位不能充分排出代谢废物和不能代谢某些内分泌激素，致使其在体内蓄积引起某些尿毒症症状；③肾脏的内分泌功能障碍（如不能产生促红细胞生成素、骨化三醇等）也可产生某些尿毒症症状。

（二）辅助检查

1. 血常规　红细胞计数下降，血红蛋白含量降低，白细胞升高或降低。

2. 尿液检查　夜尿增多，尿渗透压下降。尿沉渣中见红细胞、白细胞、颗粒管型、蜡样管型等。

3. 肾功能检查　内生肌酐清除率降低、血肌酐升高，血清电解质增高或降低，有代谢性酸中毒。

4. B超或X线平片　双肾缩小。

参考答案

1.D　2.C　3.D　4.A　5.A　6.D　7.C　8.A　9.A　10.D　11.B　12.D　13.C　14.D　15.C　16.B　17.D　18.B

第六章　内分泌与代谢性疾病病人的护理

第一节　概　述

一、内分泌系统的生理与功能

（一）内分泌系统的组成及作用

内分泌系统由人体内分泌腺（下丘脑、垂体、甲状腺、甲状旁腺、肾上腺、性腺、胰岛等）及一些具有内分泌功能的组织所组成的系统。内分泌系统主要通过分泌激素在局部、邻近组织、体腔或经血液循环到达器官对人体生长发育、代谢、运动、生殖、脏器功能等进行调节，以维持人体内环境稳态。

（二）主要内分泌腺、激素及其作用

常见的内分泌激素及其作用：①生长激素：由腺垂体分泌，刺激骨和身体组织生长。②甲状腺激素：由甲状腺分泌，促进糖、蛋白质和脂肪代谢，促进生长发育。③皮质醇：由肾上腺皮质分泌，参与物质代谢、抑制免疫功能，抗炎、抗过敏及抗毒素。④醛固酮：肾上腺皮质分泌，调节远端肾小管电解质含量，维持有效循环血量。⑤胰岛素：由胰岛分泌，促进葡萄糖转化和利用，降低血糖。

小试身手 1.与婴幼儿智力发育密切相关的内分泌腺是

A.下丘脑　　　　　　　B.腺垂体　　　　　　　C.神经垂体

D.甲状腺　　　　　　　E.胰腺

小试身手 2.胰岛素的主要生理功能是

A.刺激骨髓红细胞生成　　B.调节胃肠平滑肌运动

C.促蛋白质合成　　　　　D.促葡萄糖利用和转化

E.促糖原分解及糖异生

（三）内分泌系统的调节

1. 神经系统和内分泌系统的相互调节　内分泌系统由下丘脑调控，下丘脑是联系神经系统和内分泌系统的纽带。下丘脑的神经细胞支配和控制垂体，垂体控制周围靶腺并影响全身。

2. 内分泌系统的反馈调节　内分泌系统对下丘脑–垂体有反馈调节作用，当周围靶腺激素分泌增加时，下丘脑–垂体促激素的分泌减少。当靶腺激素水平下降时，下丘脑–垂体促激素分泌增加。

3. 神经、内分泌与免疫系统的相互调节 神经、内分泌系统与免疫系统之间存在其双向信息传递机制，这是通过神经、内分泌系统和免疫系统共有的化学信息分子与受体实现的。

二、内分泌系统疾病病人的症状评估

1. 身体外形评估

（1）身材变化：观察病人骨骼、肌肉生长与脂肪分布及身材变化，评估病人有否：①巨人症；②侏儒症；③呆小病。

> 锦囊妙记：侏儒症与呆小病身材都矮小，但侏儒症智力正常，呆小病智力低下。

小试身手 3.呆小症与侏儒症最大的区别是前者

A.在学龄期发病 　　　　 B.智力低下 　　　　 C.身材矮小

D.上部量>下部量 　　　　 E.性发育迟缓

（2）面容变化：评估有无眼球突出、满月脸、水牛背、向心性肥胖等，有无肢端肥大面容。

（3）皮肤、黏膜色素沉着：色素沉着是指皮肤或黏膜色素量增加或颜色加深。评估色素沉着的部位、范围、颜色及原发病的其他症状。

（4）毛发评估 评估毛发的质地、分布，有无多毛、毛发稀疏和脱落、发质干燥变细等。

2. 营养和代谢异常 了解有无食欲亢进或低下，有无多饮、多食，进食量明显增加或厌食、食欲减退、消化不良、呕吐、腹泻等症状，根据病人体重指数（BMI）、腰围、皮肤、毛发、皮下脂肪、肌肉发育情况评估病人有无营养或代谢异常。

体重指数BMI=体重（kg）/身高（m）^{2}，BMI<18.5为体重过低，BMI18.5~23.9为正常，BMI24.0~27.9为超重，BMI≥28.0为肥胖。

小试身手 4.肥胖是指体重指数

A. ≥18.5kg/m^2 　　　　 B. ≥18.9kg/m^2 　　　　 C. ≥23.9kg/m^2

D. ≥28kg/m^2 　　　　 E. ≥25kg/m^2

3. 排泄功能异常 评估病人有无多汗、多尿、排便次数增多、便秘等。

第二节 甲状腺功能减退症

浪里淘沙—核心考点

甲状腺功能减退症（简称甲减）是由于甲状腺激素分泌及合成不足或周围组织对甲状腺激素缺乏反应引起的临床综合征。

一、病因及发病机制

1. **原发性甲减**　占90%以上，由甲状腺本身疾病引起。①自身免疫反应或病毒感染等引起甲状腺炎症，以桥本甲状腺炎最多见；②缺碘；③甲状腺大部切除后；④遗传因素或基因突变；⑤甲状腺内广泛转移癌。

2. **继发性甲减**　由于垂体或下丘脑病变导致TSH分泌不足而继发甲减。因肿瘤、手术、放疗或产后垂体缺血性坏死等引起。

二、辅助检查

甲状腺摄^{131}I率低于正常，T_3、T_4降低，TSH增高，是最敏感的诊断指标。

小试身手　5. 患者，女性，39岁，既往体健，近1个月来发现记忆力减退、反应迟钝、乏力、畏寒，住院检查：体温35℃，心率60次/分，黏液水肿，血TSH升高，血FT_4降低，可能的诊断是

A. 甲状腺功能亢进症　　　B. 甲状腺功能减退症　　　C. 呆小症

D. 痴呆　　　　　　　　　E. 幼年型甲减

第三节　甲状腺功能亢进症

浪里淘沙—核心考点

甲状腺功能亢进症（简称甲亢）是由各种原因导致甲状腺激素（TH）分泌过多引起的一系列临床综合征，主要表现为高代谢综合征（多食、消瘦、心悸等）、甲状腺肿大、突眼征和自主神经系统失常。毒性弥漫性甲状腺肿（Graves）是引起甲亢最多见的原因。本节主要介绍Graves病。

一、病因及发病机制

1. **遗传因素**　本病有明显的家族遗传性倾向。
2. **免疫因素**　病人血清中甲状腺特异性抗体阳性。

> 锦囊妙记：甲亢、肾病综合征、系统性红斑狼疮、原发免疫性血小板减少症、急性感染性多发性神经根神经炎等均为免疫性疾病。

3. **应激因素**　当感染、创伤、精神刺激等破坏机体免疫稳定性，使有遗传性免疫调节功能缺陷者发病。

二、辅助检查

1. **血清甲状腺素测定**　血清总T_3、总T_4及游离T_3、游离T_4水平增高。**游离T_3、游离T_4是临床诊断甲亢的首选指标。**

2. **促甲状腺素测定**　由于T_3、T_4水平的增高，**垂体TSH分泌受到抑制，明显**

降低。

> 锦囊妙记：单纯性甲状腺肿、甲亢、甲减T_3、T_4、TSH的比较，见表2-6-1。

表2-6-1　单纯性甲状腺肿、甲亢、甲减T_3、T_4、TSH的比较

疾病	T_3	T_4	TSH
单纯性甲状腺肿	正常	正常	正常
甲亢	增高	增高	降低
甲减	降低	降低	增高

3. 甲状腺摄^{131}I率　增高且高峰前移。

4. 甲状腺自身抗体测定　甲状腺受体抗体（TRAb）或甲状腺兴奋性抗体（TSAb）阳性有助于Graves病的早期诊断。

5. T_3抑制试验　先测基础摄^{131}I率，口服T_3后做摄^{131}I率，甲亢时不受抑制，而单纯性甲状腺肿者受抑制。此试验可鉴别甲亢与单纯性甲状腺肿。

第四节　糖尿病

浪里淘沙—核心考点

糖尿病是由多种原因导致胰岛素绝对或相对分泌不足或作用缺陷，引起代谢紊乱，包括糖、蛋白质、脂肪、水及电解质等，严重者引起酸碱平衡紊乱。主要特征为高血糖、糖尿、葡萄糖耐量降低及胰岛素释放试验异常。

一、分类

1. 1型糖尿病　胰岛B细胞毁坏，胰岛素绝对不足。分免疫介导和特发性两型。

2. 2型糖尿病　胰岛素抵抗和（或）胰岛素分泌障碍。

3. 特殊类型糖尿病。

4. 妊娠期糖尿病。

> 锦囊妙记：1型糖尿病的主要病因为自身免疫，多见于青少年，易发生酮症酸中毒，需用胰岛素进行治疗；2型糖尿病的主要病因为遗传因素，多见于成人，主要的治疗方法为饮食控制。

二、病因及发病机制

尚未完全明确，与遗传、自身免疫和环境因素等有关。

遗传因素不论在1型或2型糖尿病均较肯定。病毒感染作为最主要的环境因素可启动胰岛B细胞的自身免疫反应。病毒感染可直接损伤胰岛组织，或通过损伤胰岛组织后诱发自身免疫反应，使胰岛B细胞减少，胰岛分泌功能下降，血糖升高，最终发展为糖尿病。

三、辅助检查

1. 尿糖测定　尿糖阳性为糖尿病诊断提供重要线索。

2. 血糖测定　空腹及餐后2小时血糖升高是诊断糖尿病的主要依据。餐后2小时血糖>11.1mmol/L和（或）空腹血糖≥7.0mmol/L即可诊断为糖尿病。

小试身手 6.糖尿病的诊断标准是：症状+静脉血浆葡萄糖值

A. 随机或餐后2小时≥11.1mmol/L或空腹≥7.0mmol/L

B. 随机或餐后2小时≥7.8mmol/L或空腹≥7.0mmol/L

C. 随机或餐后2小时≥11.1mmol/L或空腹≥7.8mmol/L

D. 随机或餐后2小时≥6.1mmol/L或空腹≥7.0mmol/L

E. 随机或餐后2小时≥7.0mmol/L或空腹≥6.1mmol/L

3. 口服葡萄糖耐量试验（OGTT）　适用于可疑糖尿病而空腹或餐后血糖未达到诊断标准者。试验在清晨进行，禁食至少10小时。成人试验日晨空腹取血后口服葡萄糖水（75g葡萄糖粉溶于250ml水中）5分钟内服下，服后30、60、120和180分钟时取静脉血测血糖。

4. 糖化血红蛋白测定　可反映病人近2~3个月内血糖总的平均水平。

小试身手 7.反映近2~3个月内血糖控制总体平均水平的检查是

A. 口服葡萄糖耐量试验　　　B. C肽

C. 果糖胺　　　　　　　　　D. 糖化血红蛋白

E. 血酮体

5. 血浆胰岛素和C肽测定　有助于了解胰岛B细胞的储备功能。

第五节　皮质醇增多症

浪里淘沙—核心考点

皮质醇增多症，又称库欣综合征，是各种原因引起肾上腺皮质醇分泌增多而引起的临床综合征。主要表现为满月脸、向心性肥胖、多血质、皮肤紫纹、痤疮、糖尿病倾向、高血压和骨质疏松等。

一、病因及发病机制

1. 肾上腺皮质增生　继发于垂体腺瘤或垂体以外的恶性肿瘤等引起ACTH分泌过多，多见于库欣综合征。

2. 肾上腺皮质肿瘤　肾上腺皮质腺瘤或肾上腺皮质腺癌可自主分泌皮质醇。

3．医源性皮质醇增多症　与长期大量使用ACTH、肾上腺皮质激素有关。

二、辅助检查

1．<u>血浆皮质醇测定</u>　<u>血游离皮质醇升高</u>，但皮质醇昼夜节律消失，早晨高于正常，晚上不显著低于早晨。

小试身手　8．患者，女性，30岁，因向心性肥胖伴高血压。皮肤紫纹就诊。入院后最主要的检查是

A. 24小时尿17-羟皮质类固醇

B. 24小时尿17-酮皮质类固醇

C. 血浆皮质醇

D. 血浆ACTH

E. 小剂量地塞米松抑制试验

2．24小时尿皮质醇测定　17-羟皮质类固醇增高。

3．ACTH试验　原发性肾上腺皮质肿瘤病人多无反应，垂体性库欣病和异源ACTH综合征病人有反应。

4．<u>地塞米松抑制试验</u>　大剂量地塞米松抑制试验：<u>能被抑制到对照值的50%以下者，病变大多为垂体性，不能被抑制者可能为原发性肾上腺皮质肿瘤或异位ACTH综合征。</u>

5．影像学检查　肾上腺超声检查、蝶鞍区断层摄片、CT、MRI等。

参考答案

1.D　2.D　3.B　4.D　5.B　6.A　7.D　8.C

第七章 风湿性疾病病人的护理

第一节 概 述

一、风湿性疾病的分类

风湿性疾病的病因和发病机制复杂多样，大部分疾病的确切病因尚未明确。目前临床较为常用的分类方法仍是沿用1983年美国风湿病协会所制定的分类方法，根据其发病机制、病理和临床特点，将风湿性疾病分为10大类。

二、风湿性疾病的临床特点

1.受累部位 受累部位主要是骨、关节、关节周围软组织，如肌肉、肌腱、滑膜、滑囊、韧带以及其他器官。

2.呈发作与缓解相交替的慢性过程 如系统性红斑狼疮、类风湿关节炎、痛风等，都是病程漫长、病情反复，多次发作可造成相应脏器和局部组织的严重损害。

3.异质性 即同一疾病，在不同病人临床表现、抗风湿药物应用耐受量及其疗效和不良反应、预后等方面差异很大。

4.免疫学异常或生化改变 风湿病病人常有免疫学或生化检查的异常，如类风湿关节炎病人类风湿因子多呈阳性，系统性红斑狼疮病人抗dsDNA抗体阳性，痛风病人血尿酸水平升高等，是相关疾病临床诊断、病情判断和预后估计的重要依据。

三、风湿性疾病病人的症状评估要点

1. 关节疼痛与肿胀 **疼痛常是关节受累的首发症状**，也是病人就诊的主要原因。疾病不同，关节疼痛的部位和性质不同，护士应评估下列内容。

（1）评估疼痛的起始情况：评估关节疼痛的发作时间、发病年龄，起病特点，起病缓急，游走性疼痛还是固定性疼痛等。

（2）评估疼痛部位：侵犯大关节还是小关节；单个还是多个；是否呈对称性分布等。

（3）评估疼痛形式：发作性还是持续性，是否可逆；有无晨僵、晨僵持续时间。

（4）评估疼痛的严重程度与活动的关系：有无影响关节活动。

（5）评估伴随症状：如长期低热、乏力、皮疹、蛋白尿、血尿等。

（6）评估关节肿胀、活动受限程度及有无压痛等症状。

小试身手 1.最符合风湿热关节痛特点的是

A.游走性关节痛 　　　　　　　　B.对称性大关节持续性疼痛

76

C.远端指间关节阵发性疼痛　　　　D.持续性疼痛，活动后可减轻

E.对称性近端指间关节，掌指关节等小关节痛

2.**关节僵硬与活动受限**　僵硬（又称晨僵）是指病人晨起前，或病人一段时间没有活动，当开始活动时出现的一种关节局部不适、不灵活感。

（1）评估关节僵硬与活动受限的发生时间、部位、持续时间、缓解方式、是突发还是缓慢进展。

（2）评估僵硬关节的分布、活动受限程度、有无关节畸形。

（3）评估病人肌力，是否出现肌萎缩。

（4）评估有无血栓性静脉炎、腓肠肌疼痛、局部肿胀、温度升高等。

（5）评估病人的生活自理能力。

3.**皮肤损害**　风湿病常见皮肤损害有：皮疹、红斑、水肿、溃疡等，**多由血管炎性反应引起**。**系统性红斑狼疮**特征性皮肤改变为**面部蝶形红斑**，口腔、鼻黏膜出现溃疡或糜烂；**类风湿关节炎的皮肤损害**可见皮下结节，**呈对称分布**，质硬无压痛；皮肌炎病人皮损为对称性眼睑、眼眶周围紫红色斑疹及实质性水肿。

（1）评估皮肤损害的部位、形态、色泽、温度和面积。

（2）评估皮肤损害的起始时间、演变过程。

（3）评估口腔、鼻、指尖和肢体有无溃疡。

（4）评估皮下结节的分布、质地、活动度以及有无压痛等。

第二节　系统性红斑狼疮

浪里淘沙—核心考点

系统性红斑狼疮（SLE）是一种**自身免疫性**结缔组织病，由于体内存在大量致病性自身抗体和免疫复合物，造成组织损伤，临床出现多个系统和脏器损害，**以青年女性多见**。

锦囊妙记：下列疾病均为免疫因素引起：系统性红斑狼疮、原发免疫性血小板减少症、肾病综合征、甲亢、急性多发性神经炎等。

小试身手　2.系统性红斑狼疮发病的原因是

A.劳累　　　　　　　　B.药物过敏　　　　　　　C.自身免疫

D.阳光照射　　　　　　E.性激素

一、病因及发病机制

原因未明，可能与遗传、感染、雌激素、物理因素、药物、免疫异常等因素有关。

二、辅助检查

1.**一般检查**　血沉增快，血清白蛋白降低，活动期免疫球蛋白升高。

2. 狼疮细胞　从外周血中找狼疮细胞。

3. 抗核抗体　是目前最佳的 SLE 筛选试验，本试验已代替了狼疮细胞检查。

4. 皮肤狼疮带试验　呈阳性反应。

5. 血清补体测定　血清补体 C3 减少。

小试身手　3. 下列哪项检查是目前最佳的系统性红斑狼疮筛选试验

A. 狼疮细胞检查　　　　　B. 皮肤狼疮带试验　　　　　C. 抗核抗体测定

D. 抗 Sm 抗体测定　　　　E. 抗 dsDNA 抗体测定

第三节　类风湿关节炎

浪里淘沙—核心考点

　　类风湿关节炎是一种慢性全身性**自身免疫性疾病**，以手足小关节受累为主，伴有系统性炎症。其主要特点为**慢性、对称性、周围性多个关节炎性病变**，临床表现为受累关节疼痛、肿胀、功能障碍，持续反复发作。其病理改变为**慢性滑膜炎**，侵及下层的软骨和骨，造成关节畸形和功能障碍。

一、病因及发病机制

　　病因不明，可能与细菌、病毒、支原体、原虫感染、遗传易感性有关。这些因素诱发或启动了自身免疫反应，其中类风湿因子和免疫球蛋白形成的免疫复合物是造成关节和关节外病变的重要因素之一。类风湿关节炎的**基本病理改变为关节滑膜炎、类风湿血管炎、类风湿结节**。

小试身手　4. 类风湿因子是一种

A. 自身抗体　　　　　　　B. 细胞免疫因子　　　　　C. 抗原抗体复合物

D. C-反应蛋白　　　　　　E. 感染性抗原

小试身手　5. 类风湿关节炎的基本病理改变是

A. 免疫反应　　　　　　　B. 关节畸形　　　　　　　C. 骨质破坏

D. 滑膜炎　　　　　　　　E. 补体激活

二、辅助检查

　　1. 血液检查　血白细胞计数正常或稍高，轻至中度贫血，血沉加快，C-反应蛋白升高，70%病人类风湿因子阳性，活动期病人血清中出现免疫复合物。

　　2. X 线检查　以手指和腕关节的 X 线摄片最有价值。疾病不同期可呈现不同表现，Ⅰ期表现为关节肿胀，关节端骨质稀疏；Ⅱ期表现为关节间隙因软骨破坏变窄；Ⅲ期关节面骨质呈侵蚀性改变；晚期出现关节半脱位、骨性强直。

　　3. 类风湿结节活组织检查　出现典型的病理改变有助于诊断。

参考答案

1.A　2.C　3.C　4.A　5.D

第八章 神经系统疾病病人的护理

第一节 概 述

一、神经系统的结构与功能

（一）周围神经系统

1.脑神经 共有12对。脑神经有运动纤维和感觉纤维，主要支配头面部的运动和感觉。其中Ⅰ、Ⅱ、Ⅷ3对为感觉神经；Ⅲ、Ⅳ、Ⅵ、Ⅺ、Ⅻ为运动神经；Ⅴ、Ⅶ、Ⅸ、Ⅹ为混合神经。

2.脊神经 共有31对，均发自脊髓的各段面。每对脊神经由前根（运动根）和后根（感觉根）组成。临床上根据不同部位的感觉障碍水平，判断脊髓病变的平面，对定位诊断具有重要意义。

（二）中枢神经系统 由脑和脊髓组成

1.脑 包括大脑、间脑、脑干和小脑。

（1）大脑：表面为大脑皮质所覆盖。大脑半球各脑叶的功能：额叶与躯体运动、语言及高级思维活动有关；颞叶与听觉、语言和记忆有关；顶叶与躯体感觉、味觉、语言等有关；枕叶与视觉信息的整合有关；岛叶与内脏感觉有关；边缘叶与情绪、行为和内脏活动有关。

（2）间脑：位于大脑半球与中脑之间，连接脑干与大脑半球。间脑病变影响疼痛、体温、食欲、性功能、睡眠、内分泌等功能的调节。

（3）脑干：由中脑、脑桥和延髓组成，与呼吸中枢、血管运动中枢、呕吐中枢、呃逆中枢等生命中枢互相关联，当脑干有严重损害，特别是延髓损害时多可导致呼吸、心脏骤停；脑干的传导功能一方面将脊髓及周围的感觉传导至中枢，另一方面又将大脑皮质的兴奋性传导至脊髓和脑神经支配的效应器官；脑干网状结构具有保持正常睡眠与觉醒的功能。

（4）小脑：与运动的平衡、协调有关。

2.脊髓 脊髓位于椎管内，上端与延髓相连，下端以终丝终止于第1尾椎的骨膜。发出31对脊神经，是四肢和躯干的初级反射中枢，脊髓损害的临床表现为运动障碍、感觉障碍和自主神经功能障碍。

二、神经系统疾病症状的评估

1. 头痛　头痛是神经系统疾病的常见症状。不同病因引起头痛的表现也不相同，护士应评估头痛部位、性质、程度、规律、发作方式以及诱因和伴随症状。

（1）偏头痛：偏头痛常有家族史，偏头痛在发作之前有视物模糊等先兆症状，常为一侧或双侧颞部搏动性头痛，可反复发作，伴恶心、呕吐。休息或服用止痛药后可缓解。

（2）**颅内压增高性头痛**：常为持续性胀痛，阵发性加剧，伴有喷射性呕吐和视力模糊。

（3）颅外因素所致头痛：包括眼源性头痛、鼻源性头痛和耳源性头痛。

（4）精神性头痛：部位不固定，表现为持续性闷痛，伴心悸、多虑、紧张、多梦、失眠等症状。

2. 意识障碍　意识障碍是人对外界环境刺激缺乏反应的一种精神状态。可通过病人的语言反应、对疼痛刺激的反应、瞳孔对光反射、吞咽反射、角膜反射等来判断意识障碍的程度。意识障碍分为：嗜睡、昏睡、浅昏迷、中昏迷和深昏迷。

（1）**嗜睡**：是最轻的意识障碍，病人能被唤醒，醒后能进行简单的交谈和配合检查，刺激停止后又入睡。

（2）**昏睡**：病人处于熟睡状态，较重的痛觉或较响的言语刺激方可唤醒，醒后能简单、模糊地进行不完全应答话题，自发性言语少，停止刺激后立即进入熟睡状态。

（3）**浅昏迷**：病人意识丧失，对强刺激（如眼眶上压迫）病人出现痛苦表情和躲避反应。瞳孔对光反射、咳嗽反射、吞咽反射和角膜反射存在，生命体征无明显变化。

（4）中昏迷：对外界的正常刺激均无反应，自发动作很少，对强刺激的防御反射、角膜反射和瞳孔对光反射减弱，大小便潴留或失禁。生命体征也有明显改变。

（5）**深昏迷**：病人对任何刺激均无反应，瞳孔对光反射、咳嗽反射、吞咽反射和角膜反射消失，伴生命体征改变。

小试身手 1.患者整日处于睡眠状态，但呼之能应属于哪种意识障碍

A. 嗜睡　　　　　　　　B. 昏睡　　　　　　　　C. 浅昏迷

D. 中度昏迷　　　　　　E. 深昏迷

小试身手 2.压迫患者眶上神经有反应，并且各种反射均存在，这是属于哪种意识障碍

A. 嗜睡　　　　　　　　B. 昏睡　　　　　　　　C. 浅昏迷

D. 中度昏迷　　　　　　E. 深昏迷

3. 语言障碍　分为失语和发音困难（构音障碍）。评估内容包括病人构音和说话、阅读、书写、命名、语言交流能力等。

4. 感觉障碍　是指机体对各种形式（痛、温、触、压、位置、振动）刺激无感

知、感知减退或异常的综合征。

5. 运动障碍　运动障碍是指人体的运动神经系统的任何部位受损引起的骨骼肌活动异常，可分为瘫痪、不自主运动及共济失调。

6. 肌力　肌力程度一般分为6级：

0级为完全瘫痪；

1级为肌肉可收缩，但不能产生动作；

2级为肢体能在床上移动，但不能抵抗自身重力，不能抬起；

3级为肢体能抵抗重力，离开床面，但不能抵抗阻力；

4级为肢体能做抗阻力动作，但未达到正常；

5级为正常肌力。

> 锦囊妙记：肌力分级按照由弱到强进行，考生可利用推导法记忆。0级→肢体全瘫；1级→肢体肌肉收缩；2级→肢体可在床上移动；3级→肢体可抬离床面，但不抗阻力；4级→肢体可对抗阻力；5级完全正常。

小试身手　3.肌肉收缩可引起关节活动，但不能抬高，此肌力为

A. 4级　　　　　　　　B. 3级　　　　　　　　C. 2级

D. 1级　　　　　　　　E. 0级

7. 评估瘫痪的临床表现

1）**单瘫**：表现为<u>一侧上肢或一侧下肢的运动不能或运动无力</u>。见于大脑半球、脊髓前角、周围神经或肌肉等病变。

2）**偏瘫**：表现为<u>一侧面部和肢体瘫痪</u>。常见于一侧大脑半球病变，如脑梗死等。

3）**交叉性瘫痪**：表现为<u>病变侧脑神经麻痹和对侧肢体瘫痪</u>。常见于脑干病变。

4）**截瘫**：表现为双下肢瘫痪。**多见于脊髓横贯性损害。**

5）**四肢瘫**：表现为<u>四肢不能运动或肌力减退</u>。见于高颈段脊髓病变和周围神经病变。

> 锦囊妙记：偏瘫为一侧上下肢瘫痪，交叉瘫为一侧运动神经元伴对侧上下肢瘫痪；截瘫为双下肢瘫痪；四肢瘫为颈段脊髓横贯性损伤导致的双侧上下肢瘫痪。

小试身手（4~5题共用备选答案）

A. 局限性瘫痪　　　　　B. 四肢瘫　　　　　　C. 截瘫

D. 交叉性瘫痪　　　　　E. 偏瘫

4. 颈段脊髓横贯性损伤引起的肌无力常表现是

5. 基底节区的脑出血病人往往表现为

第二节　急性炎性脱髓鞘性多发性神经根病

浪里淘沙—核心考点

急性炎性脱髓鞘性多发性神经根病［吉兰–巴雷综合征（Guillain-Barré syndrome，GBS）］，为急性或亚急性起病的多发性脊神经根（可伴脑神经）受累的一组疾病。

（一）病因及发病机制

病因未明，一般认为本病属于一种迟发性**自身免疫性疾病**。其免疫因子可能为存在于病人血液中的抗周围神经髓鞘抗体或对髓鞘有害性细胞因子等。

（二）辅助检查

典型**脑脊液改变**为细胞数正常，而蛋白质明显增高，称**蛋白–细胞分离现象**，发病后第3周最明显。

小试身手 6.急性感染性多发性神经根神经炎病人脑脊液特点是

A. 脓性　　　　　　　B. 血性　　　　　　　C. 蛋白–细胞分离

D. 压力升高　　　　　E. 白细胞增高

第三节　脑血管疾病

浪里淘沙—核心考点

一、概述

脑血管疾病是各种病因使脑血管发生病变引起脑部疾病的总称。我国脑血管疾病呈现北高南低、东高西低的地理分布特征。**各种脑部病损，动脉破裂或闭塞，导致脑出血、蛛网膜下隙出血或脑梗死**。造成急骤发展的脑局部血液循环和功能障碍，称为急性脑血管病，又称脑卒中或中风、脑血管意外。

（一）病因和危险因素

脑血管疾病的病因包括：血管本身病变（动脉粥样硬化、各种原因引起的动脉炎）、血液成分改变（血液黏滞度增高：如高血脂、高血糖等）、血流动力学改变（高血压、低血压、心功能障碍）。脑血管疾病的危险因素包括：

（1）可干预的因素：**高血压、心脏病、糖尿病和短暂性脑缺血发作是脑血管疾病发生最重要的危险因素**。高脂血症、动脉硬化、血黏度增高、无症状性颈动脉杂音、吸烟、肥胖、口服避孕药、不良饮食习惯（高盐、高脂、缺钙、酗酒等）等与脑血管病发生有关。

（2）**无法干预的因素：年龄、性别、种族和遗传因素等。**

（二）三级预防

1. **一级预防**　指病因预防，是三级预防中**最关键**的一环。在社区人群中筛选上述可干预的危险因素，找出高危人群，及早干预，即积极治疗相关疾病，如高血压、心血管病、高脂血症、吸烟、糖尿病等；提倡合理饮食；适当运动；改变不良行为和生活方式，治疗可干预性危险因素。

2. **二级预防**　是在一级预防的基础上，对短暂性脑缺血发作（TIA）、可逆性脑缺血发作进行**早期诊断、早期治疗**，防止发展为完全性脑卒中。

3. **三级预防**　对已出现脑卒中的病人进行干预，**防治并发症**，减轻残疾程度，提高病人生活质量，预防复发。

二、短暂性脑缺血发作

短暂性脑缺血发作（TIA）是由于局部脑或视网膜缺血引起的短暂性神经功能缺损，临床症状一般不超过1小时，最长不超过24小时，且无责任病灶的证据。

（一）病因及发病机制

1. 病因　动脉粥样硬化、动脉狭窄、心脏病、血液成分异常和血流动力学改变等。

2. 发病机制　①微栓子学说；②血流动力学障碍学说；③脑血管痉挛学说；④颈动脉扭曲、受压；⑤心功能障碍、血液高凝状态等。

（二）辅助检查

1. 血液检查　检测血糖、血脂、血小板聚集、血黏度。

2. 颈部超声波检查　检查双侧动脉有无狭窄。

三、脑血栓形成

（一）病因及发病机制

1. 病因　脑血栓形成常见原因是**脑动脉粥样硬化**，高血压、高脂血症、糖尿病等可加速脑动脉硬化的进展，脑动脉炎、结缔组织病、肿瘤、血液高凝状态等引起者少见。

2. 发病机制　在颅内外供应脑部的动脉血管内膜发生病理改变的基础上，在睡眠、失水、心衰、心律失常等情况下，出现血压下降、血流缓慢导致血管内有形成分黏附、聚集、沉着、形成血栓引起动脉管腔狭窄，最终管腔完全闭塞。受累血管供血范围内脑组织局部血流急性中断、缺血、软化、坏死而出现偏瘫、失语等。

（二）辅助检查

血、尿常规，血糖、血脂、血液流变学、心电图检查，CT检查可排除脑出血，24小时后脑梗死区出现低密度灶。

四、脑栓塞

（一）病因及发病机制

脑栓塞的栓子可为心源性、非心源性或来源不明者。

1. **心源性栓子　为脑栓塞最常见原因**，风湿性心脏病瓣膜赘生物、附壁血栓脱落最常见。

2. 非心源性栓子　感染性脓性栓子、长骨骨折的脂肪栓子、癌性栓了、气体栓子等。

3. 来源不明性栓子　各种栓子沿血管进入脑动脉或颈部动脉，造成血流阻塞引起相应供血区脑功能障碍。

（二）治疗原则

1. 原发病治疗　消除栓子来源，防止脑栓塞复发。
2. 脑部病变治疗　见脑血栓形成部分。

五、脑出血

脑出血为脑实质内的原发性非创伤性出血，多见于高血压合并动脉硬化的病人。**豆纹动脉是脑出血最常见的好发部位**。

（一）病因及发病机制

高血压合并细小动脉硬化是脑出血最主要的原因，脑血管畸形、颅内动脉瘤、脑动脉炎、血液病等引起少见。

当情绪激动或用力等诱发血压急剧升高时，原本薄弱的动脉管壁破裂出血。

（二）辅助检查

血常规检查见白细胞升高；重症病人有蛋白尿、尿糖、血尿素氮和血糖升高。腰穿脑脊液压力升高且为均匀血性。**CT、MRI检查可发现脑出血部位，明确诊断**。

六、蛛网膜下隙出血

蛛网膜下隙出血（SAH）是指由各种原因所致出血、血液流入蛛网膜下隙。蛛网膜下隙出血分为原发性和继发性。原发性蛛网膜下隙出血是指软脑膜血管破裂血液直接流入蛛网膜下隙；继发性是指脑实质出血，血液穿破脑组织流入蛛网膜下隙。

（一）病因及发病机制

最常见病因为先天性动脉瘤破裂，其次是脑动静脉畸形、高血压动脉硬化，脑动脉炎和血液病也可引起。各年龄组均可发病，先天性动脉瘤破裂多见于年轻人，动脉硬化多见于老年人。

当情绪激动、干重体力活、酗酒时，动脉瘤破裂出血，血液流入蛛网膜下隙，引起颅内压增高；血液刺激脑膜发生无菌性脑膜炎。因蛛网膜粘连，阻碍脑脊液循环和吸收，出现脑积水；流入蛛网膜下隙的血液刺激血管或血细胞破坏产生血管收缩物质（如5-羟色胺、肾上腺素、去甲肾上腺素、氧合血红蛋白等）发生血管痉挛，病人出现剧烈头痛。

（二）辅助检查

1. 头颅CT　临床诊断SAH首选头颅CT平扫检查。

2. 脑脊液检查　脑脊液压力增高（>200mmH$_2$O），肉眼观察为均匀一致血性，镜检见大量红细胞。若无再出血，1周后脑脊液内红细胞大部分溶解，2~3周后可找到较多的含铁血黄素巨噬细胞。

3. 脑血管造影　脑血管造影是确定蛛网膜下隙出血病因最有意义的检查。

第四节　癫　痫

浪里淘沙—核心考点

癫痫是一组反复发作的神经元异常放电而引起的暂时性中枢神经系统功能障碍的临床综合征。

一、病因及发病机制

（一）病因

1. 原发性癫痫（又称特发性癫痫）　无脑部器质性损害的病理变化或代谢异常的证据，大多在儿童或青年期首次发病，可能与遗传因素有关。

2. 继发性癫痫（又称症状性癫痫）　占大多数，因脑部器质性病变和代谢性疾病引起，可见于各年龄组。

3. 隐源性癫痫　临床表现提示为症状性癫痫，但现有的检查手段不能发现明确的病因。

（二）影响癫痫发作的因素

1. 遗传因素　在癫痫的近亲中，癫痫患病率高于一般人群，与常染色体基因突变有关。

2. 环境因素　饥饿、暴食、疲劳、情感冲动、代谢紊乱等可诱发癫痫。

（三）发病机制

尚未完全明确。可能与脑内的兴奋性递质——谷氨酸和天门冬氨酸显著增加，钙离子和钠离子进入神经元，破坏了正常神经细胞膜电位稳定，出现异常放电有关。

二、辅助检查

1. 脑电图　癫痫发作时脑电图出现特异性改变，发作间歇期可记录到散在的阵发性痫性活动波形。

小试身手 7. 对癫痫最有诊断价值的辅助检查是

A. 脑CT　　　　　　　　B. 脑MRI　　　　　　　　C. 脑电图

D. 脑脊液检查　　　　　　E. 脑血流图检查

2. 实验室检查　血常规、血糖、血寄生虫检查。

3. 脑血管造影　可见颅内血管畸形、动脉瘤、血管狭窄或闭塞以及颅内占位性病变等。

4. 头部放射性核素、CT、MRI检查　可发现脑部器质性病变。

第五节　帕金森病

浪里淘沙—核心考点

帕金森病（又称震颤麻痹）是一种常见于中老年的神经变性疾病，以缓慢进展的运动障碍，如震颤、肌强直、运动迟缓和姿势平衡障碍等为主要特征。多在50岁以后发病，平均年龄55岁，男性稍多于女性。起病缓慢，逐渐进展。**多数首发症状为动作不灵活和震颤。**

病因及发病机制

原发性震颤麻痹最主要病变是黑质变性，但具体病因仍不清楚。

1. 年龄因素　本病多见于中老年人。随年龄增长，黑质细胞和纹状体中多巴胺受体减少，是引起本病的主要原因，而乙酰胆碱兴奋性增强导致震颤麻痹。

2. 环境因素　本病与工业和农业毒素有关。

3. 遗传因素　本病有家族聚集现象。

4. 多因素　交互作用。

第六节　重症肌无力

浪里淘沙—核心考点

重症肌无力是神经–肌肉传递功能障碍的获得性自身免疫性疾病。可见于任何年龄，病程迁延数年或数十年。

（一）病因及发病机制

本病是一种与胸腺异常有关的自身免疫性疾病。70%的**重症肌无力病人胸腺肥大**，即使胸腺大小正常也会出现生发中心增多，10%~15%病人合并胸腺瘤。

小试身手 8. 重症肌无力常合并以下哪种疾病

A. 小细胞肺癌　　　　　　B. 甲状腺功能亢进症

C. 胸腺增生或胸腺瘤　　　D. 多发性肌炎

E. 系统性红斑狼疮

（二）辅助检查

1. 疲劳试验　让受累肌群在短时间内重复收缩，如出现无力或瘫痪，休息后又恢复正常为阳性。

2. 抗胆碱酯酶药物试验　①依酚氯铵（腾喜龙）试验：静脉注射依酚氯铵5~10mg，症状迅速缓解为阳性。②新斯的明试验：肌内注射甲基硫酸新斯的明0.5~1mg，20分钟症状明显减轻者则为阳性。

3. 重复电刺激　停用新斯的明24小时后，低频重复电刺激尺神经、面神经或腋神经，记录远端诱发电位及衰减程度，如递减幅度大于10%者称为阳性。

4. AchR抗体测定80%以上的病例AchR抗体滴度增高。

5. 胸腺CT、MRI检查　可发现胸腺增生和肥大。

参考答案

1.A　2.C　3.C　4.B　5.E　6.C　7.C　8.C

第九章 传染病病人的护理

第一节 传染病的临床特征

浪里淘沙—核心考点

（一）感染与免疫

1. 感染的概念 由细菌、病毒、衣原体、支原体、立克次体、真菌等引起的疾病称为感染性疾病。感染性疾病中具有传染性，并可导致不同程度流行的称为传染病。传染病属于感染性疾病，但并非所有感染性疾病都具有传染性。

感染是病原体侵入人体后与人体相互作用的过程。病原体侵入人体后是否发病取决于病原体的致病作用和机体免疫应答两个方面。感染过程的表现包括5种：

（1）病原体被清除：病原体进入人体后通过免疫将病原体清除或杀灭，不发生病理改变，也不产生任何症状。

（2）隐性感染：又称亚临床感染或不显性感染。病原体进入人体后，仅引起特异性免疫应答，发生轻微病理改变，不产生任何临床症状，通过免疫学检查可发现。

（3）显性感染：又称临床感染。病原体进入人体后引起机体免疫应答，组织损伤，产生病理变化，出现临床特有症状和体征。

（4）病原携带状态：病原体进入人体后，在体内生长繁殖并不断排出体外，成为重要传染源，而人体未出现任何症状。

小试身手 1. 病原体在人体内生长、繁殖，并可排出体外，但不引起人体出现疾病属于

A. 病原体被清除　　　　　　B. 病原携带状态

C. 潜伏性感染　　　　　　　D. 隐性感染

E. 显性感染

小试身手 2. 病原体进入人体后，在人体内生长繁殖并不断排出体外为重要传染源，而人体不出现任何症状。此表现属于感染过程中

A. 潜伏性感染　　　　　　　B. 病原携带状态

C. 显性感染　　　　　　　　D. 隐性感染

E. 病原体被清除

（5）潜伏性感染：病原体进入人体后寄生在某个部位，潜伏在体内，不发病但也不能将病原体清除，当机体免疫力低下时才发病。

2.感染过程中病原体的作用

（1）侵袭力：病原体侵入机体或借其分泌的酶破坏组织，抑制机体吞噬作用使病原体扩散。

（2）毒力：包括外毒素、内毒素和毒力因子。

（3）数量：入侵病原体数量与其致病能力成正比。

（4）变异性：病原体通过变异逃避机体免疫作用而不断引发疾病。

3.感染过程中免疫应答的作用　免疫应答分为保护性免疫应答和变态反应两类。保护性免疫应答又分为非特异性免疫应答与特异性免疫应答两类。变态反应是特异性免疫应答。

（1）非特异性免疫：是机体清除进入体内异物的一种机制，是生物体与生俱来的。包括：①天然屏障，如皮肤、黏膜、血-脑屏障、胎盘屏障；②吞噬作用：单核-巨噬细胞系统；③体液因子：包括补体、溶菌酶和各种细胞因子。

（2）特异性免疫：是指对抗原特异性识别后产生的针对该抗原的特异性免疫应答。特异性免疫通常只针对一种传染病。感染后的免疫都是特异性免疫，是后天获得的一种主动免疫。包括由B淋巴细胞介导的体液免疫和T淋巴细胞介导的细胞免疫。

小试身手 3.可使机体产生特异性主动免疫力的是

A.抗毒素　　　　　　　　B.类毒素

C.丙种球蛋白　　　　　　D.胎盘球蛋白

E.抗毒素血清

（二）传染病的流行过程及影响因素

1.传染病流行的基本条件

（1）**传染源**：指病原体在体内生长繁殖并将其排出体外的人或动物。**包括病人、隐性感染者、病原携带者、受感染的动物。**

（2）传播途径：①空气、飞沫或气溶胶、尘埃传播；②水、食物传播；③手、用具、玩具传播；④媒介昆虫传播；⑤血液、血制品、体液传播；⑥土壤传播。

（3）人群易感性：易感者在某一特定人群中的比例决定该人群的易感性。

2.影响流行过程的因素：①自然因素：包括地理、气候和生态环境等；②社会因素：包括社会制度、经济、文化、生产、生活条件、风俗习惯等。

（三）传染病的特征

1.传染病基本特征

（1）病原体：每种**传染病都是由特异性病原体引起**，检出病原体对诊断有重要意义。

（2）**传染性**：是传染病与其他感染性疾病的主要区别。

（3）流行病学特征：①流行性：在一定条件下，传染病在人群中广泛传播蔓延，按其强度分为散发、流行、大流行、暴发；②地方性：受地理气候因素影响，某些传染病局限在一定地区内发生，称为地方性传染病；③季节性：某些传染病在一定季节出现发病率升高的现象。

（4）外来性：指在国内或地区内原来不存在，而从国外或外地通过外来人口或物品传入的传染病。

2. 临床特点　传染病分为以下几个时期：①**潜伏期：从病原体侵入人体起至开始出现临床症状的时期。潜伏期意义：潜伏期是确定传染病检疫期的重要依据，对一些传染病的诊断有一定参考意义。**②前驱期：从起病至出现明显症状的一段时间，该期症状多无特异性，多数传染病在本期已有较强传染性。③症状明显期：出现具有特征性症状、体征。④恢复期：机体免疫力增强至一定程度，体内病理生理过程基本终止，病人症状及体征基本消失。

小试身手 4. 确定传染病检疫期的重要依据是

A. 前驱期　　　　　　　B. 症状明显期　　　　　C. 潜伏期

D. 恢复期　　　　　　　E. 后遗症期

（四）传染病预防

1. 管理传染源

（1）管理传染病人：对传染病人做到"五早"（即**早发现、早诊断、早隔离、早治疗、早报告**），彻底治疗病人，做好消毒隔离工作。

对传染病及疑似传染病做好疫情报告。法定传染病分为3类：**甲类**：为强制管理的传染病，共2种，**发现后2小时内上报**。**乙类**：为严格管理的传染病，共28种，其中肺炭疽、传染性非典型肺炎2种要求2小时内上报，其余26种要求发现后24小时内上报。丙类：为监测管理的传染病，共11种，发现后24小时内上报。

（2）对密切接触者的管理：采取检疫、医学观察、隔离观察、预防接种或药物预防等。

（3）对病原携带者的管理：对饮食服务行业及托幼机构工作人员定期检查，及时发现病原携带者予以治疗、管理和观察，并调整工作岗位。

（4）对动物传染源：无经济价值的动物予以捕杀，如有经济价值，尽可能加以治疗。

2. 切断传播途径　①消化道传染病："三管一灭"（管水源、管饮食、管粪便、灭苍蝇、蟑螂）。②呼吸道传染病：病房通风，必要时消毒空气；呼吸道传染病流行季节戴口罩等。③做好消毒、杀虫工作。

3. 保护易感人群

（1）提高人群非特异性免疫力：加强体育锻炼、加强营养、养成良好的卫生习惯、改善居住条件、保持心情愉快等。

（2）提高人群特异性免疫力的措施：**预防接种和预防性服药**。

小试身手 5. 保护易感人群最重要的免疫措施是

A.接种疫苗、菌苗、类毒素

B.注射高效免疫球蛋白

C.口服中草

D.接种抗毒素

E.注射丙种球蛋白

（五）传染病的隔离和消毒

1.传染病的隔离

（1）隔离的定义：是将处于传染期内的病人、疑似病人和病原携带者同其他病人分开，或将感染者置于不能传染给他人的条件下。

（2）隔离种类及要求：①接触病人时戴口罩、穿隔离衣、戴手套；②接触病人污染物后以及护理下一位病人时洗手；③污染物品彻底消毒后弃去，实施无害化处理。

我国实行的是以传染病类别为特点的系统隔离法：

1）呼吸道隔离（蓝色标志）：除上述一般隔离措施外，相同病种同住一室，床间距至少2m；痰具每日消毒；病室每日通风至少3次；紫外线每日2次消毒空气；病室保持适宜温湿度。

2）消化道隔离（棕色标志）：同病种病人同住一室，也可与不同病种病人同住一室，但病人之间须实施床边隔离；病人生活用具专用，用后消毒；室内无蝇、无蟑螂。

3）严密隔离（黄色标志）：病人住单间房；禁止随意开关门窗；病人不得离开病室，禁止探视、陪住；污染敷料与物品装袋、贴标签，严格消毒处理；病室每日消毒。

4）接触隔离（橙色标志）：与一般隔离要求基本相同。

5）血液（体液）隔离（红色标志）：接触病人血液（体液）时戴手套、穿隔离衣；若皮肤接触血液（体液）后要立即清洗；一次性注射用品用后消毒、销毁；血液污染室内物品表面时立即用含氧制剂清洗消毒。

6）脓液（分泌物）隔离（绿色标志）：污染物弃去时装袋、贴标签、消毒处理后丢弃。

7）结核菌隔离（灰色标志）：隔离室门窗关闭、有特别通风设备，同疗程者住同一室；接触病人或污染物后、护理下一位病人前洗手。

2.消毒

（1）消毒的定义：指用化学、物理、生物等方法消除或杀灭环境中的病原体，是切断传染途径的重要手段。

（2）消毒的种类：①预防性消毒；②疫源地消毒。

小试身手 6.对疑有传染源存在和可能被病原体污染的场所和物品进行消毒属于

A.随时消毒　　　　　　B.终末消毒　　　　　　C.预防性消毒

D. 定时消毒　　　　　　　E. 按需消毒

第二节　病毒性肝炎

浪里淘沙—核心考点

一、甲型病毒性肝炎

甲型病毒性肝炎（简称甲型肝炎）是由甲型肝炎病毒（HAV）引起的急性肠道传染病，多见于儿童和青少年，病程呈自限性。

（一）病原

甲型肝炎病毒属嗜肝RNA病毒科，HAV只有一个抗原抗体系统和一个血清型，感染后早期出现IgM型抗体，持续时间较短，IgG型抗体可长期存在。HAV抵抗力较强。

（二）流行病学

1. 传染源　**甲型肝炎病人**和**隐性感染者**是主要传染源。

2. **传播途径　经粪–口途径传播**。食入被HAV污染的水源和食物是暴发性流行的最主要传播方式，日常生活接触是散发性发病的主要传播方式。

3. 易感人群　普遍易感，绝大多数为隐性或亚临床型感染。感染后获终身免疫力。

（三）辅助检查

1. 血尿胆红素检测　黄疸期血清总胆红素、直接胆红素、间接胆红素升高，尿胆红素及尿胆原增加。

2. **肝功能检查　血清丙氨酸氨基转移酶（ALT）**在肝功能检测中最为常用，**是判断肝细胞损害的重要指标**。急性黄疸型肝炎明显升高。

3. 血清学检查　**血清抗–HAV IgM是甲型肝炎早期诊断最可靠的指标**。

二、乙型病毒性肝炎

乙型病毒性肝炎（简称乙型肝炎）由乙型肝炎病毒（HBV）引起的经血液途径传播的肝脏疾病。

（一）病原

乙型肝炎病毒属嗜肝DNA病毒科。在电镜下可见到3种病毒颗粒：①Dane颗粒：是完整的HBA颗粒，分为胞膜和核心两部分，胞膜内含乙型肝炎表面抗原（HBsAg），核心部分含有环状双股DNA、DNA聚合酶（DNAP）和核心抗原（HBcAg）和e抗原（HBeAg），是病毒复制的主体；②小球形颗粒；③管状颗粒。

（二）流行病学

1. **传染源　HBV携带者和乙型肝炎病人**。

2. **传播途径** ①**母婴传播**；②**输血传播**：输入被污染的血液和血制品；③**医源性传播**：使用未经严格消毒的、被HBV污染的医疗器械；④**性传播**；⑤**密切生活接触传播**：HBV感染者可通过日常生活接触传播给家庭成员。

3. **易感人群** 普遍易感。新生儿、HBsAg阳性者的家人、经常接触乙型肝炎病人的医务人员等是重要的易感人群。

（三）辅助检查

1. 肝功能检查

（1）血清ALT和AST检测：肝损害时**ALT和AST活性升高**，重型肝炎呈胆酶分离现象。

（2）血清白蛋白检测：慢性活动肝炎和肝硬化时常出现血清白蛋白减少，球蛋白升高，白/球（A/G）比值下降，甚至≤1。

（3）血清胆红素检测：急、慢性肝炎出现血清胆红素升高，表现为直接和间接胆红素均升高。淤积型肝炎以直接胆红素明显升高。

（4）凝血酶原时间（PT）和凝血酶原活动度（PTA）测定：可反映肝坏死程度及预后。

（5）血氨测定：肝性脑病时血氨明显升高。

（6）甲胎蛋白（AFP）：肝细胞性肝癌时血清AFP水平明显升高。

2. 血清HBV标志物测定

（1）表面抗原（HBsAg）和抗体（HBsAb）：**HBsAg阳性是HBV感染的主要标志**，血中HBsAb出现是HBV感染恢复的标志。一般血清HBsAb水平≥10mIU/ml时对HBV才有保护。

（2）核心抗原（HBcAg）和抗体（HBcAb）：在血清中一般不能检测出HBcAg。**血清HBcAb阳性提示感染过HBV**。如果HBcAb IgM阳性，HBcAb IgG阴性提示为急性乙型肝炎。如果HBcAb IgM和HBcAb IgG均阳性，提示为乙型肝炎的急性发作期。

（3）e抗原（HBeAg）和e抗体（HBeAb）：血清HBeAg阳性，提示有HBV复制，HBeAb阳性是既往感染HBV的标志。

3. 血清HBV DNA的检测 **血清HBV DNA是HBV复制和传染性的直接标志**。慢性HBV感染者的血清中HBV DNA可持续阳性。血清HBV DNA的定量检测不仅用于HBV感染的诊断，还可监测疗效。

第三节 流行性乙型脑炎

浪里淘沙—核心考点

流行性乙型脑炎（简称乙脑）是由乙型脑炎病毒引起，以脑实质炎症为主要病变的中枢神经系统急性传染病。**乙脑经蚊虫传播**，夏秋季流行。

一、病原

乙脑病毒属虫媒病毒B组，为RNA病毒，呈球形，适宜在神经细胞内生长繁殖。乙脑病毒抵抗力差，不耐热，对温度、醚、酸等敏感。

二、流行病学

1. 传染源　**猪是本病的主要传染源**；人感染乙型脑炎病毒后可成为传染源。

2. **传播途径**　主要通过蚊虫叮咬传播，蚊虫感染后10~12天能传播乙脑病毒。

3. **人群易感性**　人对乙脑病毒普遍易感，特别是10岁以下儿童。成人**大多为隐性感染**，感染后获持久免疫力。

4. 流行特征　夏秋季流行，有80%~90%的病例发生在7、8、9三个月。

小试身手 7.流行性乙型脑炎的主要传染源是

A. 病人　　　　　　　B. 蚊虫　　　　　　　C. 猪

D. 鸟　　　　　　　　E. 鸡

三、辅助检查

1. 血常规　白细胞计数及中性粒细胞比例升高。

2. **脑脊液**　脑脊液常规检查呈无菌性脑膜炎改变；脑脊液抗体检测见乙型脑炎IgM抗体，**有早期诊断价值**。

3. **血清学检查**　特异性IgM抗体在感染后第4天出现，2~3周达高峰，**是目前最常用的检测方法**。

4. 病毒分离　乙脑病毒主要存在于脑组织中，只有死者脑组织中能分离出病毒。

第四节　艾滋病

浪里淘沙—核心考点

艾滋病，即获得性免疫缺陷综合征（AIDS）是由人类免疫缺陷病毒（HIV）感染引起的一种传染病。

一、病原

人体免疫缺陷病毒（HIV）为单链RNA病毒，是一种反转录病毒。HIV病毒**主要感染CD$_4^+$T淋巴细胞**，也感染单核–巨噬细胞等。HIV在外界的抵抗力不强，对热、酒精、次氯酸钠和漂白粉等化学消毒剂敏感。

二、流行病学

1. **传染源**　**HIV感染者和艾滋病病人是本病唯一的传染源**。病毒主要存在于病人血液、阴道分泌物、精液、唾液、眼泪、乳汁、尿液、脑脊液中。流行病学研究证明**血液和精液有传播作用，乳汁也可使婴儿感染**。

2. **传播途径** ①**性接触传播**：为主要传播途径。②**血源传播**：输入被HIV污染的血制品；不规范和非法采血；静脉吸毒者与HIV病人共用注射器；医院消毒隔离措施不严；医务人员意外被HIV污染的锐器刺伤等。③**母婴传播**：孕妇感染者可通过胎盘将HIV传给胎儿。④其他：移植HIV感染者的器官或人工授精、口腔科操作等也可传播。

小试身手 8.艾滋病最常见的传播途径是

A.血液及血制品传播   B.注射器传播

C.性接触传播   D.母婴传播

E.粪–口传播

3. 人群易感性 人群普遍易感，多见于青壮年。**高危人群包括**：①**同性恋或性乱交者**；②**静脉药瘾者**；③**血友病及多次输血者**；④**HIV感染母亲所生婴儿**。

HIV感染人体后直接侵犯并毁损辅助性T淋巴细胞（**CD$_4$$^+$T淋巴细胞**）及单核–巨噬细胞或间接作用于B淋巴细胞和自然杀伤细胞（NK细胞）等，使机体免疫功能受损，最后死于各种机会性感染和恶性肿瘤。

小试身手 9.HIV感染后对免疫系统造成损害，主要的机制是损害哪类细胞

A.自然杀伤（NK）细胞   B.CD$_8$T淋巴细胞

C.CD$_4$T淋巴细胞   D.B淋巴细胞

E.中性粒细胞

三、辅助检查

1. 血常规 白细胞计数减少，淋巴细胞减少，血红蛋白降低。

2. 免疫学检查 ①T淋巴细胞亚群检查CD$_4$$^+$淋巴T细胞计数下降；CD$_4$/CD$_8$<1；②T细胞功能下降；③B细胞功能失调：免疫球蛋白升高及免疫复合物升高。

3. β$_2$微球蛋白和新蝶呤 测定血清中的β$_2$微球蛋白和新蝶呤，其水平升高意味着免疫被激活，提示病情发展至艾滋病期，预后凶险。

4. 病原学检查 ①检测HIV-1的抗原为p24，其灵敏度及特异性较高，有助于早期诊断；②HIV-1抗体检查：p24和gp120抗体，阳性可确诊。

5. X线检查 及早做出机会性感染和恶性肿瘤的诊断。

第五节 狂犬病

浪里淘沙—核心考点

狂犬病是由狂犬病毒引起的急性传染病，人畜共患，多见于犬、猫、狼等肉食动物。人被病兽咬伤后可引起感染。病程一般不超过6天。

一、病原

病原体为狂犬病毒，<u>狂犬病毒易被日光、紫外线、酒精、甲醛、高锰酸钾等化学消毒剂杀灭。</u>

二、流行病学

1. 传染源　<u>狂犬为主要传染源。</u>

2. 传播途径　<u>为直接接触传播。</u>狂犬病毒通过病兽咬伤、抓伤、舔伤人体皮肤、黏膜后入侵。

3. 人群易感性　普遍易感，人被病犬咬伤后是否发病取决于：①咬伤部位：头、面、颈、手指等处感染机会多；②创伤程度：伤口深而大发病率高；③伤口局部情况：咬伤后迅速彻底清洗伤口者，发病机会少；④咬伤后的处理：<u>及时全程注射狂犬疫苗者发病机会少</u>；⑤被咬者的免疫功能：免疫功能低下者易发病。

三、辅助检查

1. 血常规及脑脊液　<u>白细胞总数及中性粒细胞增多，脑脊液呈非化脓性改变。</u>

2. 病毒分离　分离唾液及脑脊液中的病毒，唾液分离率较高。

3. 抗体检查　<u>ELISA法用于检测早期的IgM</u>，病后8天50%为阳性，15天时全部为阳性。血清中和抗体于病后6天可测得。

第六节　流行性出血热

流行性出血热是<u>由汉坦病毒引起的自然疫源性传染病</u>，属于病毒出血热中的肾综合征出血热。

一、病原

汉坦病毒为RNA病毒，有11个血清型，在我国流行的为Ⅰ型和Ⅱ型病毒。

二、流行病学

1. 传染源　<u>鼠类是主要传染源。</u>

2. **传播途径**　包括：①<u>呼吸道传播</u>：鼠类含病毒的排泄物污染尘埃后形成气溶胶通过呼吸道进入人体；②<u>消化道传播</u>：进食被鼠类含病毒的排泄物污染的食物而感染；③<u>接触传播</u>：被鼠咬伤或皮肤伤口接触含病毒的鼠类排泄物感染；④<u>母婴传播</u>：孕妇感染本病后病毒经胎盘传给胎儿。

3. <u>人群易感性</u>　人群普遍易感，以青壮年、农民多见。<u>以显性感染为主</u>，感染后获稳固免疫力。

4. 流行特征　有明显的季节性和地区性。

小试身手 10.关于流行性出血热的描述，**错误的**是

A.由汉坦病毒引起　　　　　B.是一种自然疫源性疾病

C.鼠为主要传染源　　　　　D.虫媒传播为唯一的传播途径

E.肾脏损害为本病的特征

三、辅助检查

1. 血常规　白细胞达（15~30）× 10^9/L，见异型淋巴细胞。

2. 尿常规　尿蛋白（+~++++），少尿期达高峰。部分病人尿中见膜状物。

3. 血液生化检查　血BUN、Cr在休克期升高；血气分析、血清电解质等检查。

4. 特异性血清学检查　包括特异性抗原和抗体检查。

第七节　伤　寒

浪里淘沙—核心考点

伤寒是由伤寒杆菌引起的急性传染病，以持续菌血症、单核－巨噬细胞系统受累、回肠远端微小脓肿及小溃疡形成为基本病理特征。

小试身手 11.伤寒的好发部位是

A.回肠下段　　　　　B.空肠上段　　　　　C.十二指肠

D.乙状结肠　　　　　E.升结肠

一、病原

1. 伤寒杆菌属沙门菌属，革兰染色阴性，有菌体"O"抗原、鞭毛"H"抗原和表面"Vi"抗原。

2. 致病的主要因素是伤寒杆菌内毒素。

3. 伤寒杆菌存活力较强，对热及一般消毒剂敏感。

二、流行病学

1. 传染源　为病人和带菌者。慢性带菌者是本病传播或流行的主要传染源。

2. 传播途径　**消化道传播**。**水源污染是本病重要的传播途径**。

3. 人群易感性　人群普遍易感，病后产生持久免疫力。

4. 流行特征　全年可见，以夏秋季多见。

三、辅助检查

1. 血常规　白细胞总数及中性粒细胞减少，嗜酸性粒细胞减少或消失。

2. 细菌培养　①血培养：**是确诊依据**。早期即可阳性，在抗菌药物使用前采血以提高阳性率；②骨髓涂片与培养：骨髓涂片找到伤寒细胞，骨髓培养阳性率高于血培养，适合于已用抗生素治疗而血培养阴性的病人；③粪便培养：采集多份标

本；④尿培养：采集时避免粪便污染；⑤玫瑰疹的刮取物或活检标本培养可获阳性结果。

3. 肥达反应（伤寒血清凝集反应） 应用伤寒杆菌"O"和"H"抗原，通过凝集反应检测病人血清中的抗体。每5~7天复查1次，效价逐渐上升者有诊断价值。

<u>小试身手</u> 12.伤寒诊断常用的实验室检查是

A.肥大反应　　　　　B.肝功能　　　　　C.血常规

D.病原体分离　　　　E.外斐反应

第八节　细菌性痢疾

浪里淘沙—核心考点

细菌性痢疾是结肠黏膜化脓性溃疡性炎症，主要表现为发热、腹泻、腹痛、里急后重、**黏液脓血便**，全身毒血症状重者可出现感染性休克或中毒性脑病。

一、病原

1.**病原为志贺菌**，又称痢疾杆菌，革兰染色阴性。

<u>小试身手</u> 13.细菌性痢疾最常见的致病菌类型是

A.福氏　　　　　　　B.宋内　　　　　　C.鲍氏

D.舒氏　　　　　　　E.志贺

2.痢疾杆菌可产生内外毒素，**内毒素是引起全身毒血症的主要因素**，外毒素具有神经毒、选择性细胞毒和肠毒样作用。

3.痢疾杆菌在外界环境中存活力较强，对理化因素抵抗力较差，对各种化学消毒剂敏感。

二、流行病学

1.**传染源**　病人和带菌者。

2.**传播途径**　经粪–口途径传播。

3.**人群易感性**　普遍易感，病后免疫力短暂而不稳定，易多次复发和重复感染。

三、辅助检查

1.血常规　白细胞总数增高。

2.粪便检查　①常规：**黏液脓血便**，镜检见大量脓细胞、红细胞、白细胞、巨噬细胞。②细菌培养：痢疾杆菌培养阳性为确诊的重要依据。

<u>小试身手</u> 14.典型细菌性痢疾患者的粪便呈

A.黏液脓血便　　　　B.陶土样便　　　　C.柏油样便

D.果酱样便　　　　　E.米汤水样便

第九节 流行性脑脊髓膜炎

浪里淘沙—核心考点

流行性脑脊髓膜炎（简称流脑），是由脑膜炎球菌引起的化脓性脑膜炎。

一、病原

1. **病原菌为脑膜炎球菌**，革兰染色阴性。存在于病人鼻咽部、脑脊液、血液、皮肤瘀斑中。

2. **内毒素是致病的重要因素**。

3. 在体外本菌可产生自溶酶，极易自溶，因此采集标本时注意保温并及时送检。

4. 脑膜炎球菌在体外生存力及抵抗力很弱，对寒冷、干燥、热及一般消毒剂敏感。

二、流行病学

1. **传染源** 为带菌者及病人。

2. **传播途径** 经呼吸道传播。

3. 人群易感性 人群普遍易感，病后产生持久免疫力。

4. 流行特征 冬春季流行，平均每隔10年左右有一次流行。

三、辅助检查

1. 血常规 **白细胞总数及中性粒细胞增高**。

2. 脑脊液检查 脑脊液呈化脓性改变：外观浑浊或脓样；白细胞、中性粒细胞数升高；蛋白质含量升高，糖含量下降。

3. 细菌学检查 皮肤瘀点涂片检查、血或脑脊液细菌培养，**检出脑膜炎球菌是确诊依据**。

4. 免疫学检测 检测脑脊液中的抗原，其敏感性高，特异性强。

参考答案

1.B　2.B　3.B　4.C　5.A　6.C　7.C　8.C　9.C　10.D　11.A　12.A　13.E　14.A

第十章 理化因素所致疾病病人的护理

第一节 中毒概述

某些物质进入人体后，在一定的条件下，与体液、组织相互作用，损害组织，破坏神经及体表的调节功能，使正常生理功能产生严重障碍，引起功能性或器质性病变及一系列代谢紊乱，称为中毒。引起中毒的外来物质称为毒物。

一、病因

1. 职业性中毒　在生产过程中与有关毒物密切接触。
2. 生活性中毒　误食、接触有毒物质、用药过量、自杀或谋杀等。

二、毒物的体内过程

1. 吸收　通过呼吸道、消化道、皮肤及黏膜侵入人体。
2. 分布　毒物在体内分布于体液和组织中。毒物蓄积的部位可以是其主要致毒部位，也可以由毒物蓄积的部位不断释放毒素，作用于其他部位引起毒性损害。影响毒物体内分布的主要因素是毒物与血浆蛋白的结合力、毒物与组织的亲和力，以及毒物通过某些屏障的能力。
3. 代谢　毒物在体内代谢转化的主要场所是肝脏。影响毒物代谢的因素包括年龄、性别、毒物进入途径、剂量、肝及其他组织的疾病等。
4. 排泄　毒物排泄的主要途径为肾，其次可经胆道、大肠的黏膜排泄。

第二节 有机磷杀虫药中毒

有机磷杀虫药的主要毒性是抑制胆碱酯酶，引起乙酰胆碱蓄积，使胆碱能神经受到持续冲动，导致机体出现先兴奋后衰竭的一系列症状，严重者可因昏迷、呼吸衰竭而死亡。

一、病因及发病机制

（一）病因

1. 职业性中毒　由于生产设备密闭不严，使毒物污染空气；在产品包装过程中手套破损和衣裤、口罩被污染，杀虫药通过皮肤、呼吸道吸收入体内；或在使用及喷洒农药过程中违反操作规则，个人防护措施不符合防毒要求造成中毒。

2.生活性中毒 多由于误服、误用或摄入被杀虫药污染的水源和食物等。

（二）发病机制

有机磷农药进入人体后可与胆碱酯酶结合形成磷酰化胆碱酯酶，**使其失去分解乙酰胆碱的能力（即胆碱酯酶失活）**，造成乙酰胆碱积聚，导致神经传导功能障碍，出现一系列中毒症状。

> **小试身手** 1.有机磷杀虫药的主要毒性是
> A.刺激胆碱能神经释放乙酰胆碱
> B.抑制胆碱酯酶
> C.刺激机体合成乙酰胆碱
> D.使乙酰胆碱排出障碍
> E.促进胆碱酯酶排出

二、辅助检查

1.**全血胆碱酯酶测定** 胆碱酯酶活性降至正常值的70%以下。
2.尿中有机磷代谢产物测定。
3.血、胃内容物、大便中有机磷测定。

第三节 急性一氧化碳中毒

浪里淘沙—核心考点

一、病因及发病机制

（一）病因

1.职业性中毒 如生产过程中煤气管道漏气。
2.生活性中毒 如家庭室内使用煤炉取暖或煤气加热淋浴器，因通风不良造成一氧化碳（CO）中毒。

（二）中毒机制

CO经呼吸道进入血液，与红细胞内的血红蛋白结合**形成碳氧血红蛋白。碳氧血红蛋白不能携氧**，而且还影响氧合血红蛋白正常解离，造成氧不易释放到组织，从而导致组织和细胞缺氧。CO中毒时，**脑、心对缺氧最敏感，最先受损害**。

> **小试身手** 2.CO中毒的发病机制是
> A.大脑受抑制 　　　　　B.呼吸中枢受抑制

C.细胞中毒　　　　　　D.血红蛋白不能携氧
E.肺水肿

二、辅助检查

1.血液碳氧血红蛋白测定。
2.脑电图检查　可见缺氧性脑病波形。

第四节　中　暑

浪里淘沙—核心考点

中暑是指在高温环境下或受到烈日暴晒引起体温调节障碍、汗腺功能衰竭和水、电解质代谢紊乱所致的疾病。

一、病因及发病机制

（一）病因

1. 环境因素　高温（室温35℃）、烈日暴晒环境下劳动，若环境温度偏高，但空气湿度大，通风不良时从事重体力劳动也易中暑。

2. 诱发因素　年老体弱、产妇、慢性病病人、睡眠不足、工作时间过长、劳动强度过大、过度疲劳等易诱发中暑。

（二）发病机制

正常人的体温在下丘脑体温调节中枢控制下，机体产热和散热处于平衡，维持体温在37℃左右。机体通过辐射、传导、对流及蒸发散热，保持体温稳定。在周围环境温度超过体表温度时，通过辐射、传导及对流散热发生困难，人体只能借助汗液蒸发散热，有时大量出汗不足以散热，或空气中湿度大、通风不良，出汗减少使散热受阻造成体内热积蓄，引起中暑。高热对人体的影响：①体温调节障碍：汗腺功能衰竭导致汗闭，体温迅速升高发生热射病。②中枢神经系统抑制：病人注意力不集中，反应迟钝，四肢无力；烈日或高热辐射长时间作用于头部，可穿透头皮和颅骨引起脑组织损伤、充血。大脑温度达40℃~42℃，体温不一定升高称为日射病。③心脏负担加重：散热时皮肤血管扩张，血液重新分配，血流加速，心排出量增加，大量出汗引起血液浓缩及血液黏稠度增加，心脏负担加重，最终导致心排血量降低。④水盐代谢紊乱：高温工作出汗是主要散热途径，而汗液中氯化钠含量为0.3%~0.5%，排汗增多引起盐及水丢失，导致脱水，此时血管扩张，血容量更加不足引起周围循环衰竭的症状称为热衰竭；丢失盐过多且补充不足引起肌肉痉挛，可发生热痉挛。

二、辅助检查

热射病白细胞总数和中性粒细胞比例增高，尿常规见蛋白及管型，血尿素氮、乳酸脱氢酶等增高。**热痉挛血清钠、氯降低**。热衰竭可有血液浓缩、高钠血症。

参考答案

1.B　2.D

第二篇　外科护理学

第一章 水、电解质、酸碱代谢失调病人的护理

第一节 正常体液平衡

一、水平衡

（一）体液含量与分布

　　人体体液总量与性别、年龄及胖瘦有关，成年男性体液总量占体重的60%，女性为50%、婴幼儿为70%~80%，随着年龄增长和脂肪含量增多，体液量减少。体液分细胞内液和细胞外液，其中男性细胞内液占体重的40%，女性占35%，细胞外液占20%。细胞外液中组织间液为15%，血浆为5%。

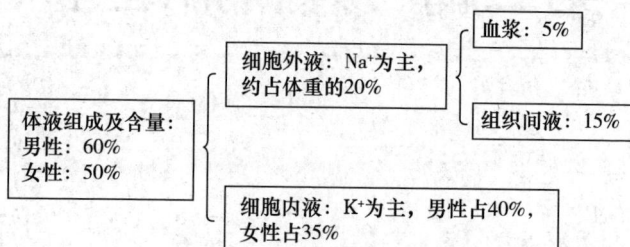

图2-1-1　体液组成及分布

小试身手 1.患者，男，35岁。体重60kg，其细胞外液量约为

A. 6000ml　　　　　　　　B. 9000ml　　　　　　　　C. 12000ml

D. 15000ml　　　　　　　E. 18000ml

（二）24小时液体出入量

正常成人24小时液体出入量为2000~2500ml（表2-1-1）。

表2-1-1　正常成年人24小时液体出入量

	摄入量（ml）		排出量（ml）
饮水	1600	尿	1500
食物水	700	呼吸蒸发	300

	摄入量（ml）		排出量（ml）
内生水	200	皮肤蒸发	500
—		粪	200
总入量	2500	总出量	2500

1. 无形失水　在正常生理条件下，**人体皮肤和呼吸蒸发的水分，每日约800ml，称为不显性失水**。异常情况下失水量可能更多，如体温升高可增加水分蒸发，**体温每升高1℃，每日每千克体重将增加失水3~5ml**。

2. 尿液　正常人每日尿量1000~1500ml，尿比重为1.012。肾脏每日排泄体内固体代谢物30~40g，每溶解1g溶质需水分15ml，故每日尿量至少需500~600ml水分才能将固体代谢物排出体外。

3. 粪便　消化道每日分泌消化液8000ml以上，但仅有150ml水分经粪便排出，其余被消化道重吸收。

4. 内生水　机体新陈代谢、物质氧化最终生成CO_2和水约300ml。急性肾衰竭时需严格限入水量，并将内生水计入出入量。

（三）体液平衡的调节

体液平衡是通过神经–内分泌系统和肾脏进行调节，当**体液失调时，机体首先通过下丘脑–神经垂体–抗利尿激素系统恢复和维持体液渗透压**，血容量的恢复和维持是通过肾素–血管紧张素–醛固酮系统来完成的。

二、电解质的平衡

（一）钠

钠是细胞外液的主要阳离子，维持细胞外液渗透压和容量。钠的**正常值为135~145mmol/L**。钠增多引起水肿，减少时引起体液渗透压下降、脱水或血容量不足。钠盐主要来自于食物，**正常成人每日需氯化钠5~9g，由尿、粪和汗排出**，其中**肾脏是排出和调节的主要部位**。钠盐摄入过多时肾脏排出增加，摄入过少时肾脏排出减少，**禁食时尿钠可减少至最低限度**。禁食的病人每日需输注等渗盐水500~1000ml。

（二）钾

钾是细胞内液的主要阳离子，**正常值为3.5~5.5mmol/L**。钾能维持细胞膜的应激性，维持细胞内容量，维持心肌的正常功能。钾来源于食物，**主要经肾脏排泄**，肾对钾的调节能力有限，**在禁食和低血钾时，肾脏继续排钾**。正常人需钾盐2~3g/d，相当于10%氯化钾20~30ml。

小试身手 2.细胞内液中的主要阳离子是

A. Ca^{2+} B. K^+ C. Na^+

D. Mg^{2+} E. Fe^{2+}

（三）氯和碳酸氢根

氯和碳酸氢根是细胞外液中的主要阴离子，与钠共同维持体液渗透压和含水量。碳酸氢根与氯的含量互补。当碳酸氢根增多时氯含量减少，当碳酸氢根减少时氯含量增加，以维持细胞外液阴离子平衡。

（四）钙

体内钙99%以磷酸钙和碳酸钙的形式存在于骨骼中，**血清钙正常值为2.25~2.75mmol/L**，体内钙45%为离子化钙，对维持神经和肌肉稳定起重要作用。

（五）磷

体内磷85%存在于骨骼中，血清磷正常值为0.96~1.62mmol/L，磷参与核酸、磷脂、细胞膜、凝血因子的组成和高能磷酸键的合成以及蛋白质的磷酸化过程。同时磷参与体内钙、磷代谢及酸碱平衡等。

（六）镁

镁是细胞内的主要阳离子，体内镁约50%存在于骨骼中，其余绝大部分存在于细胞内，血清镁的正常值为0.70~1.10mmol/L，镁能维持肌肉收缩和神经活动，激活体内多种酶，促进能量储存、转运和利用。

三、酸碱平衡

血液正常酸碱度（pH）维持在7.35~7.45之间，这是机体进行新陈代谢最适宜的环境。机体通过**血液缓冲系统、肺和肾**3种途径维持体液酸碱平衡。

（一）血液缓冲系统

血液缓冲系统有很多缓冲对，其中最主要的是HCO_3^-/H_2CO_3。当HCO_3^-/H_2CO_3保持为**20：1**时，血浆pH维持在7.40。当体内酸增多时，碳酸氢根与氢离子结合，使酸得以中和；当体内碱增多时，碳酸中的氢离子与碱中和。

小试身手 3.正常人血液缓冲系统中HCO_3^-和H_2CO_3之比为

A. 10：1   B. 15：1

C. 20：1   D. 25：1

E. 30：1

（二）肺

是体内挥发性酸（碳酸）排出的主要器官，**当血中$PaCO_2$升高（H_2CO_3增多）时**，呼吸中枢兴奋，呼吸加深加快，CO_2排出增加，以降低血中碳酸浓度。相反，当血$PaCO_2$降低时，呼吸变慢变浅，以减少CO_2排出。

> 锦囊妙记：考生如能理解上述肺调酸的机制，就不难理解代谢性酸中毒和代谢性碱中毒呼吸的特点。代谢性酸中毒时，$PaCO_2$升高，呼吸加深加快，代谢性碱中毒时，$PaCO_2$降低，呼吸变慢变浅。

（三）肾

是调节酸碱平衡的重要器官，一切非挥发性酸和过剩的碳酸氢盐经肾脏排泄。但肾脏调节速度缓慢，排出氢离子（H^+），回收钠离子和碳酸氢根离子，尿pH正常为6。

以上3种机制相互配合，为酸碱平衡发挥着调节和代偿作用，其中以肾为主。

第二节 水和钠代谢紊乱的护理

浪里淘沙—核心考点

一、高渗性脱水

1. 病因 <u>水分摄入不足</u>，如<u>长期禁食</u>、<u>上消化道梗阻</u>、<u>高温下劳动饮水少</u>等；<u>水分排出过多</u>，如呼吸深快、<u>高热</u>、大量应用渗透性利尿药。

2. 病理生理 <u>体液丧失以水分为主，钠盐丢失较少</u>，细胞外液渗透压增高。由于细胞内液渗透压较低，细胞内的水分向细胞外液转移，导致细胞内脱水，体液渗透压升高，通过渗透压感受器的反射使血管升压素（抗利尿激素ADH）分泌增加，肾小管重吸收水分增加，导致尿少、尿比重增高。

小试身手 4. 高渗性脱水的病理特点是

A. 体液以失钠为主　　　　B. 体液以失水为主

C. 体液以失钾为主　　　　D. 体液以失钙为主

E. 体液以失氯为主

3. 辅助检查 实验室检查，<u>血清钠高于150mmol/L有诊断意义</u>；血红蛋白量、血细胞比容升高；尿比重高。

二、低渗性脱水

1. 病因 <u>频繁呕吐</u>、<u>严重腹泻</u>、长期胃肠减压、肠瘘或<u>大面积烧伤</u>、创面大量渗液等。大量饮水或静脉输入葡萄糖溶液未补充电解质者，导致细胞外液稀释，血清钠降低引起低渗性脱水。

小试身手 5. 等渗性脱水常发生于

A. 胃肠液急性丧失　　　B. 长期禁食　　　C. 高热

D. 严重腹泻　　　E. 肠瘘

2. **病理生理**　**失钠多于失水**。脱水早期细胞外液渗透压降低，血管升压素分泌减少，肾小管对水的重吸收减少，故**尿量并不减少，甚至增多**，这更加重了细胞外液的丢失。后期因血容量减少，醛固酮和血管升压素分泌增加，**尿量减少**。

锦囊妙记：考生应能理解低渗性透水时早期尿量增多，晚期减少的原因。低渗性脱水时→失钠多于失水→细胞外液渗透压降低→醛固酮分泌减少→肾小管对水的重吸收减少→尿量增多（早期）→血容量降低→尿量减少（晚期）。

小试身手　6. 低渗性脱水早期尿量变化是

A. 减少　　　　　　　　B. 增多

C. 先减少后增多　　　　D. 先增多后减少

E. 无明显变化

三、等渗性脱水

1. **病因**　急性腹膜炎、急性肠梗阻、大量呕吐和**大面积烧伤**等最为常见。

2. **病理生理**　等渗性脱水时，水和钠成比例丧失，细胞外液渗透压无明显变化。

3. **辅助检查**　**血清钠维持在正常范围**，血液浓缩，尿比重高。

四、水中毒

水中毒是指水排出障碍或入水量过多，导致大量水在体内潴留，引起血浆渗透压下降或循环血量增多。

（一）病因

1. **水排出障碍**　见于肾衰竭。

2. **水摄入过多**　摄入或输注过多水分而未补充电解质。

3. **ADH分泌过多**　见于休克、右心衰竭、肾病综合征、ADH分泌失调综合征等。

（二）病理生理

大量水潴留体内，细胞外液剧增，血钠浓度降低，渗透压下降，细胞外液向细胞内转移，细胞水肿，出现水中毒。同时细胞外液增加抑制了醛固酮分泌，使肾脏远曲小管和肾小球对钠重吸收减少，尿钠增加，血钠下降，细胞外液渗透压进一步下降。

（三）辅助检查

实验室检查：血液稀释，血红细胞计数、血红蛋白量、血细胞比容和血浆蛋白量下降，血浆渗透压下降，红细胞平均体积增大等。

第三节 钾代谢异常的护理

一、低钾血症

1. 病因病理

（1）入量不足 由于**疾病或手术长期不能进食者**。

（2）排出过多 **严重呕吐、腹泻，持续胃肠减压**，长期使用利尿药等。

（3）体内转移 大量注射葡萄糖与胰岛素时，血钾降低。

（4）碱中毒 细胞内氢离子移出，细胞外钾离子移入，使细胞外液钾离子下降。

2. 辅助检查

（1）实验室检查 **血清钾低于3.5mmol/L**。如存在失钾性肾病，尿中可出现蛋白和管型。

（2）心电图检查 主要改变是T波宽而低或平，Q-T间期延长，出现U波，重者T波倒置，ST段下移。

二、高钾血症

1. 病因病理

（1）入量过多 因**静脉补钾过量、过快、浓度过高引起**。

（2）排出减少 如急性肾衰少尿期出现高血钾。

（3）体内转移 严重组织损伤，**输入大量库存血或溶血等**，大量组织破坏时钾自细胞内排出，释放到细胞外液，引起高血钾。

（4）酸中毒 酸中毒时细胞外液中的氢离子转入细胞内，同时细胞内的钾离子转移到细胞外液中，引起高钾血症。

> 锦囊妙记：关于酸中毒引起高血钾，碱中毒引起低血钾，考生可简单地记为"高酸低碱"。

2. 辅助检查

（1）**实验室检查 血清钾>5.5mmol/L**。

（2）心电图检查 T波高而尖，P-R间期延长，P波下降或消失，QRS波加宽，ST段升高。

第四节　钙、镁、磷代谢异常的护理

浪里淘沙—核心考点

一、钙代谢异常

（一）低钙血症

病因　见于急性出血坏死型胰腺炎、消化道瘘、肾衰竭、高磷酸血症、甲状旁腺功能受损等。

（二）高钙血症

病因　多见于甲状旁腺增生或腺瘤等，骨转移癌，服用过量维生素D等。

二、镁代谢异常

（一）低镁血症

病因　摄入不足、排出过多、细胞外镁转入细胞内。

（二）高镁血症

病因　主要见于肾功能不全、烧伤、广泛性损伤和应激反应等。

三、磷代谢异常

（一）低磷血症

病因　入量过少，排出过多，输入大量葡萄糖和胰岛素等。

（二）高磷血症

病因　入量过多，排出减少，磷从细胞内转出。

第五节　酸碱平衡失调的护理

浪里淘沙—核心考点

一、代谢性酸中毒

1. 病因病理　体内酸性物质积聚过多或碱性物质丢失过多。

2. 辅助检查　血pH低于7.35，血HCO_3^-值下降；二氧化碳结合力（CO_2CP）、剩余碱（BE）值低于正常，血钾可升高，尿呈强酸性。

二、代谢性碱中毒

1. 病因病理　酸性物质丢失过多，碱性物质输入过多，低钾性碱中毒。

2. 辅助检查　血pH和HCO_3^-值增高；CO_2CP、BE正值增高；尿呈碱性；可有低钾低氯。

三、呼吸性酸中毒

病因病理　任何影响呼吸，阻碍气体交换的因素，如呼吸道梗阻、胸部外伤、术后肺不张和肺炎等都可引起呼吸性酸中毒。因呼吸功能障碍使体内CO_2积聚过多引起。

四、呼吸性碱中毒

1. 病因病理　凡肺过度通气都可引起呼吸性碱中毒，见于颅脑损伤、癔症、高热、呼吸机使用不当等。因过度换气使血中$PaCO_2$明显降低引起低碳酸血症。

2. 辅助检查　血CO_2CP和$PaCO_2$降低，pH上升，HCO_3^-与H_2CO_3比值增加。

参考答案

1.C　2.B　3.C　4.B　5.A　6.B

第二章 营养支持病人的护理

第一节 手术、创伤、严重感染后的营养代谢特点

浪里淘沙—核心考点

人体营养基质有三类：①供应能量的物质：糖类和脂肪；②构成人体的物质：蛋白质，是生命的物质基础；③构成人体和生命活动的其他物质：电解质、微量元素和维生素等。

人体能量主要来自三大营养素，即**糖原、脂肪、蛋白质。糖原储备有限，在饥饿状态下只能维持12小时**。蛋白质没有储备，一旦消耗必定损伤其结构和功能。脂肪是人体饥饿时的主要能源。在手术、创伤、感染等应激状态下体内三大营养素分解代谢增强，合成减少。

小试身手 1. 空腹6小时体内的主要供能物质是

A. 脂肪 B. 蛋白质 C. 维生素

D. 糖原储备 E. 微量元素

中等以下的手术、损伤、感染等应激，病人一般能耐受分解代谢，短期即可恢复。但对于较大手术、多发性损伤、严重感染，病人难以承受高分解代谢以及由此带来的组织器官功能损害和免疫力下降，可引发严重并发症和死亡危险。因此，对上述病人必须给予营养疗法，以纠正高分解状态，提高病人的耐受力。

电解质、微量元素和维生素构成人体组织，维持生命活动。当人体处于应激状态下对这些物质的需要更为强烈，**饥饿、创伤和严重感染使人体水、电解质和酸碱平衡紊乱**，应根据需要补充。

小试身手 2. 严重创伤应激后营养代谢的特点**不包括**

A. 三大营养素分解代谢加强，合成减少

B. 血糖降低

C. 呈负氮平衡

D. 易出现水、电解质、酸碱平衡失调

E. 脂肪分解增强

第二节 肠内营养

浪里淘沙—核心考点

肠内营养是通过胃肠道途径为病人提供代谢所需营养素的支持疗法。**肠内营养**

114

更加符合营养物消化吸收、给药方便、相对安全、价格低廉、充分利用胃肠道的免疫防御功能。

一、适应证和禁忌证

1. **适应证**　胃肠道具备吸收各种营养的能力及耐受肠内营养制剂者。
2. **禁忌证**　**严重肠道炎症、腹泻、肠道梗阻、胃肠道有活动性出血及休克**等。

> 锦囊妙记：肠内营养的适应证和禁忌证无需记忆，适应证是肠道没有病变，机体需要补充营养；禁忌证是肠道有病变，无法从肠道供给营养，如肠道严重炎症、梗阻、腹泻、出血，休克因可引起肠黏膜缺血发生应激性溃疡，所以也是禁忌证之一。

小试身手　3. 下列哪项不是肠内营养的禁忌证

A. 肠梗阻　　　　　　　　　B. 胃肠道活动性出血
C. 昏迷　　　　　　　　　　D. 休克
E. 严重腹泻

二、肠内营养的途径及方式

1. 肠内营养的途径　包括经口摄入、经鼻胃管或胃造瘘、经鼻肠管或空肠造瘘。
2. 输注方式　包括按时分次给予，间歇重力滴注和连续经泵输注。

第三节　肠外营养

浪里淘沙—核心考点

一、适应证

胃肠道消化吸收功能障碍；腹泻呕吐严重者；因疾病或治疗需要胃肠道休息者；高代谢状态，胃肠道营养不能满足者；肿瘤放化疗者等。

二、营养素及制剂

1. 葡萄糖　成人对葡萄糖的需求是4~5g/（kg·d），如供给过量，将有部分葡萄糖转化为脂肪沉积于肝脏，为促进合成及葡萄糖利用可加胰岛素。
2. 脂肪　脂肪乳剂是由植物油、乳化剂和等渗剂组成，供给能量和必需脂肪酸，其供能量占总能量的30%~40%，成年人1~2g/kg。
3. 氨基酸　合成人体蛋白质，每日氨基酸用量为1~1.5g/kg，严重创伤时可增至1.5~2.0g/kg，为总能量的15%~20%。
4. 维生素和矿物质　维生素分为水溶性和脂溶性两类。**水溶性维生素包括维生**

素B族、维生素C和生物素，体内无储备。**脂溶性维生素包括维生素A、D、E和K**，体内有储备，短期禁食不致缺乏，禁食时间超过2~3周才需补充。在感染、损伤、手术等应激状态时，机体对部分水溶性维生素需要量增加，因此要增加维生素C、维生素B_6的供给。同时根据病人情况补充钠、钾、钙、磷、镁、氯等电解质。锌、铜、铁也应适当补充。短期禁食可不予补充，全肠外营养超过2周时需给予补充。

小试身手 4.以下属于水溶性维生素的是

A. 维生素A B. 维生素D C. 维生素E

D. 维生素K E. 维生素C

三、输注方法

1. **全营养液混合输注** 又称全合一（AIO）。**其优点是合理的热氮比和多种营养素同时进入体内，增加了节氮效果；减少了代谢性并发症的发生；不必多次更换，简化过程和减少感染机会。**

2. 单瓶输注 由于各营养素非同时输注，易造成营养素浪费、引起并发症及操作烦琐。

输注途径

1. **周围静脉** 操作简单、应用方便，但受到一定限制，包括所给营养液的浓度、速度、时间，一般不能超过2周。

2. **中心静脉** 适用于肠外营养>10天，营养素需要量较多及营养液的渗透压较高（超过900mOsm/L）的病人。。

小试身手 5.周围静脉给予胃肠外营养时一般**不超过**

A.1周 B.2周 C.3周

D.4周 E.5周

四、并发症

气胸、水胸、血胸、空气栓塞、导管移位及渗漏、血栓性静脉炎、穿刺部位感染、败血症、肠源性感染、高血脂、非酮性高渗性高血糖性昏迷、低血糖、肝胆系统损害等。

参考答案

1.D 2.B 3.C 4.E 5.B

第三章 外科休克病人的护理

第一节 概 述

休克是机体在各种有害因素侵袭下引起的以**有效循环血容量锐减、组织灌注不足、细胞代谢紊乱和功能受损，微循环障碍**为特点的病理过程。

（一）病因与分类

根据病因不同，休克分为5种类型：低血容量性、感染性、心源性、过敏性和神经源性休克，其中**外科休克以低血容量性和感染性休克最为常见**，低血容量性休克又分为创伤性和失血性休克。**创伤性休克常见于骨盆骨折、挤压综合征等严重外伤；失血性休克**常由于有效循环血量锐减引起，如**上消化道大出血、脾破裂等；感染性休克**主要是由于细菌及毒素作用引起，常见于**严重胆道感染、急性化脓性腹膜炎、绞窄性肠梗阻**和败血症等。

（二）病理生理

各类休克的共同**病理生理基础**是**有效循环血量锐减**和组织灌注不足及由此导致的微循环、代谢改变和内脏器官继发性损害等。

1. 微循环的变化

（1）**微循环缺血期**：当有效循环血量锐减时，血压下降，组织灌注不足，细胞缺氧，刺激主动脉弓和颈动脉窦压力感受器引起儿茶酚胺大量释放，肾素、血管紧张素分泌增加等，使心跳加快、心排出量增加，外周和内脏小血管、微血管平滑肌收缩，以保证重要脏器供血。**此期也称为休克代偿期**。

（2）微循环淤血期：毛细血管前括约肌松弛，毛细血管广泛扩张，而后括约肌仍处于收缩状态，使大量血液淤滞于毛细血管，毛细血管内静水压升高、通透性增加，血浆外渗至第三间隙，引起血液浓缩，血液黏稠度增加，回心血量进一步减少，血压下降，重要脏器灌注不足，**休克进入抑制期**。

（3）微循环衰竭期：由于微循环内血液浓缩、黏稠度增加和酸性环境引起血液高凝，红细胞与血小板发生凝集，形成微血栓，甚至发生弥散性血管内凝血（DIC）。随着各种凝血因子消耗，纤维蛋白溶解系统激活，临床出现严重出血倾向。此期也称为休克失代偿期。

小试身手 1. 下列哪项**不是**休克代偿期微循环变化的特点

A. 微动脉、微静脉收缩　　　　B. 动静脉短路开放

C. 直捷通道开放　　　　　　　D. 组织灌流减少

E. 静脉回心血量减少

2. 代谢变化　休克时组织灌注不足、细胞缺氧，葡萄糖无氧酵解，三磷酸腺苷（ATP）的产生大大减少。**休克时儿茶酚胺大量释放，胰高血糖素生成增多，胰岛素分泌减少，加速肝糖原和肌糖原分解及刺激垂体分泌促肾上腺皮质激素，使血糖水平升高。**休克时血容量降低，血管升压素和醛固酮增加，水钠潴留，以保证重要脏器的供血。

葡萄糖的无氧酵解使丙酮酸、乳酸生成增加，同时肝脏因灌流量减少，处理乳酸的能力下降，导致乳酸堆积，出现代谢性酸中毒。休克时蛋白质分解加速，血尿素氮、肌酐、尿酸含量增加。

3. 内脏器官的继发性损害　内脏器官处于缺血、缺氧状态，组织细胞发生变性、出血、坏死，导致**多脏器功能障碍或衰竭，多器官功能障碍综合征（MODS）是休克病人死亡的主要原因。**

（1）肺：是休克引起MODS时最常累及的器官，肺灌注不足和缺氧可损伤肺毛细血管内皮细胞和肺泡上皮细胞。内皮细胞损伤导致血管壁通透性增加，造成肺间质水肿；肺泡上皮细胞受损导致表面活性物质生成减少，肺泡表面张力升高，肺泡萎陷并出现局限性肺不张；进而出现氧弥散障碍，通气/血流比例失调，**病人出现进行性呼吸困难和缺氧，称为急性呼吸窘迫综合征（ARDS）。**

（2）肾：休克时儿茶酚胺、血管升压素、醛固酮分泌增加，肾血管收缩，肾血流量减少，肾小球滤过率下降，水钠潴留，尿量减少。此时，肾内血流重新分布，转向髓质，结果导致肾皮质血流锐减，肾小管上皮细胞大量坏死，引起急性肾衰竭（ARF）。

（3）心：**冠状动脉血流80%来源于舒张期。休克时心率过快、舒张期过短或舒张压降低，冠状动脉灌流量减少，心肌因缺血缺氧而受损。**一旦心肌微循环内形成血栓，可引起局灶性心肌坏死和心力衰竭。

（4）脑：**休克晚期，**持续性的血压下降，使脑灌注压和血流量下降而出现脑缺氧，并丧失对脑血流的调节作用，毛细血管周围胶质细胞肿胀，血管壁通透性升高，血浆外渗，**出现继发性脑水肿和颅内压增高。**

（5）肝：肝细胞缺血、缺氧，肝血窦及中央静脉内微血栓形成，肝小叶中心区坏死。肝脏灌注障碍使网状内皮细胞受损，肝脏解毒和代谢能力减弱，易发生内毒素血症，加重代谢紊乱及中毒。**临床出现黄疸、转氨酶升高，严重时昏迷。**

（6）胃肠道：胃黏膜缺血、缺氧，正常黏膜上皮细胞屏障功能受损，并发急性胃黏膜糜烂或应激性溃疡，临床表现为上消化道出血。肠黏膜缺血、缺氧，可致肠黏膜屏障受损、肠道内细菌及毒素移位，并发肠源性感染或毒血症。

第二节　外科常见的休克

浪里淘沙—核心考点

（一）低血容量性休克

是外科最常见的休克类型，主要由各种原因短时间内引起大量出血及体液丢失，使有效循环血量锐减。**多见于大血管破裂，肝、脾破裂，消化道大出血**，门静脉高压所致食管胃底静脉曲张破裂出血及宫外孕出血等。**治疗此型休克的关键是及时补充血容量**、治疗病因和阻止继续失血失液。

（二）创伤性休克

由于**严重创伤使血液和血浆同时丢失引起的休克**称为创伤性休克。多见于各种严重创伤，如**大血管破裂、大范围组织挫伤**、大面积撕脱伤、挤压伤、**骨折或大手术**等。需手术治疗者一般在血压回升或稳定后进行。

（三）感染性休克

常继发于**以革兰阴性杆菌为主的感染**，如**胆道化脓性感染**、急性化脓性腹膜炎、绞窄性肠梗阻、泌尿系感染及败血症等。**在休克未纠正以前，以抗休克为主，同时抗感染**。休克控制后治疗感染。

小试身手 2.感染性休克常继发于何种细菌引起的感染

A.革兰阳性杆菌　　　　　B.革兰阳性球菌

C.革兰阴性杆菌　　　　　D.革兰阴性球菌

E.真菌

参考答案

1.E　　2.C

第四章　多器官功能障碍综合征

第一节　概　述

多器官功能障碍综合征（MODS）是指在急性疾病过程中，同时或序贯发生两个或两个以上重要器官的急性功能障碍。

一、病因

发生MODS最常见的器官是肺，其次是肾、肝、心等。MODS可继发于严重感染和损伤、心脏骤停复苏后、休克病人；在原有各种疾病的基础上，遭受上述急性损伤后更易发生MODS；输液、输血、用药或呼吸机使用不当也可诱发MODS。

二、预防

护理严重创伤、感染、烧伤、休克以及大手术后的病人应警惕发生MODS，一旦出现MODS的早期征象，应及时采取处理措施：

1. 处理各种急症时应有整体观点，运用各种监测手段，及时治疗重要脏器的疾病。

2. 改善病人呼吸循环功能，尽早纠正休克，改善组织缺氧。

3. 联合使用抗生素控制感染。

4. 改善全身状况，纠正水、电解质、酸碱失衡，给予营养支持，做好心理护理。

5. 积极治疗最先出现的脏器衰竭，以阻断连锁病理反应。

第二节　急性肾衰竭

急性肾衰竭是指某些原因造成肾脏泌尿功能急剧下降，代谢产物潴留，发生酸碱平衡失调和氮质血症。主要表现为少尿（每日少于400ml），或无尿（每日少于100ml）、氮质血症和代谢性酸中毒以及多尿（后期）。

病因病理

根据发生的原因，分为以下3种类型：

1. **肾前型**　各种引起肾血流量减少的疾病，如休克、重度脱水、大出血等。

2. **肾型**　由于肾脏本身疾病引起广泛性肾损害而导致的肾衰竭，**最常见的原因为挤压伤**。

3. **肾后型**　主要由肾至尿道发生病变引起尿路梗阻，尿液不能正常排出体外，最常见于双肾结石、双侧肾盂输尿管梗阻、后尿道瓣膜、外伤狭窄等。

> **小试身手**　1.下列哪种外伤最容易引起急性肾衰竭
>
> A.肾挫伤　　　　　　　　B.关节扭伤
>
> C.大腿挤压伤　　　　　　D.头皮撕脱伤
>
> E.前臂裂伤

第三节　弥散性血管内凝血

浪里淘沙—核心考点

弥散性血管内凝血（DIC）是在某些致病因子的作用下引起凝血功能障碍。其病理特征是微循环内**微血栓广泛形成**，全身皮肤、黏膜和内脏出血，受累器官栓塞与梗死。主要表现为全身广泛性出血、休克，甚至多器官功能衰竭。

一、病因

1. 感染　**感染是引起DIC最常见的原因**。感染可引起血管内皮损伤，激活**凝血因子Ⅻ**，启动内源性凝血系统。同时感染可损伤血小板，促进血小板聚集和释放血小板第3因子，加速凝血酶原激活而促进凝血。

> **小试身手**　2.DIC最常见的病因是
>
> A.创伤　　　　　　　B.肿瘤　　　　　　C.休克
>
> D.感染　　　　　　　E.过敏

2. 严重创伤和恶性肿瘤　组织损伤或坏死，大量凝血因子Ⅲ进入血液，在钙离子作用下与凝血因子Ⅶ结合形成复合物，活化凝血因子Ⅹ，形成凝血酶原激活物，启动外源性凝血系统引起凝血。

3. 休克　休克时毛细血管血液停止灌注，红细胞聚集性增强，血液黏滞性增加，血管内皮细胞损伤以及促凝物质释放等均可引起DIC。

二、病理生理变化

1. **高凝期**　在促凝物质作用下凝血因子被激活，凝血酶增加，血液呈高凝状态，易形成血栓。**早期征兆是护士抽血时发现血液不易抽出、血液易凝固**，严重者皮肤出现瘀点或紫斑。实验室检查显示凝血时间缩短，血小板黏附性增高。

2. **消耗性低凝期**　由于广泛血管内凝血，凝血因子和血小板大量消耗，且易继发纤溶，血液转入低凝状态。**病人表现为出血**，以**皮肤、胃肠道、口鼻黏膜、创口及注射部位出血多见**。实验室检查显示出凝血时间和凝血酶原时间延长，血小板和纤维蛋白原等凝血因子减少。

3. 继发性纤溶期 由于大量纤溶酶原转变成纤溶酶，同时因纤维蛋白（原）降解产物（FDP）形成，机体出现纤溶和抗纤凝作用，血液凝固性更低，出血倾向更为明显，常表现为**严重出血和渗血、休克**甚至MODS等。实验室检查见血小板计数、纤维蛋白原和其他凝血因子量降低，纤溶酶原减少，凝血酶时间延长，FDP增多和血浆鱼精蛋白副凝固试验（3P试验）阳性。

小试身手（3~5题共用备选答案）

A. 血液不易抽出，血液易凝固

B. 皮肤、注射部位出血

C. 严重出血、渗血、休克

D. ECG示T波高尖

E. 呼吸困难

3. DIC纤溶期出现

4. DIC高凝期出现

5. DIC消耗低凝期出现

参考答案

1.C　2.D　3.C　4.A　5.B

第五章　重症病人的监护

第一节　重症病人的监测和护理

ICU的主要工作内容是对重症病人的生理功能进行监测，对收集的临床资料进行综合分析以做出正确诊断；及时预测和发现病人的病情变化和发展趋势。

（一）血流动力学的监测

1. 血流动力学监测　常用参数包括：

（1）平均动脉压（MAP）：是指心动周期的平均血压，正常值为70~105mmHg。MAP=舒张压+1/3（收缩压－舒张压）。可评估左心室泵血功能、器官和组织血流情况。

（2）中心静脉压（CVP）：测定上下腔静脉或右心房内的压力，评估血容量、右心前负荷及右心功能，正常值为6~12cmH₂O。CVP<5cmH₂O表示血容量不足或静脉回流受阻，应给予补液。CVP过高提示输入液体过多或心功能不全。

（3）肺动脉楔压（PAWP）：有助于判定左心室功能，反映血容量是否充足，正常值为0.8~1.6kPa。PAWP>2.4kPa，说明血容量增加、左心功能不全、急性肺水肿；PAWP<2.4kPa是诊断急性肺损伤和ARDS的重要指标。

（4）肺毛细血管楔压（PCWP）：能较好地反映左心房平均压及左心室舒张末期压。PCWP<0.8kPa，表示心脏前负荷降低，有效循环血量不足；若PCWP>2.4kPa，提示心脏前负荷加重，应用利尿药或扩血管药可降低前负荷，使PCWP降低。

（5）平均肺动脉压（MPAP）：正常值为1.47~2.0kPa。MPAP升高见于肺血流量增加、肺血管阻力升高、二尖瓣狭窄、左心功能不全；降低见于肺动脉瓣狭窄。

（6）心排血量（CO）：指每分钟心脏的射血量，等于心脏每搏输出量×心率，是监测左心功能的最重要指标，正常值为4~6L/min。降低见于回心血量减少、心脏流出道阻力增加、心肌收缩力下降；升高见于回心血量增加、心脏流出道阻力减少、心肌收缩力增强。

（7）每搏排出量（SV）：指一次心搏由一侧心室射出的血量。成年人安静平卧时为60~90ml/beat。SV与心脏前负荷、心肌收缩力及后负荷有关。

（8）心脏指数（CI）：是指每分钟每平方米体表面积的心排血量，正常值为2.5~3.5L/（min·m²）。CI<2.5L/（min·m²）提示心力衰竭；CI<1.8L/（min·m²）提示心源性休克。

（9）**体循环阻力指数（SVRI）**：是监测**左心室后负荷**的主要指标。当血管收缩药使小动脉收缩或因左心室衰竭、心源性休克、低血容量性休克等使心搏血量减少时，SVR/SVRI增高；反之，扩血管药、贫血、低氧血症可致SVR/SVRI降低。

（10）**肺循环阻力指数（PVRI）**：是监测**右心室后负荷**的主要指标。在正常情况下，肺循环阻力是SVR的1/6。肺血管病变时PVR/PVRI增高，右心室后负荷增加。

（11）左室做功指数（LVSWI）：指左心室每次心搏所做的功，是左心室收缩功能的反映，正常值为45~60（g·m）/m^2。

（12）右室做功指数（RVSWI）：指右心室每次心搏所做的功，是右心室收缩功能的反映，正常值为5~10（g·m）/m^2。

2. 血流动力学监测静脉置管病人的护理

（1）预防感染：严格执行无菌技术。定期更换穿刺点无菌敷料。若敷料被浸湿或污染应立即更换，穿刺点出现红肿、渗液应立即更换敷料。

（2）妥善固定并保持管腔通畅：妥善固定导管，连接处固定紧密。

（3）中心静脉导管（CVP）护理：每日更换输液管道，准确记录24小时出入量；**不用于输血、静脉取血等用途**。

（4）肺动脉漂浮导管测压期间的护理：严防气体进入引起空气栓塞；监测肢体末梢循环情况，观察皮肤颜色、脉搏及微血管充盈程度的变化。测压后应监测和记录生命体征。

（5）拔管后的护理：局部加压固定后敷料覆盖，必要时沙袋压迫。拔管后24小时内注意观察局部有无渗血及肢体肿胀等情况。

（二）呼吸功能监护

常用参数如下：

1. 潮气量（VT）　指平静呼吸时每次吸入或呼出的气体容量，正常值为400~500ml（5~7ml/kg）。

2. 肺活量（VC）　指平静呼气末吸气至不能吸为止，然后呼气至不能呼出时所能呼出的气体量，正常值为65~75ml/kg。**肺活量主要用来判断肺和胸廓的膨胀度**。

3. 无效腔气量/潮气量（VD/VT）　是判断肺泡的无效腔通气，即换气功能的指标，正常值为0.25~0.40。VD/VT增加，提示肺泡通气/血流比率失调，无效通气量增加、有效肺泡通气量减少致通气不足，缺氧和二氧化碳潴留。

4. 肺内分流量（QS/QT）　插入右心漂浮导管后，吸纯氧15~20分钟，同时抽肺动脉和周围动脉血测定氧含量，正常值为3%~5%，ARDS病人可达20%以上。

5. 血气分析指标

（1）pH：表示血浆酸碱度。**成人动脉血pH正常值为7.35~7.45**。pH<7.35为酸中毒；pH>7.45为碱中毒。

（2）**动脉血氧分压（PaO_2）**：指动脉血浆中物理溶解的O_2分子所产生的压力，正常值为10.7~13.3kPa（80~100mmHg）。PaO_2降低程度可作为**低氧血症**的分级依据。

（3）动脉二氧化碳分压（$PaCO_2$）：指动脉血浆中物理溶解的CO_2所产生的压力，**是衡量肺通气和判断呼吸性酸碱紊乱的重要指标**。正常值为4.53~6kPa（34~45mmHg）。$PaCO_2$增高表示呼吸性酸中毒或代谢性碱中毒时呼吸代偿；$PaCO_2$降低则表示呼吸性碱中毒或代谢性酸中毒时呼吸代偿。

（4）**血氧饱和度（SaO_2）**：是动脉血中血红蛋白实际结合的氧量与所能结合的最大氧量之比，是反映肺功能状况的指标，正常值为96%~100%。SaO_2的高低取决于血红蛋白的质量。

（5）标准碳酸氢盐（SB）和实际碳酸氢盐（AB）：SB指全血在标准条件下测得的血浆［HCO_3^-］。AB指在标准条件、隔绝空气状态下，血标本中HCO_3^-的真实含量。SB和AB的正常值均为22~27mmol/L。AB升高表示代谢性碱中毒或代偿性呼吸性酸中毒；AB降低表示代谢性酸中毒或代偿性呼吸性碱中毒。若AB>SB，即$PaCO_2$>5.33kPa，提示CO_2潴留；若AB<SB，即$PaCO_2$<5.33kPa，提示过度换气。

（6）缓冲碱（BB）：正常值为45~55mmol/L，BB升高表示代谢性碱中毒或呼吸性酸中毒肾脏代偿；BB降低表示代谢性酸中毒或呼吸性碱中毒肾脏代偿。

（7）剩余碱（BE）：正常值为±3mmol/L。BE负值增加，提示代谢性酸中毒；BE正值增加，提示代谢性碱中毒。

（8）阴离子间隙（AG）：正常值为16mmol/L。若AG升高提示体内酸性物质堆积。

（三）其他系统及脏器功能的监护

1. **中枢神经系统功能监护** 观察病人意识状态、瞳孔、反射及肢体活动。

2. **肝功能监护** 观察病人神志改变、皮肤巩膜有无黄染，监测血谷丙转氨酶、血清胆红素、血清白蛋白、凝血因子等的变化。若病人出现嗜睡、烦躁、神志恍惚，甚至昏迷，或皮肤、巩膜黄染、腹水等症状，提示**肝脏功能障碍或肝性脑病**。

3. **肾功能监护** 准确记录每小时尿量、尿比重、尿色及性状。创伤后尿液多为鲜红色，且逐渐变浅；尿色呈深茶色提示溶血；尿液浑浊且有泡沫，提示尿路感染或尿中含有多量蛋白。肾功能监测还包括尿常规及血、尿生化检查。如血尿素氮、肌酐持续升高、血肌酐清除率下降、血钾>5.5mmol/L，尿钠浓度下降，警惕急性肾衰竭；如尿素氮较肌酐升高更为明显、比值大于20，多为高分解代谢的结果。

第二节 氧治疗

浪里淘沙—核心考点

氧治疗是通过吸入不同浓度的氧，使吸入氧浓度（FiO_2）和肺泡气氧分压升高，以升高动脉血氧分压（PaO_2），达到缓解或纠正低氧血症的目的。

（一）适应证

动脉血氧分压（PaO_2）是决定氧供的重要因素。轻度通气障碍、肺部感染等对氧疗较为敏感；对于贫血性缺氧或心排血量降低者，必须治疗病因，氧治疗是必需的辅助治疗方法。

（二）方法与护理要点

1. 氧治疗有两种方法

（1）控制性氧疗：病人吸入的气体由该装置供给，气体流速高，可稳定控制并调节FiO_2。常用文图里（Venturi）面罩、呼吸机等。

（2）非控制性氧疗：通过仪器装置提供的气流量只是病人吸气总量的一部分，病人在吸入一定氧的同时还吸入一定量空气，因此FiO_2不稳定也不易控制，适用于不需要精确控制FiO_2的病人。常用鼻导管吸氧、面罩吸氧、带贮气囊面罩吸氧。

2. 护理要点

（1）**加强监测**：严密观察病人神志、面色、咳嗽和咳痰、发绀、呼吸幅度和节律。注意观察有无呼吸抑制，特别是COPD病人。监测瞳孔、心率、心律、血压、心电图、血气和电解质等。经氧治疗，如$PaCO_2$增加大于1.33kPa（10mmHg），降低氧流量并改善通气量；若$PaCO_2$增高小于0.7kPa（5mmHg），PaO_2改善不明显，应加大氧流量。对于非控制氧疗，最好用测氧仪监测吸入氧浓度。

（2）**预防交叉感染**：所有供氧装置、器具最好为一次性氧疗用品。

（3）湿化吸入气体：低流量给氧经湿化瓶湿化气体，高流量给氧用湿化器湿化。

（4）防火和安全：不能在氧治疗病人附近打火或抽烟。

第三节　机械通气的临床应用

浪里淘沙—核心考点

人工气道

指将导管直接插入气管或经上呼吸道插入气管所建立的气体通道。目前常用的**人工气道包括气管插管和气管切开**。

1. **建立人工气道的适应证**　①上呼吸道梗阻：口鼻咽及喉部软组织损伤、异物或分泌物潴留引起上呼吸道梗阻。②呼吸道保护性机制受损：当病人意识改变（特别是昏迷）或麻醉时，正常生理反射受抑制，易引起误吸及分泌物潴留，导致肺部感染。③为需要机械通气的病人提供连接呼吸机的通道。

2. 人工气道梗阻的原因　①导管扭曲；②痰液或异物阻塞管道；③气管壁塌陷；④气囊疝出堵塞导管远端开口；⑤管道远端开口嵌顿于隆突、气管侧壁或支气管。

处理方法：①调整人工气道位置；②试验性插入吸痰管吸痰；③抽出气囊气体。如气道梗阻不缓解，应立即拔除气管插管或气管切开所置导管，重新建立人工气道。若气道压力仍高，呼吸机不能达到有效通气，考虑为张力性气胸。

第六章　疼痛病人的护理

概　述

（一）概念

国际疼痛研究协会对疼痛的定义为：与现存的或潜在的组织损伤有关联，或者可以用组织损伤描述的一种不愉快的感觉和情绪上的体验。疼痛是人对伤害性刺激的一种主观感受，是人的理性因素、情感因素和生理因素相互作用的结果。北美护理诊断协会对疼痛的定义是：个体经受或叙述有严重的不适或不舒适的感受。

（二）疼痛对机体的影响

1. 对心血管系统的影响　疼痛时血压升高、心动过速和心律失常。

2. 对呼吸系统的影响　疼痛使骨骼肌活动增加，肺顺应性下降，通气功能下降，病人出现缺氧、二氧化碳潴留、肺不张等。

3. 对内分泌系统的影响　疼痛引起激素释放，并产生相应的病理生理改变。

4. 对免疫系统和凝血机制的影响　机体抵抗力下降；血小板黏滞性增强，机体处于高凝状态，易形成血栓。

5. 对胃肠道及泌尿系统的影响　疼痛引起交感神经兴奋，反射性地抑制胃肠道功能，降低平滑肌张力，病人出现腹胀、恶心、尿潴留等。

6. 对情绪及行为的影响　病人因疼痛而感到无助和焦虑，行为上退缩、抑郁、愤怒、注意力分散和失眠等，出现痛苦表情、呻吟、甚至尖叫，常因担心疼痛而不敢活动。

小试身手 1. 关于术后疼痛导致的可能临床表现，错误的是

A. 心跳加速　　　　　　B. 血压升高

C. 心律失常　　　　　　D. 肺通气功能下降

E. 水、电解质紊乱

参考答案

1. E

127

第七章　麻醉病人的护理

第一节　概　述

(一)麻醉分类

麻醉分为局部麻醉、椎管内麻醉和全身麻醉。麻醉药作用于周围神经系统，使相应区域的痛觉消失，运动出现障碍，但病人意识清醒，称为局部麻醉。将局部麻醉药物注入椎管内的某一腔隙使部分脊神经的传导功能发生可逆性阻滞称为椎管内麻醉。麻醉药作用于中枢神经系统，使其抑制，病人意识和痛觉消失，肌肉松弛，反射活动减弱称为全身麻醉。

(二)麻醉前准备

1. 一般准备

(1)成人术前禁食8~12小时，禁饮4~6小时，防止麻醉后呕吐引起误吸。

小试身手 1. 成年人常规手术麻醉前，应禁食

A. 2小时　　　　　　　　B. 4小时　　　　　　　　C. 6小时

D. 8小时　　　　　　　　E. 24小时

小试身手 2. 麻醉前禁水、禁食的主要目的是

A. 提高患者耐受力　　　　　　　B. 预防呼吸道误吸

C. 减少呼吸道内分泌物　　　　　D. 防止术后腹胀

E. 防止术后尿潴留

(2)改善病人的全身状况，纠正生理功能紊乱和治疗躯体疾病，以增加病人对麻醉和手术的耐受力。

(3)消除病人对麻醉和手术的顾虑。

2. 麻醉前用药

(1)**镇静催眠药**：如地西泮、氯硝西泮、硝西泮。

(2)**镇痛药**：如吗啡、哌替啶、喷他佐辛(镇痛新)、芬太尼等。

(3)**抗胆碱能药**：如阿托品、东莨菪碱等。

小试身手 3. 全身麻醉前给予抗胆碱药的作用是

A. 镇静　　　　　　　　　B. 镇痛

C. 减少呼吸道分泌物　　　D. 对抗局麻药毒性

E. 抑制交感神经兴奋

（4）**抗组胺药**：如**异丙嗪**、阿利马嗪（异丁嗪），常与哌替啶、阿托品搭配使用，效果较好。

小试身手　4. 以下哪项**不是**麻醉前的常用药

A. 镇静催眠类　　　　　B. 镇痛药类　　　　　C. 异丙嗪

D. 阿托品　　　　　　　E. 降压药

第二节　护　理

浪里淘沙—核心考点

一、局部麻醉

（一）常用局麻药

1. **酯类**　包括**普鲁卡因**、氯普鲁卡因、丁卡因和可卡因等。

2. **酰胺类**　包括**利多卡因**、布比卡因、依替卡因和罗哌卡因等。

小试身手　5. 下列**不属于**酯类局麻药

A. 可卡因　　　　　　　B. 普鲁卡因　　　　　C. 利多卡因

D. 丁卡因　　　　　　　E. 氯普鲁卡因

（二）局麻药中毒

定义　局麻药中毒是指单位时间内血中麻醉药浓度超过机体耐受力出现一系列中毒症状。**常由下列因素导致**：①药液浓度过高；②用量过大；③药液不慎注入血管；④局部组织血流丰富，吸收过快；⑤患者体质差，对局麻药耐受力差。

二、全身麻醉

分类

按给药途径不同，全身麻醉可分为吸入麻醉、静脉麻醉和静脉复合麻醉。

1. **吸入麻醉**　在临床应用最广泛。吸入麻醉是将挥发性麻醉药或气体麻醉药经呼吸道吸入肺内，经肺泡毛细血管吸收进入血液循环，到达中枢神经系统产生麻醉效应。

2. **静脉麻醉**　将静脉麻醉药物经静脉注入，通过血液循环作用于中枢神经系统而产生全身麻醉的方法。静脉麻醉药镇痛效果不强，肌肉松弛效果差。因此用于吸入麻醉前的诱导或单纯用于小手术。常用静脉麻醉药有硫喷妥钠、氯胺酮、咪达唑仑、丙泊酚、芬太尼、吗啡和肌松药。

3. 复合麻醉　完全采用静脉麻醉药及静脉全麻辅助药而满足手术要求的全身麻醉方法。

参考答案

1.D　2.B　3.C　4.E　5.C

第八章　外科围手术期护理

围手术期是指从病人进入外科病房到手术后痊愈出院这段时期。围手术期分为手术前期、手术中期和手术后期。手术前期是指病人入院到进入手术室接受手术的时期；手术中期是指病人进入手术室到手术完毕返回恢复室或病房的时期；手术后期是指病人自手术完毕回到病室直至术后康复出院的时期。围手术期护士的职责包括：①术前评估病人的身心状态，提高病人耐受手术的能力；②术中确保病人安全、顺利地完成手术；③术后帮助病人尽快恢复，防治并发症，早日康复。

按手术期限不同，外科手术分为择期手术、限期手术和急症手术。

手术前病人的护理

浪里淘沙—核心考点

辅助检查

（1）三大常规：血常规可了解有无感染、贫血、血小板减少等。尿常规包括尿液比重和有无红、白细胞等。大便常规可了解粪便颜色、性状和有无寄生虫虫卵、有无出血等。

（2）出凝血功能：包括出凝血时间、血小板计数、凝血酶原时间等。

（3）血液生化：包括肝肾功能，电解质，血糖。如血清谷丙转氨酶、直接或间接胆红素升高者，术前应积极护肝治疗；血清白蛋白<30g/L者，术前须予以纠正；糖尿病病人术前应调整胰岛素用量。

（4）肺功能、心电图：协助评估病人心肺功能，异常者术前应予以控制。

（5）影像学检查：胸部X线检查可了解肺部有无占位性及炎性病变；B超、CT、MRI等检查可明确病变部位、大小、范围、性质。

第九章　外科感染病人的护理

第一节　概　述

外科感染是指需要外科手术治疗的感染性疾病和发生在创伤、烧伤手术、器械检查后的感染。

外科感染的特点：①常发生在创伤或手术后，与体表皮肤和黏膜完整性的破坏紧密关联。②大部分是由几种细菌引起的混合感染。③大部分感染有明显的局部症状和体征。④感染较局限，后期可化脓、坏死等，组织遭受破坏，愈合后留有瘢痕，影响局部功能。

外科感染的结局：局限化、吸收或形成脓肿，转为慢性感染，感染扩散。

一、分类

1. 按致病菌种类分类

（1）**非特异性感染**：又称化脓性感染。常见致病菌为金黄色葡萄球菌、大肠埃希菌、乙型溶血性链球菌和铜绿假单胞菌等。一般先有急性炎症反应，后出现局部化脓，术后感染多属此类。表现为红、肿、热、痛、功能障碍。

（2）**特异性感染**：是指由一种特定的致病菌引起的一种特定性的感染。

> 锦囊妙记：非特异性感染是指一种细菌引起多种感染或多种细菌引起一种感染；特异性感染是指一种细菌只引起一种感染，如破伤风、气性坏疽等。

小试身手 1. 下列属于特异性感染的是

A. 疖　　　　　　　　B. 痈　　　　　　　　C. 淋巴结炎

D. 阑尾炎　　　　　　E. 破伤风

2. 按病变进程分类　急性感染病程多在3周以内，慢性感染持续2个月以上，亚急性感染介于两者之间。

二、病因

外科感染由外界致病微生物侵入人体引起。当皮肤、黏膜受损、营养不良、手术创伤、抗肿瘤治疗和应用免疫抑制剂等造成人体防御功能下降时，寄居在体内的致病菌亦可引起感染。

三、辅助检查

1. 实验室检查

（1）血常规：血白细胞计数、中性粒细胞比例增加，当白细胞计数小于4×10^9/L 或出现未成熟白细胞时，提示病情加重。

（2）血生化：营养状况不佳者检查白蛋白、肝功能等；泌尿系感染者检查尿常规、血肌酐和尿素氮等；疑有免疫功能缺陷者检查细胞和体液免疫。

（3）细菌培养：表浅感染灶取脓液或病灶渗出液做涂片或细菌培养。深部感染灶穿刺抽取脓液，全身性感染时取血、尿或痰液行细菌培养和药物敏感试验。

2. 影像学检查

（1）超声波检查：检查肝胆胰肾、阑尾、乳腺等脏器及胸腹腔、关节腔内有无积液。

（2）X线检查：适用于检测胸腹部或骨关节病变，如肺部感染、胸腹腔积液等。

（3）CT和MRI：有助于实质性脏器病变的诊断，如肝脓肿等。

（4）严重脓毒血症、菌血症或并发休克需连续监测重要脏器功能。

第二节　全身性感染

浪里淘沙—核心考点

全身性感染是指致病菌侵入血液循环并在体内生长繁殖或产生毒素而引起全身性感染或中毒症状。

全身性感染通常指脓毒症和菌血症。脓毒症是指因致病菌引起的全身炎症反应。在此基础上，细菌侵入血液循环，血培养检出致病菌者，称为菌血症。

一、病因

全身性感染的主要原因是致病菌数量大、毒力强、机体抵抗力下降，常继发于严重创伤后和各种化脓性感染，如大面积烧伤、开放性骨折、疖、痈、胆道感染、尿道感染和抗生素和激素使用不当等。**常见致病菌包括：**①**革兰染色阴性杆菌：**最常见，主要为大肠埃希菌、拟杆菌、铜绿假单胞菌、变形杆菌，其次为克雷伯菌、肠杆菌等。②**革兰染色阳性球菌：**常见为金黄色葡萄球菌，其次为表皮葡萄球菌和肠球菌。③无芽孢厌氧菌。④真菌：常见致病菌是白色念珠菌、曲霉菌、毛霉菌、新型隐球菌等。

二、病理生理

1. **革兰染色阴性杆菌感染**　革兰染色阴性杆菌引起的脓毒症较严重，多见于肠道、胆道、泌尿道感染和大面积烧伤。临床特点为全身寒战或间歇发热、四肢湿冷和"三低"（体温不升、低血白细胞计数、低血压），早期可发生感染性休克，且持续时间长。

小试身手 **2.革兰染色阴性杆菌感染的临床特点不包括**

A.寒战高热   B.四肢厥冷

C.低体温、低血压   D.低血白细胞

E.体内形成转移性脓肿

小试身手 **3.革兰染色阴性杆菌脓毒症的临床特点不包括**

A.寒战、发热   B.体温不升

C.白细胞计数上升   D.低血压

E.四肢厥冷

2.革兰染色阳性球菌感染 多见于痈、急性蜂窝织炎等。此类感染易于**经血液播散，可在体内形成转移性脓肿**；感染性休克发生较迟。

3.无芽孢厌氧菌感染 约2/3厌氧菌感染伴需氧菌感染，两类细菌协同作用，组织坏死，形成脓肿，脓液呈臭味。

4.真菌感染 表现类似革兰染色阴性杆菌感染，如高热、寒战、神志淡漠、嗜睡，甚至休克。

三、辅助检查

1.白细胞计数升高或降低、中性粒细胞核左移、幼稚型粒细胞增多，出现中毒颗粒。

2.肝肾功能受损，出现氮质血症、溶血，尿中出现蛋白、管型和酮体。

3.**寒战高热时做血细菌或真菌培养。血中培养出细菌或真菌是明确诊断的重要依据**。病人接受抗感染治疗时一次培养结果可为阴性，因此应多次血培养，提高阳性率。

小试身手 **4.全身化脓性感染抽血做血培养，其最佳时间是**

A.体温达最高点时   B.间歇期

C.寒战、发热时   D.输入抗生素时

E.输入抗生素后

4.如脓液、胸腹水和脑脊液细菌培养获得与血培养相同细菌时，则可明确诊断。

5.怀疑有转移性脓肿时可通过X线、B超、CT检查确定诊断。

第三节　破伤风

浪里淘沙—核心考点

病因

破伤风是由破伤风梭状芽孢杆菌侵入人体伤口并在缺氧环境下生长繁殖、产生

毒素而引起的一种特异性感染。

　　破伤风杆菌也叫破伤风梭菌，广泛存在于泥土和人畜粪便中，是一种革兰染色阳性<u>厌氧芽孢杆菌</u>。破伤风杆菌及其毒素不能侵入正常的皮肤和黏膜，但<u>开放性损伤</u>，如开放性骨折、烧伤，甚至<u>细小的木刺或锈钉刺伤</u>等均可引起破伤风。

　　破伤风杆菌污染伤口后不一定发病，**缺氧环境是发病的主要因素**。

参考答案

1.E　2.E　3.C　4.C

第十章 损伤病人的护理

第一节 概 述

损伤是指各种致伤因素作用于人体所造成的组织结构完整性破坏或功能障碍及其所引起的局部和全身反应。按致伤因子不同，损伤分为机械性、化学性、物理性和生物性损伤，其中最常见的是机械性损伤（又称创伤）。

一、损伤分类

1. **按皮肤完整性分类** 皮肤、黏膜保持完整为**闭合性损伤**；皮肤、黏膜破损为**开放性损伤**。

2. **按致伤原因分类** 如锐器可致切割伤、刺伤、穿透伤等；钝性暴力可致挫伤、挤压伤等；切线动力可致擦伤、裂伤等；枪弹可致火器伤等。

二、创伤修复

组织修复是伤口愈合的基础。修复是创伤病理过程中的最后阶段。不同组织损伤后修复结果不同，如表皮、黏膜、血管内皮细胞增生能力强，而骨骼肌、脂肪等增生能力差。

1. 伤口愈合类型

（1）**一期愈合**（又称原发愈合）：伤口组织修复以原来的细胞组织为主，连接处仅有少量纤维组织。伤口边缘整齐、严密、平滑，呈线状。

（2）**二期愈合**（又称瘢痕愈合）：修复较慢，瘢痕明显。愈合后对局部结构和功能有不同程度的影响。多见于损伤程度重、范围大，坏死组织多，常伴有感染而未经多种外科处理的伤口。

2. **影响创伤愈合的因素** 年龄、伤口特点、感染和异物、营养状况、基础疾病、缝合技术等。

第二节 烧 伤

烧伤泛指由热力、电流、化学物质、激光、放射线等造成的组织损伤。

病理生理

根据烧伤的病理生理反应及其病程演变，烧伤分为3期：

1. **休克期** 严重烧伤后机体**最早的反应是体液渗出**。由于毛细血管通透性增加，血浆渗液向体表渗出，使体液减少，水、电解质、酸碱平衡紊乱，或是渗出液积聚到细胞间隙，形成水肿、水疱。**烧伤后48小时内，病人可死于低血容量性休克**。

小试身手 1.大面积烧伤早期发生的休克多为

A. 神经源性休克   B. 心源性休克

C. 低血容量性休克   D. 感染性休克

E. 过敏性休克

小试身手 2.烧伤后48小时内导致病人死亡的主要原因是

A. 休克   B. 感染

C. 代谢性酸中毒   D. 疼痛

E. 多器官功能衰竭

2. **感染期** 严重烧伤导致皮肤屏障受损以及全身应激反应，机体对致病菌的易感性增加，早期即可发生全身性感染。

3. **修复期** 烧伤早期出现炎症反应的同时机体开始修复。浅度烧伤自行修复，深Ⅱ度烧伤靠残存上皮融合修复，Ⅲ度烧伤须通过皮肤移植修复。

参考答案

1.C   2.A

第十一章 肿瘤病人的护理

概 述

肿瘤是机体细胞在致瘤因素的长期作用下发生过度增殖及异常分化所形成的新生物。

(一)分类

1. **良性肿瘤** 细胞分化成熟，呈膨胀性生长，<u>不发生转移</u>，对人体影响小，除非肿瘤长在重要部位。部分良性肿瘤可恶性变。

2. **恶性肿瘤** 包括癌、肉瘤及胚胎性母细胞瘤等。<u>恶性肿瘤细胞分化不成熟，生长较快，呈浸润破坏性生长，无规律地持续增长，可破坏所在器官并发生转移</u>。

3. **交界性肿瘤** 少数肿瘤在形态上属良性，但呈<u>浸润性生长</u>，切除后易复发。

小试身手 1. 良性肿瘤与恶性肿瘤的根本区别是

A. 肿块硬度   B. 细胞分化程度   C. 生长速度

D. 疼痛程度   E. 表面光滑程度

(二)病因

肿瘤是由多种外源性的致癌因素和内源性的促癌因素长期共同作用的结果。外界因素有生物、化学、物理因素以及不良生活方式和癌前病变。促癌因素包括遗传倾向性、内分泌、免疫和营养因素，心理社会因素可通过影响人体内分泌、免疫功能而诱发肿瘤。

(三)病理

良性肿瘤近似正常细胞，少有核分裂相。<u>恶性肿瘤有去分化或不典型增生，表现为浸润性生长并伴转移</u>。

1. **恶性肿瘤的发生发展** 包括癌前期、原位癌和浸润癌3个阶段。从病理形态上看，癌前期上皮增生明显伴有不典型增生；原位癌局限于上皮层内，未突破基膜，属于早期癌；浸润癌则突破基膜向周围组织浸润、破坏和侵蚀周围正常组织。

2. **肿瘤细胞的分化** 恶性肿瘤细胞分为高分化、中分化和低分化(或未分化)3类。<u>高分化细胞接近正常，恶性程度低；未分化细胞核分裂多，恶性程度高，预后差</u>；中分化的恶性程度介于两者之间。

3. **转移**　扩散途径包括4种：

（1）局部浸润和直接蔓延：肿瘤细胞由原发部位直接侵入邻近组织。

（2）淋巴转移：多数为邻近区域淋巴结转移。

（3）血行转移：由血液循环将原发病灶的癌细胞带到肺、肝、骨骼及脑部，如腹内肿瘤经门静脉转移至肝。

（4）种植转移：肿瘤细胞脱落后在体腔或空腔器官内转移，如肝癌种植转移至盆腔。

4. **生长方式**　良性肿瘤多为膨胀性生长，挤压周围组织，形成包膜样纤维包绕，切除后少有复发。**恶性肿瘤**呈浸润性生长，边界不清，实际扩展范围远较肉眼所见为大，局部切除后易复发。

5. **生长速度**　良性肿瘤生长缓慢，病程长；恶性肿瘤生长快、发展迅速，病程短。

6. 辅助检查

（1）实验室检查

1）一般化验：三大常规、肝功能、BUN测定。

2）**肿瘤标记**：为肿瘤病人体液中出现浓度异常的生化物质。**甲胎蛋白（AFP）对原发性肝癌诊断特异性高**；癌胚抗原（CEA）的动态检测对结肠癌疗效判断有参考价值。

锦囊妙记：考生可将常见肿瘤标记物做一总结：肝癌（AFP），结肠癌（CEA），前列腺癌（PSA），浸润性葡萄胎（HCG）。

（2）**影像学检查**：X线平片、造影检查、超声波显像、CT、MRI等检查能显示肿瘤部位、形态和大小。

（3）**内镜检查**：可直接观察空腔器官、胸腔、腹腔及纵隔等部位的病变，并取活体组织做病理学检查。

（4）**病理检查**：**为肿瘤确诊的方法**，包括细胞学检查和活体组织检查。

小试身手　2. 能定性诊断肿瘤的方法是

A. B超　　　　　　　　　B. X线　　　　　　　　　C. 病理检查

D. 血常规　　　　　　　　E. 肿瘤标记物

（四）肿瘤分期

采用国际抗癌联盟组织提出的TNM分期法。**T代表原发肿瘤，N代表淋巴结，M为远处转移**，根据肿块大小、浸润程度在字母后标以数字0~4，表示肿瘤发展程度。1代表小，4代表大，0代表无。**有远处转移为M_1，无远处转移为M_0。**

小试身手　（3~5题共用备选答案）

A. 原发肿瘤　　　　　　　B. 肿块大小　　　　　　　C. 淋巴结

D. 远处转移　　　　　　　E. 浸润程度

3. TNM分期法中T代表

4. TNM分期法中N代表

5. TNM分期法中M代表

参考答案

1.B　2.C　3.A　4.C　5.D

第十二章 器官移植病人的护理

第一节 概 述

（一）概念

移植术是将来自于自体或异体的组织、器官或细胞移植到身体的某一部位，以恢复被破坏组织器官的结构和功能。

1. 组织移植 指某一组织，如皮肤、肌腱、软骨、骨、血管等，或整体联合的几种组织，如皮肌瓣等的移植术。一般采用游离移植或血管吻合移植以修复某种组织缺损。

2. 器官移植 指移植脏器的部分或全部，保留其解剖学外形轮廓和内部解剖的结构框架，带有主要供血和主干管道。被移植的器官或组织称为移植物。

3. 细胞移植 指移植某种大量游离的具有活力的细胞，输注到受者血管、体腔或组织器官内的方法。其主要适用于补充受者体内某种细胞数量减少或功能缺陷，如输注全血治疗贫血；移植骨髓与造血干细胞治疗白血病等。

（二）分类

1. 提供移植物的个体为供体，分为活体供体和尸体供体；接受移植物的个体为受体。

（1）自体移植：以自身的细胞、组织或器官进行移植，可永久存活。

（2）同质移植：供受者有完全相同的遗传因素（基因），一卵双生的孪生兄弟或孪生姐妹，其组织器官相互移植，可永久存活而不产生排斥反应。

（3）同种异体移植：供体和受体属同一种族，如人的组织或器官移植给另一个人，短时期内可存活，但以后会出现排斥反应，移植物不能永久存活。

（4）异种异体移植：以不同种族动物的组织进行移植，会产生强烈排斥反应。

2. 根据移植方法分类

（1）游离移植：移植物从供体取下时，完全断绝与供体的联系，移植至受体后重新建立血液循环，如游离皮片移植。

（2）带蒂移植：移植物从供体取下后，没有完全脱离，尚有一部分相连，主要包括血管和神经。等移植物在受体上完全建立血液循环后再将蒂切断。

（3）吻合移植：利用血管吻合术将移植物中的血管与受体的血管吻合，使移植器官即刻恢复血液供应，如断肢再植、肾移植和肝移植等。

（4）**输注移植**：将具有活力的细胞输注到受体的血管、体腔或组织器官内的方法，如输血、骨髓移植、干细胞移植、胰岛移植等。

（三）器官移植的术前准备

1. 供者选择

（1）免疫学检测：**ABO型抗原和白细胞抗原**在器官移植后的排斥反应中起决定作用。通过免疫学检测选择移植物，以防发生超急性排斥反应。**移植前须检查**：①血型；②交叉配合及细胞毒性试验；③混合淋巴细胞培养；④人类白细胞抗原血清学测定。

（2）其他：供体年龄50岁以下，无心血管、肾和肝脏疾病，无全身性感染和局部化脓性病灶。

2. 供移植器官的保存　器官移植要求移植有活力的器官，在常温下器官耐受缺氧时间很短，**超过30分钟（肾超过60~90分钟）即可发生不可逆损害**，因此要延长移植器官活力必须迅速改变热缺血（在常温下无血液供应）为冷缺血（在低温下无血液供应）。常用快速低温灌注及保持低温。

小试身手　1. 在常温下，除肾脏外，器官耐受缺血时间超过多长即可发生不可逆损害

A. 10分钟　　　　　B. 20分钟　　　　　C. 30分钟

D. 40分钟　　　　　E. 50分钟

3. 受者准备　年龄在50岁以下，除需移植器官有病外，其他器官功能良好，无胃、十二指肠溃疡和全身性疾病，无恶性肿瘤，能承受大手术。术前加强营养，防治感染，做好心理护理和各系统检查，检查血型和HLA配型，根据医嘱使用免疫抑制剂。

小试身手　2. 器官移植术前，受者准备的描述，**错误**的是

A. 年龄在60岁以下　　　B. 术前预防感染

C. 术前加强营养　　　　D. 进行血型和HLA配型

E. 根据医嘱应用免疫抑制药

4. 病房准备　术前1日使用甲醛或乳酸熏蒸消毒病室空气，室内物品、器具用**0.5%过氧乙酸擦拭**，准备好隔离衣、鞋、帽、口罩，洗手用消毒液，遵医嘱使用抗生素、各种免疫抑制剂等。

小试身手　3. 下列有关器官移植术前病室准备**不正确**的是

A. 病室空气用甲醛或乳酸熏蒸消毒

B. 用75%乙醇擦拭室内物品

C. 备好隔离衣、鞋、帽、口罩、洗手用消毒液

D. 备好抗生素药物

E. 备好免疫抑制药

（四）排斥反应

1. 概念　同种异体移植的器官在短期内可存活，但时间久就会发生坏死，这是由于移植物引起免疫反应所致。体内除红细胞抗原A和抗原B外，组织细胞膜上也存在着人类白细胞抗原（简称HLA抗原）。移植物细胞表面的HLA抗原和受体的致敏淋巴细胞相遇，会发生对抗而引起排斥反应。

2. 分类

（1）超急性排斥反应：由于受者体内已有抗供者组织抗原的抗体，移植术后24小时内或更短时间内发生，移植器官形成广泛血栓，切面可见严重的弥漫性出血，移植器官功能迅速衰竭。

（2）急性排斥反应：由T细胞介导的免疫反应引起，多发生在移植术后第5天至6个月内，并在几周或术后1年内，多次反复发生。主要表现为发热，出现局部炎性反应，如移植物肿胀、疼痛、白细胞增加、小血管栓塞、移植器官功能下降或丧失等。

（3）慢性排斥反应：移植后数月至数年内，移植器官功能逐渐减退，最后功能完全丧失。

> 锦囊妙记：关于排斥反应的类型，可简单记为：发生在移植术后24小时内的为超急性，移植术后6个月内为急性，6个月以后为慢性排斥反应。

3. 排斥反应的防治

（1）组织配型：首先选择血型相同，其次进行组织配型试验。

（2）免疫抑制剂：使用免疫抑制剂推迟排斥反应发生，延长移植器官的存活时间。免疫抑制剂包括硫唑嘌呤、肾上腺皮质类固醇药物、抗淋巴细胞球蛋白、环磷酰胺等。

第二节　肾移植

浪里淘沙—核心考点

肾移植的治疗原则是做好受者与供者的选择和评估，做好术前准备，术中及术后严格无菌操作，实施保护性隔离（保护性隔离是保护病人避免感染的有效方法），使用抗生素、免疫抑制剂及全身营养支持，防治术后并发症。

参考答案

1.C　2.A　3.B

第十三章　颈部疾病病人的护理

第一节　解剖生理概要

一、解剖

甲状腺位于甲状软骨下方、气管两旁，左右两叶以峡部相连，由内层被膜（甲状腺固有被膜）、外层被膜（甲状腺外科被膜）包裹，两层被膜的间隙内有疏松结缔组织，甲状腺的动静脉、淋巴、神经和甲状旁腺，手术时分离甲状腺即在两层被膜之间进行。正常情况下，甲状腺不易摸到。由于甲状腺借外层被膜固定于气管和环状软骨上，因此，做吞咽动作时，甲状腺随之上下移动，临床上常以此鉴别颈部肿块是否与甲状腺有关。

甲状腺血供丰富，主要来自甲状腺上动脉和甲状腺下动脉。甲状腺的淋巴液汇入颈深淋巴结。

声带运动由来自迷走神经的喉返神经支配。喉上神经也来自迷走神经，内支（感觉支）分布于喉黏膜，外支（运动支）支配环甲肌，使声带紧张。

二、生理

甲状腺有合成、贮存和分泌甲状腺素的功能。甲状腺素分四碘甲状腺原氨酸（T_4）和三碘甲状腺原氨酸（T_3）两种，与体内的甲状球蛋白结合，贮存在滤泡中。释放入血的甲状腺素与血白蛋白结合，其中90%为T_4，10%为T_3。甲状腺素的主要作用是促进蛋白质、脂肪和糖类的分解，促进生长发育和组织分化。

第二节　甲状腺功能亢进症

甲状腺功能亢进症（简称甲亢）是由各种原因导致正常甲状腺素分泌的反馈机制丧失，引起循环中甲状腺素过多而出现以全身代谢亢进为主要特征的疾病。

引起甲亢的原因分3类。①原发性甲亢：最常见，指在甲状腺肿大的同时出现功能亢进症状。好发年龄为20~40岁。腺体弥漫性肿大，两侧对称，伴眼球突出，故又称"突眼性甲状腺肿"。②继发性甲亢：较少见，指在结节性甲状腺肿基础上发生甲亢。年龄多在40岁以上。肿大腺体呈结节状，两侧不对称，无眼球突出，易发生心肌损害。③高功能腺瘤：少见。

> 锦囊妙记：原发性甲亢是指在甲状腺肿大的同时出现甲亢症状，继发性甲亢是指先出现肿大症状，后出现甲亢症状。

一、病因病理

原发性甲亢是一种自身免疫性疾病。甲亢的病理学改变为甲状腺腺体内血管增多、扩张，淋巴细胞浸润。滤泡壁细胞呈高柱状增生，形成乳头状突起伸入滤泡腔内，而滤泡腔内胶体减少。

二、辅助检查

1. **基础代谢率**　根据脉压和脉率计算。**常用计算公式：基础代谢率%=（脉率+脉压）－111**。正常值为 ±10%，+20%~+30%为轻度甲亢，+30%~+60%为中度甲亢，+60%以上为重度甲亢。**基础代谢率测定必须在清晨空腹静卧时进行。**

　小试身手　1. 基础代谢率的常用计算公式为

A. 基础代谢率=脉率×脉压－111

B. 基础代谢率=（111－脉压）+脉率

C. 基础代谢率=（脉率－脉压）－111

D. 基础代谢率=（脉率+脉压）－111

E. 基础代谢率=（脉率－脉压）×111

　小试身手　2. 患者，男性，16岁，甲状腺功能亢进，入院查体：甲状腺肿大，血压130/70mmHg，脉搏100次/分。该患者的基础代谢率为

A. 19%　　　　　　　　B. 29%　　　　　　　　C. 39%

D. 49%　　　　　　　　E. 59%

2. 甲状腺摄^{131}I率　正常甲状腺24小时内摄取的^{131}I量为人体总量的30%~40%，若2小时内摄^{131}I量超过25%，或24小时内超过50%，并且吸^{131}I高峰前移，可诊断为甲亢。

3. **血清T_3、T_4含量测定**　血清TSH测定是国际上公认的诊断甲亢的首选指标，一般甲亢病人TSH小于0.1mIU/L。甲亢时，血清T_3可高于正常值的4倍左右，上升较早而快；而T_4上升则较迟缓，仅高于正常的2.5倍。T_3的测定对甲亢的诊断具有较高的敏感性。

第三节　甲状腺肿瘤

浪里淘沙—核心考点

甲状腺腺瘤是最常见的甲状腺良性肿瘤，多见于40岁以下女性。根据病理形态学分为滤泡状和乳头状囊性腺瘤。前者多见，周围有完整包膜，后者少见，不易

与乳头状腺癌区分。

甲状腺癌是最常见的甲状腺恶性肿瘤，多数起源于滤泡上皮细胞。按病理类型分为：①**乳头状腺癌**：多见于30~45岁女性，恶性程度低，生长缓慢，较早出现颈部淋巴结转移，预后较好。②滤泡状腺癌：预后差。③未分化癌：**高度恶性**，发展迅速，早期即可发生颈部淋巴结转移，侵犯气管、喉返神经、食管，经血运转移到肺、骨等处，预后很差。④髓样癌：较少见。

第四节　其他常见颈部肿块

浪里淘沙—核心考点

1. 甲状腺舌管囊肿　多见于15岁以下儿童，舌骨下方出现1~2cm圆形囊性肿块，边界清楚，表面光滑，有囊性感，无痛，吞咽或伸缩舌时随之上下移动。应彻底切除囊肿及其残留的管状结构。

2. 颈淋巴结结核　多见于儿童和青年，表现为低热、盗汗、食欲低下、消瘦，颈部淋巴结出现肿大，可融合成团或形成串珠状肿块，最后发生干酪样坏死、液化，形成寒性脓肿，破溃后形成经久不愈的潜行性窦道、慢性溃疡。可切除少数局限、活动的淋巴结；寒性脓肿可穿刺抽脓，再注入抗结核药物；窦道或溃疡无继发感染时予以切除，再应用抗结核药物。

3. 慢性淋巴结炎　多继发于头面颈的炎性病变，肿大淋巴结常散在颈侧区，黄豆大小、较扁平，质软或中等，表面光滑、活动。当原发病灶炎症得到控制，肿大淋巴结多自行消退；长期肿大者应穿刺或切除肿大淋巴结做病理检查，以排除结核或肿瘤。

4. 恶性淋巴癌　来源于淋巴组织恶性增生的实体瘤，多见于男性青壮年。肿大淋巴结常先出现于颈侧区，继之融合成团，生长迅速，且伴腋窝、腹股沟等处淋巴结肿大、肝脾肿大、发热。根据淋巴结病理检查可确诊。

5. 转移性肿瘤　约占颈部恶性肿瘤的3/4，**最常见的为鼻咽癌和甲状腺癌转移**。肿大的淋巴结坚硬，表面不平、固定。锁骨上窝转移性肿瘤的原发病灶多在胸腹部，胃肠道、胰腺癌肿多经胸导管转移至左锁骨上淋巴结。

6. 腮腺混合瘤　是一种含有腮腺组织、黏液和软骨样组织的腮腺肿瘤，多见于青壮年。位于耳垂下方，较大时向颈部延伸，呈硬结状，与皮肤或基底组织无粘连，可推动。生长缓慢，但若恶变则生长迅速，并与周围组织粘连而固定。晚期可破溃、疼痛或出现面神经麻痹，伴颈淋巴结转移。应早期手术切除。

参考答案

1.D　2.D

第十四章　乳房疾病病人的护理

第一节　解剖生理概要

一、解剖

乳房呈半球形，是成年女性的性征器官，位于前胸第2~6肋水平浅筋膜浅深层之间。乳头位于乳房中央，周围色素沉着区为乳晕。

乳腺由15~20个腺叶组成，每个腺叶分成若干个腺小叶，腺小叶由小乳管和腺泡组成，是乳腺的基本单位。每个腺叶有各自汇总的导管（大乳管），呈放射状向乳晕集中，开口于乳头。大乳管靠近开口的1/3段略为膨大，是乳管内乳头状瘤的好发部位。腺叶、腺小叶和腺泡间由结缔组织分隔，腺叶之间的纤维束与皮肤垂直，上连浅筋膜浅层，下连浅筋膜深层，称Cooper韧带（乳房悬韧带），支持和固定乳房。

二、生理

乳腺生理活动受腺垂体、卵巢和肾上腺皮质等分泌的激素的影响。妊娠和哺乳期乳腺增生，腺管伸长，腺泡分泌乳汁；哺乳期后乳腺处于相对静止状态。育龄女性在月经周期的各个阶段，乳腺生理状态随激素水平呈周期性变化。绝经后腺体萎缩，由脂肪组织所替代。

第二节　乳腺癌

乳腺癌是我国女性发病率最高的恶性肿瘤。

一、病因

病因未完全明确，研究显示：雌酮和雌二醇与乳腺癌的发生直接相关。

乳腺癌发病的高危因素：①有乳腺癌家族史：一级亲属有患乳腺癌病史，发病危险性增加2~3倍；②内分泌因素：月经初潮早于12岁、绝经期迟于50岁、40岁以上未孕或初次足月产迟于35岁；③乳房良性疾病：乳腺小叶上皮高度增生或不典型增生；④营养过剩、肥胖、高脂饮食：可增加雌激素对乳腺上皮细胞的刺激，从而增加发病机会；⑤环境因素和生活方式。

二、病理

1. 病理类型：①**非浸润性癌**：属早期，预后较好；②早期浸润性癌：属早期，预后较好；③浸润性特殊癌：预后尚好；④**浸润性非特殊癌**：**最常见**，占70%~80%，分化低，预后差。

2. 转移途径

（1）局部扩展：癌细胞沿导管或筋膜间隙蔓延，继而侵犯Cooper韧带和皮肤。

（2）**淋巴转移**：原发癌灶位于乳头、乳晕区及乳房外侧者约80%发生**腋窝淋巴结转移**；位于乳房内侧者约70%发生胸骨旁淋巴结转移。癌细胞也可通过逆行途径转移到对侧腋窝或腹股沟淋巴结。

（3）**血运转移**：癌细胞经淋巴途径侵入静脉或直接侵入血循环而发生远处转移。一般转移至肺、骨骼和肝。早期和晚期乳腺癌均可通过**血运转移**。

第三节　乳房良性肿块

浪里淘沙—核心考点

一、乳房囊性增生病

本病多见于中年女性，是乳腺组织的良性增生，增生可发生在腺管周围并伴囊肿形成，或腺管内出现乳头状增生，伴乳管囊性扩张，发生在小叶实质者主要为乳管及腺泡上皮增生。病因包括：①机体女性激素代谢障碍，特别是雌孕激素比例失调致乳腺实质过度增生和复旧不全。②部分乳腺实质成分中女性激素受体的质和量异常致乳房各部分增生程度参差不齐。

主要表现为乳房胀痛和肿块，部分病人有周期性，**与月经周期有关**，多数为月**经前疼痛加重，月经来潮后减轻或消失**。体检发现一侧或双侧乳房弥漫性增厚，肿块大小不一，呈颗粒状、结节状或片状，质韧而不硬，增厚区与周围组织分界不清。本病发展缓慢，病程较长。

小试身手　1. 患者，女性，30岁，月经来潮期间出现乳房胀痛半年。两侧乳房内可触及多个大小不等、质地坚韧的结节状肿块，应首先考虑为

A. 乳腺癌　　　　　　　B. 乳房囊性增生病

C. 乳房纤维瘤　　　　　D. 乳管内乳头状瘤

E. 乳房脂肪瘤

以对症治疗为主，可用疏肝理气、调和冲任及调整卵巢功能的中药治疗。如果肿块无明显消退或怀疑局部病灶有恶变者，手术切除并做快速病理检查。若有不典型增生，对侧有乳腺癌或有乳腺癌家族史等高危因素者，以及年龄大，肿块周围乳腺组织增生明显者，做单纯乳房切除术。

二、乳房纤维腺瘤

本病发生于卵巢功能期，因小叶内纤维细胞对雌激素的敏感性增加，可能与纤维细胞所含雌激素受体的量和质异常有关。**好发年龄为20~25岁**，乳房外上象限多见，多为单发。病人常无明显症状，仅**发现肿块，质似硬橡皮球的弹性感，表面光滑，易于推动，缓慢增长**。月经周期对肿块大小无影响。**手术切除是治疗乳房纤维腺瘤的唯一有效办法**。

三、乳管内乳头状瘤

多见于40~50岁的经产妇。多数病例发生在大乳管近乳头的壶腹部，瘤体小，带蒂，有绒毛，有很多壁薄的血管，所以易出血。发生于中小乳管的乳头状瘤常位于乳房周围区域。病人一般无明显症状，常因**乳头溢液污染衣服**而引起注意，**溢液为血性**、暗棕色或黄色液体。肿瘤多数较小，常不能触及。治疗以手术治疗为主。

参考答案

1.B

第十五章　腹外疝病人的护理

第一节　概　述

浪里淘沙—核心考点

疝是指体内某个脏器或组织离开其正常解剖部位，通过先天或后天形成的薄弱点、缺损或孔隙进入另一部位。疝多发生于腹部，以腹外疝多见。腹外疝是由腹内脏器或组织连同腹膜壁层，经腹壁薄弱点或孔隙向体表突出而形成。

一、病因

包括两个主要原因：
1. **腹壁强度降低**　包括先天性和后天性。
2. **腹内压力增高**　常见原因包括慢性便秘、咳嗽、排尿困难等。

二、病理解剖

腹外疝由疝环、疝囊、疝内容物和疝外被盖组成。疝内容物是进入疝囊的腹内脏器或组织，**小肠最多见**，其次为大网膜，盲肠、阑尾、乙状结肠、横结肠、膀胱较少见。

小试身手　1. 疝内容物最多见的是
A. 小肠　　　　　　　B. 大网膜　　　　　　C. 盲肠
D. 阑尾　　　　　　　E. 乙状结肠

三、临床分类

1. **易复性疝**　是指疝内容物**很容易回纳入腹腔**。
2. **难复性疝**　是指疝内容物**不能或不完全能回纳入腹腔**。
3. **嵌顿性疝**　疝环较小而腹内压突然增加，疝内容物强行扩张囊颈进入疝囊，随后疝囊颈弹性收缩，内容物被卡住，使其**不能回纳，称为嵌顿性疝**。
4. **绞窄性疝**　嵌顿若未能及时解除，**肠管及其系膜受压程度不断加重可使动脉血流减少，最后导致完全阻断**，即为绞窄性疝。

锦囊妙记：易复性疝是指疝内容物进入疝囊后自己回纳；难复性疝是指疝内容物进入疝囊后需要外力送回；嵌顿性疝是指疝内容物卡住，不能回纳；绞窄性疝是指疝内容物嵌顿，缺血坏死。

第二节 常见腹外疝

浪里淘沙—核心考点

一、腹股沟疝

腹股沟疝分为斜疝和直疝，**其中斜疝多见**。疝囊经过腹壁下动脉外侧的腹股沟管内环（深环）突出，向内下、向前斜行经过腹股沟管，再穿出腹股沟管外皮下环（浅环），并进入阴囊者，称为腹股沟斜疝。疝囊经腹壁下动脉内侧的直疝三角区直接由后向前突出形成的疝为腹股沟直疝。直疝不经过内环，也不进入阴囊。

二、股疝

股疝为疝囊通过股环、经股管向股部卵圆窝突出形成，**多见于40岁以上妇女。妊娠导致腹内压增高是引起股疝的主要原因。故股疝最易嵌顿**。

小试身手 2.最容易发生嵌顿的腹外疝是

A. 脐疝 　　　　　 B. 股疝 　　　　　 C. 切口疝

D. 腹股沟直疝 　　　　 E. 腹股沟斜疝

三、脐疝

脐疝是疝囊通过脐环突出形成，分为小儿脐疝和成人脐疝，**以小儿脐疝多见**。小儿脐疝是因脐环闭锁不全或脐部组织不够坚韧，**小儿经常啼哭和便秘导致腹内压增高而诱发**。

四、切口疝

切口疝是发生于腹壁手术切口处的疝。**腹壁切口疝多见于腹部纵行切口者**。

参考答案

1.A　2.B

第十六章　急性化脓性腹膜炎病人的护理

第一节　急性化脓性腹膜炎

腹膜炎是由细菌性、化学性或物理性损伤等引起的壁腹膜与脏腹膜的炎症，是一种常见的外科急腹症。按发病机制分为原发性与继发性两类。

一、病因、病理生理

临床上的**急性腹膜炎多指继发性的急性化脓性腹膜炎**。腹内空腔脏器穿孔、外伤引起的腹壁或内脏破裂是最常见原因。腹内脏器缺血及炎症扩散如绞窄性疝、绞窄性肠梗阻，以及急性阑尾炎、急性胰腺炎时含有细菌的渗出液在腹腔内扩散，也是引起继发性腹膜炎的常见原因。**引起继发性腹膜炎的病原菌以大肠埃希菌最多见。原发性腹膜炎，腹腔内无原发病灶，** 病原菌多为溶血性链球菌、肺炎双球菌或大肠埃希菌，经血运播散、泌尿道感染直接扩散、经女性生殖道上行感染等途径扩散至腹膜腔，引起腹膜炎。

小试身手　1.引起继发性腹膜炎最常见的致病菌是

A.大肠埃希菌　　　　　　　B.厌氧拟杆菌

C.金黄色葡萄球菌　　　　　D.链球菌

E.肺炎双球菌

小试身手　2.原发性腹膜炎最常见的致病菌是

A.大肠埃希菌和变形杆菌

B.溶血性链球菌和肺炎双球菌

C.厌氧菌和链球菌

D.铜绿假单胞菌和葡萄球菌

E.大肠埃希菌和厌氧菌

小试身手　3.原发性腹膜炎与继发性腹膜炎的主要区别是

A.腹痛性质不同　　　　　　B.有无全身感染征象

C.感染的细菌不同　　　　　D.有无腹膜刺激征

E.腹腔有无原发病灶

二、辅助检查

白细胞计数及中性粒细胞比例升高，病情危重者仅中性粒细胞比例升高，出现中毒颗粒。

立位腹平片见小肠胀气并<u>**有多个小液平面**</u>，为肠麻痹征象；**胃肠穿孔时膈下有游离气体**，<u>B超检查见腹腔内有不等量液体</u>。B超引导下腹腔穿刺抽液或腹腔灌洗有助于判断病因，如<u>结核性腹膜炎为草绿色透明腹水</u>，胃、十二指肠穿孔为黄色、浑浊、含胆汁、无臭味的抽出液，急性重症胰腺炎抽出液为血性、胰淀粉酶含量高，绞窄性肠梗阻抽出液为血性、臭味重，**如抽出液为不凝血，提示腹腔内出血**。

第二节　腹腔脓肿

浪里淘沙—核心考点

腹腔脓肿一般继发于急性化脓性腹膜炎或腹腔内手术后，多位于原发病灶附近，以膈下脓肿和盆腔脓肿多见。

一、膈下脓肿

病因病理　脓液积聚于一侧或两侧膈肌下与横结肠及其系膜的间隙内。病人平卧时，左膈下间隙较低，急性腹膜炎时脓液易积聚于此。细菌经门静脉和淋巴系统到达膈下。膈下感染可引起反应性胸腔积液，或经淋巴途径蔓延到胸腔引起胸膜炎，穿破胸腔时引起脓胸；脓肿穿透消化道管壁引起反复出血、肠瘘或胃瘘；若病人机体抵抗力低下可并发脓毒症。

二、盆腔脓肿

病因病理　盆腔处于腹腔最低位，腹腔内的炎性渗出物或脓液易积聚于此。盆腔腹膜面积小，吸收毒素能力差，故盆腔脓肿时全身中毒症状较轻。

参考答案

1.A　2.B　3.E

第十七章 腹部损伤病人的护理

概 述

一、分类

腹部损伤分为开放性损伤和闭合性损伤。

二、病因病理

腹部损伤的严重程度及范围取决于暴力强度、速度、着力部位等，也与解剖特点、内脏原有改变等有关。肝、脾及肾的组织结构脆弱、血供丰富、位置比较固定，受到暴力打击后容易破裂；上腹受到碰撞、挤压，胃窦、十二指肠水平部或胰腺被压在脊柱上而断裂；上段空肠、末段回肠等固定部分易受损；空腔脏器在充盈时易破裂。

小试身手 1.腹部内脏中最容易受损伤的脏器是

A. 肾　　　　　　　B. 脾　　　　　　　C. 肠

D. 肝　　　　　　　E. 胰

三、辅助检查

1. **实验室检查**　红细胞、血红蛋白、血细胞比容下降，提示腹腔内出血。空腔脏器破裂时，白细胞计数和中性粒细胞比例升高。血、尿淀粉酶升高提示胰腺或胃肠道损伤。血尿提示泌尿系损伤，但其程度与伤情不成正比。

2. 影像学检查

（1）**B超检查**：用于对肝、脾、胰、肾等实质性脏器损伤的诊断。若发现腹腔内积液和积气，提示空腔脏器破裂或穿孔。

（2）**X线检查**：可了解有无气胸、腹腔游离气体、腹腔内积液以及有无肋骨骨折、腹膜后积气或腰大肌影消失等。

（3）CT检查：能清晰显示实质性脏器的损伤和程度。

3. **诊断性腹腔穿刺和腹腔灌洗术**　诊断阳性率达90%。腹腔穿刺抽出不凝固血提示实质性脏器或大血管破裂；抽出液若为胃内容物、浑浊腹水、胆汁或尿液等，可依此推断哪类脏器受损。胰腺或十二指肠损伤时，穿刺液中淀粉酶含量升高。

参考答案

1.B

第十八章　胃、十二指肠疾病病人的护理

第一节　解剖生理概要

一、胃的解剖生理

胃位于腹腔左上方，为一弧形囊状器官，上与食管相连，入口为贲门、出口为幽门，下与十二指肠连接。**胃癌好发于胃窦部，溃疡病大出血的好发部位为幽门部。胃的主要作用是储存和消化食物**。胃壁从外向内依次为浆膜层、肌层、黏膜下层和黏膜层。肌层在贲门和幽门处增厚形成贲门和幽门括约肌。黏膜下层有丰富的血管、淋巴管和神经丛。黏膜层有丰富的腺体，由功能不同的细胞组成：①主细胞：分泌胃蛋白酶和凝乳酶原；②壁细胞：分泌盐酸和抗贫血因子；③黏液细胞：分泌碱性黏液，有保护黏膜对抗胃酸腐蚀作用，胃底和胃体部由主细胞、壁细胞和黏液细胞组成，而胃窦只含黏液细胞。④胃窦部腺体有 G 细胞，分泌促胃液素；⑤胃底部有功能不明的嗜银细胞。

二、十二指肠的解剖生理

十二指肠位于胃和空肠之间，呈"C"形，长约25cm，分为球部、降部、水平部和升部。**球部是十二指肠溃疡的好发部位，十二指肠溃疡穿孔最常发生在十二指肠前壁**。十二指肠能分泌碱性的十二指肠液，内含肠蛋白酶、乳糖酶、脂肪酶等，还能分泌促胃液素、肠抑肽、胆囊收缩素等。

第二节　胃、十二指肠溃疡的外科治疗

病因病理

溃疡病的**主要病因是胃酸分泌过多与胃黏膜屏障受损**。幽门螺杆菌导致消化性溃疡的原因是引起胃黏膜炎症反应、释放促胃液素的反馈抑制机制发生障碍，抑制生长抑素释放，促进胃酸分泌。此外，持续精神紧张、忧虑、过度脑力劳动与溃疡发病有关。

本病为慢性溃疡，多为单发，胃、十二指肠壁形成局限性圆形或椭圆形缺损，直径常小于2cm，可深达肌层。若溃疡向深层侵蚀，可引起出血或穿孔，幽门处较大溃疡愈合后形成瘢痕致幽门狭窄。

第三节 胃 癌

浪里淘沙—核心考点

一、病因病理

病因未明确，可能与胃溃疡、萎缩性胃炎、胃息肉、环境、饮食及遗传因素有关。**胃幽门螺杆菌也是重要因素之一。**

胃癌好发于胃窦部。根据大体型态，胃癌分为早期胃癌和进展期胃癌。早期胃癌分隆起型、浅表型和凹陷型。进展期胃癌分为结节型、溃疡局限型、溃疡浸润型和弥漫浸润型。按照组织学分型分为腺癌（包括肠型和弥漫型）、乳头状腺癌、管状腺癌、黏液腺癌、印戒细胞癌、腺鳞癌、鳞状细胞癌、小细胞癌、未分化癌、其他类型。胃癌绝大部分为腺癌。

二、辅助检查

X线气钡双重对比检查可发现较小而表浅病变。**纤维胃镜是诊断早期胃癌的有效方法，可直接观察病变部位，并做活检明确诊断。**

锦囊妙记：除胃肠穿孔首选X线外，其余所有的胃病（胃炎、胃溃疡、胃癌）均首选胃镜。

第十九章 肠疾病病人的护理

第一节 解剖生理概要

浪里淘沙—核心考点

一、小肠的解剖生理

小肠包括十二指肠、空肠和回肠，空肠大部分位于上腹部，回肠位于左下腹和盆腔，末端连接盲肠。小肠是消化和吸收食物的主要部位，小肠黏膜分泌碱性肠液，食糜在小肠内被分解为葡萄糖、氨基酸、短肽和脂肪酸等，经小肠黏膜吸收。小肠分泌多种胃肠激素，如胰液素、胰高血糖素、抑胃多肽、生长抑素、胃动素、缩胆囊素、血管活性肠多肽、促胃液素等。肠淋巴组织在肠道抗原物质刺激下产生局部免疫防御反应，肠固有层浆细胞分泌多种免疫球蛋白，主要是IgA。

二、阑尾的解剖生理

阑尾起自盲肠根部，呈蚯蚓状，其体表投影是脐与右髂前上棘连线中外1/3交界处，称为麦氏点。阑尾动脉属无侧支的终末动脉，当血运障碍时易致阑尾坏死。

三、大肠的解剖生理

大肠包括盲肠、阑尾、结肠、直肠和肛管五部分，是消化道的下段，结肠包括盲肠、升结肠、横结肠、降结肠和乙状结肠。在回肠进入盲肠处，黏膜和环形肌折叠成回盲瓣，能阻止大肠内容物反流入小肠，并能控制食物残渣进入大肠的速度。结肠静脉分别经肠系膜上、下静脉汇入门静脉。结肠主要生理功能是吸收水分，储存和转运粪便，吸收部分电解质和葡萄糖。结肠内存在大量细菌，细菌利用肠内物质合成维生素K、维生素B复合物和短链脂肪酸等，供机体所需。

第二节 急性阑尾炎

浪里淘沙—核心考点

一、病因病理

急性阑尾炎最常见病因是阑尾管腔阻塞，阻塞的原因包括阑尾壁内淋巴小结增生、粪石、异物、炎性狭窄、寄生虫、胃肠道功能紊乱等。

急性阑尾炎分为单纯性阑尾炎、化脓性阑尾炎、坏疽性及穿孔性阑尾炎、阑尾周围脓肿，**其中最严重的是坏疽型。**

<u>小试身手</u> 1.急性阑尾炎最常见的病因

A. 免疫力低下　　　　　　B. 胃肠道功能紊乱

C. 淋巴小结增生　　　　　D. 阑尾管腔阻塞

E. 粪石压迫阑尾

二、辅助检查

急性阑尾炎时结肠充气试验阳性；腰大肌试验阳性提示阑尾位置较深。闭孔内肌试验阳性提示阑尾靠近闭孔内肌；盆腔阑尾炎症时直肠指诊右前壁压痛。

1.**实验室检查**　血常规显示白细胞计数、中性粒细胞比例升高；当盲肠后位阑尾炎累及输尿管时，尿常规可见少量红细胞和白细胞。

2.**影像学检查**　B超、CT检查协助诊断阑尾周围脓肿。

第三节　肠梗阻

<u>浪里淘沙—核心考点</u>

肠内容物不能正常运行或通过发生障碍，称为肠梗阻。

一、病因及分类

1.**按发生的基本病因**　分为机械性肠梗阻、动力性肠梗阻、血运性肠梗阻，其中机械性肠梗阻最常见。动力性肠梗阻又可分为麻痹性肠梗阻和痉挛性肠梗阻。

2.**<u>按肠壁有无血运障碍</u>**　分为单纯性肠梗阻和绞窄性肠梗阻。

<u>小试身手</u> 2.单纯性肠梗阻与绞窄性肠梗阻的主要区别是

A. 梗阻的部位不同　　　　B. 梗阻的时间不同

C. 梗阻的程度不同　　　　D. 肠管壁有无血运障碍

E. 有无并发症

3.**按梗阻部位**　分为高位或低位肠梗阻，**高位肠梗阻发生在空肠上段。**

二、病理生理

机械性肠梗阻时，梗阻以上肠蠕动增强，肠腔积液积气；梗阻以下肠管瘪陷、空虚或仅有少量粪便。若肠腔内压力不断升高，肠壁静脉回流受阻，当动脉血运障碍时肠管缺血坏死。

由于频繁呕吐、大量消化液潴留在肠腔内，引起严重脱水、电解质紊乱和代谢性酸中毒。由于肠壁血运障碍引起严重腹膜炎和中毒，最终引起感染性休克。

三、辅助检查

1.**实验室检查**　血红蛋白及血细胞比容升高，尿比重增高。绞窄性肠梗阻时白细胞和中性粒细胞增加。肠梗阻晚期血气分析和血清电解质异常。

　　2. X线检查　腹部平片**可见多个阶梯状排列的气液平面**。绞窄性肠梗阻可见孤立突出胀大的肠袢，且不受体位影响或有假肿瘤阴影。

> 锦囊妙记：肠梗阻时，胃内容物不能通行，在肠腔内细菌的作用下分解产生气体和液体，气体在上，液体在下，即为气液平面。

　　小试身手（3~4题共用题干）

　　A. 腹胀均匀，肠鸣音减弱或消失

　　B. 肠鸣音亢进，有气过水声

　　C. 腹胀不对称，肠鸣音减弱或消失

　　D. 肠鸣音消失，腹部有移动性浊音

　　E. 腹胀不明显，肠鸣音亢进

　　3. 机械性肠梗阻表现为

　　4. 麻痹性肠梗阻表现为

四、常见的机械性肠梗阻

　　1. 粘连性肠梗阻　常在腹腔手术、炎症、创伤、出血、异物等引起肠粘连的基础上，由于肠功能紊乱、饮食不当、剧烈运动、体位改变等诱发肠梗阻，临床上有典型的机械性肠梗阻表现。一般采用非手术治疗，严密观察病情，若症状加重或出现肠绞窄，应及时手术治疗。

　　2. 蛔虫性肠梗阻　是蛔虫聚集成团堵塞肠腔引起肠梗阻，多为不完全性梗阻。多见于2~10岁儿童，驱虫治疗不当为诱因。脐周出现阵发性疼痛或呕吐，腹胀不明显，腹部扪及条索状肿块，肠鸣音亢进，腹部X线有成团的虫体阴影。主要采用非手术治疗，如无效或发生腹膜炎者，考虑手术治疗。

　　3. 肠扭转　是一段肠袢沿其系膜长轴旋转引起的闭袢性肠梗阻。小肠扭转多见于青壮年，**饱餐后剧烈运动而发病**。表现为脐周突发剧烈绞痛，腹痛牵涉腰背痛，频繁呕吐，腹胀不对称，病人早期即可发生休克，腹部检查可扪及压痛、扩张肠袢。肠扭转极易发生绞窄性肠梗阻，应及时手术治疗。

　　小试身手　5. 患者，男，21岁。餐后打球时突发脐周绞痛，面色苍白，大汗淋漓，腹部拒按。首先考虑的疾病是

　　A. 胃溃疡急性穿孔　　　　B. 肠扭转　　　　　　　　C. 肠套叠

　　D. 急性胰腺炎　　　　　　E. 急性阑尾炎

　　4. 肠套叠　一段肠管套入相连的肠腔内称为肠套叠。多见于2岁以内的儿童，以回肠末端套入结肠最多见。常为突然发作剧烈的阵发性腹痛，**伴呕吐和果酱样血便**，腹部可扪及腊肠形、稍有压痛的腹部肿块。**X线空气或钡剂灌肠检查**可见空气或钡剂在套叠远端受阻呈**"杯口状"阴影**。早期空气或钡剂灌肠复位，如复位不成

功或病程超过48小时或出现肠坏死、肠穿孔，及时手术治疗。

小试身手 6. 小儿肠套叠大便的特点是

A. 黏液便   B. 脓血便   C. 柏油样便

D. 陶土便   E. 果酱样血便

小试身手 7. 患儿，女，6个月，因阵发性哭闹，右上腹触及腊肠样包块，怀疑为肠套叠。首选的检查是

A. 结肠镜检   B. 空气灌肠   C. 直肠活检

D. 腹部CT   E. 钡剂灌肠

第四节 肠 瘘

浪里淘沙—核心考点

肠瘘是肠管与其他空腔脏器、体腔或体表形成异常通道，肠内容物由此进入其他脏器、体腔或体外，引起感染、体液丧失、内稳态破坏，器官功能受损及营养不良。瘘管开口于腹壁皮肤者称肠外瘘；瘘管与腹内其他脏器或肠管相通称为肠内瘘。

一、病因病理

肠瘘的常见原因是肠管的病变和创伤。有些疾病治疗需要肠造瘘，如空肠造瘘、结肠造瘘。**高位肠瘘水、电解质丢失和紊乱较严重，可发生脱水和低血容量性休克。低位肠瘘继发感染明显**，而水、电解质丢失较少，很少引起严重的全身代谢紊乱。

小试身手 8. 有关肠瘘的病理生理改变，**不正确**的是

A. 大量的消化液经瘘管排出，致水、电解质紊乱，出现高钾血症

B. 消化液流入腹膜腔，可出现弥漫性腹膜炎、腹腔脓肿

C. 肠瘘患者若处理不当，可致严重营养不良

D. 高位肠瘘水、电解质丢失和紊乱较严重

E. 低位肠瘘则以继发感染更为明显

二、辅助检查

血常规白细胞计数及中性粒细胞比例升高，严重者白细胞或血小板计数下降。**血生化检查出现低钾、低钠等电解质紊乱。口服或胃管注入亚甲蓝，从瘘口排出证明存在肠瘘**。瘘管组织活检可明确有无结核、肿瘤等病变。

第五节 大肠癌

浪里淘沙—核心考点

大肠癌是消化系统常见的恶性肿瘤，包括结肠癌和直肠癌。

一、病因

病因未明，可能与高脂肪、红肉和加工肉类，腌制和煎炸食品、低纤维饮食，癌前病变，结肠良性病变有关。

从大体形态分类：大肠癌分为肿块型、浸润型、溃疡型。**组织学分类有腺癌、黏液癌、未分化癌，其中腺癌最常见**，黏液癌预后较腺癌差，未分化癌预后最差。

淋巴转移是最常见的转移方式。血运转移最多见的部位是肝，其次为肺、骨等。也可通过直接浸润到邻近器官转移。

> **锦囊妙记**：胃肠道的血流最终经门静脉进入肝，因此消化道肿瘤，如食管癌、胃癌、胰腺癌、大肠癌血运转移最多见的部位是肝。肝脏血流丰富，癌细胞易通过门静脉侵入血流到达肺，因此肝癌经血运转移最多见的是肺。

小试身手（9~10题共用选项）

A. 肺　　　　　　　　　　B. 骨　　　　　　　　　　C. 脑

D. 肝　　　　　　　　　　E. 胃

9. 原发性肝癌血行转移最常见于

10. 大肠癌血行转移最常见于

二、辅助检查

1. **大便潜血检查**　为筛查大肠癌的方法，阳性者做进一步检查。

2. **直肠指检**　是诊断低位直肠癌最重要且简便易行的方法。75%以上的直肠癌在直肠指检时可触及。

小试身手　11. 患者，男性，45岁。近3个月来排便次数增多，每天3~4次，黏液脓血便，有里急后重感，首选的检查方法是

A. 直肠指检　　　　　　　B. X线钡剂灌肠

C. CEA测定　　　　　　　D. 直肠镜

E. 大便潜血测定

3. **内镜检查**　包括直肠镜、乙状结肠镜或纤维结肠镜检查。

> **好礼相送**　　　　**空腔脏器癌症确诊的方法（武哥总结，严禁转载，违者必究）**
>
> 支气管肺癌：纤维支气管镜。胃癌：胃镜。
>
> 大肠癌：乙状结肠镜或直肠镜。食管癌：食管镜。膀胱癌：膀胱镜。
>
> 肺、胃、大肠、食管、膀胱等均为空腔脏器且和外界想通，内镜可进入脏器夹取病变组织进行病理学检查，因此确诊的方法均为内镜。

4.影像学检查

（1）**X线气钡双重造影检查**：可发现较小的结肠病变。

（2）腔内B超检查：用腔内探头可检测癌肿浸润肠壁深度及有无侵犯脏器转移。

（3）CT检查：了解直肠癌盆腔播散情况及有无肝转移。

5.**血清癌胚抗原（CEA）测定** 用于预测直肠癌的预后和监测复发。

参考答案

1.D 2.D 3.B 4.A 5.B 6.E 7.B 8.A 9.A 10.D 11.A

第二十章 直肠肛管疾病病人的护理

第一节 直肠肛管的解剖生理

直肠位于盆腔后部，上接乙状结肠，下连肛管，**长12~15cm**。以腹膜反折为界，分为上段直肠和下段直肠，下段直肠位于腹膜外。

直肠与肛管周围有数个间隙，其内充满脂肪结缔组织，易发生感染。**在直肠与肛管交界处形成一锯齿状环行线，称齿状线**。齿状线是直肠和肛管的交界线。位于肛提肌以上的间隙有骨盆直肠间隙和直肠后间隙；位于肛提肌以下的间隙有坐骨肛管间隙和肛门周围间隙。

直肠的主要功能是排便，吸收少量水、电解质和葡萄糖，还能分泌黏液润滑粪便。

第二节 常见直肠肛管疾病

一、直肠肛管周围脓肿

直肠肛管周围脓肿是直肠下段或肛管周围软组织内或其周围间隙发生急性化脓性感染。**多由肛腺感染引起。**

小试身手 1.直肠肛管周围脓肿最常见的原因是

A. 肛腺感染 　　　　　B. 肛周皮肤感染

C. 肛管、直肠损伤 　　D. 肛裂

E. 血栓性外痔

二、肛瘘

肛瘘是指肛门周围的肉芽肿性管道，**多因直肠肛管周围脓肿**切开或自行破溃后处理不当引起。肛瘘由内口、外口及瘘管组成，外口位于肛周皮肤，内口在肛管或直肠下段。瘘管位于肛门外括约肌深部以下称低位肛瘘，反之称为高位肛瘘。只有一个瘘管称为单纯性肛瘘，有多个瘘口和瘘管称为复杂性肛瘘。

> 锦囊妙记：肛腺炎、肛腺感染→直肠肛周脓肿→肛瘘，前一个疾病为后一个疾病的主要病因。

三、肛裂

肛裂是肛管皮肤全层裂伤后形成慢性溃疡，**常发生在肛管后正中线**。裂口上端的肛瓣和肛乳头水肿形成肥大乳头，下端皮肤因炎症水肿及静脉淋巴回流受阻形成袋状皮垂，称为前哨痔。**肛裂、"前哨痔"、肥大乳头，称为肛裂三联征。**

小试身手 2.肛裂"三联征"是指

A.肛裂、"前哨痔"、内痔

B.肛裂、肛瘘、"前哨痔"

C.肛裂、"前哨痔"、肛乳头肥大

D.肛裂、肛瘘、内痔

E.肛裂、"前哨痔"、环状痔

四、痔

痔是直肠下段黏膜和肛管皮肤下静脉丛淤血、扩张和屈曲形成静脉团。发病机制有两种学说：①肛垫下移学说；②直肠上静脉血液淤积，导致静脉曲张。

参考答案

1.A 2.C

第二十一章　门静脉高压症病人的护理

第一节　解剖生理概要

　　<u>肝脏接受肝动脉和门静脉双重血液供应</u>，正常人全肝每分钟血流量约为1500ml，其中门静脉供血占60%~80%，肝动脉占20%~40%。由于肝动脉压力大，血氧含量高，门静脉和肝动脉对肝的供氧量几乎相等。

　　<u>门静脉与腔静脉之间有4个交通支：胃底–食管下段交通支，直肠下端–肛管交通支，前腹壁交通支，腹膜后交通支</u>。当门静脉入肝血流受阻时可通过交通支分流到腔静脉。

　　锦囊妙记：在上述四个交通支中，胃底–食管下段交通支最为重要，因为其一旦破裂可引起上消化道大出血。

第二节　门静脉高压症

　　门静脉高压症是门静脉血流受阻、血液淤滞引起门静脉系统压力增大，病人出现**脾大及脾功能亢进、食管胃底静脉曲张或破裂出血、腹水**等表现。**门静脉正常压力为13~24cmH$_2$O**，门静脉高压症时可达30~50cmH$_2$O。

　　小试身手　1.门静脉高压症的门静脉压力超过

A. 20cmH$_2$O　　　　　　　　B. 25cmH$_2$O　　　　　　　　C. 30cmH$_2$O

D. 35cmH$_2$O　　　　　　　　E. 40cmH$_2$O

一、病因病理

　　门静脉血流阻力增加是门静脉高压症的起始因素。根据阻力增加的部位分为肝前、肝内和肝后三型。肝前型的病因包括肝外门静脉血栓形成、先天性畸形、肝门区肿瘤压迫等；肝后型的原因包括布加综合征、缩窄性心包炎等；**肝内型是最常见的类型**，分为窦前型、肝窦型和窦后型，其中**肝炎后肝硬化是引起肝窦和窦后阻塞性门静脉高压症的常见原因**。

　　小试身手　2.在我国造成肝窦型门静脉高压症的常见病因是

A. 肝炎肝硬化   B. 肝血管先天性畸形

C. 肝内肿瘤   D. 血吸虫

E. 肝外门静脉血栓形成

发生门静脉高压后常引起**三大病理生理变化**：①**脾淤血肿大**，长时间会引起脾组织增生，脾功能亢进；②**消化道淤血**，突出改变是门－腔静脉交通支扩张，以**食管下段及胃底交通支最为重要**；③由于肝门静脉系毛细血管滤过压增大、低蛋白血症使血浆胶体渗透压下降及淋巴液生成增加、体内醛固酮和血管升压素增加等多种原因促使**腹水**形成。

小试身手 3. 门静脉阻塞时最先出现的病理变化是

A. 腹水   B. 肝肿大   C. 脾肿大

D. 静脉交通支扩张   E. 消化道淤血

二、辅助检查

1. **实验室检查** 脾功能亢进时全血细胞减少，白细胞及血小板计数减少最明显。肝功能检查见血清白蛋白降低而球蛋白升高，清、球蛋白比例倒置；活动性肝病凝血酶原时间延长，血清转氨酶及血清胆红素升高等。

2. **影像学检查** 腹部B超检查可了解肝硬化程度、脾大情况、有无腹水以及门静脉扩张程度等。X线食管吞钡检查可见食管静脉曲张。腹腔动脉造影可确定门静脉受阻部位及侧支循环情况。

参考答案

1.B   2.A   3.C

第二十二章　肝脏疾病病人的护理

第一节　解剖生理概要

一、肝脏解剖

肝脏是人体最大的实质性脏器，重1200~1500g。肝脏大部分位于右上腹膈下和季肋深面，小部分位于左季肋部。肝上界相当于右锁骨中线第5~6肋间，肝下界与右肋缘平行。

肝脏结构和功能的基本单位是肝小叶，小叶中央是中央静脉，单层肝细胞索在其周围呈放射状排列。肝细胞索之间为肝窦（窦状隙），肝窦为肝脏的毛细血管网，一端与肝动脉和门静脉的小分支相通，另一端与中央静脉相连。肝脏血供丰富，25%~30%来自肝动脉，70%~75%来自门静脉。肝动脉压力大、含氧量高，供给肝脏所需氧量的40%~60%。门静脉收集来自肠道的血液，供给肝脏营养。

二、肝脏生理

肝脏每天分泌800~1000ml胆汁，经胆管流入十二指肠，消化脂肪及促进脂溶性维生素吸收。肝脏将肠道吸收的糖类和脂肪转化为糖原，储存在肝内；当血糖减少时，又将肝糖原分解为葡萄糖释放入血，以维持血糖稳定。

肝脏将氨基酸重新合成人体代谢所需的蛋白质，如清蛋白、纤维蛋白原和凝血酶原等。肝细胞内有多种转氨酶，在肝细胞受损时释放入血，当血中转氨酶含量升高提示肝功能受损。肝脏对雌激素和血管升压素有灭活作用。肝脏还参与多种维生素的代谢、合成凝血物质，具有解毒、吞噬或免疫、造血和调节血液循环的功能。肝细胞再生能力强，但对缺氧非常敏感，常温下一次阻断入肝血流以不超过15~20分钟为宜。如超过上述时限，肝细胞将出现不可逆坏死。

第二节　原发性肝癌

一、病因病理

病因未完全明确，可能与病毒性肝炎、肝硬化、亚硝胺类致癌物、黄曲霉菌、水土因素等有关。

小试身手 1.在我国诱发原发性肝癌的主要疾病是

A. 甲型肝炎   B. 乙型肝炎   C. 肝脓肿

D. 中毒性肝炎   E. 肝棘球蚴病

按病理形态分类，肝癌分为结节型、巨块型和弥漫型3类。**以结节型多见**，常为单个或多个大小不等的结节散布在肝内，伴有肝硬化。按组织学类型分为肝细胞型、胆管细胞型和混合型3类，在我国**以肝细胞型为主**。

原发性肝癌易侵犯门静脉分支，**癌栓经门静脉系统在肝内转移。肝外血行转移依次见于肺、骨、脑等。淋巴转移主要累及肝门淋巴结**，其次为胰周、腹膜后及主动脉旁淋巴结。

小试身手 （2~3题共用选项）

A. 肺   B. 骨   C. 脑

D. 肝   E. 胃

2.原发性肝癌血行转移最常见于

3.大肠癌血行转移最常见于

二、辅助检查

1. 定性诊断   **血清甲胎蛋白（AFP）测定可用于普查**，如AFP持续阳性或定量>400μg/L，并排除妊娠、活动性肝病、生殖腺胚胎性肿瘤等，应高度怀疑肝细胞癌。

小试身手 4.最有助于诊断原发性肝癌的实验室检查指标是

A. ALK   B. AFP   C. rGP

D. AAT   E. CEA

2. 定位诊断   包括B超、CT、MRI、放射性核素扫描、血管造影。**B超检查是目前肝癌定位检查的首选方法**，可发现小于2.0cm的微小肝癌。

小试身手 5.肝癌定位检查中首选的方法是

A. B超   B. AFP检测   C. CT

D. MRI   E. 血管造影

3. **肝穿刺行针吸细胞学检查**   有确诊意义。

第三节 肝脓肿

浪里淘沙—核心考点

细菌性肝脓肿

细菌性肝脓肿是指化脓性细菌引起的肝内化脓性感染。**最常见的致病菌为大肠埃希菌和葡萄球菌**，其次为链球菌、类杆菌属。

（一）病因病理

胆道感染是最常见的病因，也是病原菌侵入肝脏最主要的途径。胆道疾病所致的肝脓肿常为多发性，以左外叶最常见。

（二）辅助检查

1. 实验室检查　血白细胞计数增高，中性粒细胞比例达90%以上，有核左移现象和中毒颗粒。肝功能检查有轻度异常。

2. 影像学检查　X线显示肝脏阴影增大，右侧膈肌抬高、活动受限。首选B超检查，能明确脓肿部位和大小。必要时行CT、MRI检查。

参考答案

1.B　2.A　3.D　4.B　5.A

第二十三章　胆道疾病病人的护理

第一节　解剖生理概要

浪里淘沙—核心考点

一、解剖

胆道分肝外和肝内两部分，肝外包括肝外左右肝管、肝总管、胆囊、胆囊管和胆总管，肝内包括肝内左右肝管、肝叶胆管和肝段胆管。

二、生理功能

胆道系统的生理功能是输送和调节胆汁进入十二指肠。胆汁由肝细胞分泌，97%是水，其余成分包括胆汁酸盐、胆固醇、卵磷脂、胆色素、脂肪酸和无机盐等，比重为1.011，pH为6.0~8.8。胆汁的功能包括：排泄肝代谢产物；乳化脂肪，激活和刺激胰脂肪酶分泌，水解吸收食物中的脂类；促进胆固醇和脂溶性维生素吸收；中和胃酸；刺激肠蠕动；抑制肠道内致病菌生长繁殖等。胆囊通过吸收、分泌和运动而发挥浓缩、贮存和排出胆汁的作用。

第二节　胆石症和胆道感染

浪里淘沙—核心考点

胆道疾病以胆石症、胆道感染和胆道蛔虫病最为常见，**急性梗阻性化脓性胆管炎最为严重**。胆道感染可引起胆石症，胆石症可导致胆道梗阻而引发胆道感染。胆道蛔虫病又是引起胆道感染和胆石症的重要因素。

一、病因病理

（1）胆石症：包括胆囊和胆管内结石，**胆囊结石以胆固醇结石为主，肝内胆管结石以胆色素结石为主**。胆囊内形成结石后，刺激胆囊黏膜引起胆囊慢性炎症，当结石嵌顿在胆囊颈部或胆囊管后，引起继发感染，急性胆囊炎发作。

小试身手　1.胆固醇结石的好发部位是

A.肝内小胆管　　　　　　　B.左肝管　　　　　　　C.右肝管

D.胆囊　　　　　　　　　　E.胆总管

小试身手　（2~3题共用选项）

A.胆总管　　　　　　　　　B.左肝管　　　　　　　C.右肝管

D. 肝内胆管　　　　　　　　E. 胆囊

2. 胆固醇结石好发于

3. 胆色素结石好发于

（2）胆道感染：分为胆囊炎和胆管炎。胆道感染后引起胆管壁充血、水肿、增厚、黏膜溃疡，管腔内充满脓性胆汁。

二、辅助检查

1. 胆囊结石及急性胆囊炎　血白细胞计数及中性粒细胞比例增高。B超检查显示胆囊增大，囊壁增厚，大部分病人可见胆囊结石影。

2. 胆管结石及急性胆管炎

（1）实验室检查：合并感染时白细胞计数及中性粒细胞比例升高；肝细胞损害时血清转氨酶和碱性磷酸酶增高。血清胆红素、尿胆红素升高，尿胆原降低或消失，粪中尿胆原减少。

（2）**B超检查**：可见胆管内有结石影，近段扩张。

（3）其他检查：必要时行PTC、ERCP检查。

3. 急性梗阻性化脓性胆管炎

（1）血常规：白细胞计数升高，大于20×10^9/L，中性粒细胞比例升高，可出现中毒颗粒；血小板计数降低；凝血酶原时间延长。

（2）影像学检查：B超检查见胆管内有结石影，近段扩张。

（3）其他检查：PTC和ERCP检查有助于了解梗阻部位、原因和程度。

第三节　胆道肿瘤

浪里淘沙—核心考点

辅助检查

1. 胆囊息肉　B超和CT检查可协助诊断。

2. 胆囊癌

（1）实验室检查：癌胚抗原（CEA）或肿瘤标记物，如CA19-9、CA-125等阳性。

（2）影像学检查：B超、CT检查可见胆囊壁均匀增厚，囊内有实质性光团；也可发现肝受侵犯或淋巴结转移征象。X线口服法胆囊造影可见胆囊内充盈缺损。

3. 胆管癌　实验室检查见胆红素、AKP和转氨酶升高。B超可确定肿瘤部位和范围，显示肝管扩张、肝门部肿块影，PTCD、ERCP可了解癌肿范围、胆道形态。

参考答案

1.D　2.E　3.D

第二十四章　胰腺疾病病人的护理

第一节　解剖生理概要

一、解剖

1. 胰腺的位置　胰腺是人体第二大消化腺，位于胃后方，在第1、2腰椎的高处横贴于腹后壁。

2. 胰腺的形态结构　胰腺细长，分为胰头、胰体和胰尾三部分。胰头宽大，被十二指肠包绕；胰体横跨下腔静脉和主动脉前方；胰尾较细，伸向左上，至脾门后下方。胰管位于胰腺内，与胰的长轴平行，起自胰尾部，向右行过程中汇集胰小叶的导管，最后胰管离开胰头与胆总管合并，共同开口于十二指肠乳头。

二、生理

胰腺的功能包括外分泌和内分泌功能。

胰腺组织可产生胰液，为外分泌功能；胰腺内的胰岛细胞可产生胰岛素（B细胞）、胰高糖素（A细胞）等物质，为内分泌功能。

小试身手　1. 胰岛B细胞分泌的是

A. 胰岛素　　　　　　　B. 胰多肽　　　　　　　C. 生长抑素
D. 促胃液素　　　　　　E. 胰高血糖素

第二节　急性胰腺炎

急性胰腺炎是胰管阻塞、胰管内压力升高和胰腺血液淋巴循环障碍等引起胰腺消化酶对其自身消化的一种急性炎症。本病多见于青壮年，女性多于男性。

一、病因病理

1. 病因

（1）胆道疾病：胆、胰管共同开口于Vater壶腹，胆道疾病可引起出口痉挛，胆汁不能流入十二指肠，反流至胰管内，胰管压力升高，腺泡破裂，胆汁、胰液及被激活的胰酶渗入胰腺实质中，具有高度活性的胰蛋白酶进行"自我消化"，引起胰腺炎。

小试身手　2.急性胰腺炎最常见的病因是

　　A.酒精中毒　　　　　　B.暴饮暴食　　　　　　C.胆道疾病

　　D.高脂血症　　　　　　E.高钙血症

（2）**暴饮暴食**：酒精对胰腺有直接毒性作用和局部刺激，造成急性十二指肠炎、乳头水肿、Oddi括约肌痉挛，导致胆汁排出受阻，加之暴食引起胰液大量分泌，胰管内压增加，诱发本病。

（3）感染因素：腹腔、盆腔脏器感染，可经血流、淋巴或局部浸润扩散引起胰腺炎。

（4）手术与外伤：腹部创伤可引起胰腺炎。

（5）其他：如高血钙、甲状旁腺功能亢进，皮质激素、氢氯噻嗪、雌激素等。遗传因素、精神因素也均可诱发本病。

2.病理　急性胰腺炎分为水肿型（轻型）和出血坏死型（重型）。本病可累及心血管、肺、肾等。各系统的主要病理变化如下。

（1）血容量改变：胰酶进入血流，激活纤溶酶原系统，激肽释放，血管扩张；同时胰酶使肥大细胞释放组胺，血管通透性增加，大量血浆外渗，血容量减少，出现休克。

（2）心血管改变：胰蛋白酶进入血流，小动脉收缩，损害心肌，抑制心肌利用氧，造成心肌梗死。胰酶还可激活凝血因子Ⅷ、Ⅵ，血小板凝集，血液呈高凝状态。

（3）**肺部改变**：并发ARDS是病人死亡的主要原因之一。急性胰腺炎释放卵磷脂酶，分解肺泡表面活性物质，使气体交换受损。血管活性物质释放及氧自由基对肺毛细血管内皮的毒性作用，使肺微循环障碍，导致肺间质水肿、出血，肺泡塌陷、融合，引起ARDS。

（4）肾脏改变：血容量不足造成肾缺血，胰酶产生的蛋白分解产物，加重了肾功能障碍。急性胰腺炎时严重感染，血液高凝状态，可使肾小管受损，导致肾衰竭，以病后3~4天多见。

二、辅助检查

1.白细胞计数　一般为（10~20）×10^9/L，感染严重者计数偏高，出现明显核左移。部分病人尿糖增高，严重者尿中有蛋白、红细胞及管型。

2.血、尿淀粉酶测定　具有重要的诊断意义。

正常值：血：8~64温氏单位，或40~180苏氏单位；尿：4~32温氏单位。

急性胰腺炎病人血、尿淀粉酶大为增加，是诊断本病的重要检查。血清淀粉酶在发病后6~12小时即开始增高，8~12小时标本最有价值，至24小时达最高峰，为500~3000 Somogyi单位，并持续24~72小时，3~5天逐渐降至正常。尿淀粉酶在发病后12~24小时开始增高，48小时达高峰，维持5~7天，下降缓慢。

小试身手 3. 患者，男性，28岁，3小时前因暴饮暴食后出现上腹部绞痛，向肩背部放射，送到医院急诊，怀疑为急性胰腺炎，此时最具诊断意义的实验室检查是

A. 血清淀粉酶测定　　　　B. 尿淀粉酶测定　　　　C. 血钙测定

D. 血清脂肪酶测定　　　　E. 血糖测定

3. 血清脂肪酶测定　　发病后24小时升高，<u>持续5~10天，超过1 Cherry-Crandall单位或Comfort法1.5单位有诊断价值</u>。因其下降缓慢，对较晚就诊者有诊断价值。

4. 血清钙测定　　正常值不低于2.12mmol/L（8.5mg/dl）。发病后2天血钙开始下降，第4~5天显著，<u>重型者降至2.0mmol/L（7mg/dl）以下，提示病情严重，预后不良</u>。

5. 血清正铁蛋白（MHA）测定　　重症病人起病后12小时出现MHA，重型急性胰腺炎病人为阳性，水肿型为阴性。

6. X线检查　　腹部可见局限性或广泛性肠麻痹。胰腺周围有钙化影。膈肌抬高，胸腔积液。

7. B超与CT　　显示胰腺肿大轮廓、渗液多少与分布。也可显示假性胰腺囊肿、脓肿。

第三节　胰腺癌和壶腹周围癌

浪里淘沙—核心考点

一、病因病理

1. 病因　　尚不清楚，<u>首要危险因素为吸烟</u>，其他高危因素包括糖尿病、胆囊结石、饮酒及慢性胰腺炎等。高脂高蛋白饮食、胃切除术后20年也是胰腺癌发病的危险因素。

2. 病理　　胰腺癌致死率高，确诊时多已进入晚期。<u>早期即可发生区域淋巴结（90%）转移</u>，甚至转移到纵隔及锁骨上淋巴结，确诊时半数以上病人已有肝转移。胰腺癌以导管细胞癌最多见。<u>胰腺癌好发部位是胰头、颈部，其中以胰头癌最常见，壶腹部癌多为腺癌</u>。

小试身手 4. 胰腺癌的好发部位是

A. 胰头　　　　　　　　　B. 胰尾　　　　　　　　　C. 胰体

D. 全胰腺　　　　　　　　E. 胰体尾部

二、辅助检查

1. **实验室检查**　　血清胆红素升高，可超过342μmol/L，其中以<u>直接胆红素升高</u>为主。血碱性磷酸酶升高。<u>尿胆红素试验阳性或强阳性</u>。空腹血糖升高，糖耐量试验阳性。约70%胰腺癌病人癌胚抗原（CEA）升高。<u>消化道癌相关抗原CA19-9被认</u>

为是诊断胰腺癌的指标。

2. B超　可见低回声肿块。

3. **CT扫描**　可显示胰腺肿块的位置、大小及其与周围血管的关系，但<2cm的胰腺肿块约1/3不能发现影像学改变，CT扫描是目前诊断胰腺癌的主要方法。

4. 磁共振成像（MRI）　可显示胰腺轮廓异常，判断早期局部侵犯和转移。

5. 内镜逆行胰胆管造影（ERCP）　能显示胰管、胆管和壶腹部，对不明原因的阻塞性黄疸的诊断很有价值。

6. **细胞学检查**　在B超或CT引导下经皮细针穿刺抽吸胰腺肿块做细胞学检查，对胰腺癌有很高的诊断价值。

第四节　胰岛素瘤

浪里淘沙—核心考点

辅助检查

1. 实验室检查

（1）Whipple三联征的表现为低血糖发作、发作时血糖低于2.78mmol/L（50mg/dl）、补充葡萄糖后症状迅速缓解。

（2）空腹血糖和发作时血糖测定，低于2.22mmol/L（40mg/dl）。

（3）空腹血糖与胰岛素比值（IRI/G）。

（4）激发和抑制试验。

2. 影像学检查

（1）B超：胰岛素瘤回声较正常胰腺低。

（2）CT：增强CT能发现部分病例，阳性率为40%左右。

（3）磁共振（MRI）。

（4）血管造影：阳性率50%~60%。

（5）动脉刺激静脉取血（ASVS）：是一种有创检查。

（6）经皮肝穿刺门静脉置管分段取血测定胰岛素（PTPC），是一种有创检查方法。

参考答案

1. A　2. C　3. A　4. A

第二十五章　外科急腹症病人的护理

急腹症的类型

一、腹痛类型

1. **内脏神经疼痛**　是由内脏神经感觉纤维传入中枢神经系统引起的疼痛。内脏感觉纤维分布稀少，纤维较细，兴奋的刺激阈较高，传导速度慢，支配范围不明显。**疼痛特点：①痛觉迟钝**，对刺、割、灼等不敏感，对较强的张力（如牵拉、膨胀、痉挛）及缺血、炎症等刺激较敏感；②**痛感弥散，定位不准确**；③**疼痛过程缓慢、持续**，常伴焦虑不安、恐惧等心理反应。

2. **躯体神经疼痛**　是壁腹膜受腹腔内病变刺激引起，由躯体神经觉纤维传入中枢神经。其特点是**对各种疼痛刺激能准确反映病变部位**，常引起反射性腹肌紧张。如急性化脓性阑尾炎波及壁腹膜时，可出现麦氏点疼痛和右下腹局限性腹膜刺激征。

3. **牵涉痛**　指某个内脏病变产生的痛觉信号，被定位于远离该内脏的身体其他部位。如急性胆囊炎出现右上腹或剑突下疼痛，常伴右肩背部疼痛。

二、辅助检查

1. **腹腔穿刺**　根据所抽出液体的性质、颜色、浑浊度以及涂片检查、淀粉酶测定结果等，判断急腹症的病因及病情程度。

2. **腹腔灌洗**　对腹穿无结果的急性腹膜炎、腹部损伤者可进行此项检查。

小试身手 1.闭合性腹部损伤时，判断脏器损伤最有意义的辅助检查是

A.血常规和红细胞压积　　　B.超声波检查

C.X线腹部透视或平片　　　D.腹腔动脉造影

E.腹腔穿刺或灌洗检查

3. **其他检查**　实验室检查以及X线、B超、CT、MRI、选择性腹腔动脉造影或腹腔镜等，对进一步确定病变部位及性质有一定意义。

三、诊断和鉴别诊断

1. **内科急腹症**　内科腹痛特点：①**一般先发热或先呕吐，后腹痛。**伴有发热、咳嗽、气促、胸闷、心悸、心律失常、呕吐、腹泻等症状。②**腹痛或压痛部位不固定**，程度较轻，无明显腹肌紧张。③**查体或化验、X线、心电图等检查可明确疾病**

诊断。

2. **外科急腹症** 腹痛特点：①<u>一般先腹痛，后出现发热等</u>。②<u>腹痛或压痛部位较固定</u>，程度重。③<u>常可出现腹膜刺激征，甚至休克</u>。④可伴有腹部肿块或其他外科特征性体征。

（1）**炎症性病变**：一般起病缓慢，腹痛由轻至重，呈持续性；有固定压痛点，可伴有反跳痛和肌紧张；<u>有体温升高，血白细胞及中性粒细胞增高</u>。

（2）**穿孔性病变**：突发腹痛，**呈刀割样持续性剧痛**；**迅速出现腹膜刺激征**，波及全腹，但病变处最为明显；有气腹表现如肝浊音界缩小或消失，**X线见膈下游离气体**；有移动性浊音，肠鸣音消失；腹腔穿刺有助于诊断。

（3）**出血性病变**：多在外伤后迅速发生，也可见于上消化道出血；以急性失血为主，常引起失血性休克，可有不同程度的腹膜刺激征；**腹腔积血在500ml以上时可叩出移动性浊音**；腹腔穿刺可抽出不凝固血液，必要时行腹腔灌洗以明确诊断。

（4）**梗阻性病变**：起病较急，以阵发性绞痛为主；发病初期多无腹膜刺激征；结合其他伴随症状和体征以及有关辅助检查，有助于肠绞痛、胆绞痛、肾绞痛的鉴别诊断。

（5）**绞窄性病变**：病情发展迅速，常呈持续性腹痛阵发性加重或持续性剧痛；容易出现腹膜刺激征或休克；可有黏液血便或腹部局限性固定性浊音等特征表现。

3. **妇产科急腹症** ①以下腹部或盆腔内疼痛为主。②常伴有白带增多、阴道流血，或有停经史、月经不规则，或与月经周期有关。③妇科检查可明确疾病诊断。

参考答案

1.E

第二十六章　周围血管疾病病人的护理

第一节　深静脉血栓形成

浪里淘沙—核心考点

深静脉血栓形成是指深静脉内血液发生不正常凝固，好发于下肢。

一、病因病理

1. 病因　**静脉壁损伤**，如静脉注射刺激性药物；**静脉血流缓慢**，如长期卧床、烧伤、创伤和术后引起**血液呈高凝状态**。

2. 病理　血栓形成后，血栓远侧静脉回流受阻，小静脉和毛细静脉淤血缺氧、渗透性增加，血管内液体渗到组织间隙造成肢体肿胀。静脉交通支开放，浅静脉充盈。如病情加重，广泛性深静脉血栓形成伴动脉痉挛，肢体缺氧，引起疼痛，患肢皮肤呈青紫色，甚至可引起肢体静脉性坏疽。

二、辅助检查

1. **多普勒超声波检查**　是一种常用的检查方法。将探头置于患肢静脉的体表位置，根据血液通过静脉时所发生的声响来判断静脉有无血栓形成。

2. 静脉造影术　经足背浅静脉注入50%泛影酸钠，做上行性下肢静脉造影术，能正确显示血栓形成的部位和范围。

第二节　血栓闭塞性脉管炎

浪里淘沙—核心考点

血栓闭塞性脉管炎是一种进行缓慢的累及周围血管的炎症和闭塞性病变，**主要侵犯四肢中小动静脉，尤其是下肢血管**，好发于青壮年男性。

一、病因病理

病因尚未完全明确。大多数病人有**长期吸烟史**，因烟草中的尼古丁引起血管痉挛；男性激素紊乱，长期在湿寒环境下生活和工作也可诱发本病。

本病是一种周围血管慢性非化脓性病变，主要累及中小动脉，血管壁全层均有炎症反应，伴行静脉和血管壁的交感神经亦常受累。

小试身手 （1~2题共用选项）

A. 血栓闭塞性脉管炎　　　　B. 闭塞性动脉硬化症

C. 末端动脉痉挛症　　　　　D. 静脉血栓形成

E. 下肢静脉曲张

1. 病变以中小动脉为主的是

2. 病变以深部静脉为主的是

二、辅助检查

1. **多普勒超声波检查** 患肢动脉搏动波形降低，动脉搏动声降低或消失。

2. **动脉造影** 可确定病变动脉部位、范围以及患肢侧支循环情况。

小试身手 3. 血栓闭塞性脉管炎的辅助检查是

A. 波氏试验　　　　　　　　B. 曲氏试验

C. 曲氏试验Ⅱ　　　　　　　D. 直腿抬高试验

E. 多普勒超声检查

小试身手 4. 患者，男，34岁。吸烟史12年。右下肢活动后疼痛3个月，休息后缓解。触诊：右足皮肤温度弱于左侧，足背动脉搏动减弱。为协助诊断，下列检查**不妥**的是

A. 肢体抬高试验　　　　　　B. 多普勒超声检查

C. 肢体血流图　　　　　　　D. 动脉造影

E. 深静脉通畅试验

参考答案

1.A　2.D　3.E　4.E

第二十七章　颅内压增高病人的护理

第一节　颅内压增高

浪里淘沙—核心考点

颅内压是指颅腔内容物对颅腔壁所产生的压力，颅腔内容物包括脑组织、脑血液和脑脊液，三者与颅腔容积相适应，使颅内保持一定的压力。<u>成人正常值为70~200mmH$_2$O（0.7~2.0kPa），儿童为50~100mmH$_2$O（0.5~1.0kPa）</u>。

一、病因

1. **颅内容物体积增加**　如脑损伤、炎症、脑缺血缺氧、中毒所致脑水肿；脑脊液分泌或吸收障碍引起脑积水；二氧化碳潴留和高碳酸血症时脑血管扩张导致脑血流增加。

2. 颅内占位性病变　如颅内血肿、肿瘤、脑脓肿等引起颅内压增高。

3. 颅腔容量缩小　如先天性狭颅症、凹陷性骨折等使颅腔变小。

二、病理生理

1. 与颅内压增高相关的因素

（1）年龄：婴幼儿及小儿颅缝未完全闭合，老年人脑组织萎缩，可使颅腔代偿范围增大。

（2）病变进展速度：病情发展越快，颅内压调节能力越小。

（3）病变部位：位于颅中线和颅后窝的病变，易阻塞脑脊液循环通路；静脉窦受累的病变，易阻塞颅内静脉回流和脑脊液吸收，两者均可导致颅内压增高。

（4）伴发脑水肿程度：脑组织损伤、炎症、缺血缺氧、中毒等均可引起脑水肿，导致颅内压增高。

2. **颅内压增高的后果**　脑组织缺血缺氧加重脑水肿，使颅内压进一步升高，**最终引起脑疝**。

三、辅助检查

1. **腰椎穿刺**　可直接测颅内压，同时取脑脊液化验。但<u>颅内压明显增高时有引发枕骨大孔疝的危险，应避免进行。</u>

小试身手　1.病人有脑疝现象时，忌做下列哪项检查或治疗

A.腰穿　　　　　　　　B.冬眠疗法　　　　　　　　C.脱水疗法

D.抗感染　　　　　　　E.补液

2.影像学检查 **CT、MRI**能显示病变部位、大小和形态，对判断颅内压增高的原因有重要价值。脑血管造影和数字减影血管造影（DSA）主要适用于脑血管畸形和血运丰富的颅脑肿瘤等疾病。

第二节 急性脑疝

浪里淘沙—核心考点

颅腔内某一分腔有占位性病变时，该分腔压力大于邻近分腔压力，脑组织从高压区向低压区移位，部分脑组织被挤入颅内生理间隙或孔道中，产生相应症状和体征，称为脑疝。**脑疝是颅内压增高的危象和引起病人死亡的主要原因。**

小试身手 2.脑疝形成的主要原因是

A.脑组织水肿　　　　　　B.脑脊液生理调节作用减退

C.脑血流量的调节失调　　D.颅内占位性病变

E.颅腔内压力分布不均

病因及分类

颅内占位性病变发展到一定程度可引起脑疝。常见原因有颅内血肿、颅内肿瘤、颅内脓肿等。

脑疝分为小脑幕切迹疝和枕骨大孔疝。小脑幕上方的**颞叶钩回、海马回通过小脑幕切迹**向幕下移位，称小脑幕切迹疝（又称颞叶钩回疝），因疝入的脑组织压迫中脑的大脑脚，并牵拉眼神经引起锥体束征和瞳孔变化。由小脑扁桃体、延髓经**枕骨大孔向椎管内移位，称枕骨大孔疝**（又称小脑扁桃体疝）。

参考答案

1.A　2.E

第二十八章　颅脑损伤病人的护理

第一节　颅骨骨折

浪里淘沙—核心考点

颅骨骨折的严重性不在骨折本身，而在于可能同时存在的颅内血肿和脑损伤。按骨折部位分为颅盖骨折与颅底骨折；按骨折形态分为线形骨折、凹陷骨折、粉碎骨折、洞形骨折。

解剖概要

颅盖骨外板厚，内板薄，内外板表面有骨膜覆盖，内骨膜是硬脑膜外层。在颅骨的穹窿部，内骨膜与颅骨板结合不紧密，<u>颅顶部骨折易形成硬脑膜外血肿</u>。

颅底骨凸凹不平，厚薄不匀，脑神经和血管由骨孔和裂隙出入颅腔。颅底被蝶骨嵴和岩骨嵴分为颅前窝、颅中窝和颅后窝。颅底部的硬脑膜与颅骨贴附紧密，颅底骨折易撕裂硬脑膜形成脑脊液漏。

第二节　脑损伤

浪里淘沙—核心考点

脑损伤是指脑膜、脑组织、脑血管和脑神经的损伤。根据脑损伤病理改变的先后分为原发性脑损伤和继发性脑损伤，前者指暴力作用于头部时立即发生的脑损伤，如脑震荡、脑挫裂伤；后者指受伤一段时间后发生的脑水肿和颅内血肿，压迫脑组织引起的损伤。

一、脑震荡

脑震荡是指头部受到撞击后，立即发生一过性神经功能障碍，无肉眼可见的病理改变，但在显微镜下可见神经组织结构紊乱。

二、脑挫裂伤

脑挫伤是指暴力作用于头部后，脑组织破坏较轻，软脑膜尚完整者；脑裂伤指软脑膜、血管和脑组织同时破裂，伴有外伤性蛛网膜下出血。两者常同时存在，故称脑挫裂伤。

三、颅内血肿

颅内血肿是颅脑损伤中最常见的继发性脑损伤。颅内血肿按症状出现时间分为急性血肿（3天内出现症状）、亚急性血肿（伤后3日~3周出现症状）、慢性血肿（伤后3周以上才出现症状）。按血肿所在部位分为硬脑膜外血肿、硬脑膜下血肿、脑内血肿。

第二十九章　胸部损伤病人的护理

第一节　解剖生理概要

胸部由胸壁、胸膜和胸内脏器组成。胸壁由骨性胸廓（胸椎、胸骨和肋骨）及附着在上面的肌群、软组织和皮肤组成。胸部上口由胸骨上缘和第1肋组成，下口由膈封闭，食管、主动脉、胸导管、奇静脉、迷走神经以及下腔静脉穿过各自裂孔进入腹腔。

胸膜是附着在胸壁内面和覆盖在肺表面的浆膜。脏胸膜包裹肺并深入叶间隙，壁胸膜遮盖胸壁、膈和纵隔，在肺门与脏胸膜相连接，二者相互移行，形成左右两个互不相通的胸膜腔。胸膜腔为一密封潜在腔隙，内含有少量浆液起润滑作用。腔内压力维持在$-10\sim-8cmH_2O$，吸气时负压增大，呼气时减小；稳定负压能维持正常呼吸，防止肺萎缩。

第二节　肋骨骨折

肋骨骨折为胸部最常见损伤，分为单根和多根肋骨骨折，同一肋骨可有一处或多处骨折。肋骨骨折以第4~7肋骨多见。

小试身手 1. 最容易骨折的肋骨是

A. 第2~3肋骨　　　　　　　　　B. 第3~4肋骨

C. 第4~7肋骨　　　　　　　　　D. 第8~10肋骨

E. 第11~12肋骨

一、病因

常因外来暴力引起。骨折发生在暴力打击处，导致肋骨向内弯曲折断的暴力为直接暴力；在胸部前后受压时，引起肋骨在腋中线附近向外过度弯曲而折断的暴力为间接暴力。

二、病理生理

单根或多根肋骨单处骨折，如上下仍有完整的肋骨支撑胸廓，对呼吸影响不大；如肋骨断端向内移位，刺破壁胸膜和肺组织，可引起血气胸、皮下气肿、血痰、咯血等；若刺破肋间血管可引起大出血；**若撕破动脉可引起喷射性出血。多根、多处肋骨骨折，**可因失去完整肋骨支撑而软化，产生**反常呼吸运动，**即吸气时软化区胸壁内陷，呼气时胸壁向外膨出，**称为连枷胸。**若软化区范围较广，呼吸时两侧胸膜腔内压力不均，纵隔左右扑动，影响气体交换和静脉血液回流，导致缺氧和二氧化碳潴留，**严重者可发生呼吸和循环衰竭。**

> 锦囊妙记：正常情况下，吸气时胸廓外展，呼气时胸廓回缩。多根多处肋骨骨折时，胸壁失去了支撑，产生反常呼吸运动。其机制为：吸气时→胸腔内压下降→低于胸壁外的大气压→导致胸廓内陷；呼气时→胸廓内压增大→高于胸壁外的大气压→胸壁向外鼓出。

小试身手 2.闭合性多根多处肋骨骨折，呼吸衰竭的主要原因是

A.剧痛不敢呼吸　　　　　B.明显反常呼吸

C.失血性休克　　　　　　D.肺淤血、肺水肿

E.肺不张

三、辅助检查

胸部X线检查显示肋骨骨折断裂线或断端错位，还可显示有无血气胸的存在。

第三节　气　胸

浪里淘沙—核心考点

在胸部损伤中气胸发生率居第二位。气胸是指胸膜腔内积气，是因利器或肋骨断端刺破胸膜、肺及支气管后，空气进入胸膜腔所致。气胸分为闭合性、开放性和张力性3种。

一、闭合性气胸

1.病理生理　闭合性气胸多因肋骨骨折断端刺破肺表面，空气进入胸膜腔所致。空气经伤口进入胸膜腔后伤口立即闭合，不再有气体进入胸膜腔。胸膜腔内负压消失，患侧肺萎陷。

2.辅助检查　**胸部X线检查**可见不同程度的肺萎陷和胸膜腔积气，可伴少量积液。

二、开放性气胸

开放性气胸是由锐器或弹片、火器造成胸部穿透伤，胸膜腔经胸壁伤口与外界相通，空气可自由进出胸膜腔。

1.病理生理　患侧胸膜腔与大气直接相通，患侧胸膜腔**负压消失，**肺被压缩

而萎陷；两侧胸膜腔压力不等使纵隔移位，健侧肺受压。吸气时健侧胸膜腔负压增大，纵隔向健侧移位，呼气时两侧胸膜腔压力差减小，纵隔移向患侧，**纵隔位置随呼吸运动而左右摆动，称为纵隔扑动**。（图2-29-1）

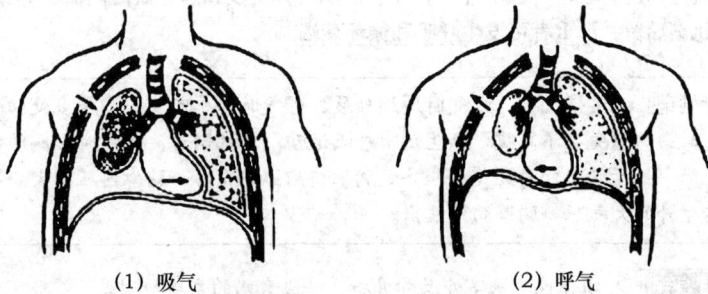

(1) 吸气　　　　　　　　　(2) 呼气

图2-29-1　开放性气胸时的纵隔摆动

小试身手 3.开放性气胸产生纵隔摆动的最主要原因是

A.部分空气在两侧肺内重复交换

B.患侧肺萎缩

C.健侧胸膜腔负压增加

D.呼气与吸气时两侧胸腔压力不同

E.健侧胸膜膨胀不全

小试身手 4.开放性气胸的主要病理生理变化是

A.反常呼吸运动　　　　B.皮下气肿　　　　C.纵隔移位

D.纵隔摆动　　　　　　E.肺萎陷

2.辅助检查　**胸部X线检查**见患侧肺萎缩，气管和心脏移位。

三、张力性气胸

张力性气胸又称高压性气胸，常见于较大肺泡破裂或肺裂伤或支气管破裂，**其裂口与胸膜腔相通，且形成活瓣**，致使吸气时空气从裂口进入胸膜腔，呼气时活瓣关闭，空气只能进不能出，胸膜腔内积气不断增多，压力进行性升高。

1.病理生理　胸膜腔内高压使患侧肺萎缩，**将纵隔推向健侧，挤压健侧肺，导致呼吸和循环功能严重障碍**。胸膜腔处于高压下，气体被挤入纵隔并扩散至皮下组织，形成颈部、面部、胸部等处皮下气肿。

2.辅助检查　胸部X线检查见胸膜腔大量积气、肺萎缩，气管和心影偏移至健侧。**胸膜腔穿刺**，有高压气体向外冲出，抽气后症状好转，但很快加重，如此反复有助于诊断。

第四节　血　胸

肋骨断端或利器损伤胸部可刺破肺、心脏和大血管引起胸膜腔积血，称为血胸。血胸与气胸可同时存在。

一、病理生理

肺组织裂伤出血，由于循环压力低，一般出血量少而缓慢，可自行停止。若肋间血管、胸廓内血管损伤出血或伤及压力较高的动脉，出血量多，不易自行停止；心脏和大血管受损破裂，出血量多而急，可引起循环血容量锐减而导致循环障碍，甚至因失血性休克而死亡。

胸膜腔内积血时，随血液积聚和压力增高，患侧肺萎缩，纵隔推向健侧，呼吸和循环功能受到严重影响。由于心包、肺和膈肌运动具有去纤维蛋白作用，故胸膜腔内积血不易凝固。如短期内大量积血，去纤维蛋白作用不完善，即可凝固成血块。血块机化后形成纤维组织，束缚肺和胸廓，限制呼吸运动，影响呼吸功能。细菌从伤口或肺破裂处进入，在积血中生长繁殖，引起感染，形成脓血胸。

小试身手　5. 损伤性血胸胸腔内积血不凝固的原因是

A. 多种凝血因子的减少　　　B. 胸腔渗出液稀释

C. 主要是凝血酶原减少　　　D. 损伤后引起弥散性血管内凝血

E. 肺、心及膈肌活动起去纤维蛋白的作用

二、辅助检查

胸部X线检查见胸膜腔大片积液阴影，纵隔向健侧移位。如合并气胸见气液平面。胸膜腔穿刺抽出血性液体即可确诊。

第五节　心脏损伤

心脏损伤分为心脏挫伤和心脏裂伤。

一、心脏挫伤

1. 病因　多因前胸受重物撞击或从高处坠落，心脏受到猛烈震荡所致。腹部和下肢突然遭受挤压，大量血液涌入心脏，使心腔内压力骤升引起心脏挫伤。还可因直接或间接暴力猛然将心脏挤于胸骨和脊柱之间；突然加速或减速可使悬垂的心脏碰撞胸骨或脊柱后遭受损伤。右心室紧贴胸骨，最易发生挫伤。

2.辅助检查　心电图ST段抬高，T波低平或倒置，心动过速、房性或室性期前收缩等。肌酸磷酸激酶同工酶（CPK-MB）以及乳酸脱氢酶（LDH_1和LDH_2）值升高。二维超声心动图可见心脏结构和功能改变。

二、心脏破裂

1.病因　由锐器、子弹、弹片等穿透胸壁伤及心脏所致，少数由暴力撞击前胸或因胸骨和肋骨断端向内移位引起。**以右心室破裂最为常见**，其次为左心室和右心房。

2.辅助检查　**心包穿刺抽出血液即可确诊**。超声心动图也可诊断心包积血。

参考答案

1.C　2.B　3.D　4.D　5.E

第三十章　脓胸病人的护理

第一节　急性脓胸

一、病因

急性脓胸多为继发性感染，原发病灶来自肺部，常见的致病菌为金黄色葡萄球菌、肺炎双球菌、链球菌、大肠埃希菌、铜绿假单胞菌等。

> 锦囊妙记：下列疾病的主要致病菌为金黄色葡萄球菌：急性脓胸、疖、痈、手部急性化脓性感染、急性乳腺炎、急性血源性骨髓炎、急性化脓性关节炎、急性感染性心内膜炎。

小试身手 1.急性脓胸最主要的原发感染灶来自

A.肝　　　　　　　　B.肺　　　　　　　　C.脑

D.肾　　　　　　　　E.胸壁

二、辅助检查

血白细胞计数和中性粒细胞比例上升，胸部X线片和B超检查显示胸腔积液，胸膜腔穿刺抽出脓液。

小试身手 2.能确诊急性脓胸的检查是

A.血常规　　　　　　B.胸部X线片　　　　C.B超

D.胸腔穿刺　　　　　E.支气管镜

第二节　慢性脓胸

急性脓胸病程超过3个月，脓腔壁增厚，脓腔容量固定不变者称为慢性脓胸。

一、病因

1.急性脓胸未及时治疗转为慢性脓胸。

2.急性脓胸处理不当，如引流太晚、引流管拔除太早、引流管过细、引流位置不当等致排脓不畅。

3. 脓腔内有异物存留，如死骨、弹片、引流管残段等，使胸膜腔内感染难以控制。

4. 合并支气管或食管瘘而未及时处理，与胸膜腔比邻的慢性病灶，如膈下脓肿、肝脓肿、肋骨骨髓炎等感染的反复侵入，使脓腔经久不愈。

5. 结核菌、放线菌等慢性炎症，致纤维层增厚、肺膨胀不全，使脓腔长期不愈。

二、辅助检查

1. 胸部X线检查　胸壁及肺表面有增厚阴影或钙化，也可见气液面或支气管及纵隔移向患侧。

2. **脓腔或瘘管造影**　明确脓腔范围及部位。疑有支气管胸膜瘘应慎做造影，可自瘘口注入亚甲蓝液1~2ml，若咳出蓝色痰液提示支气管胸膜瘘；口服亚甲蓝液2~3ml，即从脓腔引流管排出，提示食管胸膜瘘。

参考答案

1.B　2.D

第三十一章 肺部疾病外科治疗病人的护理

第一节 解剖生理概要

浪里淘沙—核心考点

肺是呼吸系统器官，分为左、右肺。左肺分为上下两叶，右肺分为上、中、下三叶。肺段是圆锥形的肺组织，顶部在肺门，其支气管为肺叶支气管的分支，称为肺段支气管。在一个肺段内，由同一肺段支气管的分支所分布。

气管在主动脉弓下缘（平胸骨角）的位置分为左、右支气管。左支气管较长，4~5cm，然后发出第一分支。右支气管约在2.5cm处发出第一分支。左支气管管腔较右支气管小，与中线成45°角，而右支气管几乎与气管成直线（约25°夹角）。因此，呼吸道吸入异物以右侧多见，支气管镜和支气管内插管也易进入右支气管。

肺的主要功能是通气和换气。

第二节 肺结核

浪里淘沙—核心考点

肺结核是由结核杆菌引起的肺部慢性疾病。大多数肺结核经内科治疗可痊愈，仅少数病人需手术治疗，术后仍需抗结核治疗。

第三节 肺 癌

浪里淘沙—核心考点

支气管肺癌（简称肺癌），多数起源于支气管黏膜上皮。肺癌多见于40岁以上的男性，右肺多于左肺，上叶多于下叶。起源于主支气管、肺叶支气管的肿瘤，靠近肺门者称为中心型肺癌。起源于肺段支气管以下的肿瘤，位置在肺的周围者称为周围型肺癌。

一、病因

尚未完全明确，可能与下列因素有关：

1.**长期大量吸烟** 吸烟量越多，时间越长，开始吸烟的年龄越早，肺癌发病率越高。

2.接触某些化学和放射性物质 长期接触石棉、铬、镍、铜、锡、砷、放射性物质等，肺癌的发病率较高。

3. **人体内在因素** 如肺部慢性感染、免疫状态、代谢活动、遗传因素等与肺癌发病相关。

4. $p53$基因、转化生长因子β_1基因、$mm23-H_1$基因表达的变化及基因突变，与肺癌的发病密切相关。

小试身手 1.肺癌最主要的致病因素是

A. 遗传因素 B. 肺部慢性感染

C. 长期大量吸烟 D. 职业性粉尘

E. 免疫缺陷

二、病理和分类

肺癌起源于支气管黏膜上皮，可向支气管腔内或（和）邻近组织生长，并通过血液、淋巴或支气管转移扩散。

1. **按解剖学分类** 分为中央型和周围型肺癌。

2. **根据细胞分化程度和形态特征分类**

分为以下4种：

（1）**鳞状细胞癌（鳞癌）**：多见于男性。鳞癌大多起源于较大的支气管，常为中心型；生长速度缓慢，病程较长，对放射和化疗药物较敏感，常经淋巴转移，血运转移较晚。

（2）**小细胞癌（未分化小细胞癌）**：发病率较鳞癌低，多见于老年男性。起源于较大支气管，多为中心型；恶性程度高，生长快，较早出现淋巴和血行转移，**对放射和化疗药物敏感，但预后最差**。

（3）**腺癌**：发病年龄较小。多数起源于较小的支气管上皮，多为周围型。一般生长较慢，少数在早期即发生血行转移，淋巴转移较晚。

（4）**大细胞癌**：较少见，周围型多见；癌细胞分化程度低，常在脑转移后才被发现，预后很差。

小试身手 2.按照细胞类型分类，大多数肺癌为

A. 鳞癌 B. 小细胞癌 C. 腺癌

D. 大细胞癌 E. 印戒细胞癌

3. **转移途径**

（1）**直接扩散**：癌肿沿支气管壁并向管腔内生长，造成支气管腔阻塞。癌肿也可直接侵入邻近组织。

（2）**淋巴转移**：是常见的转移途径。

（3）**血行转移**：多发生在肺癌晚期，癌细胞侵入肺静脉，经血流转移到肝、骨骼、脑、肾上腺等。

三、辅助检查

1. **胸部X线检查** 可见肺部块状阴影，边缘不清或呈分叶状，周围有毛刺。支

气管梗阻时出现肺不张；若肿瘤坏死液化可见空洞。

2. 痰细胞学检查 起源于较大支气管的中央型肺癌，脱落癌细胞随痰咳出，若痰中找到癌细胞即可明确诊断。

3. 支气管镜检查 诊断中央型肺癌的阳性率较高，管腔内可见肿瘤大小、部位及范围，并可取穿刺组织做病理学检查。

小试身手 3.确诊肺癌应选择的检查方法是

A. 痰培养查找癌细胞 　　　B. 经胸壁穿刺活检

C. 支气管纤维镜检查 　　　D. 胸部CT

E. X线检查

参考答案

1.C　2.A　3.C

第三十二章　食管癌病人的护理

第一节　解剖生理概要

食管上连咽部，前在环状软骨下缘水平，后相当于第6颈椎水平，在气管后面向下进入后纵隔，在相当于第11胸椎水平穿过膈肌的食管裂孔连接胃贲门部。成人食管长25~28cm，门齿距食管起点约15cm。

食管分为：①颈段：自食管入口至胸骨柄上沿的胸廓入口处。②胸段：又分为上、中、下三段。胸上段自胸廓上口至气管分叉平面；胸中段自气管分叉平面至贲门口全长的上一半；胸下段自气管分叉平面至贲门口全长的下一半。食管腹段包括在胸下段内。

食管有3处生理狭窄：第一处在环状软骨下缘平面，即食管入口处；第二处在主动脉弓水平，有主动脉和左支气管横跨食管；第三处在食管下端，即食管穿过膈肌裂孔处。

食管由黏膜、黏膜下层、肌层和外膜构成。食管无浆膜层，术后易发生吻合口瘘。

胸导管起于腹主动脉右侧的乳糜池，向上经主动脉裂孔进入胸腔的后纵隔，位于椎骨和食管之间。胸导管接受膈以下所有器官和组织的淋巴液。

食管是运送食物的管道。食管的横纹肌由喉返神经分支支配，食管的平滑肌由迷走神经和交感神经支配。食管黏膜对机械性刺激敏感，食物愈粗糙，食管蠕动愈强。

第二节　食管癌

食管癌是消化道常见的肿瘤，发病年龄多见于40岁以上人群，男性多见于女性。

一、病因

确切病因尚未明确，可能与下列因素有关：①化学物质：如长期进食含亚硝胺高的食物；②生物因素：如某些真菌能促使亚硝胺及其前体形成，诱发食管癌；③缺乏维生素：如维生素A、B₂、C等；④缺乏某些微量元素：如钼、铁、锌、氟、硒等；⑤吸烟、酗酒、喜食烫食、口腔不洁等；⑥遗传易感因素。

二、病理和分型

1. 食管癌以<u>胸中段多见</u>，下段次之，上段较少，贲门部腺癌可向上蔓延累及食管下段，<u>大多为鳞癌</u>。按病理形态食管癌分为5型：①<u>髓质型</u>：约占60%，恶性程度高；②<u>蕈伞型</u>：约占15%；③<u>溃疡型</u>：约占11%；④缩窄型（硬化型）：约占10%；⑤腔内型：较少见，占2%~5%。

`小试身手` 1. 食管癌的好发部位是

A. 颈段　　　　　　　　　B. 胸中段　　　　　　　　　C. 胸上段

D. 胸下段　　　　　　　　E. 食管与胃交界处

`小试身手` 2. 食管癌的病理分型中<u>不包括</u>

A. 蕈伞型　　　　　　　　B. 髓质型　　　　　　　　　C. 溃疡型

D. 缩窄型　　　　　　　　E. 梗阻型

2. 转移途径　<u>主要通过淋巴转移</u>，血运转移较晚。

三、辅助检查

1. 食管吞钡X线双重对比造影　是<u>最主要的诊断手段</u>。

2. 放射性核素检查　利用某些亲肿瘤的核素，如^{32}磷、^{131}碘、^{67}镓、^{99m}锝等检查，对早期食管癌病变的发现有所帮助。

3. <u>纤维食管镜检查</u>　纤维食管镜检查，可直视肿块部位、大小及钳取活组织做病理学检查（<u>亲：食管镜是确诊食管癌的方法</u>）。

参考答案

1.B　2.E

第三十三章　心脏疾病病人的护理

第一节　概　述

一、解剖生理概要

1. 基本结构

心脏由内向外分为脏层和壁层，两层间的间隙为心包腔，内含10~20ml浆液，起润滑作用。心包脏层紧贴心肌表面，心包壁层前紧靠胸骨柄及剑突，后为胸椎，下连膈肌。

心壁由三层组成：心外膜为心包脏层，中层为肌肉组织，心内膜由内皮细胞组成。

2. 心脏　心脏被房室间隔分隔为两个半部，每半部的上部是收集回心血的心房，下部是排血的心室，分别称为左、右心房及左、右心室。

3. 瓣膜　心脏有4个瓣膜，为房室瓣与半月瓣。房室瓣分隔心房与心室，右心房与右心室之间的瓣膜为三尖瓣，而左心房与左心室之间的瓣膜为二尖瓣；半月瓣隔离肺动脉、主动脉与右、左心室。

4. 血管　供应心脏血液的动脉：一是起自升主动脉根部左侧的左冠状动脉，起始部称左冠状动脉主干，向左下方分出前降支到心尖部，回旋支到左心后面。二是起自升主动脉右侧的右冠状动脉，供血至心室间隔后部、右房及右室。心脏静脉与动脉伴行，左右心的静脉汇合成心大静脉，在心脏后面注入冠状静脉窦，回流至右房。

5. 神经支配　交感和副交感神经纤维分布在心脏各部，影响心率快慢。

6. 传导系统　心脏传导系统由窦房结开始，以每分钟60~100次的电流冲动引起心房收缩，再依次传至房室结、房室束、左右束支及浦肯野纤维，调节心脏收缩与舒张。（图2-33-1）

小试身手 1. 心脏传导系统中电流传导的正确顺序是

A. 窦房结→房室结→房室束→左右束支→浦肯野纤维

B. 窦房结→房室束→房室结→左右束支→浦肯野纤维

C. 窦房结→房室结→左右束支→房室束→浦肯野纤维

D. 窦房结→左右束支→房室结→房室束→浦肯野纤维

E. 窦房结→左右束支→房室束→房室结→浦肯野纤维

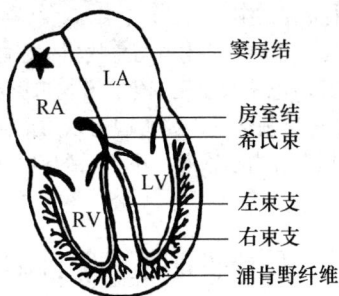

图2-33-1　心脏的传导系统

7.心音　正常心脏搏动产生4个心音。

第一心音由二尖瓣和三尖瓣关闭时振动产生，标志心室收缩开始，**心尖部听诊最清楚**。

第二心音由主动脉瓣与肺动脉瓣关闭时振动产生，标志心室舒张开始，**心底部听诊最清楚**。

第三心音是心室舒张早期血流自心房急流入心室使心室振动产生。

第四心音出现在第一心音开始前0.1秒，由心房收缩振动而产生，正常情况下第三、四心音听不到。

二、心脏疾病的特殊检查方法

1. 心导管检查术：①发现心内畸形；②测量心血管各部压力；③在各部位采血测氧饱和度，明确异常分流；④其他：做心血管造影、描记心内心电图、计算心排血量等。方法：将心导管经肘静脉或股静脉插入右心和肺动脉或经肱动脉、腋动脉或股动脉插入主动脉和左心室测压、抽血标本查血氧饱和度及造影检查。

2. 心血管造影术　检查心脏和大血管的形态及其缺损。方法：将高浓度造影剂经心导管注入心脏或血管内，快速X线摄像。

3. **冠状动脉造影术　明确冠状动脉分支是否有畸形、狭窄**，了解交通支分布情况；做左室测压及造影，明确左心功能及是否有心室壁瘤或二尖瓣关闭不全，计算射血分数。方法：经股动脉插管，将特制冠状动脉导管分别置于升主动脉的左右冠状窦内造影。

`小试身手`　2. 患者，男，55岁。活动后心前区不适1年。近半月安静状态亦出现心前区压榨感，隐痛。初步诊断为冠状动脉粥样硬化性心脏病。为明确病变程度，应选择的检查方法是

A. 心脏彩超　　　　　B. CT检查　　　　　C. 心电图

D. 冠状动脉造影　　　E. 动态心电图监测

心内检查常见并发症：心动过缓、室上性心动过速、房扑、房颤、室性期前收

缩、室颤、心脏骤停或急性心肌梗死。

护理措施：①操作前做好心肺复苏术所需急救药品和物品。②造影前做造影剂过敏试验。③术中严密监测心电图及血压变化，警惕造影剂过敏引起过敏性休克。④术后继续监测，沙袋压迫穿刺部位，妥善固定以防出血；观察局部渗血情况。⑤术后常规使用抗生素，预防心内膜感染。⑥术后卧床时间：右心检查6~12小时；左心检查12~24小时。

第二节　后天性心脏病的外科治疗

浪里淘沙—核心考点

心脏瓣膜病是由于**风湿热**所致的瓣膜病。风心病最常累及**二尖瓣**，主动脉瓣次之，三尖瓣少见。**风心病常见的是二尖瓣合并主动脉瓣病变。**

一、二尖瓣狭窄

儿童或青年期患风湿热，20~30岁以后才出现临床症状。发病率女性高于男性。

（一）病理生理

正常成人二尖瓣瓣口面积为4~6cm²，瓣口面积小于1.5~2.0cm²时，可出现心脏杂音，若小至1cm²以下时，血流障碍更加明显，左心房压升高、左心房扩大，引起肺静脉淤血、压力升高和肺毛细血管扩张，影响肺泡换气；**当肺毛细血管压力升高到40mmHg（5.3kPa）、超过正常血浆渗透压30mmHg（4.0kPa）时，即可产生急性肺水肿。**晚期由于肺小动脉阻力增加，肺动脉压升高，右心室后负荷加重，肥厚扩大，最终发生右心衰竭。

小试身手　3. 风湿性心脏病二尖瓣狭窄，出现急性肺水肿最可能的原因是

A. 右心衰竭　　　　　　　　　B. 肺小动脉痉挛

C. 肺血管阻力增高　　　　　　D. 肺泡与毛细血管之间组织增厚

E. 肺毛细血管压力超过正常血浆渗透压（30mmHg）

（二）辅助检查

1. 心电图检查　轻度狭窄者正常。中度以上狭窄出现电轴右偏、P波增宽、呈双峰或电压增高。肺动脉高压者可见右束支传导阻滞或右心室肥大。病程长者常伴房颤。

2. X线检查　轻度狭窄者无明显异常。中度或重度狭窄者心房扩大。食管吞钡检查显示左心房向后压迫食管、心影右缘出现左右心房重叠的双心房阴影，主动脉结缩小、肺动脉段隆出、左心房隆起、肺门区血管影纹增粗。肺间质水肿者，在肺野下部可见横向线条状阴影，称为Kerley线。长期肺淤血者可见致密的粟粒形或网形阴影。

3.**超声心动图检查**　M型超声心动图显示瓣叶活动受限,大瓣正常活动波形消失,呈城墙垛样的长方波,大瓣与小瓣呈同向活动。左心房前后径增大。二维或切面超声心动图可见二尖瓣瓣叶增厚和变形、活动异常,瓣口狭小,左房增大。

小试身手（4~5题共用题干）

患者,女性,25岁,劳力性心慌气促3年。查体:面颊及口唇轻度紫绀,心律不齐,心尖区闻及隆隆样舒张期杂音,第一心音增强。

4.为明确诊断,下列最有意义的检查是

A.胸部X线检查　　　　　　B.超声心动图　　　　　　C.心电图

D.心导管检查术　　　　　　E.心血管造影术

5.最有可能的临床诊断是

A.二尖瓣狭窄　　　　　　　B.二尖瓣关闭不全

C.主动脉瓣狭窄　　　　　　D.主动脉瓣关闭不全

E.冠状动脉粥样硬化性心脏病

二、二尖瓣关闭不全

主要病因包括:①风湿性病变;②细菌性心内膜炎造成二尖瓣叶赘生物或穿孔;③其他原因引起腱索断裂、乳头肌功能不全、二尖瓣脱垂等。

（一）病理生理

瓣叶和腱索增厚、挛缩,瓣膜面积缩小,瓣叶活动受限和二尖瓣瓣环扩大。

（二）辅助检查

1.**心电图检查**　轻者心电图正常,重者出现电轴左偏、二尖瓣型P波、左心室肥大和劳损。

2.**X线检查**　左心房及左心室明显扩大。

3.**超声心动图检查**　左心房、左心室扩大,二尖瓣活动度大且关闭不全。

4.**心导管检查**　肺动脉和肺毛细血管压升高,V波异常增高,Y波急剧下降。

5.**左心室造影**　向左心室内注入造影剂,心脏收缩时可见造影剂反流入左心房。

三、主动脉瓣狭窄

由风湿热累及主动脉瓣,使瓣叶增厚粘连、瓣口狭窄引起。

（一）病理生理

正常主动脉瓣瓣口面积为3cm^2,当瓣口面积减至1cm^{2}以下时,左心室射血受阻、收缩压升高,排血时间延长,主动脉瓣闭合时间延迟。左心室与主动脉出现收缩压力阶差,中度狭窄时压力阶差为30~50mmHg（4.0~6.7kPa）,重度狭窄可达

50~100mmHg（6.7~13.3kPa）。左心室壁逐渐肥厚，最后导致左心衰竭。<u>重度狭窄病人</u>，由于左心室高度肥厚，心肌氧耗量增加，主动脉平均压低于正常，进入冠状动脉的血流减少，<u>引起心肌供血不足</u>。

（二）辅助检查

1. 心电图检查　电轴左偏、左心室肥大、劳损、T波倒置，有时可见左束支和房室传导阻滞或心房颤动。

2. X线检查　早期可无改变，后期左心室增大，心脏左缘向左下延长，升主动脉显示狭窄后扩大。

3. 超声心动图检查　主动脉瓣叶开放振幅减小，瓣叶曲线增宽，舒张期可呈多线。二维或切面超声图像见主动脉瓣增厚、变形或钙化，活动度减小和瓣口缩小等征象。

4. 心导管检查　①左心导管检查：可测定左心室与主动脉之间收缩压力阶差，明确狭窄程度；②选择性左心室造影：可见狭窄瓣口、左心室腔大小以及是否伴有二尖瓣关闭不全。

四、主动脉瓣关闭不全

由风湿热、梅毒、细菌性心内膜炎、先天性主动脉瓣畸形、主动脉夹层动脉瘤等引起。

病理生理

主动脉瓣关闭不全使左心室在舒张期接受来自左心房和主动脉反流的血液而过度充盈，肌纤维伸长，收缩力增强，并逐渐扩大肥厚。代偿期左心室排血量高于正常；失代偿时，心排出量减少、左心房和肺动脉压力升高，导致左心衰竭。由于动脉舒张压下降，冠状动脉灌注不足和左心室高度肥厚，氧耗量增加，造成心肌供血不足。

第三节　冠状动脉粥样硬化性心脏病

浪里淘沙—核心考点

冠状动脉粥样硬化性心脏病（简称冠心病）是由于冠状动脉粥样硬化引起冠状动脉管腔狭窄或阻塞，导致心肌供血供氧不足。冠心病好发于中老年人群，男性多于女性。冠状动脉粥样硬化主要侵犯冠状动脉主干及其近段分支，<u>左冠状动脉前降支与回旋支的发病率比右冠状动脉高</u>。

病理生理

　　心肌细胞氧分压是调节冠状动脉血流量的主要因素。当体力活动或情绪激动时，心脏搏动次数增多、收缩力增强及心室壁张力增高，致心肌需氧量增大、动脉血氧分压降低，故冠状动脉血流量相应增多，以满足心肌的氧耗。若冠状动脉管腔狭窄、心肌耗氧量增大，而冠状动脉供血量不能相应增多，则造成心肌缺血。冠状动脉发生急性阻塞或长时间痉挛，管腔内形成血栓，使心肌发生严重持久缺血，造成局部心肌坏死，即心肌梗死，多见于左冠状动脉前降支分布的区域。

参考答案

　　1.A　2.D　3.E　4.B　5.A

第三十四章 泌尿、男性生殖系统疾病的主要症状和检查

第一节 主要症状

一、排尿异常

1. **尿频** 是指排尿次数增多但每次尿量减少，因泌尿、生殖道炎症，膀胱结石，前列腺增生引起。

2. **尿急** 是指有尿意即迫不及待要排尿且难以自控，但尿量很少。多见于下尿路急性炎症或膀胱容量显著减少者。

3. **尿痛** 是指排尿时感到尿道疼痛。有烧灼感，针刺样痛感亦为炎症表现。

> 锦囊妙记：尿频、尿急和尿痛统称为尿路刺激征，多见于泌尿感染（急性膀胱炎）。

4. **排尿困难** 是指尿液不能通畅排出，因膀胱以下尿路梗阻引起。

5. **尿潴留** 分为急性与慢性尿潴留。急性尿潴留常见于膀胱颈部以下尿路梗阻，病人突然不能排尿，尿液潴留于膀胱内。常由腹部、会阴部手术后引起。慢性尿潴留常见于膀胱颈部以下尿路不完全性梗阻或神经源性膀胱，表现为膀胱充盈、排尿困难，可无疼痛或仅感轻微不适。

6. **尿失禁** 是指尿液不受控制而自主排出。分为4种类型：

（1）真性尿失禁（又称完全性尿失禁）：因外伤、手术、先天性疾病导致膀胱颈和尿道括约肌受损。

（2）压力性尿失禁：当腹内压突然增加如咳嗽、打喷嚏、大笑时，尿液不随意流出。多见于经产妇。

（3）充溢性尿失禁（又称假性尿失禁）：是指膀胱功能完全失代偿，膀胱过度充盈、压力增高而引起尿液不断溢出。见于各种原因引起的慢性尿潴留。

（4）急迫性尿失禁：严重的尿频、尿急而膀胱不受意识控制而发生尿液排空，见于严重的膀胱感染。

> 锦囊妙记：真性尿失禁是指排尿中枢受损，膀胱内尿液全部流出，膀胱始终处于空虚状态；压力性尿失禁是指腹内压增高引起尿液不自主流出；充溢性尿失禁是指压力增高引起尿液不断溢出，但膀胱始终呈胀满状态。

小试身手 1.前列腺增生尿潴留后，尿液从尿道口溢出，称为

A.松弛性尿失禁　　　　　　　B.压力性尿失禁

C.充溢性尿失禁　　　　　　　D.神经性尿失禁

E.痉挛性尿失禁

小试身手 2.当腹压突然增加时尿液不自主流出，称为

A.真性尿失禁　　　　　　　　B.压力性尿失禁

C.充盈性尿失禁　　　　　　　D.急迫性尿失禁

E.膀胱刺激症状

小试身手 3.前列腺肥大引起尿液外流称为

A.真性尿失禁　　　　　　　　B.压力性尿失禁

C.充溢性尿失禁　　　　　　　D.急迫性尿失禁

E.麻痹性尿失禁

二、尿液异常

1.<u>血尿</u>　尿液中含有血液。

（1）**镜下血尿**：是指离心后**每高倍视野红细胞超过3个**。多见于泌尿系慢性感染、结石、急慢性肾炎及肾下垂。

（2）**肉眼血尿**：是指肉眼能见到血色的尿。**1000ml尿中含1ml血液即为肉眼血尿**。常见于<u>泌尿系肿瘤、急性膀胱炎、急性前列腺炎、膀胱结石或创伤等</u>。肉眼血尿可分为：①**初始血尿**：提示**病变在尿道**。②**终末血尿**：提示病变在膀胱颈部、三角区或后尿道。③**全程血尿**：提示病变在膀胱及其以上部位。

小试身手（4~5题共用备选答案）

A.全程血尿　　　　　　B.初始血尿　　　　　　C.终末血尿

D.镜下血尿　　　　　　E.血红蛋白尿

4.患者前尿道损伤后多见

5.患者肾挫伤后多见

2.**脓尿**　是指**离心尿每高倍视野白细胞超5个以上**。尿路感染时大量增多，成堆出现。

3.**乳糜尿**　尿液中含乳糜或淋巴液，可混有大量脂肪、蛋白质、红白细胞及纤维蛋白原。**常见于丝虫病**。

4.**晶体尿**　在各种因素影响下，尿中有机或无机物质沉淀结晶，形成晶体尿。常见于尿液中盐类过饱和状态时，有时呈石灰水样，静置后有白色沉淀物。

5. **少尿或无尿** 每日尿量少于400ml为少尿；少于100ml为无尿。

三、其他症状

1. **尿道分泌物** 尿道有分泌物时可自行流出。黄色、黏稠脓性分泌物见于急性淋菌性尿道炎。少量白色或无色稀薄分泌物由支原体、衣原体引起的非淋菌性尿道炎，血性分泌物提示尿道癌。

2. **疼痛** 为常见症状。

3. **肿块** 有时泌尿生殖系统疾病仅以肿块为表现。

4. **性功能症状** 男性表现为性欲异常、勃起功能障碍、射精功能障碍。

第二节 辅助检查

浪里淘沙—核心考点

一、实验室检查

1. 尿液检查

（1）尿常规：**以新鲜晨尿为宜**，尿标本及时送检。尿比重为1.010~1.030，尿糖阴性，含有极微量蛋白（40~80mg/d）。**尿液蛋白含量每日超过150mg即为蛋白尿**。新鲜尿液离心沉淀后，取尿沉渣做显微镜检查，观察有无红细胞、白细胞、脓细胞、细菌及管型。正常尿液不含管型，偶见透明管型。

（2）尿液生化检查：留取24小时尿液，测定钾、钠、钙、磷、尿素氮、肌酐、肌酸。

（3）尿细菌学检查：用于尿路感染，可明确感染菌类型及对药物的敏感性。

（4）**尿细胞学检查**：连续3天留取新鲜尿进行沉渣涂片检查，**阳性提示患泌尿系统移行细胞肿瘤**。

（5）尿中内分泌物质测定：严格收集24小时尿液，存放在清洁容器内，放置阴凉处，**排尿前容器内加入防腐剂。送检前将24小时尿液混匀，测量总量，留100ml及时送检**。尿中内分泌物质测定包括：①尿17-羟类固醇和17-酮类固醇测定：协助诊断肾上腺疾病。②尿儿茶酚胺和3-甲氧基-4-羟基苦杏仁酸测定：收集儿茶酚胺尿标本期间不宜进食有荧光反应的物质。③**尿醛固酮测定**：收集标本前7天停服激素类药物，前3天停用药物及水果糖、咖啡等。

（6）尿三杯试验 用于判断镜下血尿或脓尿的来源和病变部位。以排尿初期的5~10ml尿为第1杯，排尿最后的5~10ml为第3杯，中间部分为第2杯。

2. 肾功能检查

（1）**尿比重测定**：是判断肾功能最简便的方法，正常尿比重为1.010~1.030。肾功能受损时肾浓缩功能减退，尿比重降低。

（2）**血肌酐和血尿素氮测定**：可判断病情和预后，其增高程度与肾实质损害程度成正比。

（3）**内生肌酐清除率**（Ccr）：反映肾小球滤过率，并可判断肾小球滤过功能。**内生肌酐清除率是肾功能损害的早期指标**。成年人内生肌酐清除率正常值为80~110ml/min，低于80ml/min提示滤过功能下降。

3. 血液中激素测定

（1）**血浆皮质醇测定**：血浆皮质醇早晨6~8时最高（10~25mg/L），晚10时至凌晨2时最低（2~5mg/L），呈U形分布。增高见于肾上腺皮质功能亢进、异位产生ACTH肿瘤，且昼夜分泌节律性消失。单纯性肥胖皮质醇增高，但无正常昼夜分泌节律改变。降低见于肾上腺皮质功能减退，且对ACTH兴奋无反应。

（2）**血浆醛固酮测定**：正常值为卧位基础值（8.37 ± 2.7）μg/L，立位刺激值（13.64 ± 7.51）μg/L。原发性醛固酮增多症醛固酮含量超过正常值的2.8~4.2倍。留取血标本时注明时间及体位。

（3）**血浆儿茶酚胺测定**：包括多巴胺、去甲肾上腺素、肾上腺素。肾上腺素（0.05 ± 0.03）μg/L，去甲肾上腺素（0.2 ± 0.08）μg/L。嗜铬细胞瘤释放儿茶酚胺数值变化较大。

（4）**肾素**（PRA）–血管紧张素Ⅱ（AT–Ⅱ）：肾性高血压时基础值升高。

（5）**血浆睾酮**：男性（570 ± 156）μg/L，女性（59 ± 22）μg/L。原发性睾丸功能减退和无睾丸症的睾酮水平明显降低，继发性睾丸功能减退时睾酮水平减低或正常。

4. 前列腺液检查　经直肠指检按摩前列腺，收集由尿道口流出的前列腺液。正常前列腺液白细胞数每高倍视野不超过10个。白细胞数每高倍视野大于10个，提示前列腺炎。

5. 前列腺特异性抗原（PSA）　血清正常值小于4ng/ml。定量测定PSA可作为前列腺癌早期诊断指标。当PSA>10ng/ml时，无论直肠指检是否正常都应高度怀疑前列腺癌。前列腺指诊会导致PSA增高，一般应在指诊后2周检查。

6. 精液检查　有助于男性不育症的诊断。检查前5天内应无排精。经手淫或性交体外排精收集标本，排精后20分钟内送检，送检途中温度保持在25℃~35℃，避免瓶子倒置，以免影响精子活性。检查内容包括量、颜色、酸碱度、稠度，精子状况及精液生化测定。

二、器械检查

1. **导尿**　测定膀胱容量、压力、残余尿，注入造影剂，确定有无膀胱损伤，尿道有无狭窄或梗阻。

2. 尿道扩张术　探测尿道有无狭窄及狭窄部位和程度；探测尿道及膀胱内有无结石；扩张尿道进行治疗，两次尿道扩张的间隔时间不少于3天。

3. 尿道膀胱镜检查及输尿管插管　可直接窥视尿道及膀胱内有无病变，通过膀胱镜可取活体组织做病理检查、钳取异物、破碎结石。

4. 经尿道输尿管肾镜检查　在椎管麻醉下，将输尿管肾镜经尿道、膀胱置入输尿管及肾盂。直视窥视输尿管、肾盂内有无病变，在直视下取石、碎石，切除或电灼肿瘤，取活体组织检查。

5. 经皮肾镜检查　可完成肾、输尿管上段结石、肾内异物取出；肾盂或肾盏内占位性病变的诊断；肾上皮肿瘤的检查、活检、电灼及切除等；治疗肾盂输尿管交接处狭窄等。

三、影像学检查

1. X线检查

（1）肾、输尿管及膀胱（KUB）平片：是泌尿系统常用的检查方法。摄片前须做好肠道准备，清除肠道内积气和粪便，以确保平片质量。

（2）静脉尿路造影（IVU）：造影前做碘过敏试验，阴性者做肠道准备，禁饮水6~12小时，使尿液浓缩，增加尿路造影剂浓度。禁忌证为妊娠及肾功能严重损害。

（3）逆行肾盂造影：能清晰显示肾盂、输尿管形态。适用于禁忌做排泄性尿路造影或显影不清时。禁忌证为急性尿路感染及尿道狭窄。

（4）经皮肾穿刺造影：在B超引导下经皮穿刺进入肾盂，注入造影剂，显示上尿路形态。

（5）膀胱造影和排泄性膀胱尿道造影：经导尿管注入10%~15%有机碘造影剂150~200ml。可显示膀胱形态、膀胱憩室、膀胱瘘，较大的膀胱肿瘤可显示充盈缺损。排泄性膀胱尿道造影可显示尿道病变及膀胱输尿管回流。

（6）肾动脉造影：经股动脉穿刺插管行腹主动脉-肾动脉造影可显示双肾（肾上腺）动脉、腹腔动脉及其分支。

（7）CT：CT平扫或对比增强扫描可确定肾损伤范围和程度，协助诊断肾上腺、肾、膀胱、前列腺等部位肿瘤。

（8）MRI：对泌尿、男性生殖系肿瘤的诊断和分期、肾囊肿性质鉴别、肾上腺肿瘤的诊断等，能提供比CT更为可靠的证据。

2. 超声波检查　B超检查方便、无创伤，能显示各器官不同轴线及不同深度的断层图像，动态观察病情进展。

四、其他检查

1. 直肠指检　是前列腺的一个重要检查手段。检查前嘱病人排空膀胱，病人取膝胸位，也可取直弯腰位（腹部靠近检查台一侧弯腰接受检查）。体弱或重病者取仰卧位或侧卧位接受检查。检查者戴好手套，涂抹润滑剂，用示指在肛门处轻轻按揉后缓慢进入直肠深部进行检查。检查内容包括前列腺大小、形态、硬度、活动度，表面是否光滑，有无结节或压痛。

2.前列腺穿刺活检 <u>主要用于诊断前列腺癌。</u>

3.尿动力学测定 为排尿功能障碍性疾病的病因分析、治疗方法选择及评价疗效提供依据。

参考答案

1.C 2.B 3.C 4.B 5.A

第三十五章　泌尿系统损伤病人的护理

第一节　肾损伤

浪里淘沙—核心考点

一、病因病理

肾损伤分为开放性和闭合性损伤。开放性损伤多因锐器（刀刃、枪弹、弹片等）直接贯穿所致，常伴胸腹部损伤，有创口与外界相通；**闭合性损伤**因直接或间接暴力致肾或肾蒂损伤，其中闭合性肾损伤为多见。

根据损伤程度，肾损伤分为肾挫伤、肾部分裂伤、肾全层裂伤、肾蒂损伤。肾蒂损伤可引起大出血、休克致死亡。

二、辅助检查

1.实验室检查

（1）尿液检查：**血尿是诊断肾损伤的重要依据**。尿常规检查可见大量红细胞。

（2）血液检查：血红蛋白与血细胞比容持续下降提示活动性出血。白细胞计数增加提示感染。

2.影像学检查

（1）B超检查：可了解肾损害的程度及对侧肾情况。

（2）CT：可显示肾皮质裂伤、尿外渗和血肿范围，了解肾与周围组织和腹腔脏器的关系。

（3）排泄性尿路造影：可评估肾损伤的范围、程度和对侧肾功能。

第二节　膀胱损伤

浪里淘沙—核心考点

一、病因

1.开放性损伤　　由锐器或子弹贯通所致。

2.闭合性损伤　　膀胱充盈时下腹部遭受撞击、挤压等暴力。

3.医源性损伤　　因**下腹部或盆腔手术、妇产科手术、腔镜手术室检查**等引起。

二、病理

1. **膀胱挫伤** 损伤限于黏膜或肌层，未穿透膀胱壁，局部出血或形成血肿，出现血尿。

2. **膀胱破裂** 分腹膜内型、腹膜外型和混合型。**腹膜内型**为膀胱壁与覆盖的腹膜一并破裂，尿液流入腹腔，引起**腹膜炎**。**腹膜外型**为膀胱壁破裂，但腹膜完整，尿液外渗到膀胱周围组织及耻骨后间隙，引起**腹膜外盆腔炎或脓肿**。混合型常合并多脏器损伤、火器或利器所致穿通伤，死亡率高。

三、辅助检查

1. **导尿试验** **膀胱破裂时导尿管虽可插入膀胱，但仅流出少量血尿。**经导尿管注入灭菌生理盐水200~300ml，片刻后吸出，若液体进出量差异很大，提示膀胱破裂。

小试身手 1. 患者，男性，30岁，下腹部外伤3小时，出现小腹隐痛伴排尿困难。试插导尿管可以顺利进入膀胱，注入200ml生理盐水后抽出不足150ml。应首先考虑为

A. 前尿道断裂　　　　　B. 后尿道断裂　　　　　C. 膀胱破裂

D. 膀胱并尿道损伤　　　E. 输尿管损伤

2. **X线检查** 腹部平片可显示骨盆骨折。自导尿管注入15%泛影葡胺300ml后拍片，如造影剂外漏提示膀胱破裂。

小试身手 2. 患者不慎跌倒后出现下腹部疼痛，排尿困难。经导尿流出少量终末血尿。最有可能的临床诊断是

A. 肾裂伤　　　　　　　B. 膀胱挫伤　　　　　　C. 膀胱破裂

D. 前尿道损伤　　　　　E. 后尿道损伤

第三节　尿道损伤

浪里淘沙—核心考点

一、病因

1. **开放性损伤** 因弹片、锐器伤引起。

2. **闭合性损伤** 多为挫伤或撕裂伤，因外来暴力引起。会阴骑跨伤可引起**尿道球部损伤**。骨盆骨折可引起**膜部尿道损伤**。经尿道器械操作不当可引起**球膜部交界处尿道损伤**。

小试身手 3. 患者，男，40岁。夜间走路不慎，一条腿滑入阴沟中，会阴部骑跨沟沿上，尿道口流血，导尿失败，诊为尿道损伤。伤及的部位是

A. 前列腺部　　　　　　B. 尿道膜部　　　　　　C. 尿道球部

D. 阴茎体部　　　　　　E. 尿道外口

二、病理和分类

1. 尿道挫伤　尿道内层损伤，阴茎筋膜完整，仅表现为水肿和出血，可自愈。

2. 尿道裂伤　尿道壁部分全层断裂，尿道周围血肿和尿外渗，<u>愈合后出现瘢痕性尿道狭窄</u>。

3. 尿道断裂　尿道完全离断，断端退缩、分离，血肿和尿外渗明显，<u>发生尿潴留</u>。

4. 尿外渗　①尿道球部损伤时会阴、阴茎、阴囊和下腹壁肿胀淤血。②骨盆骨折致尿道膜部断裂时，<u>骨折端及盆腔血管丛损伤引起大出血</u>，尿液外渗至耻骨后间隙和膀胱周围，若同时有耻骨前列腺韧带撕裂，则前列腺向后上方移位。

小试身手　4. 以下哪项**不属于**尿道损伤的类型

A. 尿道挫伤　　　　　B. 尿道裂伤　　　　　C. 尿道狭窄
D. 尿道断裂　　　　　E. 尿外渗

三、辅助检查

1. <u>导尿</u>　检查尿道是否完整、连续。若能顺利进入膀胱提示尿道连续而完整。

2. X线检查　<u>骨盆前后位X线片显示骨盆情况是否存在异物</u>。尿道造影可确定损伤部位及造影剂有无外渗。

参考答案

1. C　2. B　3. C　4. C

第三十六章　泌尿系统结石病人的护理

第一节　概　述

一、病因

1. 流行病学因素　性别、年龄、职业、饮食、水分摄入量、气候、代谢、遗传等因素与尿路结石有关。

2. 尿液因素

（1）形成结石的物质排出过多：<u>尿钙、草酸或尿酸排出增加</u>。

（2）尿pH改变：<u>酸性尿中易形成尿酸结石和胱氨酸结石，碱性尿中易形成磷酸镁铵结石和磷酸钙结石</u>。

（3）尿中抑制结石形成的物质不足：尿液中枸橼酸、焦磷酸盐、镁、某些微量元素等可抑制晶体形成和聚集，上述物质减少可促使结石形成。

（4）尿液浓缩：尿量减少致尿液浓缩，尿中盐类和有机物质浓度相对升高。

3. 泌尿系局部因素

（1）尿路梗阻：晶体或基质沉积，尿液滞留继发尿路感染加剧结石形成。

（2）尿路感染：细菌、感染产物及坏死组织可为结石成分。

（3）尿路异物：尿路内有不吸收缝线、长期留置的导管，可促使尿液中基质和晶体黏附，继发感染而形成结石。

4. 药物相关因素　药物引起的肾结石占1%~2%。

二、病理

1. 梗阻　<u>结石在各个部位都能造成梗阻以上系统积水</u>。

2. 局部损伤　结石造成移行上皮水肿、增生、溃疡，最终诱发恶性变。

3. 感染　最常见是<u>大肠埃希菌引起的感染</u>。

第二节　上尿路结石

辅助检查

1. 实验室检查

（1）尿液检查：镜下血尿，合并感染时有脓细胞。尿液生化检查测定钙、磷、尿酸、草酸等。

（2）血液分析：监测血钙、尿酸和肌酐等的水平。

（3）结石成分分析：是制定预防措施的依据。

2.影像学检查

（1）**泌尿系X线平片**：**90%以上的结石能在正侧位平片中发现。**

> 锦囊妙记：骨折、气胸、肠梗阻、泌尿系结石、胃肠穿孔等均首选X线。

（2）排泄性尿路造影：可显示尿路形态和肾功能改变，有无结石形成的局部因素。

（3）B超检查：能发现小结石和透X线结石，还能显示肾结构改变和肾积水等。

（4）逆行肾盂造影：仅适用于其他方法不能确诊时。

3.输尿管肾镜检查　适用于其他方法不能确诊或同时进行治疗时。

第三节　膀胱结石

浪里淘沙—核心考点

辅助检查

1.X线平片可显示大多数结石。

2.B超检查可显示结石声影。

3.膀胱镜检查可直接观察结石，并可发现膀胱病变。

第三十七章　泌尿、男性生殖系统结核病人的护理

第一节　肾结核

泌尿、男性生殖系统结核**原发病灶大多在肺**，其次是骨关节及肠道。输尿管、膀胱和尿道结核多继发于肾结核。男性生殖系统结核可继发于肾结核，也可经血运播散引起。

小试身手 1. 肾结核的原发病灶多位于

A. 肺　　　　　　　　B. 脊柱　　　　　　　　C. 膀胱

D. 肾脏　　　　　　　E. 骨关节

一、病因病理

结核杆菌由原发病灶经血运进入肾小球血管丛，在双侧肾皮质处形成多发性微结核病灶。当病人免疫力良好，可全部愈合。如病人免疫力低下，肾皮质结核病灶不愈合且发展为肾髓质结核，多为单侧病变。

二、辅助检查

1. **尿液检查**　尿呈酸性，有脓细胞、少量蛋白及红细胞。**连续3次进行晨尿结核杆菌检查，若结果为阳性可确诊为肾结核。**

2. 影像学检查　可判断病变肾及肾损害程度，以X线检查最为重要。

（1）**X线检查**：行泌尿系平片检查、排泄性静脉造影及逆行性肾盂造影。

（2）超声检查：对严重肾结核可确定病变部位、明确对侧肾有无积水、膀胱是否挛缩。

（3）CT和MRU：对诊断肾结核对侧肾积水有特殊意义。

3. 膀胱镜检查　早期可见黏膜充血水肿、结核结节；后期可见结核性溃疡、结核性肉芽肿及瘢痕。

第二节　男性生殖系统结核

前列腺结核最常见，但不易发现。附睾结核易被发现，临床比较多见。男性生殖系统结核好发于20~40岁人群。

一、附睾结核

病理　含结核杆菌的尿经前列腺、精囊、输精管感染附睾，病变从尾部开始，蔓延到整个附睾，甚至侵犯睾丸。

二、前列腺、精囊结核

病理　**前列腺、精囊结核常继发于肾结核**，由后尿道病灶蔓延而来。病理改变为结核结节、干酪样坏死、空洞和纤维化。前列腺和精囊纤维化改变后形成坚硬肿块，其分泌功能严重减退，严重时精液仅为1~2滴脓性液体。

参考答案

1.A

第三十八章 泌尿系统梗阻病人的护理

第一节 概 述

浪里淘沙—核心考点

泌尿系统自肾小管开始，经过肾盏、肾盂、输尿管、膀胱到达尿道。自肾至尿道口的任何部位梗阻都会影响尿液排出，造成肾积水、肾功能损害，若双侧尿路梗阻将引起肾衰竭。

一、病因

泌尿系统本身或以外的病变均可引起泌尿系梗阻。肾和输尿管结石、肿瘤、炎症、结核、先天畸形均可引起梗阻。**膀胱**最常见的原因是**膀胱出口梗阻和膀胱调节功能障碍**，尿道最常见的原因是因**炎症**或**损伤**引起的**尿道狭窄**。

二、病理

泌尿系梗阻引起的基本病理改变是**梗阻以上尿路扩张**。泌尿系持续梗阻，肾盂内高压、肾组织缺氧可引起肾乳头和肾实质萎缩。急性完全性梗阻只引起轻度肾盂扩张，肾实质萎缩，因此**肾增大不明显**。慢性不完全性或间歇性梗阻引起肾积水时肾实质萎缩变薄，肾盂容积增大，最后形成一个无功能的巨大水囊。

小试身手 1.一侧输尿管急性完全性梗阻，该侧肾脏从病理改变来看

A.肾盂显著扩张   B.肾实质高度变薄

C.肾脏明显增大   D.肾脏巨大积水

E.肾脏无明显扩大

梗阻以后肾功能变化表现为肾小球滤过率下降、肾血流量减少，尿浓缩能力下降和尿酸化能力受损。**梗阻后易继发感染**，有细菌的尿经过肾盏穹窿部裂隙和高度膨胀变薄的尿路上皮进入血流，发展为菌血症。

小试身手 2.泌尿系统梗阻后最常见的并发症是

A.感染   B.结石

C.败血症   D.菌血症

E.肾衰竭

第二节　良性前列腺增生

浪里淘沙—核心考点

一、病因病理

良性前列腺增生（简称前列腺增生）是老年男性常见疾病，发病原因**与雄激素**、雌激素的作用有关。有学者认为体内雄激素与雌激素平衡失调以及雌雄激素协同效应是前列腺增生的病因。

前列腺由移行带、中央带和外周带组成。前列腺增生**起源于围绕尿道精阜部的腺体**。增生的前列腺可将外围的腺体压扁形成假包膜，增大的腺瘤使尿道弯曲、伸长、受压引起机械性排尿梗阻；前列腺内尤其是围绕膀胱颈增生的、含有丰富 α-肾上腺素受体的平滑肌收缩可引起功能性排尿梗阻。

二、辅助检查

1. **直肠指诊**　排空膀胱后进行以保证准确性。

2. B超检查　可测量前列腺体积，检查内部结构是否突入膀胱，还可以测定膀胱残余尿量，经直肠超声扫描更为精确。经腹壁超声检查可测量膀胱内残余尿量。

3. **尿动力学检查**　可初步判断梗阻程度，若最大尿流率<15ml/s，说明排尿不畅；<10ml/s提示梗阻严重，须治疗。评估最大尿流率时，排尿量必须超过150ml才有诊断意义。

4. **血清前列腺特异抗原（PSA）测定**　前列腺体积较大、有结节或较硬时，应测定血清PSA，以排除前列腺癌。

第三节　急性尿潴留

浪里淘沙—核心考点

病因与分类

急性尿潴留分为机械性和动力性梗阻两类。

1. **机械性梗阻**　任何**导致膀胱颈部及尿道梗阻**的病变均可引起急性尿潴留，如**前列腺增生**，尿道损伤，膀胱尿道结石、异物、肿瘤等。

2. 动力性梗阻　因排尿功能障碍所致，**而膀胱尿道并无器质性病变**，如中枢和周围神经系统病变、脊髓麻醉和直肠肛管术后等，也可见于昏迷、低钾或不习惯卧床排尿等。

参考答案

1.E　2.A

第三十九章　泌尿、男性生殖系统肿瘤病人的护理

第一节　肾　癌

浪里淘沙—核心考点

膀胱癌是泌尿及男性生殖系统最常见的肿瘤，其次是肾癌。

小试身手 1.泌尿系统最常见的恶性肿瘤是

A.肾癌　　　　　　　　B.阴茎癌　　　　　　　C.膀胱癌

D.前列腺癌　　　　　　E.肾母细胞瘤

一、病因病理

肾癌亦称肾细胞癌、肾腺癌，**是最常见的肾脏恶性肿瘤**。35岁以后发病率快速升高，60~70岁达高峰，男女之比约为2：1。病因尚未明确，与吸烟、肥胖、遗传、高血压与抗高血压治疗等有关。

肾癌发生于肾小管上皮细胞，多累及一侧肾脏，也可向邻近脂肪、肌肉、血管、淋巴管浸润。肿瘤可直接转移至肾静脉、腔静脉形成癌栓；亦可转移至肺、脑、骨、肝等。**淋巴转移最早向肾蒂淋巴结转移。**

二、辅助检查

1.**B超检查**　能鉴别肾实质性肿块与囊性病变。

2.**X线检查**　平片可见**肾外形增大、不规则**，偶有钙化影。造影可见肾盏、肾盂不规则变形、狭窄、拉长或充盈缺损。

3.CT、MRI、肾动脉造影　有助于早期诊断和鉴别肾实质内肿瘤性质、肾囊肿等。

小试身手 2.患者，女，42岁。间歇无痛性血尿2个月，B超检查发现右肾外形增大，不规则；排泄性尿路造影示：右肾上盏拉长、变窄，边缘不规则。最可能的诊断是

A.肾癌　　　　　　　　B.膀胱癌　　　　　　　C.肾结核

D.输尿管癌　　　　　　E.前列腺癌

第二节　膀胱癌

浪里淘沙—核心考点

一、病因病理

膀胱癌是泌尿系最常见的肿瘤。好发年龄为50~70岁，男女之比约为4：1。

217

在染料、橡胶塑料、油漆等工业或生活中长期接触苯胺类化学物质，易诱发膀胱癌。色氨酸和烟酸代谢异常、吸烟也与膀胱癌相关。膀胱白斑、腺性膀胱炎、结石等也是膀胱癌的诱因。

小试身手 3.泌尿系最常见的肿瘤是

A.肾癌　　　　　　　　B.肾母细胞瘤　　　　　　C.肾盂肿瘤

D.膀胱癌　　　　　　　E.前列腺癌

1.组织类型　上皮性肿瘤占95%以上，其中多数为**移行细胞乳头状癌**，鳞癌和腺癌少见。

2.分化程度　Ⅰ级分化良好，低度恶性；Ⅲ级分化不良，属高度恶性；Ⅱ级分化居Ⅰ、Ⅲ级之间，属中度恶性。

3.生长方式　分为原位癌、乳头状癌和浸润性癌。

4.浸润深度　**膀胱癌多见于膀胱三角区和侧壁**。通过直接浸润扩散。**淋巴转移常见**，晚期血行转移至肝、肺、肾上腺和小肠等处。

二、辅助检查

1.**B超检查**　可发现直径0.5cm以上的膀胱癌，经尿道超声扫描可了解肿瘤浸润范围及深度。

2.尿脱落细胞检查　可找到肿瘤细胞，但分化良好者不易检出。

3.**膀胱镜检查**　**是最重要的检查手段**，能直接观察肿瘤位置、大小、数目、形态、浸润范围等，并可取活组织检查，**有助于明确诊断**。

> **好礼相送　恶性肿瘤确诊的方法（武哥总结，严禁转载，违者必究）**
>
> 对于空腔脏器的恶性肿瘤，确诊方法均为内镜，一方面内镜可以观察病变部位，另一方面内镜可直接钳取病变组织进行活检。
>
> 食管癌：食管镜；胃癌：胃镜；膀胱癌：膀胱镜；结肠癌：结肠镜；直肠癌：直肠镜；肺癌：纤维支气管镜。

小试身手 4.诊断膀胱癌最可靠的方法是

A.尿脱落细胞检查　　　B.膀胱造影　　　　　　　C.膀胱镜检查

D.B超　　　　　　　　E.CT

4.X线检查　排泄性尿路造影可了解肾盂、输尿管有无肿瘤，膀胱造影可见充盈缺损。肾积水或显影差提示肿瘤浸润输尿管口。

第三节　前列腺癌

浪里淘沙—核心考点

前列腺癌较少见，但近年发病率迅速增加，**多见于老年男性**。

一、病因

尚不明确，可能与环境、遗传、饮食、年龄、慢性炎症、种族、性激素等有关。

二、病理

前列腺癌多数起源于前列腺的外周带，98%为腺癌。前列腺癌分4期：Ⅰ期为前列腺增生手术标本中偶然发现的小病灶，多数分化良好；Ⅱ期为局限于前列腺包膜内；Ⅲ期为已穿破包膜，可侵犯周围脂肪、精囊、膀胱颈或尿道；Ⅳ期为局部淋巴结或远处转移。

前列腺癌可经局部、淋巴和血行扩散，血行转移以脊柱、骨盆最为多见。

三、辅助检查

1. 实验室检查　血清PSA升高，极度升高提示有转移灶。

2. 影像学检查　经直肠B超检查发现前列腺内低回声癌结节。CT及MRI对诊断前列腺癌的范围有意义。

3. 前列腺活检　经直肠前列腺穿刺活组织检查可确诊。

参考答案

1. C　2. A　3. D　4. C

第四十章 男性性功能障碍、节育者的护理

第一节 男性性功能障碍

男性性功能包括性欲、阴茎勃起、性交、射精几个方面，其中任何一个环节发生障碍而影响正常性生活，即为男性性功能障碍。

小试身手 1.患者，男，39岁。吸烟多年，每天20支；每天饮酒5两；近3个月来自述性欲减退，阴茎勃起硬度下降，不足以完成满意的性生活。导致其性功能障碍的原因**不包括**

A. 性欲障碍　　　　　　　B. 勃起功能障碍

C. 精索静脉曲张　　　　　D. 早泄

E. 不良生活习惯

辅助检查

1. **实验室检查** 测定血清睾酮、促性腺激素（FSH、LH）、催乳素、血糖和糖耐量等。

2. **特殊检查** 通过国际勃起功能问卷、夜间阴茎胀大试验、人工勃起试验、多普勒彩色复式超声、海绵体造影、神经检测、海绵体活检等明确勃起功能障碍等器质性原因。

第二节 男性节育

一、男性节育的途径

根据男性生殖特点，采取措施阻断男性生殖过程中的某个环节，以达到男性节育的目的。节育途径包括干扰男性的性激素调节、睾丸内精子生成、附睾内精子成熟和运动，阻断输精管道，干扰射精过程，阻止精子与卵子相遇，杀灭排出体外的精子，干扰精子的获能及受精过程，产生抗精子抗体等。

二、男性节育的主要措施

1. **输精管结扎术** 目的是阻断精子的输出通道，使精子不能排出体外，**是一种永久性节育方法**。输精管结扎后睾丸仍能产生精子，成熟精子在附睾管内溶解、吸

收，性交时仍有正常射精过程和排出精液，只是精液中无精子。

2.**输精管注射绝育法** 达到堵塞输精管的目的。

3.**避孕套** 不影响男女双方的身体健康，用法简单，效果可靠。

4.**外用避孕药膜** 能强力杀灭精子，对男女双方身体无影响。

参考答案

1.D

第四十一章　肾上腺疾病外科治疗病人的护理

第一节　皮质醇症

浪里淘沙—核心考点

肾上腺分为皮质和髓质，皮质从外向内分为球状带、束状带、网状带。皮质分泌盐皮质激素、糖皮质激素及少量雄性和雌性激素。球状带分泌盐皮质激素，束状带和网状带分泌糖皮质激素。

皮质醇症亦称库欣综合征，是机体组织长期在过量的糖皮质激素作用下引起的综合征。

小试身手 1.下列哪种激素分泌过多会导致库欣综合征

A.盐皮质激素　　　　　B.糖皮质激素　　　　C.雄性激素

D.雌性激素　　　　　　E.儿茶酚胺

一、病因病理

凡是能引起促肾上腺皮质激素（ACTH）分泌过多或皮质醇分泌增多的疾病均可引起皮质醇症。

1.ACTH依赖性皮质醇症：垂体腺瘤或微腺瘤分泌大量ACTH，即库欣病。

2.非ACTH依赖性皮质醇症：肾上腺皮质腺肿瘤或结节性肾上腺增生自主分泌大量皮质醇。

二、辅助检查

1.**实验室检查**　血、尿皮质醇和血浆ACTH含量测定可诊断ACTH依赖性和非依赖性皮质醇症；大剂量地塞米松抑制试验皮质醇抑制超过50%为库欣病。

2.影像学检查

（1）垂体：蝶鞍部CT和MRI扫描可发现垂体肿瘤和微腺瘤。

（2）**CT对肾上腺腺瘤诊断率几乎达100%，MRI**有助于判断腺癌浸润程度。

（3）异位ACTH综合征：对可疑部位进行影像学检查。

第二节　原发性醛固酮增多症

浪里淘沙—核心考点

原发性醛固酮增多症又称CONN综合征是由肾上腺皮质**分泌过多醛固酮，抑制**

了肾素分泌，产生以高血压、低血钾为特征的综合征。

一、病因病理

以**肾上腺皮质球状带腺瘤**最常见，其次为特发性双侧肾上腺皮质增生。病理生理特点是由醛固酮增多所致血钠升高和血容量增加、低血钾和轻度碱中毒。

二、辅助检查

1.实验室检查　**血钾低，尿钾高，血中醛固酮增高**，血浆肾素活性降低。**体位试验和18-皮质酮测定**可判断病因。特发性醛固酮增多对血管紧张素敏感，站立4小时后肾素活性和醛固酮分泌升高33%，而腺瘤型无明显增加。

2.影像学检查　B超可发现直径>1cm的肾上腺肿瘤。CT扫描可发现直径>5mm的肾上腺肿瘤，特发性肾上腺皮质增生可显示双侧肾上腺增大或呈结节状改变。

第三节　儿茶酚胺症

浪里淘沙—核心考点

儿茶酚胺症是嗜铬细胞瘤和肾上腺髓质增生的总称。20~50岁人群多见，男性略多于女性。其特点是肿瘤或肾上腺髓质的嗜铬细胞分泌大量**儿茶酚胺**，引起**高血压和高代谢、高血糖**。

一、病因病理

嗜铬细胞瘤大多发生在肾上腺髓质，约10%发生在肾上腺外交感神经系统的嗜铬组织，以腹膜后多见。良性肿瘤占90%以上，发生浸润和转移时为恶性嗜铬细胞瘤。嗜铬细胞瘤一般分泌大量去甲肾上腺素和少量肾上腺素。

二、辅助检查

1.实验室检查　血儿茶酚胺明显升高、24小时尿儿茶酚胺及其代谢产物香草扁桃酸（VMA）升高。

2.影像学检查　B超和CT检查可发现嗜铬细胞瘤或肾上腺体积增大。MRI检查多用于鉴别诊断。放射性核素^{131}I-间位碘苄胍肾上腺髓质显像敏感性和特异性较高，对多发、异位或转移的嗜铬细胞瘤和髓质增生诊断意义更大。

参考答案

1.B

第四十二章 骨科病人的一般护理

第一节 牵引术与护理

牵引术

牵引术是通过对皮肤或骨组织牵引达到复位或固定的目的，分为皮牵引、兜带牵引和骨牵引。

（一）牵引目的和作用

1. 骨折、脱位的复位和固定。
2. 制动肢体，减轻疼痛，预防病理性骨折和畸形。
3. 矫形治疗。
4. 缓解肌肉痉挛。

（二）牵引种类

1. **皮肤牵引** 利用胶布粘在皮肤上或泡沫海绵带包在肢体上，通过皮肤、肌肉间接牵拉骨骼。其优点是操作简便、无创，病人易于接受；缺点是承受力量小，一般不能大于4~5kg，只能应用2~4周。

（1）胶布牵引：是将胶布粘在肢体皮肤上，利用重锤纵向牵引。

（2）海绵带牵引：与皮肤牵引类似，将胶布改为包扎海绵带。

2. **兜带牵引** 利用布带或布兜拉住身体某处进行牵引。

（1）**枕颌带牵引**：前侧带托住下颌，后侧带托住枕骨粗隆，两带向上合二为一，两侧用牵引棒分开，宽度比头稍宽，以牵引绳向头顶方向牵引，牵引重量3~10kg，适用于颈椎骨折、脱位，颈椎病和颈椎间盘突出症等。

（2）**骨盆带牵引**：利用骨盆带包裹住骨盆，带宽的2/3在髂嵴以上腰臀部，两侧分别牵引，重量相等，方向一致，总重量10kg，床脚抬高20cm对抗牵引。适用于腰椎间盘突出症。

（3）**骨盆悬吊牵引**：利用骨盆悬吊带进行牵引，将悬吊带自后向前兜住骨盆，上方到髂骨翼，下方达股骨大转子，通过牵引绳经骨科床架上滑轮进行牵引，牵引重量以臀部抬离床面为宜，适用于治疗骨盆骨折。

3. **骨牵引** 是利用骨圆针或不锈钢针直接穿入骨坚硬部位，通过骨科床架上的滑轮进行牵引。优点是直接牵拉骨组织、力量大，对皮肤无刺激，可长时间牵引；

缺点是要切开皮肤，骨钻打眼等，病人不易接受，同时可引起骨感染。**骨牵引适用于**：颅骨骨板牵引适用颈椎骨折、脱位；尺骨鹰嘴牵引适用于复位困难的肱骨髁上骨折；胫骨结节和股骨髁上牵引适用于成年人大腿骨折；跟骨牵引适用于胫腓骨干骨折等。

第二节　石膏绷带术与护理

浪里淘沙—核心考点

石膏绷带术

常用石膏类型及应用

1. 固定躯干的石膏型：石膏背心、石膏床、石膏围腰、石膏围领，主要用于固定脊柱。

2. 固定肩部的肩人字石膏，固定髋部的髋人字石膏。

3. 固定肢体的石膏：上肢有长臂石膏、短臂石膏，下肢有长腿石膏和短腿石膏。

第四十三章　骨与关节损伤病人的护理

第一节　骨折概述

浪里淘沙—核心考点

一、骨折的定义、病因、分类

（一）定义

骨的完整性或连续性发生部分或完全中断即为骨折。

（二）病因

1. **直接暴力**　外力作用部位发生骨折，如碾压、撞击等引起的骨折。

2. **间接暴力**　着力点以外的部位发生骨折，如高空坠落足部着地引起脊椎骨折。

3. 肌肉牵拉作用　肌肉突然猛烈收缩拉断其附着部位的骨骼，如投掷手榴弹用力不当引起肱骨结节撕脱性骨折。

4. 疲劳性骨折　骨骼受到持续劳损引起的骨折，如长途行军导致第2、3跖骨骨折。

5. **病理性骨折**　**骨骼本身患有病变，受到轻微外力即发生骨折**，如骨肿瘤、骨结核等引起的骨折。

（三）分类

1. 按骨折端与外界是否相通分类

（1）**闭合性骨折**：骨折处皮肤、黏膜完整，骨折端与外界不相通。

（2）**开放性骨折**：骨折处皮肤或黏膜不完整，骨折端与外界相通，**易引起感染**。

2. 按骨折程度及形态分类

（1）**不完全骨折**：骨骼连续性没有完全中断，分为**青枝骨折**、**裂缝骨折**等。

（2）**完全骨折**：骨骼连续性完全中断，分为**横形骨折**、斜形骨折、粉碎性骨折、螺旋形骨折、嵌插骨折、压缩骨折、凹陷骨折和骨骺分离等。

温馨提示：不完全性骨折是指骨折的断端没有完全分离，包括青枝骨折和裂缝骨折，其余均为完全骨折。

3. 按骨折处稳定性分类

（1）**稳定性骨折**：骨折端不易移位或复位后不易再移位的骨折，如**不完全性骨**

226

折及横形骨折、嵌插骨折等。

（2）**不稳定性骨折**：骨折端易移位或复位后易再移位的骨折，如斜形骨折、**螺旋形骨折、粉碎性骨折**等。

4.**按骨折后时间长短分类**　分为新鲜骨折（2周之内的骨折）和陈旧骨折（发生在2周之前的骨折）。

5.辅助检查

（1）**X线检查**　可明确骨折类型及移位情况。

（2）**CT检查**　CT检查可准确地了解骨折移位情况，如髋臼骨折、脊柱骨折。

（3）**MRI检查**　适用于脊椎骨折合并脊髓损伤病人。

二、骨折的并发症

（一）早期并发症

1.**休克**　股骨干骨折、骨盆骨折及多发性骨折出血量大易引起失血性休克。

2.**血管损伤**　骨折断端直接损伤血管，如肱骨髁上骨折可损伤肱动脉、股骨下1/3及胫骨上1/3骨折可损伤腘动脉。

3.**神经损伤**　肱骨干骨折可损伤桡神经，肘关节周围骨折可损伤尺神经、正中神经，胫腓骨骨折可损伤腓总神经，脊椎骨折可引起脊髓损伤。

4.**内脏损伤**　肋骨骨折可损伤肺、肝、脾，骨盆骨折可损伤膀胱、尿道和直肠等。

5.**骨筋膜室综合征**　骨筋膜室内压力增高，软组织血液循环障碍，神经肌肉急性缺血出现**早期症候群**，**常见于前臂和小腿**，主要表现为**肢体剧痛、肿胀**，指（趾）呈屈曲状，活动受限，**局部皮肤苍白或发绀**，常由骨折血肿、组织水肿或石膏管过紧引起。

小试身手　1.以下哪种骨折外固定后易发生骨筋膜室综合征

A. 锁骨骨折　　　　　　　B.肱骨髁上骨折

C. 胫腓骨干骨折　　　　　D.股骨颈骨折

E. 股骨干骨折

小试身手　2.骨筋膜室综合征的正确处理是

A. 抬高患肢　　　　　　　B. 拆除外固定

C. 立即切开探查血管　　　D. 彻底切开筋膜减压

E. 密切观察有无肾功能损害

6.**脂肪栓塞**　骨折端血肿张力大，骨髓腔内脂肪微粒进入静脉内，引起肺、脑血管栓塞。

7.**感染**　开放性骨折易造成化脓性感染和厌氧菌感染，以化脓性骨髓炎多见。

（二）晚期并发症

1.**关节僵硬**　患肢长期固定，关节周围组织浆液渗出和纤维蛋白沉积，发生纤维性粘连及关节囊和周围肌肉挛缩。

2. 骨化性肌炎　关节附近骨折，骨膜剥离形成骨膜下血肿，由于处理不当，血肿扩大、机化并在关节附近软组织内骨化。

3. 愈合障碍　复位固定不当、局部血供不良引起延迟愈合或不愈合。

4. 畸形愈合　复位不好或固定不牢发生错位导致畸形愈合。

5. 创伤性关节炎　发生在关节内骨折易引起创伤性关节炎。

6. 缺血性骨坏死　如股骨颈骨折引起股骨头坏死。

7. **缺血性肌挛缩**　如发生在**前臂掌侧即"爪形手"**畸形。

小试身手　3. 下列哪种并发症**不可能**发生于骨折晚期

A. 骨化性肌炎　　　　　B. 骨缺血性坏死

C. 创伤性关节炎　　　　D. 关节僵硬

E. 脂肪栓塞

第二节　常见四肢骨折病人的护理

浪里淘沙—核心考点

一、锁骨骨折

1. 病因病理　多因间接外力引起，常在侧方摔倒，肩部或手掌着地时力量传至锁骨，导致锁骨中外1/3斜形骨折。锁骨中外段骨折时，近侧端受胸锁乳突肌的牵拉向后上移位，远侧端受上肢重力和胸大肌作用，向前下移位。锁骨骨折移位时要警惕臂丛神经损伤。

2. 辅助检查　X线正位片可发现骨折及移位情况。

二、肱骨髁上骨折

指肱骨干和肱骨髁的交界处发生的骨折，**儿童多见**。

（一）病因病理

间接外力引起，**分为伸直型和屈曲型骨折**，前者多见。

1. **伸直型骨折**　跌倒时肘关节处于半屈或伸直位，手掌着地，暴力经前臂传至肱骨下端，引起骨折，骨折远端向后上方移位，近端前下方移位，伴有桡侧或尺侧移位，易合并肱动、静脉及正中神经、桡神经、尺神经损伤。**此型最多见**。

2. 屈曲型骨折　跌倒时肘关节屈曲位，肘后着地，暴力由肘后下方向前上传导引起骨折。骨折远端向前，近端向后移位，较少损伤血管神经，此型少见。

（二）辅助检查

X线正位及侧位片可明确骨折及移位情况。

三、桡骨远端伸直型骨折（Colles骨折）

发生在桡骨远端关节面约3cm以内的骨折，以患骨质疏松的中老年人多见。

（一）病因病理

由间接外力引起，跌倒时**手掌着地**，暴力沿掌腕向上传导至桡骨下端，**发生骨折**。骨折后远端向背侧和桡侧移位。桡骨远端屈曲型骨折（Smith骨折）少见。

（二）辅助检查X线正侧位片可显示骨折和移位情况。

四、股骨颈骨折

股骨颈骨折多见于中老年女性。

（一）病因及分类

1. 病因　**间接暴力**是主要原因。老年人由于骨质疏松，轻微外力即可引起骨折。而青年人多遭受较大暴力时发生。**股骨颈骨折后易引起血运障碍，发生股骨头坏死或骨折不愈合。**

2. 分类

（1）按骨折线部位：分为头下型骨折、经颈型骨折、基底骨折。其中**头下型和经颈型骨折易引起血运障碍，发生股骨头坏死或骨折不愈合**，而基底骨折对血运影响不大，骨折愈合良好。

（2）按骨折线角度

1）内收型骨折：远端骨折线与两髂嵴连线的夹角（Pauwells角）大于50°。

2）外展型骨折：Pauwells角小于30°，Pauwells角越大，骨折端受的剪力越大，骨折越不稳定。

（二）辅助检查

X线检查可显示骨折部位及移位情况。

五、股骨干骨折

股骨干骨折是指股骨小转子与股骨髁之间的骨折，多见于青壮年。

（一）病因病理及分类

1. 病因病理

（1）直接暴力：重物直接打击、撞击、车轮碾轧，引起横形或粉碎骨折。

（2）间接暴力：高空坠落、机器扭转引起斜形或螺旋形骨折。

2. 分类

（1）上1/3段骨折：由于受髂腰肌、臀中肌、臀小肌和外旋肌的作用，骨折的近端屈曲外旋外展移位，远端向上、向后移位。

（2）中1/3段骨折：出现向外成角畸形。

（3）下1/3段骨折：远端受腓肠肌牵拉和肢体重量作用向后移位。

（二）辅助检查

X线检查可明确骨折部位、类型及移位情况。

六、胫腓骨干骨折

胫腓骨干骨折是指发生在胫骨平台以下至踝上部分的骨折，是长骨骨折中最多见的类型，占全身骨折的4%。

（一）病因病理及分类

1.病因病理

（1）直接暴力：胫腓骨表浅，易受重物撞击、车轮碾压等直接暴力，常为横形、斜形或粉碎性骨折。

（2）间接暴力：少见，由高空坠落、滑倒引起，多为斜形或螺旋形骨折。

胫骨下1/3血供少，骨折后愈合差。小腿肌筋膜与胫骨、腓骨和胫腓骨间膜一起构成四个筋膜室，骨折后出血增加室内压，引起疼痛、肿胀、麻木、苍白和感觉障碍，甚至导致肌肉缺血坏死，即骨筋膜室综合征。

2.分类

（1）胫腓骨干双骨折：最多见，损伤重、并发症多。

（2）单纯胫骨干骨折：较少见，腓骨支撑移位不明显。

（3）单纯腓骨干骨折：少见，常见于小腿外侧踢伤，移位少，预后好。

（二）辅助检查

X线检查可显示骨折部位、类型及移位情况。

第三节　脊柱骨折及脊髓损伤

浪里淘沙—核心考点

一、脊柱骨折

脊柱骨折以胸腰椎骨折多见，脊柱骨折常伴脱位、脊髓损伤。

（一）病因病理及分类

1.病因　多因间接暴力引起，如自高空坠落，头、足或臀部着地力量传至脊柱，引起椎体压缩性或粉碎性骨折，严重时合并脊髓损伤。

2.分类及病理

（1）按暴力作用方向分类

1）屈曲型：最多见，易发生于胸腰段的楔形压缩性骨折。

2）过伸型：少见，常发生在高速行驶的汽车撞车，头部受力后仰引起颈椎骨折脱位或伴颈髓损伤。

3）屈曲牵拉型：常伴椎间关节脱位。

4）垂直压缩型：病人自高空坠落，足或臀部着地，引起胸腰椎压缩粉碎性骨折，粉碎的椎体和椎间盘突入椎管，损伤脊神经。

（2）按骨折后稳定性分类

1）稳定型：骨折后不易移位，如单纯压缩性骨折，<u>椎体压缩不超过原高度的1/3</u>。

2）不稳定型：不仅有压缩，还伴有旋转力量，复位后不稳定。如椎体粉碎性骨折，伴有脱位的椎体骨折等。

（二）辅助检查

1. X线　可显示骨折部位、类型和程度。

2. CT、MRI　显示骨骼、关节和椎管变化。

（三）急救搬运

<u>正确的搬运方法</u>：三人平托病人，同步行动，将病人放在脊柱板、木板或门板上；也可将病人保持平直体位，整体滚动到木板上。**严禁弯腰、扭腰**。如有**颈椎骨折、脱位**，需另加一人牵引固定头部，并与身体保持一致，同步行动。

> 锦囊妙记：颈椎骨折需四人搬运，其他部位的脊柱骨折可三人搬运。

小试身手　4.颈椎骨折合并脊髓损伤的患者应如何搬运

A. 一人背起病人搬运

B. 一人抱起病人搬运

C. 二人搬运，其中一人抬头，一人抬腿

D. 三人将病人平托到木板上搬运

E. 四人搬运，三人将病人平托到木板上，一人固定头颈部

二、脊髓损伤

（一）病因病理

1. 病因　脊髓损伤是脊椎骨折、脱位的严重并发症，移位的椎骨或突入椎管内的骨折片，可压迫脊髓或马尾神经，引起瘫痪。若损伤平面以下的<u>感觉、运动、反射及括约肌功能部分丧失，为不完全瘫痪</u>；若上述功能完全丧失为完全瘫痪。胸腰椎骨折引起脊髓损伤，下肢瘫痪，称为截瘫；如颈髓损伤，双上肢也瘫痪，称为四肢瘫痪。

2. 病理

（1）**脊髓震荡（脊髓休克）**：是脊髓损伤最轻的一种，脊髓受到强烈震动，脊髓

仍保持完整，**出现暂时性功能障碍**，短时可恢复。

小试身手 5.脊髓震荡是指

A.脊髓受压　　　　　B.脊髓挫伤　　　　　C.脊髓裂伤

D.脊髓血运障碍　　　E.脊髓暂时性功能抑制

（2）**脊髓挫伤**：外观完整，内部有不同程度损伤，轻者点状出血、水肿，重者大量出血、细胞破坏、神经传导纤维断裂等，引起脊髓软化或形成瘢痕。

（3）**脊髓受压**：移位的椎骨、碎骨片、椎间盘、血肿及黄韧带突入椎管压迫脊髓，如及时去除压迫，功能可恢复，若压迫时间过久，脊髓变性、软化、坏死。

（4）脊髓断裂：脊髓的连续性不完全断裂或完全断裂，前者伴挫伤，称为脊髓挫裂伤，后者不可能恢复。

（5）马尾神经损伤：第2腰椎以下脊椎骨折脱位可引起马尾神经损伤，受伤平面以下出现弛缓性瘫痪。

（二）辅助检查

1.实验室检查　三大常规及血、尿生化检查等。

2.X线　尽早摄X线片，脊髓造影，经颅底穿刺，注入造影剂，观察造影剂流动是否受阻。

3.CT、MRI　可显示脊髓受压和椎管内软组织情况。

（三）并发症

1.瘫痪　高位颈髓损伤常来不及瘫痪就已经死亡，低位颈髓损伤出现高位截瘫，即四肢瘫。胸腰髓损伤出现截瘫。

2.呼吸道并发症　瘫痪病人长期卧床，呼吸道分泌物潴留，引起坠积性肺炎。颈髓损伤后肋间肌丧失功能，胸式呼吸停止，而膈神经是由颈3、4、5组成，第1、2颈髓损伤的病人立即死亡，第3、4颈髓损伤的病人直接影响到膈神经中枢而很快死亡。下部颈髓损伤可存活，但由于颈髓损伤后水肿，可影响到膈神经中枢，出现呼吸功能衰竭。**呼吸道感染**和**呼吸衰竭**是脊髓损伤的严重并发症。

小试身手 6.颈髓损伤最严重的并发症是

A.压疮　　　　　　　B.腹胀　　　　　　　C.体温失调

D.泌尿系感染　　　　E.呼吸功能障碍及呼吸道感染

3.泌尿系感染和结石　脊髓损伤后括约肌功能障碍致排尿异常，长期留置尿管引起泌尿道感染和结石。长期卧床导致骨质脱钙，尿钙盐增加，形成泌尿系结石。

4.皮肤压疮。

5.其他

（1）**体温异常**：颈髓损伤后出现体温过高或过低。

（2）**腹胀、便秘**：长期卧床，胃肠功能蠕动减弱，出现腹胀和便秘。

第四节　骨盆骨折

浪里淘沙—核心考点

一、病因病理

1.病因　多由暴力挤压或直接撞击引起。

2.病理　骨盆内侧壁血管丰富，骨折后易引起大出血，导致腹膜后血肿和**出血性休克**。骨盆骨折可损伤膀胱、尿道、阴道和直肠，还可伤及腰骶神经丛和坐骨神经。

小试身手　7.骨盆骨折早期最危险的并发症是

A.膀胱破裂　　　　　B.尿道断裂　　　　　C.直肠损伤

D.坐骨神经损伤　　　E.出血性休克

二、辅助检查

1.X线检查　可显示骨折类型和移位。

2.CT检查　能更清晰显示骶髂关节改变。

三、常见并发症

1.**休克**　骨盆骨折多会引起剧烈疼痛、广泛出血、多发性损伤极易并发休克。

2.**腹膜后血肿**　骨盆骨折引起广泛出血，血液沿腹膜后疏松结缔组织扩散形成腹膜后血肿。

3.**膀胱和后尿道损伤**　尿道损伤较膀胱损伤多见，表现为疼痛、血尿或无尿。

4.直肠损伤　直肠损伤发生在腹膜反折以上引起弥漫性腹膜炎，发生在腹膜反折以下引起直肠周围脓肿。

5.神经损伤　腰骶神经丛和坐骨神经损伤，骶神经损伤表现为括约肌功能障碍。

6.腹内脏器损伤　以肝、脾破裂多见，腹腔内出血，表现为腹痛、失血性休克。空腔脏器损伤引起腹膜炎，表现为腹痛、腹膜刺激征等。

7.脂肪栓塞与静脉栓塞　盆腔内静脉丛破裂可引起脂肪栓塞，其发生率可以高达35%~50%，症状性肺栓塞率为2%~10%，其中致死性肺栓塞率为0.5%~2%。

第五节　关节脱位

浪里淘沙—核心考点

一、概述

（一）定义

关节脱位是指骨的关节面失去正常的对合关系。

（二）病因

1.创伤性脱位　由外界暴力引起，**是脱位的常见原因。**

2.先天性脱位　由于胚胎发育异常，骨关节结构缺陷，出生后已发生脱位。

3.病理性脱位　骨关节患某种疾病，如骨关节结核、骨肿瘤等，骨关节结构被破坏，关节失去稳定性，受到轻微外力即发生脱位。

4.习惯性脱位　创伤性脱位破坏了关节囊、韧带，使关节松弛，受到轻微外力即脱位。

小试身手　8.关节脱位的常见原因是

A. 先天性脱位　　　　　　B. 创伤性脱位

C. 病理性脱位　　　　　　D. 习惯性脱位

E. 后天性脱位

（三）分类

按脱位程度分为全脱位或半脱位；按远侧骨端关节面移位方向分为前脱位、后脱位、侧方脱位和中央脱位；按脱位后时间分为新鲜脱位（脱位后2周以内）和陈旧脱位。

（四）病理

关节脱位导致关节囊撕破、韧带损伤、局部出血，关节内积血，血肿机化，纤维组织形成，最后关节粘连影响关节活动；关节脱位可伴骨折，**关节内骨折易形成创伤性关节炎**；关节脱位可损伤周围血管神经。

（五）辅助检查

X线检查可确定有无脱位及脱位方向，并了解有无骨折。

二、常见关节脱位

（一）肩关节脱位

1.病因病理　多为间接暴力引起。身体侧位跌倒时，手掌着地，外展外旋的暴力撕破关节囊前部，肱骨头滑出肩胛盂窝。向后跌倒时，肱骨后侧被撞击，暴力使肩关节前脱位。肩关节脱位分为前脱位、后脱位、下脱位、盂上脱位4种，其中前脱位多见。前脱位又分为喙突下脱位、锁骨下脱位和盂下脱位，以喙突下脱位多见。

2.辅助检查　X线片可见脱位类型及有无骨折。

（二）肘关节脱位

1.病因病理　多由间接暴力引起。跌倒时上臂伸直手掌着地，暴力传导至尺桡骨上端，尺骨鹰嘴突产生杠杆作用，使尺桡骨近端向后上移位，形成后脱位。当肘后方受直接暴力打击，可发生肘关节前脱位。严重肘关节脱位可损伤神经血管，甚至发生Volkmann前臂缺血性挛缩。

2.辅助检查　X线检查可明确脱位方向及有无骨折。

（三）髋关节脱位

1.病因病理

（1）病因：因间接暴力所致，当髋关节屈曲或伴有内收时，膝部受到强大暴力作用，经股骨干传至股骨头向后冲出关节囊。也可因病人弯腰时，暴力作用于腰骶部，使股骨头向后冲出关节囊，发生髋关节后脱位。

（2）病理：由于是强大暴力引起，所以常伴髋臼骨折和多发性损伤。

2.辅助检查　X线检查可明确脱位类型及有无骨折。

第六节　断肢再植

浪里淘沙—核心考点

断肢再植是将离断的肢体采用显微外科手术对其清创、血管吻合、骨骼固定、肌腱和神经修复使其存活并最大限度恢复其功能。

外伤后肢体离断，没有任何组织相连或只有少量组织相连，但该组织损伤严重，清创时必须切除，为完全性离断。如外伤后肢软组织大部分离断，断面超过2/3，并有骨折或脱位，主要血管断裂或栓塞，为不完全离断。

病因病理

1.**切割伤**　断面整齐，周围组织损伤较轻，再植后存活率高。

2.**碾压伤**　创伤较重，较局限，经处理后可成为切割伤，再植后效果较好。

3.**撕裂伤**　外力撕拉使组织损伤严重，血管、神经、肌腱等组织断裂不在同一平面，修复困难，成活率低，功能恢复差。

参考答案

1.C　2.D　3.E　4.E　5.E　6.E　7.E　8.B

第四十四章　骨与关节感染病人的护理

第一节　化脓性骨髓炎

化脓性骨髓炎是指骨膜、骨密质、骨松质及骨髓由化脓菌感染引起的炎症。依感染途径不同分为3类：①血源性骨髓炎：是身体其他部位化脓感染经血行播散引起；②创伤后骨髓炎：是由开放损伤或骨骼手术引起；③邻近感染灶：是由周围软组织化脓性感染直接蔓延引起。**化脓性骨髓炎多见于儿童，以急性血源性骨髓炎多见。**

一、急性血源性骨髓炎

（一）病因

最多见的致病菌是**溶血性金黄色葡萄球菌**，其次是乙型溶血性链球菌。本病常见于儿童，化脓菌到达血管丰富、血流缓慢的骨干骺端，细菌停留引起本病。**发病部位多见于长骨的干骺端。**急性感染后形成脓肿，扩散后形成弥漫性骨髓炎、软组织感染或形成窦道，甚至形成化脓性关节炎，治疗不当转为慢性骨髓炎。

> 锦囊妙记：致病菌主要为金黄色葡萄球菌的疾病有急性血源性骨髓炎、急性乳腺炎、疖、痈、手部感染、化脓性关节炎、新生儿脐炎，急性感染性心内膜炎等。

小试身手 1.引起急性血源性骨髓炎最常见的致病菌是

A.溶血性金黄色葡萄球菌　　B.嗜血属流感杆菌

C.白色葡萄球菌　　　　　　D.产气荚膜杆菌

E.肺炎球菌

小试身手 2.急性血源性骨髓炎的好发部位是

A.骨骺　　　　　　　B.骨干　　　　　　C.骨端

D.软组织　　　　　　E.干骺端

（二）病理

骨质破坏为早期特点，新骨形成和骨性死腔为晚期特点。

小试身手 3.急性血源性骨髓炎早期的病理特点是

236

A. 死骨及死腔形成

B. 以骨质增生为主

C. 骨质破坏

D. 骨坏死和反应性骨质增生同时存在

E. 以水肿、细胞浸润和炎性渗出为主

（三）辅助检查

1. **实验室检查**　血白细胞及中性粒细胞明显升高，红细胞沉降率加快；<u>为获得阳性结果，血细菌培养在**寒战高热时**，最好在使用抗生素之前抽血</u>；局部穿刺抽取脓液做细菌培养。

2. 影像学检查

（1）X 线检查：**早期无改变，至少 2 周后才有所表现**，病骨干骺区骨质破坏，继而骨密质破坏变薄，后期见死骨形成。

（2）CT 检查：见骨膜下脓肿，并可见较小的骨脓肿及软组织内深部脓肿。

小试身手 4. 急性血源性骨髓炎患者 X 线片上出现异常表现为发病后

A. 1 周　　　　　　　　B. 2 周　　　　　　　　C. 3 周

D. 4 周　　　　　　　　E. 2 个月

二、慢性骨髓炎

（一）病因病理

1. 病因　大多由急性骨髓炎演变而来，少数开始即表现为慢性过程。

2. 病理　死骨、骨性包壳、无效腔、坏死肉芽、窦道及瘢痕，<u>经久不愈、反复急性发作</u>。窦口周围皮肤长期受分泌物刺激易癌变，骨骼破坏严重可发生病理性骨折。

（二）辅助检查

1. X 线检查：骨骼增粗、变形、骨质硬化、骨髓腔不规则，可见密度增高的死骨。经窦道插管造影检查可见脓腔和死骨。

2. CT 检查：可显示脓腔和死骨情况。

第二节　化脓性关节炎

浪里淘沙—核心考点

一、病因病理

1. 病因　**金黄色葡萄球菌是**主要致病菌，其次是白色葡萄球菌、链球菌、淋病双球菌、大肠埃希菌等。远处病灶经血行扩散，邻近病灶直接蔓延或关节开放性损伤时化脓菌直接侵入。

2. 病理

（1）浆液性渗出期：细菌侵入后滑膜充血、水肿、渗出。

（2）浆液纤维素渗出期：病变进一步发展，除浆液渗出增加外，渗液中出现大量白细胞和纤维蛋白，渗液浑浊，纤维蛋白沉积在关节软骨表面，破坏软骨。纤维蛋白沉积导致关节粘连。

（3）脓性渗出期：炎症侵入软骨下骨质，破坏关节软骨和滑膜，脓性渗出液使周围组织发生炎性改变，关节粘连和破坏导致纤维性或骨性强直。

二、辅助检查

1. 实验室检查　血白细胞升高，中性粒细胞比例增高，红细胞沉降率加快。关节腔穿刺抽脓做细菌培养。

2. X线检查　早期关节周围软组织肿胀，关节间隙增宽，关节骨骨质疏松，软骨面破坏后，X线可见关节间隙变窄，软骨下骨质破坏后骨面毛糙，X线出现虫蚀样改变，严重者骨性强直。

第三节　骨与关节结核

浪里淘沙—核心考点

一、概述

（一）病因病理

1. 病因　骨与关节结核由结核分枝杆菌引起，以儿童和青少年多见。骨关节结核大多由肺结核引起，少数继发于消化、淋巴、泌尿系统。

锦囊妙记：骨结核、肾结核和肠结核均继发于肺结核。

小试身手　5. 骨关节结核绝大部分继发于

A. 肠结核　　　　　　　　B. 肺结核　　　　　　　　C. 淋巴结核

D. 胸膜结核　　　　　　　E. 泌尿系统结核

2. 病理　发病部位以脊柱最多见，其次是膝、髋、肘关节。初期结核杆菌经血液循环到达关节滑膜或骨，破坏不严重，如能及时治疗，骨关节功能可完全保存。若病变进一步发展，关节面软骨破坏，形成全关节结核，骨与关节出现结核性浸润、肉芽增生、干酪样坏死、寒性脓肿和窦道，此时关节破坏严重，骨关节出现功能障碍，晚期发生病理性骨折或脱位。

小试身手　6. 骨与关节结核中，发病率最高的是

A. 膝关节结核　　　　　　B. 髋关节结核　　　　　C. 脊柱结核

D. 股骨结核　　　　　　　E. 胫骨结核

（二）辅助检查

1. 实验室检查　红细胞及血红蛋白减少；活动期血红细胞沉降率加快。寒性脓肿或窦道合并化脓性感染时血白细胞和中性粒细胞升高。寒性脓肿穿刺抽脓，抗酸染色找到结核杆菌。

2. X线检查　早期改变不明显，一般发病后2个月可显示病变，可见骨质疏松、关节囊肿胀、关节间隙变窄、骨质破坏等，晚期可见死骨、空洞、病理性骨折或脱位。

小试身手 7. 骨关节结核发病后多长时间X线可显示病变

A. 1周　　　　　　　　　B. 2周　　　　　　　　C. 1个月

D. 2个月　　　　　　　　E. 3个月

3. CT与MRI检查　可早期发现微小病变和寒性脓肿。

二、常见骨关节结核

（一）脊柱结核

是骨关节结核病发病率最高的，绝大多数是椎体结核。腰椎患病机会最多，其次是胸椎和颈椎。

小试身手 8. 骨与关节结核中发病率最高的是

A. 膝关节结核　　　　　　B. 髋关节结核　　　　　C. 股骨结核

D. 胫骨结核　　　　　　　E. 脊柱结核

1. 病理

（1）中心型椎体结核　多见于10岁以下儿童，好发于胸椎。病变由椎体中心开始，进展快，短时间内骨质破坏严重，呈楔形变，压迫脊髓引起截瘫。

（2）边缘型椎体结核　多见于成年人，好发于腰椎。病变局限于椎体上下缘，进展较慢，破坏椎间盘可侵犯上下邻骨，使椎间隙变窄，呈楔形改变引起瘫痪，椎间盘破坏是本型的特点。

2. 辅助检查

（1）X线检查　椎骨中心或边缘骨质破坏。中心型有空洞、死骨，严重者形成前窄后宽楔形改变，脊柱后凸明显。边缘型骨质破坏集中在椎体上下缘，可破坏椎间盘，椎间隙变窄。寒性脓肿，颈椎结核侧位片见椎前软组织阴影增宽，气管前移，胸椎结核正位片见球形或梭形的椎旁脓肿，腰大肌脓肿见腰大肌隆起。

（2）CT检查　能清晰显示骨质破坏、软组织变化，发现小脓肿。

（3）MRI检查　可发现早期病变，主要用于观察脊髓受压情况。

（4）超声检查　可以探查深部寒性脓肿的位置和大小。定位穿刺抽液进行涂片和细菌培养。

（5）关节镜检查　关节镜及滑膜活检对诊断滑膜结核最有价值。

（二）膝关节结核

发病率占骨关节结核的第二位，以儿童及青少年多见。

1. 病理　起病缓慢，以炎性浸润和渗出为主，关节积液较多，进一步发展可引起成全关节结核。后期出现寒性脓肿，破溃后形成窦道，经久不愈。可发生病理性关节脱位。病变静止后形成纤维性或骨性强直。

2. 辅助检查

（1）X线检查　早期滑膜结核可见髌上囊肿胀，局限性骨质疏松。单纯骨结核病变位于中心者，呈磨砂玻璃样改变，可见空洞和死骨。病程长者关节间隙变窄，边缘性骨腐蚀。后期关节间隙消失，关节半脱位等。

（2）CT、MRI检查　可发现早期病变，MRI检查具有早期诊断价值。

（3）关节镜检查　对早期滑膜结核有重要诊断价值。

（三）髋关节结核

发病率占骨关节结核第三位，多见于儿童，单侧居多。

1. 病理　早期为单纯性滑膜结核或单纯性骨结核，以滑膜结核多见。单纯性骨结核好发于股骨头边缘、股骨颈和髋臼的髂骨处，骨质破坏，死骨和寒性脓肿形成。破入关节导致全关节结核。

2. 辅助检查

（1）X线检查　早期病变可见骨质疏松，关节腔变窄和边缘性骨质破坏。后期出现死骨、空洞、股骨头破坏或消失，病理性脱位。

（2）CT、MRI检查　早期发现微小病变，明确诊断。

参考答案

1.A　2.E　3.C　4.B　5.B　6.C　7.D　8.E

第四十五章 腰腿痛及颈肩痛病人的护理

第一节 腰椎间盘突出症

腰腿痛是指下腰、腰骶、骶髂、臀部等处的疼痛，可伴单侧或双侧下肢放射性疼痛和马尾神经症状。由腰椎间盘突出症和腰椎管狭窄症引起最多见。

一、病因病理

1.**病因**：**腰椎间盘退行性变**、损伤、妊娠和其他。

2.病理 分为4型：①膨隆型：纤维环部分裂开，表面完整，有凸起；②突出型：纤维环完全裂开，髓核突向椎管；③脱垂游离型：破裂的椎间盘组织游离在椎管内；④Schmorl结节及胫骨突出型：髓核经上下软骨板裂隙突入椎体骨松质内，或沿椎体间血管通道突向前纵韧带，游离于椎体前缘。**腰4~5和腰5~骶1是腰椎间盘突出最易发生的部位**。

小试身手 1.腰椎间盘突出症的好发部位为

A. L_{4-5}　　　　　　　B. L_{4-5}, L_5~S_1　　　　　C. L_{2-3}

D. L_5~S_1　　　　　　E. L_{1-2}

二、辅助检查

1.**X线平片** 见腰椎间盘退行性变，如椎体边缘增生和椎间变窄、腰椎侧凸等。

2.**CT和MRI检查** 可显示椎管形态、椎间盘突出程度和突出部位，MRI能显示脊髓、髓核、脊神经根和马尾神经受压情况。脊髓造影可显示有无椎间盘突出及突出程度。

3.电生理检查 肌电图检查可了解神经受损范围。

小试身手 （2~3题共用题干）

患者，男性，40岁，无任何诱因出现腰痛和左下肢痛，疼痛沿大腿后侧向下放射到小腿外侧、足背外侧，经休息后明显减轻。

2.该患者最可能的诊断是

A.腰椎骨性关节炎　　　　　B.强直性脊柱炎

C.腰椎结核　　　　　　　　D.腰椎间盘突出症

E.马尾部肿瘤

3. 确诊此病最有价值的辅助检查是

A. B超   B. X线   C. CT

D. 电生理检查   E. 血管造影

第二节 腰椎管狭窄症

浪里淘沙—核心考点

腰椎管狭窄症是指腰椎管骨性或纤维性改变，导致管腔一处或多处狭窄，引起马尾神经或脊神经受压的一种综合征。

一、病因病理

1. 先天性   由椎管发育异常所致。

2. 后天性   多由椎管退行性变引起。

临床多见的是在椎管发育异常的基础上发生退行性变，椎管内容积变小，压力增大，椎管内神经血管受压，出现马尾神经或神经根受压症状。

二、辅助检查

1. X线   见椎体、椎间关节和椎板退行性变。**椎管造影有较高的诊断价值。**

2. CT、MRI检查   可明确脊髓、神经根和马尾神经受压情况。

第三节 颈椎病

浪里淘沙—核心考点

颈椎病是指颈椎间盘退行性变及其继发性椎间关节退行性变导致脊髓、脊神经根、椎动脉或交感神经受累引起的临床综合征。

一、病因病理

1. **颈椎间盘退行性变**   **是颈椎病的基本病因**。随年龄增长，椎间盘逐渐退行性变，椎间盘突出，关节囊松弛，继发椎间关节及其周围韧带变性、增生、钙化，进而对脊髓、神经根、椎动脉或交感神经产生压迫。

小试身手 4. 颈椎病的基本原因是颈椎间盘的

A. 感染   B. 肿瘤

C. 化脓性炎症   D. 结构性缺陷

E. 退行性变

2. 损伤   急慢性损伤可引起颈椎间盘退行性变。

3. 先天性颈椎管狭窄   椎管发育异常，颈椎管矢径小于正常（14~16mm）时，易引起管内神经受压。

二、辅助检查

1. **X线**　见颈椎前凸消失、椎间隙变窄、椎体前后缘骨赘形成、椎间孔变窄及后纵韧带骨化等。

2. **CT或MRI**　见椎间盘突出、椎管和神经根管狭窄，颈神经受压、椎动脉局部受压。

参考答案

1.B　2.D　3.C　4.E

第四十六章　骨肿瘤病人的护理

第一节　概　述

骨肿瘤是指骨及附属组织发生的肿瘤，分原发性和继发性肿瘤（转移瘤）。

一、分类和病理

1.分类

（1）按肿瘤来源分类：分为原发性和继发性，原发性是发生在骨及其附属组织的肿瘤，继发性是指其他脏器的肿瘤转移到骨。

（2）按肿瘤细胞来源分类：分为成骨性、软骨性、纤维性、骨髓性、脉管性和神经性等。

（3）按肿瘤细胞分化类型分类：分为良性、恶性及少数的临界瘤。

2.病理　根据外科分级（G）、肿瘤区域（T）及转移（M）进行。

G代表肿瘤性质，G_0为良性，G_1为低度恶性，G_2为高度恶性。

T代表肿瘤范围，T_0为囊内，T_1为间室内，T_2为间室外。

M代表转移，M_0无转移，M_1有转移。

小试身手　1.骨肿瘤外科分期中T_0表示肿瘤在

A.囊内　　　　　　　　B.间室内　　　　　　　C.间室外

D.跳跃转移　　　　　　E.远处转移

二、辅助检查

1.影像学检查

（1）X线表现

1）骨肿瘤基本改变：**骨质破坏**或吸收，部分骨肿瘤表现为骨沉积，称为反应骨。这种肿瘤细胞产生类骨，称为肿瘤骨。

2）**骨膜反应**：骨内生长的肿瘤可**刺激骨膜出现骨膜反应**，若骨膜被肿瘤掀起，在骨膜下产生三角形新骨，称为**Codman三角，多见于骨肉瘤**。若骨膜掀起为阶段性或成层状，形成骨沉积，**X线出现"葱皮样"改变，常见于尤文肉瘤**。若骨肿瘤生长迅速，长出骨皮质，伴有血管长入，自骨皮向外放射，肿瘤骨与反应骨呈"日光射线"影像。

小试身手　2.原发性恶性骨肿瘤中，最典型的X线表现是

A.骨质破坏，边缘不清，有骨膜反应

B.骨质破坏，边缘不清，无骨膜反应

C.骨质破坏，边缘清楚，有骨膜反应

D.骨质破坏，边缘清楚，无骨膜反应

E.骨质破坏，边缘不清，骨膜反应明显

3）恶性骨肿瘤常规拍胸片。

（2）其他：CT、MRI、^{99m}锝可清晰显示肿瘤范围及转移情况。

2.实验室检查　检查血钙、血磷、酸性磷酸酶和碱性磷酸酶。骨组织迅速破坏时，血钙升高；成骨性肿瘤血清碱性磷酸酶增高。

3.病理检查　包括切开活检和穿刺活检。

第二节　常见骨肿瘤

浪里淘沙—核心考点

一、骨软骨瘤

骨软骨瘤是一种常见的良性骨肿瘤，好发于长管状骨的**干骺端**，**多见于青少年**，肿瘤随年龄增加而长大，当骨骺线闭合后肿瘤停止生长。

小试身手 3.下列哪种属于良性骨肿瘤

A.骨肉瘤　　　　　　　B.骨髓瘤　　　　　　　C.骨软骨瘤

D.骨巨细胞瘤　　　　　E.尤文肉瘤

小试身手 4.骨软骨瘤好发于长管状骨的

A.骨骺　　　　　　　　B.干骺端　　　　　　　C.骨干

D.骨膜　　　　　　　　E.骨髓

辅助检查　X线检查见长骨干骺端骨性突起，可有蒂、呈杵状或鹿角状。

二、骨巨细胞瘤

骨巨细胞瘤是我国常见的潜在恶性骨肿瘤，好发于股骨下端和胫骨上端，20~40岁多见。

1.病理　发生于骨松质的溶骨性肿瘤，源于骨髓结缔组织间充质细胞，由间质细胞和多核巨细胞构成，是介于良性和恶性之间的临界瘤。

2.辅助检查　X线检查显示骨端偏心性溶骨性破坏，骨皮质变薄膨胀，呈肥皂泡样改变，无骨膜反应。

三、骨肉瘤

骨肉瘤是原发性骨肿瘤中最多见、恶性程度最高的肿瘤。好发于儿童及年经病人，多见于长管状骨的干骺端，以膝关节上下的骨端最多见。

1. **病理**　肿瘤细胞形成骨样组织，血行转移以肺多见。

2. **辅助检查**　X线检查可见长骨干骺端骨质破坏，<u>边界不清</u>，排列紊乱的肿瘤骨，周围软组织肿胀。<u>X线片上见骨膜下三角形的肿瘤骨和反应骨，即Codman三角，并出现"日光射线"现象。</u>

小试身手　5. Codman三角主要见于

A. 骨肉瘤　　　　　　B. 化脓性骨髓炎　　　　　C. 髋关节脱位

D. 髋关节结核　　　　E. 骨折

参考答案

1. A　2. E　3. C　4. B　5. A

第三篇　妇产科护理学

第一章 女性生殖系统解剖生理

一、外生殖器

女性外生殖器(又称外阴)是女性生殖器官的外露部分,包括耻骨联合至会阴及两股内侧之间的组织,即**阴阜、大阴唇、小阴唇、阴蒂和阴道前庭**。

1. 阴阜 耻骨联合前面隆起的脂肪垫。青春期开始生长阴毛,呈倒三角形分布。

2. 大阴唇 **皮下脂肪层肥厚,内含丰富的血管、淋巴管和神经。局部损伤时易出血,形成血肿**。

3. 小阴唇 位于大阴唇内侧的一对薄皱襞,表面湿润,色褐、无毛,神经末梢丰富,极敏感。

4. 阴蒂 位于小阴唇顶端的联合处,可勃起。分为阴蒂头、阴蒂体和阴蒂脚。**阴蒂头富含神经末梢,极敏感**。

5. 阴道前庭 为两侧小阴唇之间的菱形区,前为阴蒂,后为阴唇系带。此区域前方为尿道口,后方为阴道口。此区域还包含:

(1)**前庭球**:由具有勃起性的组织构成,表面为球海绵体肌覆盖。

(2)**前庭大腺**:位于大阴唇后部,左右各一,黄豆大小,开口于前庭后方小阴唇与处女膜之间的沟内。**性兴奋时分泌黄白色黏液润滑阴道**。正常情况不能触及此腺。感染时腺管口闭塞,形成脓肿或囊肿。

小试身手 1. 有关前庭大腺,以下说法正确的是

A. 位于大阴唇后部,左右各一,如黄米粒大

B. 开口于前庭后方小阴唇与处女膜间的沟内

C. 腺管粗短,极易发生条件致病菌的感染

D. 正常情况下容易在妇科检查时触及此腺体

E. 形成囊肿或脓肿是因为腺管与外界相通所致

(3)尿道口:位于阴蒂头下方,**女性尿道后壁有一对尿道旁腺,其分泌物可滑润尿道口**。

(4)阴道口:位于尿道口下方。阴道口覆盖一层薄黏膜,为处女膜。膜中央有一孔。处女膜多在初次性交时破裂,分娩时进一步破损,经阴道分娩后仅留有处女膜痕。

二、内生殖器

女性**内生殖器包括阴道、子宫、输卵管和卵巢,输卵管和卵巢统称为子宫附件**。

(一)阴道

阴道是性交器官,也是排出月经血和娩出胎儿的通道。阴道壁由黏膜层、肌层和纤维层组成。环绕子宫颈周围的组织称为阴道穹窿,分为前后左右四部分。**后穹窿较深,其顶端与子宫直肠陷凹毗邻,是腹腔最低部分,当该陷凹积液时,可经阴道后穹窿穿刺或引流,是诊断某些疾病或实施手术的途径**。阴道上端比下端宽,后壁长10~12cm,前壁长7~9cm。阴道壁富有皱襞及弹力纤维,伸展性大。因富含静脉丛,局部受损易形成血肿。幼女及绝经后女性阴道黏膜上皮很薄,皱襞少,伸展性小,易受创伤及感染。

> 锦囊妙记:异位妊娠破裂出血时,血液流至子宫直肠陷凹,子宫直肠陷凹与阴道后穹窿毗邻,经阴道后穹窿穿刺抽出不凝血,是诊断异位妊娠最简单有效的方法。

(二)子宫

子宫位于骨盆腔中央,呈倒置梨形,是产生月经和孕育胎儿的器官。成人子宫约重50g,长7~8cm,宽4~5cm,厚2~3cm,宫腔容积约5ml。子宫上部称子宫体,其上端隆突为子宫底,宫底两侧为子宫角,与输卵管相通。子宫下部较窄,呈圆柱状为子宫颈。生育期宫体与宫颈的比例为2:1,青春期为1:2,绝经后为1:1。

宫体与宫颈之间最狭窄部分称为子宫峡部,非孕期长约1cm。子宫峡部的上端因解剖上较狭窄,称为解剖学内口;下端因黏膜组织由宫腔内膜变为宫颈黏膜称为组织学内口。(图3-1-1)子宫颈内腔呈梭形,称子宫颈管,在成年女性长2.5~3cm,其下端称为子宫颈外口,开口于阴道。**子宫颈外口柱状上皮与鳞状上皮交界处是子宫颈癌的好发部位**。未产妇的宫颈外口呈圆形,经产妇的宫颈外口呈横裂口。

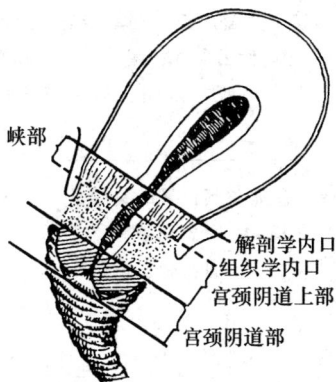

图3-1-1　子宫颈解剖学内口和组织学内口

子宫壁外层为浆膜层，中层为子宫肌层，由平滑肌束及弹力纤维组成，肌层含血管，子宫收缩时可压迫肌纤维间质血管起到止血作用。**子宫内层为黏膜层，即子宫内膜**，分为功能层和基底层，基底层与肌层紧贴，**功能层受卵巢激素影响，发生周期性变化**。

小试身手 2. 对于子宫的正确描述是

A. 成人宫体与宫颈比例为2.5：1

B. 子宫峡部的上端统称为组织学内口

C. 子宫颈外口鳞柱上皮交界处好发宫颈癌

D. 成人子宫的正常位置呈轻度后倾后屈位

E. 未产妇的子宫颈外口多呈现为横裂口

小试身手 3. 关于女性内生殖器形态学的特征，下述**错误的**是

A. 子宫内层为黏膜层，中为肌层，外为浆膜层

B. 子宫位于盆腔中央，坐骨棘水平之上

C. 子宫底与子宫颈之间的狭窄部分为子宫峡部

D. 子宫腔呈上宽下窄的三角形

E. 阴道上端较宽，下端较窄

子宫借助4对韧带、骨盆底肌肉和筋膜支托子宫维持正常位置。

1. 圆韧带 **维持子宫前倾位**。

2. 阔韧带 **维持子宫在盆腔的正中位置**。子宫动、静脉和输尿管均从阔韧带基底部穿过。

3. 主韧带 横行于子宫颈两侧和骨盆侧壁之间，是固定子宫颈正常位置的重要韧带。

4. 宫骶韧带 将宫颈向后上牵引，间接保持子宫前倾。

好礼相送 **子宫韧带口诀（武哥总结，严禁转载，违者必究）**

圆韧带，圆韧带，子宫前倾因所在；阔韧带，阔韧带，防止子宫侧向歪；

主韧带，主韧带，子宫防脱有依赖；骶韧带，骶韧带，子宫向后使劲拽。

小试身手 4. 间接保持子宫呈前倾位置的韧带是

A. 骨盆漏斗韧带　　　　B. 宫骶韧带　　　　C. 阔韧带

D. 主韧带　　　　E. 圆韧带

（三）输卵管

为一对细长而弯曲的管道，内侧与子宫角相连，外端游离，全长8~14cm，是精子和卵子相遇的场所。输卵管由内向外分为4部：①间质部；②峡部；③壶腹部；④伞端，形似漏斗，开口于腹腔，有"拾卵"作用。

> 锦囊妙记：输卵管的间质部与子宫相连，峡部为结扎的部位，壶腹部为受精的部位，伞端的主要作用是拾卵子。

（四）卵巢

卵巢为一对扁椭圆形腺体，**产生卵子和激素**。成年妇女卵巢约为 4cm × 3cm × 1cm 大小，重 5~6g，呈灰白色；绝经后卵巢萎缩，变小、变硬。卵巢表面无腹膜。

> 锦囊妙记：正是因为卵巢表面无腹膜，卵巢癌时癌细胞很容易向腹腔播散，因此卵巢癌是女性死亡率最高的肿瘤。

（五）内生殖器的邻近器官

1. 尿道　位于阴道上方，长 4~5cm，短而直，邻近阴道，易发生尿路感染。
2. 膀胱　位于子宫与耻骨联合之间。术中充盈的膀胱易误伤，并妨碍盆腔检查，因此妇科检查及手术前须排空膀胱。
3. 输尿管　为一对肌性圆索状长管，长约 30cm。从肾盂开始下行，于宫颈部外侧约 2cm 处，在子宫动脉后方，与之交叉，向前方进入膀胱。在切除子宫、结扎子宫动脉时应避免损伤输尿管。
4. 直肠　上接乙状结肠，下连肛管，全长 15~20cm。前为子宫及阴道，后为骶骨。肛管长 2~3cm，在其周围有肛门内外括约肌和肛提肌。肛门外括约肌为骨盆底浅层肌肉的一部分。妇科手术及分娩时应避免损伤直肠、肛管。
5. 阑尾　上连盲肠，长 7~9cm，常位于右髂窝内。妊娠时阑尾位置可随子宫增大而向上外方移位。因此，女性阑尾炎可累及子宫附件。

三、骨盆

（一）骨盆的组成及分界

骨盆由左右两块髋骨和骶骨及尾骨组成。以耻骨联合上缘、髂耻缘、骶岬上缘的连线（即髂耻线）为界，分界线以上部分为假骨盆；分界线以下为真骨盆。假骨盆又称大骨盆，位于骨盆分界线之上，其前为腹壁下部，两侧为髂骨翼，其后为第 5 腰椎。真骨盆又称小骨盆，位于骨盆分界线以下，是胎儿娩出的通道，故又称骨产道。真骨盆的大小是决定胎儿能否由阴道娩出的重要因素之一。

（二）骨盆的平面及径线

骨盆腔分为 3 个假想平面。
1. **骨盆入口平面**　前方为耻骨联合上缘，两侧为髂耻缘，后为骶岬前缘。是真假骨盆的交界面，呈横椭圆形。有4条径线：

（1）**入口前后径**：也称真结合径，是耻骨联合下缘中点至骶岬上缘中点的距离。平均为11cm，**是胎先露部进入骨盆入口的重要径线**。

（2）**入口横径**：两侧髂耻线间的最大距离，平均为13cm。此径线为入口平面最长的径线。

（3）**入口斜径**（左右斜径）：左右各一，平均值约为12.75cm。

2. 中骨盆平面　是骨盆最窄平面，呈纵椭圆形。前方为耻骨联合下缘，两侧为坐骨棘，后方为骶骨下端。有2条径线：

（1）**中骨盆前后径**：耻骨联合下缘中点通过两侧坐骨棘连线中点至骶骨下端间的距离，平均约为11.5cm。

（2）**中骨盆横径**：也称坐骨棘间径，为两坐骨棘间的距离，平均值约为10cm。

好礼相送　骨盆平面口诀（武哥总结，严禁转载，违者必究）

入口平面，横形椭圆，前后十一，左右十三，入口斜径，总长一半 [（11+13）/2]。

中间平面，纵形椭圆，前后十一，左右为十。

---

3. 骨盆出口平面　由两个不在一个水平面上的三角区组成。坐骨结节间径为两个三角共同的底边，前三角平面的顶点为耻骨联合下缘，两侧为耻骨弓；后三角平面的顶点为骶尾关节，两侧为骶结节韧带。有4条径线：

（1）**出口前后径**：耻骨联合下缘至骶尾关节间的距离，平均约为11.5cm。

（2）**出口横径**：也称坐骨结节间径，为两坐骨结节内侧缘间的距离，平均约为9cm。**是出口的重要径线**。

（3）出口前矢状径：耻骨联合下缘至坐骨结节间径中点间的距离，平均约为6cm。

（4）出口后矢状径：骶尾关节至坐骨结节间径中点间的距离，平均约为8.5cm。若出口横径稍短，而出口后矢状径较长，两径线之和>15cm时，一般大小的胎头可利用后三角经阴道娩出。

小试身手 5.有关骨盆各平面主要径线值，下列说法正确的是

A. 骨盆入口前后径10.5cm

B. 中骨盆横径平均为10cm

C. 中骨盆前后径平均为12cm

D. 骨盆出口前后径平均为12cm

E. 坐骨结节间径平均为8cm

四、血管、淋巴及神经

1. 血管　**女性生殖器官血供来自卵巢动脉**、子宫动脉、阴道动脉及阴部内动脉。各部位的静脉与同名动脉伴行，并在器官及其周围形成静脉丛，互相吻合，故

盆腔感染容易蔓延。

2.淋巴 女性生殖器官具有丰富的淋巴管及淋巴结，伴随相应血管而行。**淋巴液首先汇入沿髂动脉的各淋巴结**，然后注入腰淋巴结，**最后汇入于第2腰椎前方的乳糜池**。

3.神经 **支配外阴部的神经为阴部神经**，在坐骨结节内侧下方分为3支，分布于肛门、阴蒂、阴唇和会阴部。**子宫平滑肌有自律性，完全切断神经后仍能节律收缩，且能完成分娩**。卵巢神经来自卵巢神经丛和子宫神经丛，与动脉一同由卵巢门进入髓质，在髓质内形成神经丛，再由该丛发出神经纤维进入皮质内，多分布在血管壁上。

小试身手 （6~7题共用备选答案）

A.肛门神经 　　　　　　　B.阴部神经

C.阴蒂背神经 　　　　　　D.卵巢神经丛

E.骶前神经丛

6.支配外阴部的主要神经是

7.支配卵巢的主要神经是

五、骨盆底

1.组成 骨盆底是由多层肌肉和筋膜组成，封闭骨盆出口。**其主要作用是支持盆腔脏器并使之保持正常位置**。骨盆底前面为耻骨联合，后面为尾骨尖，两侧为耻骨降支、坐骨上支及坐骨结节。骨盆底有三层组织：外层由会阴浅筋膜、球海绵体肌、坐骨海绵体肌、会阴浅横肌和肛门外括约肌构成；中层即泌尿生殖膈，由上下两层坚韧的筋膜和会阴深横肌、尿道括约肌形成；内层即盆膈，为骨盆底的最内层，由肛提肌及筋膜组成，**肛提肌的主要作用是加强盆底的托力**。

2.会阴特点 **会阴指阴道口与肛门之间的软组织，包括皮肤、肌肉及筋膜，是骨盆底的一部分**。会阴体厚3~4cm，由外向内逐渐变窄，呈楔状，表面为皮肤及皮下脂肪，内层为会阴中心腱。妊娠期会阴组织变软有利于分娩。分娩时注意保护，避免造成会阴裂伤。

六、妇女一生各阶段的生理特点

1.胎儿期 受精卵是由父亲和母亲来源的23对（46条）染色体组成的新个体。胚胎6周后原始性腺开始分化。原始生殖细胞分化为初级卵母细胞，性索皮质的扁平细胞围绕卵母细胞构成原始卵泡。卵巢形成后，因无雄激素、无副中肾管抑制因子，所以中肾管退化，两条副中肾管发育成为女性生殖道。

2.新生儿期 是指**出生后4周内**。女性胎儿在母体内受激素影响，出生后血中激素迅速下降，因此新生儿出现乳房肿大及少量乳汁分泌，甚至少量阴道流血，以上现象短期即可消失。

3. 幼年期　是指从出生4周岁到12岁左右。8岁以前生殖器官为幼稚型，阴道狭长，上皮薄无皱襞，阴道酸度低，抗感染力弱；**子宫小，宫颈较长，约占子宫全长的2/3**；输卵管弯曲且细；卵巢长而窄，卵泡能自主生长，但未发育成熟即萎缩。

4. 青春期　**从月经初潮开始至生殖器官发育成熟即为青春期**。身体及生殖器官迅速发育，月经来潮。**外生殖器从幼稚型变成成人型**，阴阜隆起，大阴唇变肥厚，小阴唇色素沉着，阴道长度及宽度增加，黏膜增厚，出现皱襞；**子宫体明显增大，宫体：宫颈＝2：1**，输卵管变粗，曲度减少，卵巢增大，皮质内有不同发育阶段的卵泡，卵巢表面凹凸不平。**第二性征发育明显**，音调变高，乳房丰满隆起；出现阴毛及腋毛；骨盆横径大于前后径；胸肩部皮下脂肪增多；呈现女性特有体态。

月经初潮是青春期开始的一个重要标志。初潮后，月经周期不规律。女性青春期情绪变化易导致月经紊乱。

5. 性成熟期　卵巢功能成熟并有性激素分泌及周期性排卵称为性成熟期。一般自18岁左右开始，持续约30年。此期生殖器官及乳房出现周期性变化，**生育活动最旺盛，故亦称生育期**。

6. 围绝经期　开始出现绝经趋势至最后一次月经的时期。卵巢功能逐渐衰退，卵巢内卵泡数目明显减少，卵泡发育不全，常表现为无排卵性月经。卵泡内卵泡数目几乎耗竭，剩余的少数卵泡对上级中枢的激素无反应，称绝经期。自然绝经是指女性生命中的最后一次月经。

7. 绝经后期　绝经后的生命时期。卵巢进一步萎缩，内分泌功能消退，生殖器官萎缩。

8. 老年期　60岁以后机体逐渐老化进入老年期。卵巢功能进一步衰退、老化，卵巢缩小、变硬。由于衰老性激素减少，易致代谢紊乱发生骨质疏松、骨折。

小试身手　8. 有关女性各阶段生理特点，以下描述正确的是

A. 受母体激素影响，新生儿乳房肿大短期内不会消失

B. 月经初潮开始至生殖器官发育成熟时期称青春期

C. 10~19岁青春期间，第二性征发育可不明显

D. 性成熟期生育活动最旺盛，18岁左右开始持续40年

E. 绝经前期常表现为排卵性月经周期与经期的改变

七、卵巢的周期性变化及内分泌功能

（一）卵巢周期性变化

1. 卵泡发育与成熟　**新生儿卵巢内约有200万个卵泡**，但妇女一生仅有**400~500个卵泡发育成熟**。青春期原始卵泡开始发育，形成生长卵泡。**每一个月经周期只有一个卵泡发育成熟，称成熟卵泡**。

2. 排卵　发育成熟卵泡逐渐向卵巢表面移行并向外突出，当接近卵巢表面时，

该处表面细胞变薄、破裂，出现排卵。**排卵一般在下次月经来潮前的第14天左右，**两侧卵巢轮流排卵或一侧卵巢连续排卵。

3. 黄体形成　排卵后卵泡壁塌陷，卵泡膜血管壁破裂，血液流入腔内形成血体，卵泡破口由纤维蛋白封闭，残留颗粒细胞变大，细胞质内含黄色颗粒状的类脂质，此时血体变为黄体。

4. 黄体退化　若卵子未受精，排卵后9~10天黄体开始萎缩，血管减少，细胞呈脂肪变性，黄色消退，最后细胞被吸收，组织纤维化，外观色白，称为白体。正常排卵周期黄体寿命为12~16天，平均14天，黄体衰退后月经来潮。

小试身手 9.卵子排出后如未受精，黄体开始萎缩的时间是

A. 下次月经来潮　　　　　B. 排卵后第14天　　　　　C. 排卵后第9~10天

D. 排卵后第7天　　　　　E. 排卵后第24小时

（二）卵巢功能

卵巢功能是产生卵子并排卵（即生殖功能）和分泌女性激素（即内分泌功能）。

（三）卵巢激素的生理功能

卵巢主要合成及分泌雌激素和孕激素，也合成少量雄激素。

1. 雌激素的生理功能

（1）对卵巢的作用：促进卵泡发育、调节卵泡内分泌功能。

（2）**对子宫的作用**：促进子宫发育，促进子宫平滑肌细胞增生肥大，增加子宫平滑肌对缩宫素的敏感性。对子宫内膜的功能层上皮细胞和腺体有增生作用。**雌激素可使宫颈口松弛，宫颈黏液分泌增多，质变稀薄，成拉丝状。**

（3）**对输卵管的作用**：促进输卵管发育和加强输卵管节律性收缩，使上皮细胞分泌增多，纤毛生长，有利于受精卵运行。

（4）对阴道上皮的作用：促进阴道上皮增生和角化。

（5）参与下丘脑–垂体–卵巢轴的正负反馈调节，控制垂体促性腺激素分泌。

（6）**促进水钠潴留**。

（7）**促进骨钙沉积**：青春期使骨骺闭合，绝经后雌激素减少而引起骨质疏松。

小试身手 10.关于雌激素的生理功能，以下叙述错误的是

A. 使阴道上皮增生，角化变厚，糖原储存增加

B. 使宫颈口关闭，黏液减少变稠，拉丝度减弱

C. 使子宫内膜增生变厚

D. 使子宫肌层发育、增厚，收缩力增加

E. 使乳腺管增生

小试身手 11.关于雌激素的生理作用，下列说法正确的是

A. 使宫颈管黏液黏稠　　　B. 促进阴道上皮脱落　　　C. 使子宫内膜增生

D. 促进乳腺腺泡发育　　　E. 使基础体温升高

2. 孕激素的生理功能

（1）通过对下丘脑的负反馈作用，影响垂体促性腺激素的分泌。

（2）对子宫的作用：使子宫肌松弛，活动力下降，对外界刺激的反应低下，**降低妊娠子宫对缩宫素的敏感性**，有利于受精卵在子宫腔内生长发育；**使增生期子宫内膜转化为分泌期内膜**；抑制宫颈内膜的黏膜分泌，使其稠厚，形成黏液栓。

（3）**对输卵管的作用：抑制输卵管肌节律性收缩**。

（4）加快阴道上皮脱落。

（5）使乳腺细胞和乳腺小叶增生发育。

（6）促进蛋白分解，增加尿素氮排出，促进肾脏排出钠离子和氯离子。

（7）**升高体温：正常女性在排卵后基础体温升高0.3~0.5℃**，排卵前基础体温低，**排卵后由于孕激素作用基础体温升高**。

（8）促进水钠排泄。

雌激素与孕激素的生理功能比较见表3-1-1。

表3-1-1　雌激素与孕激素生理功能比较

激素	子宫	输卵管	乳腺	水钠
雌激素	增强对缩宫素的敏感性	增加上皮细胞的活动	促进乳腺管增生	促进水钠潴留
孕激素	降低对缩宫素的敏感性	抑制输卵管收缩	促进腺泡发育	促进水钠排泄

小试身手 12. 下列属于孕激素生理作用的是

A. 子宫发育及肌层变厚　　　　B. 促进钠、水潴留

C. 乳腺腺管的增生发育　　　　D. 阴道上皮细胞增生、角化

E. 增生期子宫内膜转化为分泌期

小试身手 13. 有兴奋体温调节中枢、升高体温作用的激素是

A. 雌激素　　　　　　B. 孕激素　　　　　　C. 泌乳素

D. 卵泡刺激素　　　　E. 黄体生成素

3. 雄激素的生理功能

（1）雄激素是合成雌激素的前体。

（2）**维持女性正常生殖功能；维持第二性征**，促进阴毛和腋毛生长。

（3）促进蛋白质合成，促进肌肉和骨骼发育，青春期后促进骨骺愈合。

八、月经周期的调节及临床表现

（一）月经的周期性调节

月经周期主要通过下丘脑–垂体–卵巢的激素作用调节，称为下丘脑–垂体–卵

巢轴。

1. 下丘脑 **分泌促性腺激素释放激素（GnRH），促进垂体合成、释放卵泡刺激素和黄体生成素**。

2. 垂体 **分泌促卵泡素（FSH），促进卵泡周围的间质分化成为卵泡膜细胞，使颗粒细胞增生**。分泌黄体生成素（LH），作用于泡膜细胞，使之合成性激素。

3. **卵巢** **分泌雌激素、孕激素及少量雄激素**。

（二）月经的临床表现

月经是性功能成熟的标志。在内分泌周期性调节下，子宫内膜从增生到分泌。如不发生受精和孕卵着床，内膜萎缩脱落并伴出血，如此周而复始发生子宫内膜剥脱性出血，称为月经。

月经第一次来潮，称为初潮。初潮年龄在11~16岁，平均为13~14岁。两次月经第1日的间隔时间，为月经周期，**一般为21~35天**，提前或延后3天均属正常。月经持续的天数称为月经期，一般为2~8天。**月经量为30~50ml**。

月经血呈暗红色，除血液外，还有子宫内膜碎片、宫颈黏液及阴道上皮脱落细胞等。**其主要特点是不凝固，偶尔有小凝块**。

小试身手 14. 有关月经，下列描述正确的是

A. 内分泌调节导致子宫内膜的分泌期反应

B. 受精后孕卵着床使内膜萎缩脱落形成月经

C. 正常情况下月经血呈鲜红色而不凝固

D. 我国妇女月经初潮的平均年龄为13~14岁

E. 多数妇女月经期可出现腰骶部酸胀

九、生殖器官的周期性变化

（一）子宫内膜的周期性变化

1. **增殖期** **月经周期的第5~14天**。在雌激素作用下内膜修复，生长变厚，细胞增生。子宫内膜增生与修复在月经期即已开始。

2. **分泌期** **月经周期的第15~28天**。排卵后，黄体分泌雌、孕激素，使子宫内膜出现分泌期变化，子宫内膜继续增厚，腺体增大，腺体内的上皮细胞分泌糖原，为孕卵着床做准备。

3. **月经期** **月经周期的第1~4天**。体内孕雌激素水平下降，内膜中前列腺素合成。前列腺素刺激子宫肌层收缩，引起内膜螺旋小动脉收缩痉挛，组织缺血缺氧发生局灶性坏死，内膜剥落，月经来潮。

小试身手 15. 月经周期的第11~14天，子宫内膜所处的时期是

A. 增殖期早期   B. 增殖期中期

C. 增殖期晚期   D. 分泌期早期

E. 分泌期中期

（二）子宫颈、输卵管、阴道黏膜的变化

1. 子宫颈的变化　排卵前雌激素水平升高，宫颈黏液分泌量增多，并变稀薄透明，有利于精子通行。**至排卵前黏液拉丝可达10cm以上。取黏液涂于玻片，干燥后可见羊齿植物叶状结晶**。排卵后受孕激素影响，黏液分泌量减少，变浑浊黏稠，拉丝易断，不利于精子通过，涂片干后，可见成排的椭圆体。

2. 输卵管的变化　在排卵时，雌激素水平达高峰，引起峡部收缩，出现峡部闭锁，使卵子停留于峡部–壶腹部的连接部；排卵后孕激素上升，使峡部肌肉松弛，受精卵进入峡部，后被输卵管液冲入子宫腔。

3. 阴道黏膜的变化　孕卵期受雌激素影响，黏膜上皮增生，表层细胞角化，以排卵期最明显。细胞内有丰富糖原，糖原被阴道杆菌分解为乳酸，使阴道保持酸性环境，可抑制细菌的繁殖。排卵后受孕激素影响，阴道黏膜上皮大量脱落，**脱落细胞多为中层细胞或角化前细胞**。

参考答案

1.B　2.C　3.C　4.B　5.B　6.B　7.D　8.B　9.C　10.B　11.C　12.E　13.B
14.D　15.C

第二章　妊娠期妇女的护理

第一节　妊娠生理

一、受精与着床

妊娠是胚胎和胎儿在子宫内发育成长的过程。卵子受精意味着妊娠开始，胎儿及其附属物自母体排出意味妊娠终止。一般为40孕周，280天左右。

（一）受精

已获能的精子和成熟卵子相结合的过程称为受精。受精发生在排卵后12小时内。卵子从卵巢排出后，在输卵管峡部与壶腹部连接处受精。

受精后3天分裂为实心细胞团，称桑椹胚。受精后4天进入宫腔，在子宫腔内继续发育成晚期囊胚。受精后5~6天，晚期囊胚透明带消失，开始着床。

（二）着床

晚期囊胚种植到子宫内膜的过程，称受精卵着床。

二、胎儿附属物的形成与功能

胎儿附属物是指胎儿以外的组织，包括胎盘、胎膜、脐带和羊水。（图3-2-1）

（一）胎盘的组成、结构和功能

1. **胎盘组成**　胎盘由羊膜、叶状绒毛膜和底蜕膜组成，是母体与胎儿之间进行物质交换的场所。

（1）**羊膜**：是胎盘的最里层，构成胎盘的胎儿部分，具有物质转运功能。

（2）**叶状绒毛膜**：构成胎盘的胎儿部分，是胎盘的主要部分。受精后3周绒毛内血管形成，胎儿胎盘循环建立。

（3）**底蜕膜**：是胎盘的母体部分。

2. 胎盘结构　胎盘在妊娠12周末形成，妊娠足月胎盘呈圆形或椭圆形盘

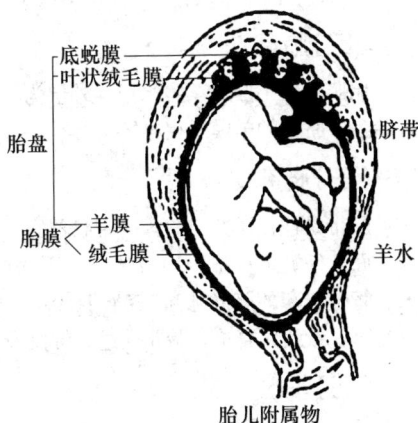

图3-2-1　胎儿附属物的组成

259

状，中间厚、边缘薄，重450~650g，直径16~20cm，厚2.5cm，胎盘分为子面与母面，**子面光滑，呈灰白色，表面为羊膜**。脐带附着在子面中央或稍偏，脐动脉、脐静脉从脐带附着向四周呈放射状分布。**母面粗糙，呈暗红色**，由18~20个胎盘小叶组成。

小试身手 1. 胎盘的形成时间是

A. 妊娠12周末　　　　　B. 妊娠10周末

C. 妊娠8周末　　　　　 D. 妊娠6周末

E. 妊娠4周末

3. 胎盘功能

胎盘功能包括气体交换、营养物质供应、排出胎儿代谢产物、防御功能和合成功能等。

（1）**气体交换**：在母体与胎儿之间，氧气和二氧化碳以**简单扩散方式交换**。

（2）**营养物质供应**：代替胎儿的消化系统功能。

（3）**排出胎儿代谢产物**：代替胎儿的泌尿系统功能，胎儿代谢产物经胎盘进入母血，由母体排出体外。

（4）**防御功能**：胎儿可通过**胎盘获得免疫性抗体IgG**，对胎儿起保护作用。

（5）合成功能：合成多种激素和酶。

1）**人绒毛膜促性腺激素（hCG）**：胚泡一着床，合体滋养细胞即开始分泌hCG，受精后10天左右即可自母体血清中测出，**成为诊断早孕的敏感方法之一**。妊娠8~10周时分泌达高峰，持续1~2周后逐渐下降。**其作用是维持妊娠、营养黄体、使子宫内膜变为蜕膜，维持孕卵生长发育**。

2）**人胎盘催乳素（HPL）**：由合体滋养细胞分泌。

3）**雌激素和孕激素**：妊娠早期由妊娠黄体产生，妊娠第8~10周起由胎盘合成。

4）**酶**：能合成多种酶。

（二）胎膜

胎膜由绒毛膜和羊膜组成。外层为绒毛膜；内层为羊膜，为半透明薄膜，与覆盖胎盘、脐带的羊膜层相连接。

（三）脐带

脐带是连接胎儿与胎盘的带状器官，一端连于胎儿腹壁脐轮，另一端附着于胎盘子面。妊娠足月脐长30~100cm，平均约55cm，直径1.0~2.5cm，**内有1条管腔较大、管壁较薄的脐静脉和2条管腔较小、管壁较厚的脐动脉**。若脐带受压会引起血流受阻，致胎儿窘迫。胎儿通过脐带血液循环与母体进行营养和物质的交换。

（四）羊水

羊水为充满羊膜腔内的液体。妊娠早期羊水是母体血清经胎膜进入羊膜腔的透析液。妊娠中期胎儿尿液是羊水的主要来源。羊水约50%由胎膜吸收。

1.羊水量、性状及成分

（1）羊水量：**正常足月妊娠羊水量为约800ml，如羊水量超过2000ml为羊水过多；妊娠晚期羊水量少于300ml为羊水过少。**

（2）羊水性状及成分：**妊娠足月时羊水比重为1.007~1.025，呈中性或弱碱性，** pH值为7.20，妊娠足月羊水略浑浊，不透明，羊水内悬浮小片状物。

2.**羊水功能**

（1）**保护胎儿自由活动，不受到挤压，防止胎体畸形及胎肢粘连；保持羊膜腔内恒温**；适量羊水避免子宫肌壁或胎儿对脐带压迫引起胎儿窘迫；**有利于胎儿体液平衡**，若胎体内水分过多可通过胎尿排至羊水中；第一产程初期羊水使压力均匀分布，**避免胎儿局部受压。**

（2）**保护母体**：妊娠期羊水可减少因胎动给母亲带来不适感；临产时羊水**避免胎儿局部受压**；临产后前羊水囊扩张子宫颈口及阴道；破膜后羊水冲洗阴道，减少感染发生。

小试身手 2.羊水的功能不包括下列哪项

A.保护胎儿不受挤压，防止胎体畸形及粘连

B.过多水分以胎尿方式排至羊水，有利于胎儿体液平衡

C.保护胎膜腔内恒温，有利于胎儿生长发育

D.使宫缩压力集中在胎儿，促使胎儿下降

E.破膜后羊水润滑和冲洗阴道减少感染机会

三、胎儿发育及生理特点

（一）胎儿发育

妊娠8周末：胚胎初具人形，可分辨出眼、耳、鼻、口，四肢已具雏形。**超声显像可见心脏形成并有搏动。**

妊娠12周末：身长约9cm，体重约20g，**外生殖器已发育**，部分可辨性别。

妊娠16周末：身长约16cm，体重约100g，**从外生殖器可分辨胎儿性别。**头皮已长出头发。**部分孕妇自觉胎动**，X线检查可见脊柱阴影。

妊娠20周末：身长约25cm，体重约300g。**临床可听到胎心音**，全身覆有胎脂并有毳毛，出生后已有心跳、呼吸、排尿及吞咽运动。自20周至满28周前娩出的胎儿，称为有生机儿。

妊娠24周末：身长约30cm，体重约700g，**各脏器均已发育**，皮下脂肪开始沉积，皮肤呈皱缩状，出现眉毛及睫毛。

妊娠28周末：身长约35cm，体重约1000g，皮下脂肪沉积不多，皮肤粉红色。有呼吸运动，但肺泡Ⅱ型细胞产生表面活性物质含量少。**出生后易患特发性呼吸窘迫综合征。**

妊娠32周末：身长约40cm，体重约1700g，面部毳毛脱落。

妊娠36周末：身长约45cm，体重约2500g，皮下脂肪发育良好，毳毛明显减少，指（趾）甲已达指（趾）尖。<u>出生后啼哭、吸吮好</u>。

妊娠40周末：胎儿已成熟，身长约50cm，体重约3000g以上。体形外观丰满，皮肤粉红色，男性胎儿睾丸已降至阴囊内，女性胎儿大小阴唇发育良好。出生后哭声响亮，吸吮能力强。

锦囊妙记：妊娠2个月胎心动，4个月孕妇感胎动，5个月可听胎心音，6个月脏器已发育，7个月出生肺未熟，9个月出生可存活。

（二）胎儿的生理特点

1. 循环系统　胎儿循环、营养供给和代谢产物排出均通过胎盘由母体完成。

（1）解剖学特点：①<u>**脐静脉1条**：带有来自胎盘氧含量较高、营养丰富的血液进入胎体</u>。②<u>**脐动脉2条**：带有来自胎儿氧含量较低的混合血进入胎盘与母血进行物质交换</u>；③**动脉导管**：<u>位于肺动脉及主动脉弓之间，出生后肺循环建立后肺动脉血液不再流入动脉导管，动脉导管闭锁成动脉韧带</u>；④卵圆孔：位于左右心房之间。

（2）<u>血液循环特点</u>：①来自胎盘的血液沿胎儿腹前壁进入体内分为3支；一支直接入肝，一支与门静脉汇合入肝，最后由肝静脉入下腔静脉；另一支为静脉导管，直接入下腔静脉。②<u>卵圆孔位于左右心房之间，大多数在出生后6~8周完全闭锁</u>。由于卵圆孔开口处正对着下腔静脉入口，<u>从下腔静脉进入右心房的血液，绝大部分经卵圆孔进入左心房</u>。从上腔静脉进入右心房的血液，直接流向右心室进入肺动脉。③由于肺循环阻力较高，肺动脉血液大部分经动脉导管流入主动脉，约1/3的血液通过肺静脉入左心房。

2. 血液

（1）红细胞：<u>**妊娠早期靠卵黄囊生成红细胞**。妊娠10周时在肝脏，以后在骨髓、脾。**妊娠足月时至少90%的红细胞由骨髓生成**</u>。红细胞总数约为6.0×10^{12}/L。胎儿期红细胞体积较大，红细胞生命周期短，仅为成人的2/3，故需不断生成红细胞。

（2）血红蛋白：胎儿血红蛋白分为原始血红蛋白、胎儿血红蛋白和成人血红蛋白。

（3）白细胞：<u>**妊娠8周后胎儿血液循环出现粒细胞，形成防止细菌感染的第一道防线**</u>，妊娠足月时白细胞计数达$(1.5~2.0) \times 10^{9}$/L。白细胞出现不久，胸腺、脾发育产生淋巴细胞，成为体内抗体的主要来源，构成了对抗外来抗原的第二道防线。

3. 呼吸系统　胎儿呼吸功能由母儿血液在胎盘进行气体交换完成。

4. 消化系统　<u>妊娠11周时小肠有蠕动，至妊娠16周胃肠功能基本建立</u>，胎儿吞咽羊水、吸收水分，同时排出尿液控制羊水量。

5. 泌尿系统　<u>胎儿肾脏在妊娠11~14周时有排泄功能，妊娠14周胎儿膀胱内已</u>

有尿液，妊娠后半期胎尿成为羊水的重要来源之一。

6. 内分泌系统　胎儿甲状腺是胎儿期发育的第一个内分泌腺。在受精后第4周甲状腺即能合成甲状腺激素。

第二节　妊娠期母体变化

浪里淘沙—核心考点

一、生理变化

（一）生殖系统

1. 子宫

（1）**子宫体**：早期子宫增大变软，呈球形。妊娠12周子宫增大超出盆腔。妊娠晚期子宫多呈不同程度右旋。妊娠足月，宫腔容积由非妊娠时的5ml增至5000ml，子宫大小由非妊娠时的7cm×5cm×3cm增至35cm×22cm×25cm。子宫壁厚度由非妊娠时的1cm变为1.0~1.5cm。

孕14周起，子宫出现不规则无痛性收缩，随孕周增加宫缩频率和幅度也逐渐增加，但宫内压力<15mmHg。

（2）**子宫峡部**：非孕时长约1cm，孕12周起逐步伸展拉长变薄，成为子宫腔的一部分，形成子宫下段，临产时其长度达7~10cm。

（3）**子宫颈**：孕期子宫颈血管增多伴水肿，外观肥大呈紫蓝色。受孕激素影响，颈管腺体分泌增多，形成黏液栓，阻止病原体侵入。

2. **阴道**　阴道黏膜着色、增厚、皱襞增多，结缔组织变松软，伸展性增加。阴道脱落细胞增多，分泌物成糊状。阴道上皮在雌、孕激素影响下，细胞内糖原积聚，经阴道杆菌分解为乳酸，阴道内酸度增加，可防止细菌感染。

3. 外阴　外阴充血，皮肤增厚，大小阴唇色素沉着，大阴唇内血管增多、结缔组织变松软，伸展性增加。

4. 卵巢　略增大，停止排卵。一侧卵巢可见妊娠黄体。妊娠黄体于妊娠10周前产生雌激素及孕激素。妊娠10周后黄体功能由胎盘取代。

5. 输卵管　输卵管伸长，但肌层无明显增厚。

（二）乳房

妊娠早期增大、充血，孕妇自觉乳房胀痛，乳头增大变黑，易勃起。乳晕变黑，乳晕上皮脂腺肥大形成散在结节状小隆起，称蒙氏结节。胎盘分泌大量雌激素刺激乳腺腺管发育，分泌大量孕激素刺激乳腺腺泡发育。

（三）循环系统及血液系统

1. 心脏　妊娠期膈肌升高，**心脏向左、向上、向前移**，心尖搏动左移约1cm，心浊音界扩大。<u>至妊娠末期心脏容量约增加10%，心率增加10~15次/分钟</u>。由于血流量增加、血流加速及心脏移位使大血管扭曲，孕妇<u>心尖区及肺动脉区可闻及Ⅰ~Ⅱ级柔和吹风样收缩期杂音</u>。

2. 心排出量和血容量　心排出量自妊娠10周开始增加，<u>至妊娠32~34周达高峰</u>。临产后，特别<u>是第二产程期间，心排出量显著增加</u>。

循环血容量于妊娠6周开始增加，<u>至妊娠32~34周达高峰，增加40%~45%，平均增加1450ml</u>。血浆增加多于红细胞增加，血液稀释，出现生理性贫血。

如孕妇合并心脏病，<u>妊娠32~34周、分娩期（尤其是第二产程）及产褥期头3天之内，因心脏负荷较重，易发生心力衰竭</u>。

3. 静脉压　妊娠期右旋的子宫压迫下腔静脉使血液回流受阻，孕妇下肢、外阴及直肠的静脉压增高，加之妊娠期静脉壁扩张，孕妇易发生下肢、外阴静脉曲张和痔。孕妇长时间处于仰卧位姿势，可引起回心血量减少，<u>心排出量降低，血压下降，称仰卧位低血压综合征</u>。

4. 血液成分

（1）红细胞：由于血液稀释，红细胞计数为 3.6×10^{12}/L（非孕妇女约为 4.2×10^{12}/L），血红蛋白值约为110g/L（非孕妇女约为130g/L），血细胞比容从 $0.38~0.47$ 降至 $0.31~0.34$，孕妇储备铁0.5g，为适应红细胞增加、胎儿生长需要，容易缺铁，<u>应在妊娠中晚期补充铁剂，以防缺铁性贫血</u>。

（2）白细胞：妊娠期白细胞稍增加，为（5~12）× 10^9/L，有时可达 15×10^9/L，主要为中性粒细胞增多。

（3）凝血因子：<u>妊娠期血液处于高凝状态</u>，凝血因子Ⅱ、Ⅴ、Ⅶ、Ⅷ、Ⅸ、Ⅹ增加，对预防产后出血有利。

（4）血浆蛋白：由于血液稀释，血浆蛋白于妊娠早期开始降低，妊娠中期血浆蛋白为60~65g/L，<u>主要是白蛋白减少</u>。

小试身手　3. 有关妊娠期血液的变化，以下正确的是

A. 白细胞稍增加　　　　　　B. 红细胞比容增高

C. 血液处于低凝状态　　　　D. 血浆增加少于红细胞增加

E. 血浆蛋白升高

（四）呼吸系统

呼吸次数变化不大，但呼吸较深。呼吸道黏膜充血、水肿，易发生上呼吸道感染；妊娠后期因横膈上升，平卧后呼吸困难，睡眠稍垫高头部即可缓解。

（五）消化系统

停经6周左右，约50%女性出现早孕反应，一般于妊娠12周左右消失。

（六）泌尿系统

孕妇及胎儿代谢产物增多，肾脏负担过重。肾血浆流量（RPF）及肾小球滤过

率（GFR）均增加。RPF与GFR受体位影响，**孕妇仰卧位尿量增加，故夜尿量多于日尿量**。

　　妊娠早期，增大子宫压迫膀胱，出现尿频，妊娠12周以后子宫体高出盆腔，尿频症状消失。妊娠末期，胎先露入盆，孕妇再次出现尿频，甚至腹压稍增加即出现尿液外溢。

　　妊娠中期肾盂及输尿管轻度扩张，输尿管有尿液逆流现象，**孕妇易患急性肾盂肾炎，以右侧多见**。

（七）内分泌系统

　　妊娠期腺垂体增大1~2倍。嗜酸细胞肥大增多，于产后10天左右恢复。产后大出血出现休克者，增大的垂体缺血坏死，引起席汉综合征。

（八）其他

　　1. 皮肤　妊娠期孕妇面颊、乳头、乳晕、腹白线、外阴等处色素沉着。随妊娠子宫增大，孕妇腹壁皮肤弹力纤维过度伸展而断裂，腹壁皮肤出现紫色或淡红色不规则平行的裂纹，称妊娠纹。产后变为银白色，永久不退。

　　2. 体重　**妊娠13周前体重无明显变化**，以后平均每周增加350g，**直至妊娠足月体重平均增加12.5kg**。

　　小试身手　4.一般认为正常孕妇在整个妊娠期，平均体重增加约

A. 8.5kg　　　　B. 10.5kg　　　　C. 12.5kg

D. 15.5kg　　　　E. 17.5kg

　　3. 矿物质　胎儿生长发育需大量钙、磷、铁。**妊娠后3个月补充维生素及钙**，以提高钙含量。

二、心理变化

（一）孕妇常见心理反应

　　1. 惊讶和震惊　怀孕初期几乎所有孕妇都会产生惊讶和震惊反应。

　　2. 矛盾心理　特别是未计划怀孕的孕妇。当孕妇自觉胎儿活动时，多数孕妇会改变当初对怀孕的态度。

　　3. 接受　随妊娠进展，出现"筑巢反应"。

　　4. 情绪不稳定　表现为易激动。

　　5. 内省　妊娠期孕妇以自我为中心，这种专注使孕妇能计划、调节、适应，以迎接新生儿降临。

（二）孕妇心理调节

　　美国心理学家鲁宾提出妊娠期孕妇为迎接新生命诞生，维持个人及家庭的功

能，必须完成四项心理发展任务：

1. 确保自己及胎儿能安全顺利度过妊娠和分娩期。

2. 促使家庭重要成员接受新生儿。

3. 学习为孩子贡献自己。

4. 情绪上与胎儿连成一体。

第三节　妊娠诊断

浪里淘沙—核心考点

整个妊娠过程分为3期：妊娠13周末及以前称早期妊娠，第14~27周末称中期妊娠，第28周及分娩称晚期妊娠。

一、早期妊娠诊断

辅助检查

1. **妊娠试验**　测定血或尿中hCG含量，可协助早期妊娠的诊断。

2. **超声检查**　**是诊断早期妊娠最准确的方法**。妊娠6周时，可见胚芽和原始心管搏动，提示活胎。

> 锦囊妙记：B超是诊断早期妊娠、中晚期妊娠、多胎妊娠、子宫肌瘤、葡萄胎等首选检查方法。

小试身手　5.下列哪项可以准确诊断早期妊娠

A.尿频

B.子宫增大，宫颈充血呈紫蓝色

C.停经伴晨起恶心

D.尿妊娠试验阳性

E.B超探及子宫内有妊娠囊回声

二、中晚期妊娠诊断

辅助检查

1. 超声检查　**B超显像法**不仅能显示胎儿数目、胎方位、胎心搏动和胎盘位置，且能测量胎头双顶径，观察胎儿有无体表畸形。

2. 胎儿心电图　于妊娠12周以后显示较规律的图形，于妊娠20周后成功率更高。

第四节　胎产式、胎先露、胎方位

浪里淘沙—核心考点

一、胎产式

胎儿身体纵轴与母体身体纵轴之间的关系称胎产式。**两轴平行称纵产式**，占妊娠足月分娩总数的99.75%。**两轴垂直称横产式**，仅占妊娠足月分娩总数的0.25%。

小试身手　6.关于胎产式的描述，下列**错误**的是
A.在足月分娩过程中，横产式可转换为纵产式
B.胎儿身体纵轴与母体身体纵轴交叉称斜产式
C.胎儿身体纵轴与母体身体纵轴垂直称横产式
D.胎儿身体纵轴与母体身体纵轴平行，称横产式
E.胎产式是胎儿身体纵轴与母体身体纵轴的关系

二、胎先露

最先进入骨盆入口的胎儿部分称胎先露，**纵产式有头先露、臀先露，横产式有肩先露**。

三、胎方位

胎儿先露部的指示点与母体骨盆的关系称胎方位。**枕先露以枕骨、面先露以额骨、臀先露以骶骨、肩先露以肩胛骨为指示点**，根据指示点与母体骨盆左、右、前、后、横的关系而有不同的胎位。

小试身手　7.胎方位是指
A.胎儿先露部的指示点与母体骨盆左、右、前、后、横的关系
B.胎儿先露部的指示点与母体骨盆入口的关系
C.胎儿先露部的指示点与母体骨盆出口的关系
D.胎儿先露部的指示点与母体坐骨棘的关系
E.胎儿先露部的指示点与母体耻骨的关系

第五节　产前检查及健康指导

浪里淘沙—核心考点

根据我国孕期保健需要，2011年《孕前和孕期保健指南》，推荐产前检查时间为：妊娠6~13^{+6}周，14~19^{+6}周，20~24周，25~28周，29~32周，33~36周，37~41周则每周检查一次。

一、病史

（一）健康史

1. 个人资料　孕妇年龄、职业、受教育程度、婚姻状况、经济状况等。

2. 过去史　评估有无高血压、心脏病、糖尿病、肝肾疾病、血液病、传染病（如结核病）等。

3. 月经史　月经初潮年龄、月经周期和月经持续时间。

4. 家族史。

5. 丈夫健康状况。

（二）孕产史

1. 既往孕产史　了解既往孕产史及其分娩方式，有无流产、早产、难产、死胎、死产、产后出血史。

2. 本次妊娠经过　了解本次妊娠早孕反应出现的时间、严重程度，有无病毒感染史及用药情况，胎动时间，妊娠过程中有无阴道流血、头痛、心悸、气短、下肢水肿等症状。

（三）预产期推算

了解末次月经（LMP）的日期推算预产期（EDC）。计算方法为：末次月经第1天起，月份减3或加9，日期加7。如为阴历，月份仍减3或加9，但日期加15。实际分娩日期与推算的预产期可相差1~2周。如孕妇记不清末次月经日期，可根据早孕反应出现时间、胎动开始时间以及子宫高度等加以估计。

锦囊妙记：末次月经月份大于或等于3即减3，月份小于3即加9。同时还要注意2月份只有28或29天。

小试身手　8. 某孕妇末次月经为2016年3月1日，预产期应为

A. 2016年11月8日　　　　B. 2016年12月8日　　　　C. 2016年12月20日

D. 2016年1月8日　　　　E. 2016年1月10日

二、身体评估

（一）全身检查

观察营养、精神状态、身高。检查心肺有无异常，乳房发育情况，脊柱与下肢有无畸形。测量血压和体重。

（二）产科检查

1. 腹部检查　排尿后，孕妇仰卧于检查床上，头部稍抬高，露出腹部，双腿略屈曲分开，放松腹肌。检查者站在孕妇右侧。

（1）视诊：注意腹形及大小，有无妊娠纹、手术瘢痕和水肿。

（2）触诊：注意腹壁紧张度，有无腹直肌分离，注意羊水量多少及子宫肌的敏感度。

（3）听诊：**在靠近胎背侧上方的腹壁上听得最清楚。枕先露时胎心音在脐下方右或左侧；臀先露时胎心音在脐上方右或左侧。**肩先露时，胎心音在脐部下方最清楚。

2. 骨盆测量　分为骨盆外测量和骨盆内测量。

（1）骨盆外测量

1）髂棘间径：测量两侧髂前上棘外缘的距离，**正常值为23~26cm**。

2）髂嵴间径：测量两侧髂嵴外缘最宽的距离，**正常值为25~28cm**。

3）**骶耻外径**：孕妇取左侧卧位，右腿伸直，左腿屈曲，测量第五腰椎棘突下凹陷处至耻骨联合上缘中点的距离，**正常值18~20cm**。此径线可间接反映骨盆入口前后径长短，**是骨盆外测量中最重要的径线**。

4）坐骨结节间径：又称出口横径。孕妇取仰卧位，两腿屈曲，双手抱膝。测量两侧坐骨结节内侧缘之间的距离，正常值为8.5~9.5cm，平均9cm。如出口横径小于8cm，应测量出口后矢状径（坐骨结节间径中点至骶尖），正常值为9cm。出口横径与出口后矢状径之和大于15cm，一般足月儿可娩出。

小试身手（9~10题共用备选答案）

A. 耻骨联合上缘中点到骶岬上缘中点间的距离

B. 两侧髂嵴外缘最宽的距离

C. 两侧坐骨结节间的距离

D. 第五腰椎棘突下凹陷处至耻骨联合上缘中点的距离

E. 骶骨尖端至坐骨结节间径中点间的距离

9. 骨盆出口横径指的是

10. 骶耻外径指的是

5）耻骨弓角度：用两拇指尖斜着对拢，放于耻骨联合下缘，左右两拇指平放在耻骨降支的上面，测量两拇指之间的角度即为耻骨弓角度。**正常为90°**。

（2）骨盆内测量：测量时孕妇取膀胱截石位，消毒外阴，检查者戴消毒手套并涂润滑油。

三、心理社会评估

（一）妊娠早期

评估孕妇对妊娠的接受程度、遵循产前指导的能力、筑巢行为、怀孕过程中与家人和丈夫的关系等。

（二）妊娠中晚期

评估孕妇有无不良情绪反应。评估其丈夫对此次妊娠的态度。评估孕妇的家庭经济情况、居住环境以及孕妇在家庭中的角色等。

四、高危因素评估

年龄<18岁或>35岁；残疾；遗传性疾病史；既往有无流产、异位妊娠、早产、死产、死胎、难产、畸胎史；有无妊娠合并心脏病、肾病、肝病、高血压、糖尿病等；有无妊娠并发症如：妊娠高血压综合征（简称"妊高征"）、前置胎盘、胎盘早剥、羊水异常、胎儿宫内发育迟缓、过期妊娠、母儿血型不符等。

五、健康指导

1. 出现下列症状应立即就诊　阴道流血，妊娠3个月后仍持续呕吐，寒战发热，腹部疼痛，头痛、眼花、胸闷、心悸、气短，阴道突然流出液体，胎动计数突然减少等。

2. 营养指导　制定合理的饮食计划，为分娩和哺乳做准备。

（1）热量：妊娠期热量需要量增加，每日需增加0.42~1.26MJ（相当于每日增加100~300kcal）。三大营养素比例合理，糖类摄入量占热量的60%~65%、脂肪占20%~25%、蛋白质占15%为宜。

（2）蛋白质：孕妇从妊娠早期开始每日增加5g蛋白质、中期每日增加蛋白质15g、晚期增加20g为宜，最好是优质蛋白。

（3）矿物质

1）铁：建议孕妇每日铁摄入量为25mg（正常成年女性为15mg）。铁在酸性环境中易于吸收，因此，孕妇在补充铁剂时最好用水果汁送服。

2）钙和磷：孕妇钙的供应标准为孕中期标准值为每日1000mg，孕晚期为每日1200mg，注意补充维生素D。牛奶含钙、磷较多，其他如肉类、豆类、海产品等。

3）碘：妊娠期母体和胎儿新陈代谢率高，甲状腺功能旺盛，碘需要量增加，推荐孕妇每日需碘200μg。

（4）维生素：增加维生素的摄入。

1）维生素A（又称视黄醇）：维生素A有助于胎儿正常生长发育，预防孕妇阴道上皮细胞角化，皮肤过分干燥和乳头皲裂。维生素A的供给标准：孕妇每日需900μg视黄醇当量，肝脏、蛋黄、肾脏含维生素A丰富。

2）维生素C：维生素C对胎儿骨、牙齿的正常发育、造血系统的健全和机体抵抗力等有促进作用。孕妇维生素C供给标准为每日100mg。维生素C广泛存在于新鲜蔬菜和水果中。

3）维生素B：包括维生素B$_1$、维生素B$_2$、尼克酸、维生素B$_6$、维生素B$_{12}$、叶酸等，广泛存在于谷类、动物肝脏、干果、绿叶菜、牛奶、肉、鱼、家禽、黄豆中。孕早期叶酸缺乏是导致胎儿神经管畸形的主要原因，妇女在妊娠前3个月最好口服叶酸5mg，每日1次。

4）维生素D：维生素D能促进钙和磷的吸收，它对胎儿骨、齿的形成极为重要。

5）定期测量体重，监测体重增长情况。

6）饮食均衡，选择易消化、低盐、无刺激性食物，避免烟酒、浓咖啡、浓茶及辛辣食品。

3. 活动与休息 28周后适当减轻工作量，<u>避免长时间站立或重体力劳动</u>。保证充足休息和睡眠。每日有8小时睡眠，午休1~2小时。<u>卧床时取左侧卧位</u>。孕期适量运动。

4. 胎教 胎教方法：①对胎儿进行抚摸训练；②对胎儿进行音乐训练。

5. 孕期自我监护 每次计数10次胎动所用时间，凡胎动计数<10次/2h<u>或逐日下降>50%而不能恢复者，提示胎儿宫内缺氧</u>。

6. 药物使用 许多药物可通过胎盘进入胚胎内，影响胚胎发育。妊娠最初2个月是胚胎器官发育形成时期，用药更应注意。

7. 性生活指导 <u>妊娠前3个月及末3个月，避免性生活</u>，以防流产、早产及感染。

8. 识别先兆临产 临近预产期的孕妇如出现阴道血性分泌物、规律宫缩（<u>间歇5~6分钟，持续30秒</u>）则为临产。如阴道突然大量液体流出，嘱孕妇平卧，以防脐带脱垂。

六、围生医学基本概念

（一）围生期定义

围生期是指产前、产时和产后的一段时间。<u>我国将妊娠满28周至出生后7天（出生体重≥1000g或身长≥35cm）作为围生期</u>。

（二）围生儿死亡的原因

围生儿是指围生期内的胎儿和新生儿（体重1000g以上）。<u>围生儿死亡原因主要为缺氧、早产、畸形、感染和产伤</u>。

（三）围生期保健内容

应用围生医学理论、技术和方法对孕产妇、胎儿、新生儿进行系统的保健和管理。

1. 孕产妇保健 以对高危妊娠的识别、管理、防治为重点。

2. 分娩期 加强产时高危因素的监护，提高助产质量，减少产时并发症，保证母婴安全。

参考答案

1.A 2.D 3.A 4.C 5.E 6.A 7.A 8.B 9.C 10.D

第三章　分娩期妇女的护理

第一节　影响分娩的因素

妊娠满28周后胎儿及其附属物从母体娩出的过程，称为分娩。妊娠满37周至不满42足周间分娩，称为足月产，妊娠满28周至不满37足周间分娩，称为早产，妊娠满42周以后分娩，称为过期产。

影响正常分娩的因素包括产力、产道、胎儿和精神心理因素。

一、产力

产力是指将胎儿及其附属物从子宫逼出的力量，包括子宫收缩力、腹肌及膈肌收缩力和肛提肌收缩力。子宫收缩力为分娩的主要力量，贯穿于整个分娩过程中。腹肌、膈肌和肛提肌在第二产程中起辅助作用。

小试身手　1.正常分娩时最主要的产力是

A.子宫收缩力　　　　　　　B.肛提肌收缩力

C.腹肌收缩力　　　　　　　D.膈肌收缩力

E.骨骼肌收缩力

（一）子宫收缩力

分娩时子宫呈规律性收缩称宫缩，是临产后的主要动力。宫缩能使宫颈管缩短直至消失，宫颈口扩张，胎先露下降及胎盘娩出。临产后正常子宫收缩具有3个特性。

1. 节律性　节律性宫缩是临产的重要标志之一。临产后随产程进展，子宫收缩的强度由弱到强，维持一段时间后由强到弱，直至消失进入间歇期，间歇期子宫肌松弛。临产开始时宫缩持续时间30秒，间歇期5~6分钟。随产程进展，宫缩持续时间延长，间歇期缩短。宫口开全后宫缩持续时间长达60秒，间歇期缩短至1~2分钟。随产程进展宫缩强度逐渐增强，子宫腔内压在临产初期为25~30mmHg，第一产程末增加至40~60mmHg，第二产程可高达100~150mmHg，而间歇期压力仅为6~12mmHg。

2. 对称性和极性　正常宫缩开始于两侧宫角，以微波形式迅速向子宫底集中，然后再向子宫下段扩散，引起协调一致的收缩，称为子宫收缩的对称性。子宫底部收缩力最强、最持久，向下逐渐减弱、变短，宫缩的这种下行性梯度称为宫缩极性。

3.**缩复作用**　宫缩时子宫肌纤维缩短变宽，宫缩后肌纤维松弛，**但不能完全恢复到原来长度**，经过反复收缩，肌纤维越来越短，此现象称为缩复作用。随着产程进展，子宫收缩频率加快，子宫肌纤维变厚变短，子宫腔容积缩小，迫使胎先露下降及宫颈管展平、扩张。

> 锦囊妙记：节律性即为子宫收缩由弱到强，持续时间由短到长；对称性即为子宫收缩协调一致；极性即为子宫收缩时宫底力量最强，向下逐渐减弱；缩复作用即为子宫收缩时肌纤维逐渐缩短。

（二）腹肌及膈肌收缩力

腹肌和膈肌收缩力（腹压）是第二产程娩出胎儿的主要辅助力量。宫口开全后产妇主动屏气向下用力，腹肌及膈肌收缩使腹压增高，协助胎儿娩出。

（三）肛提肌收缩力

第二产程中，宫缩时肛提肌收缩协助胎先露在骨盆腔内**完成内旋转及仰伸**等动作，促进胎儿娩出，并在第三产程协助胎盘娩出。

二、产道

产道是胎儿娩出的通道，分骨产道和软产道。

（一）骨产道

1.骨盆各平面及径线　骨盆径线以入口前后径、中骨盆横径及出口横径为重要。

2.骨盆轴及骨盆倾斜度

（1）**骨盆轴和产轴**：骨盆轴为连接骨盆各假想平面中点的曲线。此轴上段向下向后，中段向下，下段向下向前。

（2）**骨盆倾斜度**：是指当妇女直立时骨盆入口平面与地平面所形成的夹角，一般为60°。

（二）软产道

1.子宫下段由非孕期时长约1cm的子宫峡部伸展形成。临产后的规律宫缩使子宫下段拉长达7~10cm。

2.子宫颈的变化

（1）宫颈管消失：临产后宫颈内口先扩张，随后宫颈管道逐渐变短消失展平。**经产妇宫颈管消失与宫颈口扩张同时进行**。

（2）宫颈口扩张：随产程进展子宫口逐渐扩大至10cm，使妊娠足月的胎头通过。

3.骨盆底、阴道及会阴的变化　临产后，胎先露下降直接压迫骨盆底和扩张阴道，使软产道下段形成一个向前弯曲的筒状。会阴被胎先露扩张和肛提肌向下及两侧扩展而变薄，使5cm厚的会阴体变成2~4mm，以利于胎儿娩出。

三、胎儿

（一）囟门及胎头径线

1. 囟门　胎头颅骨由顶骨、额骨、颞骨各两块及一块枕骨组成。颅骨间的缝隙为颅缝，两顶骨间为矢状缝，顶骨与额骨间为冠状缝，枕骨与顶骨间为人字缝，颞骨与顶骨间为颞缝，两额骨间为额缝。<u>两颅缝交界处较大空隙称为囟门</u>。在胎头前部呈菱形的为前囟，在胎头后部呈三角形的为后囟。分娩过程中，颅缝轻度重叠，头颅变形，有利于胎头娩出。

2. 胎头径线

（1）双顶径：为两顶骨隆突间的距离，<u>**是胎头最大横径**，B超测此径可判断胎儿大小</u>。<u>一般妊娠足月儿平均值约为9.3cm</u>。

（2）枕额径：为鼻根至枕骨隆突的距离，胎头以此径衔接，妊娠足月时平均值约为11.3cm。

（3）枕下前囟径：为前囟中点至枕骨隆突下方的距离，妊娠足月平均值约为9.5cm，胎头俯屈后以此径通过产道。

（4）枕颏径：为颏骨下方中央至后囟顶部的距离，妊娠足月时平均值约为12.5cm。

（二）胎位

如为纵产式（头位或臀位），胎体纵轴与骨盆轴一致，胎儿易通过产道。<u>**矢状缝和囟门是确定胎位的重要标记**</u>。头位时有利于胎头娩出。而臀位胎头娩出困难。横位对母婴威胁极大。

（三）胎儿畸形

当胎儿发育缺陷，如脑积水、联体儿等，由于胎头或胎体过大，通过产道困难。

四、精神心理因素

对产妇来说，分娩是一种持久而强烈的应激源。产妇害怕疼痛、出血、难产等，处于紧张、焦虑的状态。护士要耐心安慰产妇，消除其焦虑和恐惧情绪。

第二节　正常分娩妇女的护理

浪里淘沙—核心考点

一、枕先露的分娩机制

分娩机制是指胎儿先露部为适应骨盆各平面形态，被动进行一系列适应性旋转，以最小径线通过产道。临床上枕先露占95.55%~97.55%，**以枕左前位最多见**。

1. **衔接** 指胎头双顶径进入骨盆入口平面，**胎头颅骨最低点接近或达到坐骨棘水平，称为衔接（入盆）**。

2. **下降** 是指胎头沿骨盆轴前进的动作。宫缩使胎儿下降，**下降贯穿于整个分娩过程中**。下降动作呈间歇性，宫缩时前进，间歇期退回少许。

通过观察胎头下降程度，可判断产程进展。胎头下降程度可通过先露部颅骨最低点与坐骨棘的关系来确定。若先露部颅骨最低点在坐骨棘水平时以"0"表示，棘上1cm为"-1"，棘下1cm为"+1"，依此类推。

3. **俯屈** 胎头下降至骨盆底时，处于半俯屈状态的胎头枕骨遇到肛提肌及骨盆侧壁的阻力，借杠杆作用胎头进一步俯屈，使下颌靠近胸部，**由胎头衔接时的枕额径变为枕下前囟径**，以适应产道的最小径线，使胎头继续下降。

4. **内旋转** 是指胎头为适应骨盆纵轴而旋转，**使矢状缝与中骨盆及骨盆出口前后径一致**。

5. **仰伸** 完成内旋转后，在腹压与肛提肌的共同作用下，胎头沿骨盆轴下段向下前方向转向前，胎头枕部达耻骨联合下缘，以耻骨弓为支点，**胎头逐渐仰伸，胎头的顶、额、鼻、口、颏相继娩出**。当胎头仰伸时，胎儿双肩径沿左斜径进入骨盆入口。

6. **复位及外旋转** 胎头娩出后，**胎头枕部向左旋转45°，使胎头与胎肩恢复正常关系，称为复位**。胎肩在盆腔内继续下降，前（右）肩向母体前方旋转45°，**使胎儿双肩径转成与出口前后径相一致的方向，以适应出口前后径大于横径的特点**。同时，**胎头枕部在外继续向左旋转45°，保证胎头矢状缝与胎肩成垂直关系，称为外旋转**。

7. 胎儿娩出 胎儿完成外旋转后，胎儿前（右）肩出现在耻骨联合下方，前肩娩出，然后左肩从会阴部娩出，胎儿腹部，臀部及下肢相继娩出。

二、临产

（一）先兆临产

出现预示不久将临产的症状称为先兆临产，表现为：

1.**不规律的子宫收缩。**

2.**胎儿下降感。**

3.**见红。**

（二）临产诊断

临产的标志为有规律且逐渐增强的子宫收缩，**持续时间30秒或以上，间歇时间5~6分钟**，同时伴随进行性子宫颈管消失、宫颈口扩张和先露部进行性下降。强镇静药也不能抑制该宫缩。

三、总产程与产程分期

总产程即分娩的全过程，是从规律性宫缩开始至胎儿、胎盘娩出的全过程。临床上根据不同阶段的特点又分为三个产程。

1.第一产程（宫颈扩张期） 从规律宫缩开始至宫口开全，分为潜伏期和活跃期。宫口开大至6cm进入活跃期，此期宫口扩张速度≥0.5cm/h。初产妇潜伏期一般不超过20小时，经产妇不超过14小时。

2.第二产程（胎儿娩出期） 从宫颈口开全到胎儿娩出。未实施硬膜外麻醉者，初产妇最长不超过3小时，经产妇不超过2小时；实施硬膜外麻醉者可在此基础上延长1小时。

四、产程护理

（一）第一产程妇女的护理

1.临床表现

（1）**规律宫缩**：产程开始时宫缩持续时间短（约30秒），间歇期长（5~6分钟）。随产程进展，持续时间延长（50~60秒），强度增加，间歇期缩短（2~3分钟）。宫口近开全时宫缩持续时间长达1分钟或以上，间歇期仅为1~2分钟。

（2）**宫口扩张**：阴道检查或肛查可确定宫口扩张程度。潜伏期宫口扩张速度慢，进入活跃期后扩张加快。

小试身手（2~3题共用备选答案）

A. 2小时　　　　　　　B. 4小时　　　　　　　C. 8小时

D. 16小时　　　　　　E. 24小时

2.正常分娩总产程不得超过

3.正常分娩第一产程潜伏期不得超过

（3）**胎头下降程度**：是决定能否经阴道分娩的重要指标。定时做肛门检查或阴道检查，以确定胎头颅骨最低点的位置。

（4）**胎膜破裂**：随产程进展宫缩逐渐加强，当羊膜腔内压力达到一定程度时，胎膜自然破裂。破膜多发生在宫口近开全时。

2.辅助检查

（1）胎儿监护仪：分外监护与内监护。

外监护可描记宫缩曲线，看出宫缩强度、频率和每次宫缩持续时间，**是较全面反映宫缩的客观指标**。内监护属于宫内监护，仅适用于胎膜已破。

（2）胎儿头皮血测定：第一产程正常胎儿头皮血pH为7.25~7.35。若pH小于7.25，为酸中毒前期，应每隔10分钟重复检查1次；若pH小于7.20时，则为酸中毒；**若pH持续下降或低于7.20时，应立即终止妊娠**。

（二）第二产程妇女的护理

辅助检查 监测胎心率及胎心率与宫缩的关系。

（三）第三产程妇女的护理

辅助检查 血常规、出凝血时间、血气分析及心电图等。

参考答案

1.A 2.E 3.D

第四章　产褥期妇女的护理

产褥期是指从胎盘娩出至产妇除乳腺外全身各器官恢复至非孕状态的一段时期，一般为6周。

好礼相送　考试复习多个"6"（武哥总结，严禁转载，违者必究）

1. 日光照射消毒时需在太阳下暴晒6小时。
2. 洗胃在6小时内进行最有效。
3. 断肢再植应力争在6小时内进行。
4. 脑血栓溶栓应在6小时内进行。
5. 腰麻后去枕平卧6~8小时，清创缝合应争取在6~8小时内进行。
6. 产褥期为6周，产后6周可恢复性生活。
7. 抢救时未来得及书写的病历应在抢救结束6小时内据实补记，并注明。

第一节　产褥期母体变化

一、产褥期妇女的生理调适

（一）生殖系统

1. **子宫**　**产褥期子宫变化最大**。自胎盘娩出后子宫状态恢复至非孕状态的过程，称为子宫复旧。

（1）子宫体肌纤维缩复：随着子宫肌纤维不断缩复，子宫体逐渐缩小，**产后第1天子宫底平脐**，以后每日下降1~2cm。产后1周，在耻骨联合上可扪及子宫底，**产后10天，子宫降至骨盆腔内**，腹部检查摸不到宫底。**产后6周恢复至未孕大小**。

（2）子宫内膜再生：分娩后2~3天基底层蜕膜坏死后随恶露排出。子宫内膜残存的基底层再生，形成新的功能层，**产后3周除胎盘附着面外，子宫腔内膜修复完毕，胎盘附着处子宫内膜修复需6周**。

（3）子宫颈：产后2~3天，宫口能通过2指；产后1周，子宫颈外形及子宫颈内口完全恢复至非孕状态。**产后4周子宫颈完全恢复至正常状态**。

> 锦囊妙记：关于产妇产后子宫的变化可记忆为："产后1日底平脐，10日降至骨盆里，内膜修复需3周，胎盘附着（处）6周毕。"

小试身手 1. 下列哪项是子宫复旧的正常表现

A. 产后4天宫颈内口关闭

B. 胎盘附着部位全部修复需至产后4周

C. 产后1周在耻骨联合上方仍可扪及宫底

D. 胎盘胎膜娩出后遗留的蜕膜全层变性坏死脱落

E. 子宫复旧包括肌细胞数目减少及体积缩小

小试身手 （2~3题共用备选答案）

A. 产后10天　　　　　　　B. 产后3周

C. 产后3~4周　　　　　　 D. 产后4~6周

E. 产后6周

2. 正常产褥期的时间为

3. 子宫降至盆腔，在腹部摸不到宫底的时间为

2. 阴道及外阴　分娩后阴道壁松弛，阴道黏膜皱襞消失，阴道腔逐渐缩小，阴道壁肌张力逐渐恢复，产后3周左右黏膜皱襞复现，产褥期内阴道壁肌张力虽可恢复，但不能完全恢复至妊娠前状态。分娩后外阴轻度水肿，产后2~3天消退。会阴轻度撕裂伤或会阴侧切缝合后3~5天愈合。

3. 盆底组织　盆底肌肉及筋膜失去弹力。产褥期如能坚持运动，盆底肌肉可恢复至孕前状态。如盆底肌肉及筋膜严重断裂，产褥期过早劳动，可导致阴道壁膨出甚至发生子宫脱垂。

（二）内分泌系统

分娩后雌、孕激素水平下降，产后1周降至未孕水平。人胎盘生乳素于产后6小时测不出。人绒毛膜促性腺激素在产后2周内逐渐下降直至消失。

不哺乳产妇一般产后6~10周月经复潮，哺乳产妇因泌乳素分泌可抑制排卵，月经复潮延迟，平均在产后4~6个月恢复排卵。故哺乳女性在月经来潮前也有受孕可能。

（三）乳房

主要是泌乳。初乳是指产后7天内的乳汁，蛋白质含量丰富，球蛋白较多。产后7~14天，乳房开始分泌过渡乳，蛋白质含量减少，脂肪和乳糖含量增加。产后14天以后乳房分泌成熟乳，呈白色，内含蛋白质、脂肪、糖类、无机盐和维生素等，故母乳是婴儿理想的天然食品。由于多数药物可经母血渗入乳汁，故产妇哺乳期间用药应考虑药物对新生儿的影响。

小试身手 *4. 产后多少天内的乳汁称为初乳*

A. 3天　　　　　　　　B. 7天　　　　　　　　C. 10天

D. 14天　　　　　　　 E. 20天

（四）腹壁

妊娠期下腹正中线出现的色素沉着在产褥期逐渐消退，原有的紫红色妊娠纹变为白色，成为永久性的<u>白色妊娠纹</u>。

（五）血液及循环系统

血容量在分娩后2~3周恢复至未孕状态。<u>产后72小时内</u>，由于子宫收缩，胎盘循环停止，大量血液从子宫进入体循环，<u>回心血量增加15%~25%，原有心脏病的产妇易发生心力衰竭</u>。<u>产褥早期血液呈高凝状态</u>，有利于减少产后出血。

（六）泌尿系统

分娩时膀胱过分受压，膀胱黏膜充血、水肿，肌张力降低，加之产后外阴伤口疼痛，<u>不习惯卧床排尿等原因，易发生尿潴留</u>。

（七）消化系统

产后胃肠蠕动减慢，约需2周恢复正常。产后因卧床时间长，缺乏运动，腹直肌及盆底肌肉松弛，肠蠕动减弱，易发生便秘。

二、产褥期妇女的心理调适

鲁宾提出产后产妇心理调适包括：确定家长与孩子的关系和承担母亲角色。一般要经历依赖期、依赖–独立期和独立期。

第二节　产褥期妇女的护理

浪里淘沙—核心考点

辅助检查

产后常规体检，做血尿常规检查，做药物过敏试验。

参考答案

1.C　2.E　3.A　4.B

第五章 新生儿保健

正常新生儿的生理解剖特点与护理

妊娠满37周，出生体重≥2500g的新生儿称足月新生儿。从胎儿出生**脐带结扎到满28天称为新生儿期**。

正常新生儿的生理特点

1. 呼吸系统 新生儿呼吸中枢功能不完善，呼吸主要依靠膈肌运动，**以腹式呼吸为主。新生儿呼吸表浅，效能低下，安静时40次/分左右，超过60次/分，称呼吸急促**。

2. 心血管系统

（1）卵圆孔关闭：**出生后数小时卵圆孔功能性关闭**，数月后卵圆孔永久关闭。

（2）动脉导管关闭：**出生后15小时内动脉导管功能性关闭，3周后永久关闭**。

3. 肝脏功能

（1）胆红素结合：出生后红细胞破坏较多，产生大量胆红素，而新生儿肝功能不全，胆红素蓄积，**出生后2~3天出现黄疸，称为生理性黄疸**。

由于间接胆红素是脂溶性物质，会积存在某些特定器官上，一般皮下组织出现黄疸。如果间接型胆红素过高，可通过血-脑脊液屏障，造成脑部损伤和智力障碍，称为**胆红素脑病**。

大部分新生儿会出现生理性黄疸，**血清中胆红素值出生3天正常范围是4~12mg/dl；平均为6mg/dl，5天后迅速下降**。而**病理性黄疸多出现在出生后24小时内**，可合并有血型不合、遗传性新陈代谢异常或严重窒息。

（2）铁质储存：新生儿出生时体内已储存了一定量的铁质。

（3）合成凝血因子：**出生后立即预防性注射维生素K₁，防止新生儿出血**。

（4）糖类代谢：新生儿体内葡萄糖以肝糖原形式储存在肝脏，当体内葡萄糖不足，肝糖原即分解成葡萄糖，以维持有效的血糖浓度。

4. 胃肠道系统 新生儿胃容量为40~60ml，出生后3~4天扩大至90ml。新生儿胃排空时间为2~4小时。**由于新生儿胃呈水平位，且贲门括约肌发育不全，新生儿喂奶后常出现溢奶现象**。新生儿消化蛋白质的能力较强，消化淀粉能力相对较差。

出生24小时内排出第一次胎便，胎便是一种无味、浓稠、深绿色粪便，内含胆汁、胎儿上皮细胞、毛发和羊水。喂养2~3后出现棕绿色不及胎便黏稠的粪便。**出生第4天，喂母乳者排出甜味、金黄色、松软粪便；而牛乳喂养者排出刺激味、黄白色、糊状粪便**。

5. 泌尿系统　新生儿肾脏发育不全，如水分摄取不足，或有呕吐、腹泻，易引发脱水、酸中毒及电解质失衡。

新生儿出生后4~5天，因尿液及粪便排出、摄入量少及高新陈代谢等因素，<u>体重会下降5%~10%，一般不超过10%，称生理性体重下降</u>。第5天后体重开始逐渐增加，到生后7~10天体重恢复原有水平。

小试身手（1~2题共用备选答案）

A. 出生后2~3天　　　　　B. 出生后3~7天　　　　　C. 出生后7~10天

D. 出生后10~14天　　　　E. 出生后2~3周

1. 新生儿恢复到出生时体重的时间为

2. 新生儿生理性黄疸开始出现的时间为

6. 神经系统　新生儿期会出现一些反射动作，待神经系统发育完善后自动消失。

7. 内分泌系统　足月新生儿内分泌系统发育不健全。新生儿出生的最初几天，由于受母体激素的影响，<u>新生儿乳房肿大并分泌少量乳汁，女婴有时会出现假月经及阴唇肥大</u>。

8. 新陈代谢功能　出生时新生儿血糖浓度大约为母体的60%~70%，在1~2小时之间快速下降，最后维持在35~40mg/dl，6小时后又回升至60mg/dl。**低血糖症是指出生72小时内血中葡萄糖值低于40mg/dl。**

新生儿血钙出生后下降。一般出生后24~48小时内血钙浓度会持续下降。<u>低钙血症是指血钙值低于7mg/dl，一般多发生于新生儿出生2天内或6~10天之间</u>。持续性低血钙多因牛乳中钙磷比例不当。

<u>**低血糖和低血钙是新生儿最常见的新陈代谢异常，是引起抽搐的主要原因。**</u>

9. 体温调节　新生儿体温调节中枢发育不完善，易受周围环境的影响，导致低体温。

10. 免疫系统　<u>新生儿通过胎盘从母体获得IgG，出生后6个月内对多种传染病具有免疫力如麻疹、风疹、白喉等。新生儿缺乏IgA，易患消化道、呼吸道感染</u>；新生儿自身产生的IgM不足，对革兰阴性菌及真菌的杀灭能力差而易引起败血症。

好礼相送　抗体知识知多少（武哥总结，严禁转载，违者必究）

IgA：婴幼儿体内分泌型IgA（sIgA）低下，故易患呼吸道感染。

IgE：外源性哮喘产生的抗体。

IgG：可通过胎盘，使新生儿不易感染一些传染性疾病。

IgM：不能通过胎盘，婴儿易患消化道疾病；与类风湿关节炎的发生密切相关（自身抗体IgM，也称为类风湿因子，RF）。

---

11. 血液系统　新生儿血红蛋白平均值为15~20g/dl，血细胞比容为43%~61%。

参考答案

1.C　2.A

第六章　高危妊娠妇女的护理

第一节　高危妊娠及监护

浪里淘沙—核心考点

　　高危妊娠是指妊娠期有个人或社会不良因素及某种并发症或合并症等可能**危害孕妇、胎儿及新生儿或致难产者**。高危妊娠基本包括了所有的病理产科。

小试身手 1.高危妊娠是指
A. 对胎儿有高度危险的妊娠
B. 对母亲有高度危险的妊娠
C. 对新生儿有高度危险的妊娠
D. 凡能危害母儿或导致难产的妊娠
E. 凡可能导致难产的妊娠

一、妊娠风险评估

（一）按照5色分级

　　1.绿色　妊娠风险低。孕妇基本情况良好，未发现妊娠合并症、并发症。

　　2.黄色　妊娠风险一般。孕妇基本情况存在一定危险因素，或患有孕产期合并症、并发症，但病情较轻且稳定。

　　3.橙色　妊娠风险高。孕妇年龄≥40岁或BMI≥28，或患有较严重的妊娠合并症、并发症，对母婴安全有一定威胁。

　　4.红色　妊娠风险高，孕妇患有严重的妊娠合并症、并发症，继续妊娠可能危及孕妇生命。

　　5.紫色　孕妇患有传染性疾病。紫色标识者可伴有其他颜色的风险标识。

　　医疗机构根据孕产妇妊娠风险评估结果，在《母子健康手册》上标注评估结果和评估日期。对于**分级为"橙色""红色"的孕妇，医疗机构应当填写《孕产妇妊娠评估分级报告单》，在3天内将报告单报送辖区妇幼保健机构；若妊娠风险分级为红色，应当在24h内报送**。

（二）动态评估

　　医疗机构应结合孕产期保健服务，发现孕产妇健康状况变化时，立即进行妊娠风险动态评估，根据病情变化调整妊娠风险及管理措施，并在《母子健康手册》上标注评估结果及评估日期。

二、评估方法

（一）孕前筛查

1.评估孕前高危因素

（1）询问计划妊娠夫妇健康状况。

（2）评估既往慢性病史、家族史、遗传病史，不宜妊娠者应及时告知。

（3）详细了解不良孕产史和前次分娩史，是否为瘢痕子宫。

（4）生活方式、饮食营养、职业状况及人际关系等。

2.体格检查　心肺听诊，测量血压、体重、计算BMI，常规妇科检查。

3.辅助检查

（1）必查项目：血常规、尿常规、血型、肝肾功能、空腹血糖水平、HBsAg筛查以及HIV筛查等。

（2）备查项目：子宫颈细胞学检查、TORCH筛查（弓形虫、风疹病毒、巨细胞病毒及单纯疱疹病毒筛查）、阴道分泌物检查、甲状腺功能检测、75g OGTT试验（针对高危妇女）、血脂水平检查、妇科超声检查及心电图检查等。

（二）孕期筛查

1.产前检查次数及孕周　我国孕期指南（2018年）根据目前我国孕期保健现状，推荐的产前检查孕周分别为：**妊娠6~13^{+6}周、14~19^{+6}周、20~24周、25~28周、29~32周、33~36周、37~41周（每周一次）**。高危妊娠者酌情增加次数。

2.评估孕期高危因素　主要包括孕产史（尤其不良孕产史，如流产、早产、死胎史等）、有无生殖道手术史及胎儿畸形；孕前准备情况，孕妇及配偶的家族史及有无妊娠并发症等。

3.体格检查　心肺听诊，测量血压、体重、计算BMI，胎心率测定等。

4.辅助检查

（1）必查项目：血、尿常规等同孕前必查项目；GDM筛查，75g OGTT试验；超声检查等。

（2）备查项目：丙型肝炎筛查、抗D滴度检测、结核菌素试验、双胎妊娠需确定绒毛膜性质、绒毛膜穿刺取样术、无创产前基因检测（NIPT）、胎儿染色体非整倍体异常的孕中期母体血清学筛查、羊膜腔穿刺术、B族链球菌（GBS）筛查、子宫颈检查及Bishop评分等。

三、高危妊娠的监测

高危妊娠监测的内容主要包括：评估胎儿生长发育及宫内安危，监测胎盘、脐带和羊水等。**高危妊娠孕妇应于32~34周开始评估胎儿健康状况，患有严重并发症的孕妇应于26~28周开始监测。**

（一）胎儿生长发育的监测

1.胎儿测量指标　根据末次月经、早孕反应出现的时间、胎儿颈项透明层、第一次胎动出现的时间、子宫底高度、B型超声测量胎儿顶臀长、双顶径和股骨长等推算胎龄。

2.孕妇测量指标

（1）胎儿宫内状态的监测

1）胎动计数：是自我监护胎儿宫内健康的重要手段。若胎动计数≥10次/2h为正常；**胎动计数<10次/2h或减少50%者，应考虑子宫胎盘功能不足、胎儿有宫内缺氧**的可能。

2）B型超声：不仅能显示胎儿大小、数目、胎位、有无胎心搏动、胎盘位置及成熟度，还可发现胎儿畸形。

（2）监测宫高及腹围　测量孕妇的宫高及腹围，以间接了解胎儿宫内的发育情况。

小试身手　2.孕妇自我监测的主要方法是

A. 听胎心　　　　　　　B. 数胎动　　　　　　　C. 羊水检查

D. 血、尿雌三醇测定　　　E. 胎盘功能检查

3.血流动力学监测　彩色多普勒超声监测胎儿脐动脉和大脑中动脉血流。常用监测指标为搏动指数（PI）、收缩期最大血流速度与舒张末血流速度比值（S/D）、阻力指数（RI）。若舒张末期无血流时，则提示胎儿将在1周内死亡。

4.**监测胎心听诊　是判断胎儿宫内安危情况的一种简便方法。**

（1）胎心听诊器或多普勒胎心仪监测：听诊胎心的强弱及节律，判断胎心率是否正常。

（2）电子胎儿监护：监测胎心率和监测胎儿储备能力；电子胎儿监护（EFM）不仅可以连续观察并记录胎心率的动态变化，还可以了解胎动、宫缩与胎心的关系。EFM包括内、外监护两种形式。**正常足月胎儿的胎心率在110~160次/分之间波动**。胎心基线变异又称基线摆动，即在胎心率基线上的上下周期性波动，这是胎儿本身的生理性变化。胎心基线变异的存在说明胎儿有一定的储备能力。

小试身手　3.下列哪项属正常胎心率

A. 80次/分　　　　　　　B. 100次/分　　　　　　C. 105次/分

D. 132次/分　　　　　　E. 170次/分

5.胎盘功能检查

6.胎儿成熟度检查

7.胎儿缺氧程度检查

8.胎儿储备能力监测

9.胎儿畸形检查

（二）孕妇身心状况

1.生命体征

2.心脏

3.心理状态

第二节　胎儿宫内窘迫及新生儿窒息的护理

浪里淘沙—核心考点

一、胎儿宫内窘迫

胎儿窘迫是指胎儿在子宫内因急性或慢性缺氧，其健康和生命受到危及的综合症状，发生率为2.7%~38.5%。

（一）病因

1.胎儿急性缺氧　因母胎间血氧运输及交换障碍或脐带血液循环障碍所致。常见因素有：①前置胎盘、胎盘早剥；②脐带异常，如脐带绕颈、脐带脱垂等；③母体因素，如休克，缩宫素使用不当造成急产及子宫不协调性收缩；孕妇使用麻醉药及镇静剂过多，抑制呼吸。

2.胎儿慢性缺氧　①母体因素，如合并先天性心血管病、肺部感染、妊娠期高血压疾病、过期妊娠等；②胎儿因素，如胎儿患严重心血管疾病、胎儿畸形、胎儿贫血、胎儿宫内感染等。

（二）病理生理

胎儿在子宫内缺氧可引起一系列病理生理变化。

（三）辅助检查

1.胎盘功能检查　孕妇24小时尿雌三醇值急骤减少30%~40%，或妊娠末期连续多次测定在10mg/24h以下。

2.胎心监测　胎动时胎心率加速不明显，基线变异率<3次/分，出现晚期减速、变异减速等。

3.胎儿头皮血血气分析　血气分析pH<7.20。

二、新生儿窒息的护理

新生儿窒息是指新生儿出生后不能建立正常的自主呼吸而导致的低氧血压，高碳酸血症及全身多脏器损伤。

（一）病因

1.母体因素　母亲有慢性或严重疾病，如心、肺功能不全；妊娠期高血压疾病等。

2.胎盘因素　前置胎盘、胎盘早剥等。

3.脐带因素　脐带脱垂、绕颈及打结等。

4.胎儿因素　早产儿或巨大儿；先天性畸形，如先天性心脏病、胎粪吸入等。

5.分娩因素　头盆不称、子宫收缩乏力、应用产钳助产及产程中不恰当使用镇静剂等。

（二）辅助检查

1.对新生儿进行Apgar（每分钟心率、呼吸、肌张力、喉反射、皮肤颜色）评分。

2.血气分析　$PaCO_2$升高，PaO_2降低，pH下降。

3.生化检查　血清钾、钠、钙、镁及血糖。

参考答案

1.D　2.B　3.D

第七章　妊娠期并发症妇女的护理

第一节　流　产

凡妊娠不足28周、胎儿体重不足1000g而终止者称为流产。在妊娠12周以前发生称早期流产，在妊娠12周至不足28周发生称晚期流产。

一、病因、病理

（一）病因

1.染色体异常　是流产的主要原因。

小试身手　1.早期流产最常见的病因是

A.胚胎染色体异常　　　　B.宫颈内口松弛

C.子宫畸形　　　　　　　D.子宫肌瘤

E.母儿血型不合

2. 母体因素　全身性疾病如妊娠期高热、严重贫血或心力衰竭、感染后细菌毒素通过胎盘进入胎儿血循环可引起流产。母体生殖系统疾病如子宫发育不良、子宫畸形、子宫肌瘤等可影响胎儿生长发育而致流产。内分泌功能失调、精神创伤也可引起流产。

3. 胎盘因素　滋养细胞发育和功能不全是胚胎早期死亡的重要原因。前置胎盘、胎盘早剥引起胎盘血循环障碍可致流产。

4. 其他因素　如免疫因素、母儿血型不合、接触有害物质可引起流产。妊娠早期腹部手术，劳累、性交，有吸烟、酗酒、吸毒等不良习惯等均可引起流产。

（二）病理

流产时胚胎先死亡，继之底蜕膜出血，胚胎绒毛与蜕膜层剥离，子宫收缩，胚胎排出。

二、辅助检查

1.妇科检查　了解宫颈口是否扩张，羊膜是否破裂，宫颈口有无妊娠产物堵塞；子宫大小与停经周数是否相符，有无压痛等。

2.实验室检查　测定人绒毛膜促性腺激素（hCG）、胎盘生乳素、雌激素等。

3.B超　可显示有无胎囊、胎动、胎心等。

第二节　异位妊娠

浪里淘沙—核心考点

异位妊娠是指受精卵在子宫体腔外着床发育，其中以**输卵管妊娠最为常见**。

一、病因、病理

（一）病因

1. **输卵管炎症**　是最常见的原因。

2. **输卵管发育不良或功能异常**　输卵管发育不良，如输卵管过长、肌层发育差、黏膜纤毛缺乏等。输卵管蠕动、纤毛活动以及上皮细胞分泌异常也会影响受精卵正常运行。

3. **其他**　精神因素、内分泌失调、神经精神功能紊乱、受精卵游走、输卵管手术以及子宫内膜异位症等都可增加输卵管妊娠的几率；宫内放置节育器也与异位妊娠有关。

小试身手 2.下列哪项是异位妊娠最主要的原因

A.输卵管发育不良　　　　B.子宫内膜异位症

C.放置宫内节育器　　　　D.输卵管炎症

E.精神因素

（二）病理

输卵管妊娠时，当出现管腔狭窄、管壁薄、蜕膜变化不全时可引起下列病理改变：

1. **输卵管妊娠流产**　多发生在妊娠8~12周，常见于壶腹部妊娠。囊胚与管壁分离后经输卵管逆向蠕动进入腹腔，导致输卵管完全流产，一般出血不多；若囊胚剥离不全，部分残留于管腔，可引起输卵管不完全流产，出血较多。

2. **输卵管妊娠破裂**　多在孕6周左右发生，常见于峡部妊娠。囊胚生长时绒毛穿破浆膜，引起输卵管妊娠破裂。破裂后出血较多，**短时间内可出现休克**。由于反复出血，可形成盆腔及腹腔血肿。

小试身手 3.输卵管峡部妊娠时，最易出现的病理结局是

A.孕卵向宫腔生长　　　　B.陈旧性宫外孕

C.继发性腹腔妊娠　　　　D.输卵管妊娠破裂

E.输卵管妊娠流产

输卵管妊娠流产或破裂后，如没有得到及时治疗，长期反复内出血形成盆腔血肿机化，与周围组织粘连，即为陈旧性宫外孕。

3. 继发性腹腔妊娠。

二、辅助检查

1. **腹部及盆腔检查** 输卵管妊娠流产或破裂者<u>下腹部明显压痛、反跳痛</u>，患侧更加明显，<u>腹肌紧张；出血多时叩诊有移动性浊音</u>；未发生流产或破裂者，子宫略大较软，可触及胀大的输卵管并有轻度压痛；<u>流产或破裂者，阴道后穹窿饱满，有宫颈抬举痛或摇摆痛，是输卵管妊娠的主要体征之一</u>。子宫稍大而软，腹腔内出血多时子宫呈漂浮感。

2. **妊娠试验** 测血中hCG，尤其是**β–hCG阳性有助诊断**，<u>阴性者也不能排除异位妊娠</u>。

3. **阴道后穹隆穿刺** <u>是诊断异位妊娠的一种简单可靠方法</u>。

> 锦囊妙记：阴道后穹隆与子宫直肠陷凹紧邻，子宫直肠陷凹是盆腔最低部位，腹腔中如有游离的血液、渗出液、脓液，常积聚于此，输卵管妊娠破裂时，血液流至此部位。通过后穹隆穿刺抽出不凝血可协助诊断输卵管妊娠。

4. **B型超声** 可协助诊断。

5. **腹腔镜检查** <u>适用于输卵管妊娠尚未流产或破裂的早期病人和诊断困难的病人</u>。

第三节　妊娠期高血压疾病

浪里淘沙—核心考点

妊娠期高血压疾病包括妊娠期高血压、子痫前期、子痫、慢性高血压并发子痫前期以及妊娠合并慢性高血压，妊娠期高血压、子痫前期和子痫统称为妊娠期高血压综合征。

一、病因、病理

（一）病因

1. <u>好发因素</u>　①寒冷季节或气温变化大，特别是气压升高时；②精神过度紧张使中枢神经系统功能紊乱；③年轻初产妇或高龄初产妇；④有慢性高血压、慢性肾炎、糖尿病史；⑤贫血、低蛋白血症者；⑥体型矮胖者；⑦子宫张力过高（如羊水过多、双胎妊娠、巨大儿及葡萄胎）；⑧家族中有高血压史，孕妇母亲有重度妊高征史者。

2. 病因学说　①免疫学说；②子宫–胎盘缺血缺氧学说；③血管内皮功能障碍学说。

（二）病理

基本病理改变是全身小动脉痉挛。小动脉痉挛造成管腔狭窄、阻力增大，内皮细胞损伤，通透性增加，体液和蛋白质外渗，**病人血压升高、蛋白尿、水肿和血液浓缩等**。全身各组织器官因缺血缺氧出现不同程度损害，出现昏迷、抽搐、脑水肿、脑出血、心肾衰竭、肺水肿、肝细胞坏死及被膜下出血，胎盘绒毛退行性变、出血和梗死，**胎盘早剥**以及DIC等。

小试身手 4.妊娠高血压综合征最基本的病理生理变化是

A.全身小动脉痉挛　　　　B.颅内出血　　　　C.水钠潴留

D.胎盘退行性病变　　　　E.弥散性血管内凝血

小试身手 5.妊娠高血压综合征孕妇于妊娠晚期出现腹痛伴阴道出血，最可能的诊断是

A.胎盘早期剥离　　　　　B.妊娠合并子宫颈息肉

C.前置胎盘　　　　　　　D.子宫破裂

E.DIC

小试身手 6.妊娠高血压综合征患者，需预防的产科并发症是

A.异位妊娠　　　　　　　B.前置胎盘　　　　C.胎盘早剥

D.过期妊娠　　　　　　　E.羊水过多

小试身手 （7~8题共用题干）

患者，女，35岁，第一孕，妊娠37周，头痛、下肢浮肿已3天，突发性持续性剧烈腹痛3小时入院。查体：贫血貌，血压150/100mmHg，脉搏110次/分，宫高37cm，腹围102cm，子宫紧绷感，压痛可疑，胎位不清，胎心音听不到。肛查时发现阴道少量流血，宫颈管未消失，宫口未开。

7.此时首先考虑的护理措施是

A.按中度妊高征护理常规进行

B.按胎盘早期剥离护理

C.观察阴道流血量与休克程度

D.观察宫缩情况等待自然分娩

E.提示胎盘剥离面未超过1/3

8.产生持续性剧烈腹痛的病因是

A.孕妇患重度子痫前期疾病

B.高龄初产所致并发症

C.孕妇长时间仰卧位

D.子宫过大所致并发症

E.妊高征所致并发症

二、辅助检查

1.实验室检查

（1）血液检查：测定血红蛋白、血细胞比容；重症病人测定血小板计数、出凝血时间、凝血酶原时间等。血气分析测定血电解质及二氧化碳结合力。

（2）**尿液检查：留取24小时尿标本做蛋白定量检查**；镜检出现管型提示肾功能

受损。

（3）肝肾功能：测定谷丙转氨酶、血尿素氮、肌酐及尿酸等。

2.眼底检查　重度妊高征时眼底动静脉比例由正常的2：3变为1：2，甚至1：4，视网膜水肿、渗出、出血，甚至视网膜脱离，一时性失明等。

3.其他检查　如心电图、超声心动图、胎盘功能、胎儿成熟度检查等。

第四节　前置胎盘

浪里淘沙—核心考点

正常胎盘附着于子宫体部的前后壁或侧壁。前置胎盘是指妊娠28周后胎盘附着于子宫下段，甚至胎盘下缘达到或覆盖宫颈内口。多见于经产妇和多产妇。

小试身手　9.前置胎盘，即指胎盘部分或全部附着于

A.子宫体的前壁　　　　B.子宫体后壁

C.子宫体的侧壁　　　　D.子宫下段或宫颈内口处

E.子宫底部

一、病因

病因未明，可能与子宫内膜病变、宫腔异常、胎盘面积过大、胎盘异常或受精卵发育迟缓等有关。

二、辅助检查

1.产科检查　子宫大小与停经周数相符，胎方位清楚，先露高浮。

2.B超检查　可显示子宫壁、胎头、宫颈和胎盘位置。

锦囊妙记：妇产科中的早期妊娠、中晚期妊娠、前置胎盘、葡萄胎、子宫肌瘤均首选B超检查。

3.阴道检查　一般不主张应用。**怀疑前置胎盘者切忌肛查。**

4.产后检查　胎盘及胎膜胎盘的前置部分可见陈旧血块，呈黑紫色或暗红色，如上述改变位于胎盘边缘，且胎膜破口距胎盘边缘小于7cm，则为部分性前置胎盘。

第五节　胎盘早剥

浪里淘沙—核心考点

胎盘早剥是指妊娠20周后或分娩期，正常位置的胎盘在胎儿娩出前从子宫壁剥离。（图3-7-1）

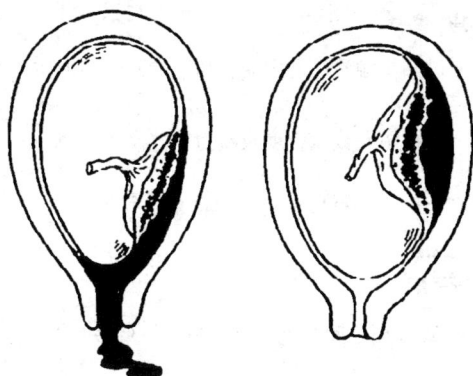

图 3-7-1　轻型（左）和重型（右）胎盘早剥

一、病因、病理

（一）病因

1. 血管病变　患有严重的子痫前期、慢性高血压和慢性肾脏疾病或全身血管病变等常并发胎盘早剥。

2. 机械性因素　如腹部受撞击、挤压，行外倒转术纠正胎位可造成胎盘早剥。羊水过多，破膜后流出速度快，双胎妊娠的第一胎娩出过快，导致胎盘自子宫壁剥离。脐带过短，胎儿下降牵拉脐带导致胎盘早剥。

3. 宫内压力骤减　妊娠晚期或临产后，孕妇长时间仰卧，巨大的子宫压迫下腔静脉，子宫静脉压升高，导致蜕膜静脉床淤血或破裂，引起胎盘早剥。

4. 其他　包括吸烟、营养不良、吸毒等。

（二）病理

主要病理变化是底蜕膜出血，形成血肿，胎盘自附着处剥离。如剥离面小，血液很快凝固，无明显症状；如剥离面大，继续出血，形成胎盘后血肿。如胎盘边缘仍附着于子宫壁，血液未向外流而形成**隐性出血或内出血**。当胎盘后血肿使胎盘边缘剥离，血液经宫颈流出为**显性出血或外出血**。内出血严重时血液向子宫肌层浸润，引起肌纤维分离、断裂、变性，子宫表面出现紫蓝色瘀斑，称**子宫胎盘卒中**。

胎盘早剥时羊水经剥离面进入开放血管，引起羊水栓塞。**严重胎盘早剥可导致凝血功能障碍**，子宫胎盘卒中可导致产后出血，合并 DIC 时，更容易出现产后出血和急性肾衰竭。

小试身手　10. 胎盘早期剥离的主要病理变化是

A. 底蜕膜出血　　　　B. 小动脉痉挛　　　　C. 羊水栓塞

D. 凝血功能障碍　　　E. 急性肾衰竭

二、辅助检查

1. 产科检查　通过四步触诊法确定胎方位、宫高、腹部压痛范围和程度等。

2. B超检查。

3. 实验室检查　了解病人贫血程度及凝血功能。

第六节　早　产

浪里淘沙—核心考点

妊娠满28周至不满37周之间分娩者称为早产。早产儿出生体重多小于2500g。

病因

1. 孕妇因素　感染性疾病、子宫畸形或肌瘤，急、慢性疾病及妊娠并发症易诱发早产，孕妇吸烟、酗酒或精神刺激也可诱发早产。

2. 胎儿胎盘因素　前置胎盘、胎盘早期剥离、胎儿窘迫、胎儿畸形、胎膜早破、胎儿生长受限、羊水过多、多胎等可导致早产。

小试身手 11. 早产发生的原因**不包括**

A. 胎儿畸形　　　　　　B. 子宫畸形　　　　　　C. 宫颈内口松弛

D. 骨盆狭窄　　　　　　E. 胎膜早破

第七节　过期妊娠

浪里淘沙—核心考点

过期妊娠是指平素月经周期规律，妊娠达到或**超过42周尚未分娩者**。

病因、病理

（一）病因

1. 内源性前列腺素、雌二醇分泌不足而孕酮水平升高，使子宫不收缩，分娩发动延迟。

2. 头盆不称时胎先露部对宫颈内口和子宫下段刺激性不强。

3. 无脑儿畸胎又没有发生羊水过多。

4. 遗传因素。

（二）病理

1. **胎盘方面**　过期妊娠时胎盘功能正常或减退，物质交换与转运能力下降；羊水减少或出现胎粪污染。

2. **胎儿方面**　成熟障碍或胎儿生长受限出现小样儿。

小试身手 12.下列哪项与过期妊娠有关

A.羊水过多　　　　　　　B.双胎　　　　　　　　C.妊高征

D.胎儿宫内发育迟缓　　　E.胎位异常

第八节　羊水量异常

浪里淘沙—核心考点

一、羊水量过多

羊水过多是指在妊娠任何时期羊水量超过2000ml。

小试身手 13.羊水过多是指羊水量超过

A.1000ml　　　　　　　　B.1500ml　　　　　　　C.2000ml

D.2500ml　　　　　　　　E.3000ml

病因

1.多胎妊娠。

2.胎儿疾病　以中枢神经系统和上消化道畸形为常见。

3.孕妇合并症　如妊娠期糖尿病。

4.胎盘脐带病变　胎盘绒毛血管瘤、脐带帆状附着等。

5.特发性羊水过多。

二、羊水量过少

羊水过少是指妊娠足月时羊水量少于300ml。

> 锦囊妙记：正常羊水量为1000ml，羊水过多是指大于2000ml，羊水过少是指少于300ml，一次放羊水不超过1500ml。

病因

1.母体因素　孕妇脱水、使用某些药物。

2.胎儿畸形　先天性泌尿系统异常最多见。

3.胎盘功能异常　过期妊娠、胎儿生长受限、胎盘退行性变。

4.其他　如胎膜病变等。

第九节　多胎妊娠

浪里淘沙—核心考点

多胎妊娠是指一次妊娠两个或两个以上胎儿。

一、病因

1. **遗传** 孕妇或配偶家族中有多胎妊娠史。

2. **年龄和胎次** 随孕妇年龄增大，双胎发生率增加，以35~39岁者最多见。孕妇胎次越多，发生多胎的机会越大。

3. **药物** 因不孕症使用了促排卵药物。

小试身手 14.下列何种情况的发生与双胎妊娠无关

A.胎膜早破　　　　　B.早产　　　　　　C.胎位异常

D.胎盘早剥　　　　　E.胎盘功能不全

二、分类

1. **双卵双胎** 由两个卵子分别受精而形成，约占2/3。两个胎儿的基因不同，其性别、血型、容貌可相同或不同。双卵双胎有各自的胎盘和胎囊，两者血液互不相通。

2. **单卵双胎** 由一个卵子受精后分裂形成，约占1/3。两个胎儿基因相同、性别、血型一致，容貌相似。

参考答案

1.A　2.D　3.D　4.A　5.A　6.C　7.B　8.E　9.D　10.A　11.D　12.D　13.C
14.E

第八章　妊娠期合并症妇女的护理

第一节　心脏病

浪里淘沙—核心考点

一、心脏病与妊娠的相互影响

（一）妊娠对心脏病的影响

1. **妊娠期**　孕妇总循环血量于妊娠第6周开始增加，**32~34周达高峰**，增加30%~45%。循环血量增加引起心排出量增加和心率加快。妊娠晚期子宫增大，膈肌升高使心脏向上、向左前移位，心脏大血管轻度扭曲，患心脏病的孕妇易发生心力衰竭。

2. **分娩期**　是血流动力学变化最显著的阶段，是心脏负担最重的时期。**第一产程**中，每次子宫收缩250~500ml的血液被挤入体循环，心脏负担加重。**第二产程**中，除子宫收缩外，腹肌和骨骼肌收缩使外周循环阻力增加，且分娩时产妇屏气用力使肺循环阻力增大，心脏负荷显著加重。**第三产程**，子宫收缩使子宫血窦内约500ml血液进入体循环，使回心血量骤增，**极易诱发心力衰竭和心律失常**。

3. **产褥期**　产后3天内子宫收缩和缩复使大量血液进入体循环，组织间隙内潴留液体回流至体循环，体循环血量增加，仍需预防心力衰竭。

总之，**妊娠32~34周、分娩期及产褥期最初3天内**，是患有心脏病孕妇**最危险的时期**。

（二）心脏病对妊娠的影响

心脏病不影响受孕。**心功能Ⅰ~Ⅱ级，无心力衰竭病史，无其他并发症者，在密切监护下可以妊娠**。下列情况不宜妊娠：**心功能Ⅲ~Ⅳ级、既往有心力衰竭病史、肺动脉高压、严重心律失常、右向左分流型先天性心脏病（法洛四联症等）、围生期心肌病遗留心脏扩大、并发细菌性心内膜炎、风湿热活动期等，如已妊娠应早期终止**。

心脏病孕妇心功能良好，多以剖宫产终止妊娠。不宜妊娠者一旦受孕或妊娠后心功能差者，流产、早产、死胎、胎儿生长受限、胎儿宫内窘迫及新生儿窒息的发生率显著增加，围生儿死亡率增高。

根据病人所能耐受的日常体力活动，心功能分4级：

心功能Ⅰ级：一般体力活动**不受限**。

心功能Ⅱ级：一般体力活动**稍受限制**，休息时无自觉症状。

心功能Ⅲ级：**体力活动明显受限**，休息时无不适，轻微日常活动即出现不适、心悸、呼吸困难等。

心功能Ⅳ级：**不能进行任何体力活动**，休息状态下即出现心衰症状，体力活动后加重。

> 锦囊妙记：心功能等级可记为：一不限，二小限，三大限，四全限。

二、辅助检查

1. 心电图检查　出现心房颤动、三度房室传导阻滞、T波异常、ST段改变等。
2. X线检查　显示心脏扩大。
3. 超声心动图　能精确反映各心腔大小、心瓣膜结构及功能情况。
4. 胎儿电子监护仪　预测宫内胎儿储备能力，评估胎儿健康。

第二节　病毒性肝炎

> 浪里淘沙—核心考点

一、病毒性肝炎与妊娠的相互影响

（一）妊娠对病毒性肝炎的影响

妊娠期间孕妇易患病毒性肝炎，可使原有肝病加重。原因包括：①孕期新陈代谢率增高，营养消耗增多，肝脏负担加重；②体内雌激素水平升高，而雌激素需在肝内灭活且妨碍肝对脂肪的转运和胆汁排泄；③胎儿代谢产物在母体肝内解毒；④分娩时出血、手术和麻醉等可加重肝脏损害。

（二）病毒性肝炎对妊娠的影响

1. 对孕妇的影响　早期加重妊娠反应，晚期使妊高征发生率升高。**分娩时易发生产后出血**。重型肝炎常并发DIC，增加了孕产妇死亡率。

2. 对胎儿及新生儿的影响　围生儿患病率及死亡率高。围生期感染肝炎以后可转为慢性病毒携带状态，演变为肝硬化或肝癌。

（三）常见肝炎类型及传播途径

1. 甲型肝炎　粪口传播。
2. 乙型肝炎　垂直传播。
3. 丙型肝炎　垂直传播，类似乙型肝炎的传播。

二、辅助检查

1. 肝功能检查　血清中<u>丙氨酸氨基转移酶（ALT）增高，血清胆红素>17μmol/L（1mg/dl），尿胆红素阳性对病毒性肝炎有诊断意义</u>。

2. 血清病原学检测

（1）甲型病毒性肝炎：<u>急性期病人血清中抗HAV-IgM阳性</u>。

（2）乙型病毒性肝炎

HBsAg是HBV感染的特异性标志，见于慢性肝炎和病毒携带者。

HBsAb是机体曾感染过HBV，现已有免疫力。

HBeAg是肝细胞内有HBV活动性复制，**具有传染性**。

HBeAb是血清中病毒颗粒减少或消失，**传染性降低**。

抗HBcAg-IgM 表示HBV在体内复制，处于急性期。

抗HBcAg-IgG 提示肝炎恢复期或慢性感染。

（3）丙型病毒性肝炎：血清中检测出HCV抗体多为既往感染，不可作为抗病毒治疗的证据。

3. 凝血功能及胎盘功能检查　凝血酶原时间，HPL及孕妇血或尿雌三醇检测等。

第三节　糖尿病

浪里淘沙—核心考点

一、常见类型

妊娠合并糖尿病包括孕前糖尿病（PGDM）和妊娠期糖尿病（GDM）两种。PGDM是在妊娠前已被确诊的糖尿病妇女合并妊娠或妊娠前糖耐量异常，妊娠后发展为糖尿病。GDM为妊娠前糖代谢正常，妊娠期才出现的糖尿病，90%以上的妊娠合并糖尿病孕妇属于GDM，血糖大多于产后能恢复正常，但将来患2型糖尿病概率增加。

二、分期

按White分类法，即根据发病年龄，病程长短以及有无血管病变对妊娠合并糖尿病进行分期，有助于判断病情的严重程度及预后。

A级：妊娠期诊断的糖尿病。

A1级：经控制饮食，空腹血糖<5.3mmol/L，餐后2h血糖<6.7mmol/L。

A2级：经控制饮食，空腹血糖≥5.3mmol/L，餐后2h血糖≥6.7mmol/L。

B级：显性糖尿病，20岁以后发病，病程<10年。

C级：发病年龄10~19岁，或病程达10~19年。

D级：10岁前发病，或病程≥20年，或合并单纯性视网膜病变。

F级：糖尿病性肾病。

R级：眼底有增生性视网膜病变或玻璃体积血。

H级：冠状动脉粥样硬化性心脏病。

T级：有肾移植史。

第四节　急性肾盂肾炎

浪里淘沙—核心考点

一、急性肾盂肾炎与妊娠的相互影响

1. 妊娠后患急性肾盂肾炎概率增加：①**由于胎盘分泌大量雌、孕激素，平滑肌松弛，蠕动减弱**，膀胱对张力的敏感性减弱而发生过度充盈，残余尿增多，为细菌在膀胱内繁殖创造了条件。②增大的子宫易造成排尿不畅、尿潴留或尿液反流致病菌以大肠埃希菌最多见。③妊娠期尿液中营养物质增多，有利于细菌生长。**致病菌以大肠埃希菌最多见**。起病急骤，**突发高热、寒战，体温可达40℃**，伴头痛、全身酸痛、恶心及腰痛，出现尿频、尿急、尿痛、排尿未尽感等症状。排尿时下腹部疼痛。

小试身手 1. 妊娠妇女患急性肾盂肾炎的危险性增加，是由于胎盘

A. 分泌大量雌、孕激素　　B. 有气体交换功能　　C. 有防御功能

D. 有合成功能　　E. 有排出胎儿代谢产物功能

2. 对胎儿的影响　肾盂肾炎引起的高热可致流产、早产。在妊娠早期，高热可使胎儿神经管发育异常，无脑儿发病率升高。

小试身手（2~4题共用备选答案）

A. 血压升高　　　　　　　B. 高热　　　　　　　C. 巨大儿

D. 胎儿宫内发育迟缓　　　E. 肾衰竭

2. 妊娠合并糖尿病易发生

3. 妊娠合并缺铁性贫血易发生

4. 妊娠合并急性肾盂肾炎易发生

二、辅助检查

1. 全身检查　肾区叩击痛。

2. 实验室检查　血白细胞计数升高，尿细菌培养阳性。

第五节　贫　血

浪里淘沙—核心考点

一、贫血与妊娠的相互影响

1. 对母体的影响　妊娠可使原有贫血加重，而贫血增加了妊娠风险，重度贫血

可引起贫血性心脏病、妊高征、产后出血、产褥感染等并发症。

2. 对胎儿的影响　孕妇骨髓和胎儿在竞争摄取母体血清铁时，胎儿组织占优势，因此胎儿缺铁不太严重。母体严重缺铁时会影响骨髓造血功能，导致胎儿生长受限、胎儿宫内窘迫、早产、死胎或死产等。

二、辅助检查

1. 血常规　外周血涂片为小红细胞低血红蛋白性贫血。血红蛋白<110g/L，红细胞<3.5×10^{12}/L，血细胞比容<0.33，白细胞计数及血小板计数均在正常范围，即可诊断为妊娠期贫血。

2. 血清铁测定　孕妇血清铁<6.5μmol/L（35μg/dl），为缺铁性贫血。

参考答案

1.A　2.C　3.D　4.B

第九章 异常分娩的护理

第一节 产力异常

浪里淘沙—核心考点

一、异常分娩的概念

产力、产道、胎儿及产妇精神心理状态是影响分娩能否顺利进行的四大因素，其中任何一个或一个以上因素异常使分娩过程受阻，称为异常分娩。

二、产力异常

（一）概念

产力包括子宫收缩力、腹肌和膈肌收缩力以及肛提肌收缩力，其中**以子宫收缩力为主，子宫收缩力贯穿于分娩全过程**。

任何原因引起的子宫收缩的节律性、对称性及极性不正常或收缩的强度、频率、变化有异常、均称为子宫收缩力异常。

（二）分类

子宫收缩力异常分为子宫收缩乏力和子宫收缩过强。每类又分为协调性子宫收缩和不协调性子宫收缩。

（三）原因

1. **子宫收缩乏力**　**骨盆异常或胎位异常**、精神因素、子宫肌源性因素、内分泌失调、贫血等。

2. **子宫收缩过强**　缩宫素使用不当，产妇过度紧张、产程延长、胎膜早破及多次宫腔内操作等。

小试身手　1.宫缩乏力的原因**不包括**

A. 头盆不称

B. 内分泌失调

C. 精神因素

D. 使用过量镇静剂

E. 使用地塞米松

第二节　产道异常

一、骨盆分类及特征

1. 骨盆入口平面狭窄　骨盆入口平面呈横扁圆形，骶耻外径小于18cm，前后径小于10cm，对角径小于11.5cm，包括单纯扁平骨盆和佝偻病性扁平骨盆。

2. 中骨盆及骨盆出口平面狭窄　见于漏斗骨盆，其特点是中骨盆及出口平面狭窄，坐骨棘间径小于10cm，坐骨结节间径小于8cm，耻骨弓小于90°。坐骨结节间径与出口后矢状径之和小于15cm。

3. 三个平面狭窄　骨盆外形属女性骨盆，但骨盆每个平面的径线均小于正常值2cm以上，称均小骨盆。

二、对母儿的影响

（一）对母体的影响

骨盆入口狭窄易发生胎位异常、继发性子宫收缩乏力，产程延长或停滞，或因宫缩过强导致子宫破裂。中骨盆狭窄发生持续性枕后位、枕横位造成难产；胎头长时间嵌顿可致生殖道瘘；胎膜早破、产程延长、阴道检查与手术机会增多使感染儿率增加；子宫收缩乏力引起产后出血。

（二）对胎儿和新生儿的影响

导致胎位异常、胎儿窘迫、胎死宫内，新生儿颅内出血、窒息、死亡，手术产机会增多，新生儿产伤和感染，围生儿死亡率增加。

第三节　胎位、胎儿发育异常

分娩时除枕前位（约占90%）为正常胎位外，其余均为异常胎位，易导致难产。

一、持续性枕后位、枕横位临床表现

1. 分娩过程中胎头以枕后位或枕横位衔接。下降过程中胎头枕骨持续不能转向前方，直至分娩后期仍处于母体骨盆后方或侧方，导致分娩困难，称持续性枕后位或持续性枕横位。常导致协调性宫缩乏力和宫口扩张缓慢。若枕后位产妇自觉肛门坠胀及排便感，宫口尚未开全时过早使用腹压，导致宫颈前唇水肿和产妇疲劳，影响产程进展。

2. 腹部检查　在宫底部触及胎臀，胎背偏向母体后方或侧方，在对侧明显触及胎儿肢体。**胎心在脐下一侧偏外方听得最响亮**，在胎儿肢体侧的胎胸部位也可听到。

3. 肛门检查或阴道检查　当肛查宫口部分扩张或开全时，如为枕后位，盆腔后部空虚，**查明胎头矢状缝位于骨盆斜径上，前囟在骨盆右前方，后囟在骨盆左后方则为枕左后位，反之为枕后右位**。查明胎头矢状缝位于骨盆横径上，后囟在骨盆左侧方，则为枕左横位，反之为枕右横位。

二、胎儿发育异常

1. **巨大胎儿**　是指**出生体重达到或超过4000g者**。多见于父母身材高大，孕妇患糖尿病，过期妊娠等。常引起头盆不称、肩难产、软产道损伤、新生儿产伤等。

2. 胎儿畸形、脑积水　表现为明显头盆不称，跨耻征阳性，如不及时处理可导致子宫破裂。

参考答案

1. E

第十章　分娩期并发症妇女的护理

第一节　胎膜早破

一、概念

胎膜早破是指在临产前胎膜自然破裂。

二、病因

1. 创伤　**创伤或妊娠后期性交**，增加了绒毛、羊膜感染的机会，**引起胎膜炎**。
2. **羊膜腔内压力升高**　见于羊水过多、多胎妊娠等。
3. **胎膜受力不匀**　易导致感染和前羊膜囊受力不均引起胎膜早破。
4. 生殖道感染　由细菌、病毒或弓形虫感染引起。
5. 胎膜发育不良　胎膜菲薄脆弱发生破裂。

三、对母儿影响

1. 对母体的影响

（1）**感染**：宫内感染的风险随破膜时间延长和羊水量减少程度而增加。

（2）**胎盘早剥**：胎膜早破后宫腔内压力改变，容易发生胎盘早剥。

（3）**剖宫产率增加**：羊水减少致使脐带受压、宫缩不协调和胎儿窘迫需要终止妊娠时引产不易成功，导致剖宫产率增加。

2. 对围产儿的影响

（1）**早产**：胎膜早破是早产的主要原因之一，早产儿的预后与胎膜早破的发生及分娩的孕周密切相关。

（2）**感染**：并发绒毛膜羊膜炎时，易引起新生儿吸入性肺炎、颅内感染及败血症等。

（3）**脐带脱垂和受压**：羊水过多及胎先露未衔接者胎膜破裂时**脐带脱垂的风险增高**；继发羊水减少，脐带受压，**可致胎儿窘迫**。

（4）**胎肺发育不良及胎儿受压**：破膜时孕周越小，胎肺发育不良的风险越高。羊水过少程度重、时间长，可出现胎儿受压表现，胎儿骨骼发育异常，如铲形手、弓形腿及胎体粘连等。

小试身手 1.妊娠36周出现胎膜早破，**不可能**出现的并发症是

A.胎儿宫内窘迫　　　　B.前置胎盘　　　　C.早产

D. 脐带脱垂　　　　　　　　E. 宫腔感染

四、辅助检查

1.阴道液酸碱度检查　正常阴道液呈酸性，pH为4.5~6.0；羊水pH为7.0~7.5。用pH试纸检查，**若流出液pH≥6.5时，考虑为胎膜早破**。

2.阴道液涂片检查　有羊齿状结晶出现为羊水。

3.超声引导下羊膜腔穿刺抽取羊水检查　检查的指标有：羊水涂片革兰染色检查、葡萄糖水平测定、白细胞计数检查、细菌培养等，但临床较少使用。

4.胎盘、胎膜或脐带组织病理检查　如结果提示感染或炎症，有助于绒毛膜羊膜炎的诊断。

第二节　产后出血

浪里淘沙—核心考点

一、概念

产后出血是指胎儿娩出后**24小时内，阴道分娩者出血量≥500ml**，剖宫产**≥1000ml**，是我国产妇死亡的首要原因。

小试身手　2.产后出血是指胎儿娩出后24小时内出血量超过

A. 500ml　　　　　　　　　B. 400ml　　　　　　　　C. 300ml

D. 200ml　　　　　　　　　E. 100ml

二、病因

引起产后出血最主要的原因是子宫收缩乏力，其次为胎盘因素、软产道裂伤和凝血功能障碍。

小试身手　3.产后出血最常见的原因是

A. 宫缩乏力　　　　　　　　B. 胎盘滞留　　　　　　　C. 产道损伤

D. 凝血功能障碍　　　　　　E. 胎盘碎片残留

第三节　子宫破裂

浪里淘沙—核心考点

一、概念

子宫破裂是指子宫体或子宫下段在妊娠晚期或分娩期发生破裂，是直接危及产妇和新生儿生命的严重并发症。

二、病因

1. **胎先露部下降受阻** 骨盆狭窄、头盆不称、胎位和胎儿异常等均使胎先露部下降受阻，子宫上段为克服阻力强烈收缩，子宫下段拉长变薄超过极限，引起子宫破裂。

2. **瘢痕子宫** 子宫壁有瘢痕，如剖宫产、肌瘤剔除术等，因子宫收缩及宫腔内压力升高而发生断裂。

3. **手术创伤** 阴道助产术时动作粗暴。

4. **宫缩剂使用不当** 未正确掌握宫缩剂的适应证，剂量过大或子宫对宫缩剂过于敏感，均可引起子宫破裂。

第四节 羊水栓塞

浪里淘沙—核心考点

一、概念

羊水栓塞是指在分娩过程中羊水进入母体血液循环引起肺栓塞、休克和DIC等一系列严重症状的综合征。

二、病因

1. **胎膜破裂或人工破膜后** 羊水经子宫蜕膜或子宫颈破损的小血管进入。

2. **宫缩过强或强直性子宫收缩** 缩宫素使用不当，羊膜腔内压力过高，羊水被挤入破损的小静脉内。

3. **子宫有病理性开放的血窦** 胎盘早剥、前置胎盘等可使羊水通过损伤血管或胎盘后血窦进入母体血液循环。

三、病理生理

羊水中含大量激活凝血系统的物质，进入血管后**形成血栓阻塞肺小血管**，反射性兴奋迷走神经，肺小血管痉挛，**肺动脉压升高**。肺动脉高压引起急性右心衰竭，继而呼吸、循环功能衰竭。

羊水中含丰富的凝血活酶，**进入母血后引起弥散性血管内凝血**；同时羊水中含纤溶激活酶，激活纤溶系统，使血液进入纤溶状态，血液不凝，发生严重出血。

参考答案

1.B 2.A 3.A

第十一章 产后并发症妇女的护理

第一节 产褥感染

一、概念

产褥感染是指分娩时及产褥期生殖道受病原体感染引起局部和全身炎性变化。

产褥病率是指分娩24小时后至10天内，每日用口表测体温4次，有2次达到或超过38℃。产褥病率的主要原因是产褥感染。

小试身手 1.引起产褥病率最常见的原因是

A.上呼吸道感染 　　　　　B.血栓性静脉炎

C.产褥感染 　　　　　　　D.泌尿系感染

E.乳腺炎

二、病因

1. **诱因** 削弱产妇生殖道和全身防御能力的因素均为诱因。如胎膜早破、贫血、产程延长、胎盘残留、产道损伤、产后出血、剖宫产或器械助产等。

2. **感染来源** 产妇生殖道或其他部位寄生的病原体或是外界病原体侵入生殖道引起感染。

3. **病原体** 产妇生殖道内有大量病原体，以厌氧菌占优势。产褥感染常见的病原体有：需氧性链球菌、大肠埃希菌、葡萄球菌、厌氧性链球菌、厌氧类杆菌属等。

第二节 晚期产后出血

一、概念

分娩24小时后在产褥期内发生子宫大量出血称为晚期产后出血。多于产后1~2周发病。

小试身手 2.晚期产后出血发生的时间一般是在

A.产后3天 　　　　　　　B.产后1~2周

C.产后3~4周 　　　　　　D.产后5~6周

E. 产后7~8周

二、病因

1. **胎盘、胎膜残留**　是**最常见的原因，多发生在产后10天左右。**

> **小试身手**　3. 引起晚期产后出血最常见的原因是

A. 宫缩乏力　　　　　　　　B. 术后子宫伤口裂开

C. 产道损伤　　　　　　　　D. 凝血功能障碍

E. 胎盘、胎膜残留

2. **蜕膜残留**　正常蜕膜多在产后1周内脱落并随恶露排出。若蜕膜剥离不全长时间残留，可影响子宫复旧，继发子宫内膜炎症，引起晚期产后出血。

3. 子宫胎盘附着部位复旧不全　如胎盘附着面感染、复旧不全可使血栓脱落，血窦重新开放导致子宫大量出血。

4. 剖宫产术后子宫伤口愈合不良。

5. 感染　以子宫内膜炎多见，炎症引起胎盘附着面复旧不全及子宫收缩乏力，导致子宫大量出血。

第三节　泌尿系统感染

> **浪里淘沙—核心考点**

一、概念

引起感染的病原体以**大肠埃希菌多见**，变形杆菌、产气杆菌和葡萄球菌等也可引起。**上行感染为主要感染途径**，即细菌从尿道外口入侵，首先感染膀胱，然后沿输尿管上行感染肾盂、肾盏。

二、病因

1. **女性尿道短、直，尿道口与肛门毗邻**，产后机体抵抗力低下，易造成上行感染。

2. 分娩过程中膀胱受压引起黏膜充血、水肿，易引起膀胱炎。

3. 分娩过程中插尿管或阴道检查，可导致细菌侵入造成感染。

4. 产后尿道和膀胱张力下降，对充盈不敏感，或因会阴部伤口疼痛使产妇排尿不畅，造成尿潴留而引起细菌感染。

> **小试身手**　4. 产后泌尿系统感染的病因**不包括**

A. 产后机体抵抗力低　　　　B. 胎膜早破

C. 无菌技术操作不规范　　　D. 产后尿潴留

E. 过多的阴道检查

第四节 产褥期抑郁证

浪里淘沙—核心考点

一、概念

产妇产后发生心理障碍，包括产后沮丧、产后抑郁、产后精神病。

二、病因

主要病因包括内分泌因素、分娩因素、心理因素、社会因素和遗传因素等。

参考答案

1.C　2.B　3.E　4.B

第十二章　遗传咨询与产前诊断

第一节　遗传咨询

一、概念

遗传咨询是应用遗传学和临床医学的基本原理和技术回答遗传病病人及其亲属所提出的问题，并就发病原因、遗传方式、诊断、防治、预后以及咨询者或其子女中此病的再发风险率等问题给予回答，对咨询者及其亲属的婚姻、生育等问题给予医学指导。

二、染色体与基因

1. 染色体与常见染色体病　染色体是遗传信息的载体。人类细胞有23对染色体，包括1对性染色体和22对常染色体，互相配对的两条染色体称同源染色体，分别来自父亲和母亲。正常男性染色体核型为（46，XY）；女性核型为（46，XX）。染色体异常包括数目异常及结构异常。

2. 基因与基因病　基因是带有遗传信息的DNA片段，是生物体遗传信息和表达遗传信息的基本单位，通过RNA为媒介控制蛋白质或酶的合成，从而控制着个体性状的发育。

三、遗传咨询的内容

1. 确立诊断　首先收集就诊者和亲属中同类病人、夫妇双方两代以上直系亲属及其子女的病史，进行体格检查和实验室检查。对资料进行分析，建立初步诊断，根据治疗及临床观察进一步验证诊断。

2. 确定遗传方式　根据遗传方式，一般分为3类：①染色体病；②单基因病；③多基因病。

3. 估计再发风险率。

四、遗传咨询的方法

包括回顾性遗传咨询、前瞻性遗传咨询和负遗传咨询。

五、遗传咨询的对象

除准备结婚生育的青年应接受婚前检查和咨询外，重点咨询对象如下。

1. 35岁以上的高龄孕妇。

2.患有遗传病的家庭成员或夫妇。

3.先天出生缺陷病人或有遗传病病人。

4.已生育有先天出生缺陷儿或有遗传病儿的夫妇。

5.具有染色体平衡易位或倒位等携带者。

6.已确诊或疑为遗传病致病基因携带者。

7.具有不明原因的不孕、习惯性流产、早产、死产、死胎史等夫妇。

8.先天性智能低下病人及其血缘亲属。

9.有接触致畸物质或放射性物质接触史或病毒感染史的夫妇。

10.三代内近亲结婚的夫妇。

11.生育过母儿血型不合引起小儿患胆红素脑病的夫妇。

第二节 环境因素与出生缺陷

浪里淘沙—核心考点

出生缺陷是指婴儿出生前在宫内发育异常，包括先天畸形和生理功能障碍。引起出生缺陷的环境因素包括：①自然环境：主要指地质条件；②人为环境：指人为造成的污染环境。致畸因子作用于胚胎和胎儿，可导致胚胎死亡、胎儿畸形、胎儿生长发育迟缓、新生儿生理功能缺陷和行为异常。

一、原生环境与出生缺陷

（一）低碘与碘缺乏

甲状腺利用碘合成的甲状腺素参与细胞分化与生长，促进机体能量代谢。因此，碘与机体生长发育密切相关，尤其是胎儿、婴儿神经系统发育。一般成人每天需碘量为100~150μg，而孕妇及乳母每天需增加50μg。在人体发育的各个阶段因碘缺乏造成的一系列损伤称为碘缺乏病，其中对人类威胁最大的损伤是脑发育落后。

1.胚胎、胎儿期缺碘

（1）导致早产、死产及先天畸形。

（2）地方性克汀病：在妊娠头3个月至出生后2年内出现脑发育临界期表现的严重缺碘状态。诊断明确后，即使补碘，脑损伤也不可逆转。

（3）发育迟缓、神经运动功能落后。

2.新生儿期缺碘

（1）新生儿甲状腺功能减退。

（2）新生儿甲状腺肿。

（二）高氟与先天性氟中毒

饮水中氟含量超过1mg/L为高氟区。氟超量可使全身组织、器官受累。

1.氟中毒、氟斑牙和氟骨病是常见的氟中毒病症。

2.先天性氟中毒表现为乳齿氟斑牙和幼儿氟骨病。

（三）水质软硬度

水质较软，含钙较低地区的新生儿死亡率及中枢神经系统畸形发生率升高。

（四）高放射活性

高放射活性地区畸形率发生升高。

（五）气象

气压骤变、季节变化、高原空气稀薄等与出生缺陷有关。

二、理化因素与出生缺陷

（一）化学因素

1.铅　铅在人体内长期蓄积，通过胎盘屏障进入胎儿体内。可引起胎儿死亡、畸形，影响胎儿及出生后的生长发育，尤其是神经系统。

2.甲基汞　引起先天性水俣病儿，出现严重精神迟钝、共济失调，生长发育不良、肌肉萎缩、发作性癫痫、斜视等。

3.有机溶剂可致胎儿畸形。

（二）物理因素

核辐射、极低频电磁场、医源性放射线、噪声、高热等。

第三节　产前诊断

浪里淘沙—核心考点

一、产前诊断对象

1.年龄≥35岁。

2.夫妇一方有染色体数目或结构异常，或生产过染色体异常儿的孕妇。

3.X连锁遗传病基因携带孕妇及严重X连锁隐性或显性遗传疾病家族史的孕妇。

4.夫妇一方有开放性神经管缺陷，或生育过此类患儿的孕妇。

5.夫妇一方有遗传性代谢缺陷，或生育过此类患儿的孕妇。

6.有除外产科原因的不良孕产史的孕妇（包括死胎、死产、流产、新生儿黄疸及畸形儿等）。

7.孕期有TORCH感染的妇女。

8.夫妇一方有致畸因素接触史。

9.有遗传病家族史的近亲结婚孕妇。

10. 羊水过多、胎儿生长受限及疑有胎儿心血管发育异常等孕妇。

11. 有脆性X染色体家族史的孕妇。

12. 在地中海贫血高发区，夫妇为地中海贫血杂合子，或生育过地中海贫血儿的孕妇。

二、产前诊断方法

包括物理学诊断方法、基因诊断法、染色体核型分析、生化检验和感染性疾病的诊断。

三、产前诊断的疾病

1. 染色体病。

2. 性连锁遗传病以X连锁隐性遗传病居多，如红绿色盲、血友病等。

3. 遗传性代谢缺陷病多为常染色体隐性遗传病。

4. 先天畸形如无脑儿、脊柱裂、唇腭裂、先天性心脏病等。

四、染色体病的产前诊断

染色体病的产前诊断主要依靠细胞遗传学方法，因此须获得胎儿细胞和胎儿染色体。

1. **羊水穿刺**　行染色体检查一般在妊娠13~23^{+6}周进行。

2. **绒毛穿刺取样**　在妊娠10~13^{+6}周进行。

3. 经皮脐血穿刺技术　又称脐带穿刺。

4. 胎儿组织活检　用于一些家族性遗传病的产前诊断。

5. 胚胎植入前诊断。

第十三章　妇科护理病历

一、病史采集方法

病史采集是护理评估的重要手段，通过观察、会谈，体格检查、实验室检查及相应的物理学诊断、心理测试等方法获得病人生理、心理、社会方面的资料。

二、病史内容

1. **一般项目**　患者姓名、年龄、婚姻、职业、受教育程度、家庭住址等，记录入院日期和入院方式。

2. **主诉**　指病人就诊的主要症状及持续时间。病人常见症状包括阴道流血、下腹痛、外阴瘙痒、白带异常、闭经、下腹部包块及不孕等。

3. **现病史**　**是病史的主要组成部分**，指病情发展及就医经过、治疗护理措施及效果。

4. **月经史**　询问初潮年龄、月经周期、经期持续时间、经量多少、经期伴随症状。月经史简写为：初潮年龄　经期/月经周期。

5. **婚育史**　包括结婚年龄、婚次、配偶健康状况、性病史，足月产、早产、流产及现存子女数。如足月产1次，无早产，流产1次，现存子女1人，可简写为1-0-1-1或用孕2产1表示。分娩方式，有无难产史，产后或流产后有无出血、感染史，末次分娩或流产时间。

小试身手 1. 妇科病历中描述婚育史的1-0-1-1表示的是
A. 足月产1次，无早产，流产1次，现存子女1人
B. 足月产1次，早产1次，无流产，现存子女1人
C. 足月产1次，早产1次，流产1次，无子女
D. 无足月产，早产1次，流产1次，现存子女1人
E. 足月产1次，无早产，异位妊娠1次，现存子女1人

6. 既往史、个人史和家族史。

三、身体评估

（一）全身体格检查

测量生命体征、身高、体重；观察精神状态；全身发育、毛发分布、皮肤、淋巴结、乳房、心、肺、脊柱及四肢。

（二）腹部检查

观察腹部有无隆起，腹壁有无瘢痕、静脉曲张、妊娠纹等。触诊腹壁厚度，肝、脾、肾有无肿大及压痛，腹部有无压痛、反跳痛及肌紧张，腹部能否扪到肿块。叩诊时注意鼓音和浊音分布区，有无移动性浊音存在，听诊肠鸣音。

（三）盆腔检查

盆腔检查又称为妇科检查，包括外阴、阴道、宫颈、宫体、双侧附件。

1. 基本要求

（1）检查前取得病人知情同意，检查时态度严肃，仔细认真，动作轻柔。

（2）检查前嘱咐病人排空膀胱，必要时导尿。大便充盈者在排便或灌肠后进行。

（3）每检查一人更换一块臀部下面的垫单、无菌手套和检查器械，避免交叉感染。

（4）除尿瘘病人需取膝胸位外，其余病人均取膀胱截石位。

（5）月经期避免检查，如阴道异常出血必须检查时应先消毒外阴，使用无菌手套及器械，避免发生感染。

（6）未婚女性一般仅限于直肠-腹部诊，禁做双合诊和阴道检查。如确需检查应取得家属及本人同意后方可用示指放入阴道扪诊。

（7）凡腹壁肥厚、高度紧张不合作或未婚妇女，怀疑盆腔内病变，妇科检查不满意时，可在麻醉下行盆腔检查。

2. 检查方法　一般按以下步骤进行：

（1）外阴检查：观察外阴发育、阴毛分布情况，有无水肿、炎症、溃疡、赘生物，注意皮肤和黏膜色泽、有无萎缩、增厚等。检查时让病人用力向下屏气，观察有无阴道前壁或后壁膨出、子宫脱垂等。

（2）阴道窥器检查：检查宫颈、阴道。暴露宫颈后观察宫颈大小、颜色、外口形状，有无出血、糜烂、腺囊肿、息肉、赘生物，宫颈管内有无出血或分泌物。采集宫颈管分泌物，行宫颈外口鳞-柱交接部刮片。观察阴道前后壁和侧壁黏膜颜色、皱襞，是否有阴道隔或双阴道等，有无溃疡、赘生物或囊肿等。注意阴道分泌物的量、性状，有无臭味。

（3）双合诊：检查阴道、宫颈、子宫、输卵管、卵巢及宫旁结缔组织和韧带，盆腔内壁有无异常。双合诊可检查阴道通畅度和深度，有无先天畸形、瘢痕、结节或肿块；触诊宫颈大小、形状、硬度及宫颈外口情况，有无接触性出血和宫颈举痛；扪诊子宫体大小、形状、软硬度、活动度以及有无压痛。

（4）三合诊：是指经直肠、阴道、腹部联合检查，即一手示指在阴道内，中指在直肠内，另一手在腹部配合。检查内容除与双合诊相同外，还可扪清后倾或后屈子宫的大小，清楚地了解盆腔后壁情况，可发现子宫后壁、直肠子宫凹陷、子宫骶韧带及双侧盆腔后壁的病变。三合诊在生殖器官肿瘤、结核、内膜异位症、炎症检查时尤为重要。

（5）直肠－腹部诊：一手示指伸入直肠，另一手在腹部配合检查称为直肠－腹部诊，一般适用于未婚、阴道闭锁或经期不宜做阴道检查者。

小试身手（2~5题共用备选答案）

A. 外阴检查　　　　　　B. 阴道窥阴器检查　　　　C. 双合诊

D. 三合诊　　　　　　　E. 直肠－腹部诊

2. 了解子宫颈的位置、大小、颜色、有无糜烂，应选

3. 适用于未婚、阴道闭锁或经期者的诊查方法是

4. 了解子宫的位置、大小、软硬度、活动度，应选

5. 了解盆后壁的情况，应选

四、心理社会评估

1. 了解病人对疾病的感知，对治疗和护理的期望。

2. 评估病人患病前后的应激源，压力应对方式。明确导致病人疾病的心理社会因素，采取有效的心理护理措施，帮助病人预防、减轻或消除心理因素对健康的影响。

3. 了解病人的精神心理状态有无改变，判断病人有无焦虑、恐惧、否认、绝望、自责、沮丧、愤怒、悲哀等情绪变化。

参考答案

1.A　2.B　3.E　4.C　5.D

第十四章　女性生殖系统炎症病人的护理

第一节　概　述

一、女性生殖器官自然防御机制

健康女性阴道内虽有病原体但不发生炎症，与女性生殖器官的解剖生理特点有关。

1. 两侧大阴唇自然合拢盖住阴道口和尿道口。

2. 在盆底肌的作用下，阴道口闭合，前后壁紧贴，可防止外界的污染。

3. 在雌激素作用下阴道上皮增生变厚，增强了抵抗病原体入侵的能力。阴道上皮细胞含有丰富的糖原，在阴道杆菌的作用下，分解为乳酸以维持阴道酸性环境，（pH通常为3.8~4.4），嗜碱性病原体的活动和繁殖受到抑制，称为阴道的自净作用。

4. 宫颈阴道部表面覆盖的复层扁平上皮具有较强的抗感染能力。子宫颈分泌的黏液形成"黏液栓"，堵塞宫颈管，使病原体不易入侵。

5. 生育年龄女性子宫内膜周期性剥脱，可及时消除宫内感染。

6. 输卵管黏膜上皮细胞的纤毛向宫腔方向摆动及输卵管蠕动，均有利于阻止病原体入侵。

7. 生殖道黏膜聚集的淋巴组织和散在的淋巴细胞，可通过免疫功能发挥抗感染作用。

小试身手　1.女性生殖器官具有抵御病原菌感染的天然屏障是因为

A. 经产妇阴道腔增大后，其上皮细胞量增多

B. 在雌激素作用下，阴道的pH ≥ 4.5

C. 宫颈分泌的黏液可定期将病原菌清洗出去

D. 子宫内膜周期性剥脱可及时清除宫内感染

E. 输卵管黏膜细胞吞噬作用可阻止病原菌侵入

小试身手　2.下列哪项可降低女性生殖系统的局部防御功能

A. 阴道呈碱性环境　　　　　　　B. 子宫颈内口闭合

C. 宫颈管分泌黏液形成黏液栓　　D. 阴道前后壁紧贴

E. 子宫内膜周期性剥脱

二、病原体

1. 细菌　大多为葡萄球菌、链球菌、大肠埃希菌、厌氧菌、变形杆菌、淋病奈瑟菌等。葡萄球菌为革兰阳性球菌，是产后、术后生殖器炎症及伤口感染常见的

致病菌，金黄色葡萄球菌致病力最强。乙型溶血性链球菌的致病力强，易引起败血症。大肠埃希菌是肠道及阴道的正常寄生菌，一般不致病，当机体极度虚弱时可引起严重感染。厌氧菌感染的特点是易引起盆腔脓肿、感染性血栓性静脉炎。消化链球菌和消化球菌多见于产褥感染、感染性流产、输卵管炎等。

2. **真菌**　以白色假丝酵母菌为主。

3. **原虫**　多见于阴道毛滴虫。

4. 病毒　如疱疹病毒、人乳头瘤病毒。

5. 螺旋体　如苍白密螺旋体。

6. 衣原体、支原体。

三、传播途径

1. **沿生殖道黏膜上行感染**　病原体由外阴侵入阴道或阴道内的菌群沿黏膜上行，通过子宫颈、子宫内膜、输卵管到达卵巢及腹腔。

2. **经血液循环播散**　病原体先侵入其他组织器官，再通过血液循环侵入生殖器官，是结核杆菌的主要传播途径。

3. **经淋巴系统蔓延**　病原体由创伤处的淋巴管侵入后经淋巴系统扩散到盆腔结缔组织、子宫附件与腹膜。

4. 直接蔓延　腹腔脏器感染后直接蔓延到内生殖器。

第二节　外阴部炎症

> **浪里淘沙—核心考点**

一、外阴炎

外阴炎是指外阴部皮肤和黏膜的炎症。

病因

外阴部暴露在外且与阴道、尿道、肛门毗邻，因此易发生炎症。当阴道分泌物、炎性渗出物、经血、大小便刺激，未保持外阴清洁，细菌感染时均可引起外阴炎。

二、前庭大腺炎

病因

主要病原体为葡萄球菌、链球菌、大肠埃希菌、肠球菌等，由于性传播疾病的增加，淋病奈瑟菌及沙眼衣原体已是常见病原体。性交、流产、分娩时，病原体入侵引起炎症。急性炎症发作时，病原体侵犯腺管，**腺管口肿胀阻塞，渗出物不能外流、积聚而形成脓肿**。前庭大腺脓肿多发生于一侧。

第三节　阴道炎症

一、滴虫阴道炎

（一）病因及发病机制

滴虫适宜在25~40℃，pH 5.2~6.6的潮湿环境中生长繁殖，能在3~5℃的环境中生存21天，在46℃生存20~60分钟。月经前后阴道pH发生变化，隐藏在腺体和阴道皱襞中的滴虫在月经前后得以繁殖，引起滴虫阴道炎。

（二）辅助检查

1. 生理盐水悬滴法　生理盐水悬滴法是检查滴虫最简单的方法。
2. 培养法　适用于症状典型而悬滴法未见滴虫者，准确率达98%左右。

（三）传播方式

经性交直接传播　为主要传播方式。

二、外阴阴道假丝酵母菌病

病因及发病机制

阴道pH在4.0~4.7的酸性环境中有利于假丝酵母菌生长。此菌不耐热，加热至60℃持续1小时即可死亡，对日光、紫外线、干燥及化学试剂等抵抗力强。白色假丝酵母菌为条件致病菌，孕妇、糖尿病、大量雌激素治疗、长期使用抗生素者、服用类固醇皮质激素或免疫缺陷者易发病。

三、萎缩性阴道炎

病因及发病机制

萎缩性阴道炎常见于绝经后妇女，因卵巢功能减退，雌激素水平降低，阴道壁萎缩，黏膜变薄，局部抵抗力下降，病菌入侵繁殖引起炎症。

第四节　子宫颈炎症

（一）病因

1. **慢性子宫颈炎**多由急性子宫颈炎转变而来，多见于流产、分娩或手术损伤宫颈后，病原体侵入引起感染。外阴不洁、雌激素缺乏、局部抗感染能力差也可引起慢性子宫颈炎。

2. 病原体主要为葡萄球菌、链球菌、大肠埃希菌和厌氧菌。

（二）病理

1. **宫颈糜烂** 宫颈阴道部外观呈细颗粒状的红色区称为宫颈糜烂。根据糜烂面积大小，宫颈糜烂分3度。糜烂面积小于宫颈面积的1/3为**轻度糜烂**；糜烂面积占宫颈面积的1/3~2/3为**中度糜烂**；糜烂面积大于宫颈面积的2/3为**重度糜烂**。

> **小试身手** 3. 慢性子宫颈炎病理变化中，最常见的是
> A. 子宫颈糜烂 　　　　　 B. 子宫颈息肉 　　　　　 C. 子宫颈肥大
> D. 子宫颈腺体囊肿 　　　 E. 子宫颈管炎

2. **宫颈息肉** 增生的黏膜自基底层向子宫颈外口突出形成息肉。

3. **宫颈肥大** 宫颈组织充血、水肿、腺体及间质增生。

4. **宫颈腺囊肿** 腺管口阻塞，腺体分泌物引流受阻、潴留而形成囊肿。

5. **宫颈黏膜炎** 病变局限于子宫颈管内的黏膜及黏膜下组织。

第五节　盆腔炎性疾病

> **浪里淘沙—核心考点**

一、急性盆腔炎

病因

1. **流产后或分娩后感染**，宫腔内手术后感染。

2. **阑尾炎、腹膜炎**等直接蔓延引起盆腔炎，以大肠埃希菌多见。

3. 生殖道感染，性传播疾病引起阴道炎、宫颈炎后上行引起盆腔炎，主要病原体是淋病奈瑟菌、沙眼衣原体。

4. 经期卫生不良、性生活，慢性盆腔炎急性发作。

> **小试身手** 4. 阑尾炎直接蔓延可引起急性盆腔炎，其主要病原体是
> A. 大肠埃希菌 　　　　　 B. 结核杆菌 　　　　　 C. 链球菌
> D. 支原体 　　　　　　　 E. 淋病奈瑟菌

二、慢性盆腔炎

（一）病因

慢性盆腔炎常因急性盆腔炎治疗不彻底或病人体质较弱，病程迁延导致。慢性盆腔炎病程长，症状在经期加重，机体抵抗力下降时反复发作。

（二）病理

1. **慢性子宫内膜炎** 见于流产后、产后，胎盘胎膜残留或子宫复旧不全引起。

2. **慢性输卵管炎与输卵管积水**　慢性输卵管炎多为双侧，输卵管肿大，伞端闭锁并与周围组织粘连。输卵管峡部的黏膜上皮和纤维组织增厚粘连，输卵管呈结节性增厚称为结节性输卵管炎。

3. **输卵管卵巢炎及输卵管卵巢囊肿**　当输卵管炎症波及卵巢时可粘连形成炎性包块，或伞端与卵巢粘连贯通，液体渗出而形成输卵管卵巢囊肿，脓液被吸收后形成输卵管卵巢囊肿。

4. **慢性盆腔结缔组织炎**　炎症蔓延至宫骶韧带，纤维组织增生、变硬，子宫固定，宫颈旁组织增厚变硬。

第六节　尖锐湿疣

浪里淘沙—核心考点

尖锐湿疣**是由人乳头瘤病毒**感染引起的性传播疾病，多见于20~29岁女性，好发部位是外阴、大阴唇、阴道、宫颈、尿道口、肛门周围。

病因及感染途径

1. **病原体是人乳头瘤病毒**。妊娠期机体免疫力低下，阴道分泌物增多，外阴潮湿，有利于尖锐湿疣生长。多个性伴侣、吸烟与该病相关。

2. **性交是主要传播途径**，偶可通过污染衣物、器械间接传播。孕妇患尖锐湿疣有传染给胎儿的危险。

第七节　淋　病

浪里淘沙—核心考点

病因及感染途径

淋病发病率位居性传播疾病首位，**是由革兰阴性淋病奈瑟菌（简称淋球菌）引起，淋球菌主要侵袭生殖、泌尿系统黏膜的柱状上皮及移行上皮，主要通过性交传播，以子宫颈管最多见**，也可侵袭尿道旁腺、前庭大腺。也可通过接触污染衣物、便器等间接传播。**潜伏期为1~10天，平均3~5天**，感染初期病变局限在下生殖道，如病情发展可累及上生殖道。

小试身手 5. 关于淋病的描述，下列**错误的**是

A. 是目前发生率最高的性传播疾病

B. 主要侵袭泌尿生殖道的黏膜

C. 主要通过间接接触传播

D. 一般消毒剂与肥皂均能使淋球菌迅速灭活

E. 淋球菌在潮湿环境中可以生存较长时间

第八节　梅　毒

浪里淘沙—核心考点

病因及感染途径

梅毒是由**苍白密螺旋体**引起的慢性全身性性传播疾病。

梅毒病人是传染源，最主要的传播途径是通过性交经黏膜擦伤处传播。早期梅毒的孕妇可通过胎盘传给胎儿，若孕妇软产道有梅毒病灶可发生产道感染。苍白密螺旋体在体外干燥环境下不宜生存，一般消毒剂及肥皂水均可杀灭。

第九节　获得性免疫缺陷综合征

浪里淘沙—核心考点

病因及感染途径

（一）病因

获得性免疫缺陷综合征（艾滋病）是由**人类免疫缺陷病毒（HIV）**引起的一种以人体免疫功能损害为特征的性传播疾病。

（二）**传播途径**

1. **性传播**　性接触传播为主要传播途径。

2. **血液传播**　输入或接触被污染的血液制品，**是感染的次要途径**。

3. **母婴垂直传播**　母亲患艾滋病可通过胎盘传给胎儿，宫内感染为母婴传播的主要途径。分娩时经产道及经母乳喂养也可传染给婴儿。

小试身手 6. 有关艾滋病的临床特点，下述**错误的**是

A. 在我国主要经母婴传播

B. 潜伏期可长达3个月至5年，患病后死亡率高

C. 早期可有原因不明的颈部、腋部淋巴结肿大

D. 可导致恶性肿瘤，以卡氏肉瘤最常见

E. 常引起机会性感染

参考答案

1.D　2.A　3.A　4.A　5.C　6.A

第十五章　月经失调病人的护理

第一节　功能失调性子宫出血

功能失调性子宫出血（简称功血）是指由调节生殖的神经内分泌功能失常引起子宫异常出血，无全身及生殖器官器质性病变。功血分为排卵性和无排卵性两种，约85%的病人属于无排卵性功血。

病因及发病机制

过度劳累、精神紧张、恐惧等通过大脑皮质和神经递质，影响下丘脑-垂体-卵巢轴的功能调节，使卵巢功能失调，引起月经失调。营养不良、严重贫血及代谢紊乱也可导致月经异常。

（一）无排卵性功血

多见于青春期与绝经过渡期妇女。青春期下丘脑-垂体-卵巢轴间的调节功能未发育完善，与卵巢未建立稳固关系，垂体分泌FSH相对不足，导致卵巢不能排卵；绝经过渡期妇女因卵巢功能衰退，剩余卵泡对垂体促性腺激素反应低下，不能发育成熟而无排卵。

（二）排卵性功血

多见于生育年龄妇女，包括黄体功能不足和子宫内膜不规则脱落。

1. 黄体功能不足　月经周期中有卵泡发育及排卵，但黄体期孕激素分泌不足或黄体过早衰退，导致子宫内膜分泌反应不足。下列因素可引起黄体功能不足：神经内分泌调节功能紊乱，卵泡期FSH缺乏，卵泡发育缓慢，雌激素分泌减少；LH不足使排卵后黄体发育不良，孕激素分泌减少；LH/FSH比值异常也可造成性腺轴功能紊乱，卵泡发育不良，排卵后黄体发育不全。

2. 子宫内膜不规则脱落　由于下丘脑-垂体-卵巢轴调节功能紊乱引起黄体萎缩不全、内膜受孕激素影响，以致不能如期完整脱落。

小试身手　（1~3题共用备选答案）

A. 多发于青春期或更年期妇女，出血无规律

B. 黄体发育较好，但萎缩过程延长

C. 黄体期孕激素分泌不足，月经周期缩短

D. 月经中期有少量出血

E. 排卵正常，雌激素水平较低

1. 无排卵型功能失调性子宫出血

2. 黄体功能不足

3. 子宫内膜脱落不全

第二节　闭　经

浪里淘沙—核心考点

　　根据既往有无月经来潮，闭经分为原发性闭经和继发性闭经。年龄超过16岁，**第二性征已发育且无月经来潮者，或年龄超过14岁，第二性征尚未发育，且无月经来潮者称为原发性闭经**；以往曾建立正常月经后停止6个月以上者，或按自身月经周期计算停经3个周期以上者称为**继发性闭经**。

小试身手 4. 原发性闭经是指

A. 年龄超过14岁，第二性征尚未发育，且无月经来潮者

B. 年龄超过15岁，第二性征尚未发育，且无月经来潮者

C. 年龄超过16岁，第二性征尚未发育，且无月经来潮者

D. 年龄超过17岁，第二性征尚未发育，且无月经来潮者

E. 年龄超过18岁，第二性征尚未发育，且无月经来潮者

小试身手 5. 继发性闭经是指月经初潮后，因某种病理性原因停经在

A. 2个月以上　　　　　　　　B. 3个月以上

C. 4个月以上　　　　　　　　D. 5个月以上

E. 6个月以上

一、病因及发病机制

　　原发性闭经由遗传或先天发育缺陷引起，较少见。继发性闭经与性腺轴及靶器官有关。按病变区分为下丘脑性闭经、垂体性闭经、卵巢性闭经、子宫性闭经、其他内分泌功能异常。其中以**下丘脑闭经最常见**。

小试身手 6. 最常见的继发性闭经是

A. 下丘脑闭经　　　　　　　　B. 垂体性闭经

C. 卵巢性闭经　　　　　　　　D. 子宫性闭经

E. 生理性闭经

二、辅助检查

　　1. 子宫功能检查　包括诊断性刮宫、子宫输卵管碘油造影、子宫镜检查及药物撤退试验。

　　2. 卵巢功能检查　包括基础体温测定、阴道脱落细胞检查、宫颈黏液结晶检

查、血甾体激素测定、B超检测及**卵巢兴奋试验（了解卵巢是否产生雌激素）**。

3.**垂体功能检查**　包括血PRL、FSH、LH测定，垂体兴奋试验，甲状腺功能及肾上腺功能检查等。

4.染色体核型分析及分带检查。

第三节　痛　经

浪里淘沙—核心考点

凡在行经前后或月经期出现**下腹痉挛性疼痛**、**坠胀**、腰酸或伴头痛、头晕、乏力、恶心等不适，以致影响生活和工作者称为**痛经**。

病因及发病机制

1.**生殖器官无器质性病变者称原发性痛经，因盆腔器质性病变引起者为继发性痛经**。原发性痛经与月经时子宫内膜合成和释放**前列腺素**增加有关，病人子宫内膜和月经血中前列腺素F_{2a}和前列腺素E_2明显升高，尤其是前列腺素F_{2a}含量增加是造成痛经的主要原因。

> 锦囊妙记：子宫肌瘤主要与雌激素有关，痛经主要与前列腺素有关，乳腺癌主要与雌激素、孕激素有关，前列腺增生主要与雄激素有关。

小试身手　7.原发性痛经的病因主要是

A.雌激素水平异常　　　　　B.子宫自主神经敏感性增加

C.经期子宫内膜前列腺素过度合成　D.子宫内膜组织缺氧

E.子宫内膜异位

2.**精神因素**　精神紧张、焦虑、恐惧、敏感、寒冷刺激、经期剧烈运动可通过中枢神经系统刺激盆腔疼痛纤维。

3.痛经与遗传因素、免疫因素有关。

第四节　围绝经期综合征

浪里淘沙—核心考点

围绝经期指从接近绝经出现与绝经有关的临床特征起至绝经1年内的时期，即绝经过渡期至绝经后1年。绝经指月经完全停止1年以上。

病因及发病机制

病因包括内分泌因素、神经递质因素、遗传因素等。卵巢功能衰退致雌激素水平下降，孕激素不足或缺乏，FSH水平增高，卵泡发育速度加快，导致卵泡期缩短，卵泡数目减少直至耗竭，卵巢分泌激素下降，正常的下丘脑-垂体-卵巢轴失衡，影响了自主神经中枢及其支配下的各脏器功能，出现一系列性激素减少引起的症状。

参考答案

1.A　2.C　3.B　4.A　5.E　6.A　7.C

第十六章　妊娠滋养细胞疾病病人的护理

第一节　葡萄胎

一、概述

葡萄胎（又称**良性葡萄胎**）是**一种良性滋养细胞疾病**，是胚胎外层的滋养细胞发生变性，绒毛水肿形成水泡状物。

二、病理改变

良性葡萄胎病变局限于子宫黏膜内，不侵入肌层，也不发生远处转移。其病理特点为**滋养细胞呈不同程度增生，绒毛间质水肿，间质内血管消失**。病变绒毛丧失吸收营养的作用，使胚胎早期死亡。部分葡萄胎病人尚存部分正常绒毛，胚胎可存活。

> **小试身手** 1.滋养细胞疾病共同的病理变化特点是
> A.侵蚀子宫肌层　　　　　B.以血行转移为主
> C.病变局限在宫腔内　　　D.滋养细胞呈不同程度的增生
> E.保持完整的绒毛结构

三、辅助检查

1. **一般情况**　监测病人生命体征，特别是血压的变化。
2. **产科检查**　一般子宫大小大于停经月份；腹部检查摸不到胎体；多普勒超声检查听不到胎心音。
3. **人绒毛膜促性腺激素（hCG）测定**　病人血、尿hCG水平升高。
4. **超声检查**　是最重要的辅助检查方法。B超可见子宫内充满弥漫分布的光点和小囊样无回声区，未见正常孕囊或胎体影像。

第二节　侵蚀性葡萄胎

一、概述

侵蚀性葡萄胎（又称**恶性葡萄胎**）是指病变**侵入子宫肌层或向宫外转移**。

二、病理改变

大体可见水泡状物或血块，葡萄胎侵入肌层或其他部位，可见子宫表面单个或多个紫色结节，严重者整个肌层全部被葡萄胎组织破坏。镜下见子宫肌层及转移病灶出现增生的滋养细胞并呈团块状，细胞大小、形态不一。增生的滋养细胞有明显的出血及坏死，但仍可见变性的或完好的绒毛结构。

三、辅助检查

1. 人绒毛膜促性腺激素（hCG）测定　葡萄胎清除后 8~12 周降至正常，如 hCG 持续高水平，或 hCG 一度降至正常后又迅速升高，提示为恶性滋养细胞肿瘤。

2. 超声检查　有助于早期确定滋养细胞疾病的性质。

3. 盆腔动脉造影　了解病灶部位及浸润程度。

4. 妇科检查　子宫增大、质软，阴道宫颈转移时局部可见紫蓝色结节。

5. 影像学检查　胸部X线摄片发现肺转移病灶，CT用于发现脑转移病灶及早期肺转移病灶；MRI用于脑转移的诊断。

第三节　绒毛膜癌

浪里淘沙—核心考点

一、概述

绒毛膜癌（简称绒癌）是一种高度恶性的滋养细胞肿瘤，早期通过血液转移至全身各脏器，**最常见的转移部位依次是肺**、阴道、脑及肝等。**最主要的死亡原因是脑转移**。

小试身手　2. 绒癌最常见的转移部位依次是

A. 肺、盆腔、肝、脑、阴道

B. 肺、阴道、盆腔、脑、肝

C. 肺、脑、阴道、盆腔、肝

D. 阴道、肺、盆腔、肝、脑

E. 肺、阴道、盆腔、肝、脑

二、病理改变

增生滋养细胞**侵犯子宫肌层及血管，伴有远处转移**。妊娠性绒毛膜癌始发于子宫，肉眼可见**子宫不规则增大**，质软，表面现紫蓝色结节。瘤细胞呈暗红色，伴出血、坏死和感染。镜下见滋养细胞极不规则增生、增生与分化不良的滋养细胞排列成片状，侵入子宫内膜和肌层，并伴大量出血和坏死，**绒毛结构消失**。

锦囊妙记：侵蚀性葡萄胎与绒毛膜癌最根本的区别是滋养细胞绒毛结构有无消失，侵蚀性葡萄胎绒毛结构完好，绒毛膜癌绒毛结构消失。

小试身手 3. 侵蚀性葡萄胎与绒毛膜癌最根本的区别是

A. 滋养细胞增生的程度

B. 距葡萄胎排出后的发生时间的长短

C. 葡萄胎排净后尿内人绒毛膜促性腺激素（hCG）值的高低

D. 子宫增大的程度

E. 病理检查有无绒毛结构

参考答案

1.D　2.B　3.E

第十七章 妇科恶性肿瘤化疗病人的护理

常用药物

一、常用药物及作用机制

（一）分类

根据化疗药物的性质分为以下几类。

1. **烷化剂** 是细胞周期非特异性药。常用药物有邻脂苯芥、硝卡芥、氮芥、环磷酰胺。以静脉给药为主，副作用有骨髓抑制和白细胞下降。

2. **抗代谢药** 能干扰核酸代谢，属细胞周期**特异性药**。常用药物有氟尿嘧啶、甲氨蝶呤、阿糖胞苷。甲氨蝶呤为抗叶酸类药物，氟尿嘧啶为嘧啶拮抗剂。

3. **抗肿瘤植物药** 常用药物有长春碱、长春新碱、紫杉醇。

4. **抗肿瘤抗生素** 由微生物产生的具有抗肿瘤活性的化学物质，属细胞周期非特异性药物。常用药物有放线菌素D、平阳霉素、阿霉素。

5. 其他 如顺铂。

小试身手 1.以下常用化疗药中属于细胞周期特异性药物的是

A. 5-氟尿嘧啶　　　　　B. 更生霉素　　　　　C. 氮芥

D. 阿霉素　　　　　E. 环磷酰胺

（二）化疗药物的作用机制

影响去氧核糖核酸（DNA）的合成；直接干扰核糖核酸（RNA）的复制；干扰转录，抑制信使RNA（mRNA）的合成；阻止纺锤丝的形成，阻止蛋白质的合成。

二、常见的化疗不良反应

1. **造血功能障碍（骨髓抑制）** 是最常见和最严重的不良反应，主要表现为外周血中白细胞及血小板计数下降。白细胞下降后病人易发生感染，严重时出现败血症；血小板下降，病人出现乏力、精神淡漠、反应迟钝，严重者有全身出血倾向，如牙龈出血、鼻出血、皮下出血、尿血、便血，甚至内脏出血。

小试身手 2.化疗药物最严重的副反应是

A. 骨髓抑制　　　　　B. 消化道反应

C. 皮肤黏膜的损伤　　　　　D. 肝功能的损害

E. 肺功能的损害

2. 消化道反应　食欲减退、恶心、呕吐，消化性溃疡，腹痛、腹泻。

3. 皮肤黏膜损伤

（1）皮肤反应：甲氨蝶呤、氟尿嘧啶等引起皮肤炎性反应，表现为皮肤干燥、色素沉着、皮疹、全身瘙痒，严重者出现剥脱性皮炎。

（2）毛发脱落：因毛囊上皮生长迅速，对化疗药物敏感，尤其是**放线菌素D最为明显**。

（3）组织坏死。

小试身手　3. 下列哪种药物最易引起毛发的脱落

A. 放线菌素D　　　　　B. 甲氨蝶呤　　　　　C. 环磷酰胺

D. 5-氟尿嘧啶　　　　　E. 东莨菪碱

4. 肝肾功能损害　多数化疗药物在肝脏代谢，大剂量化疗损伤肝脏。主要表现为血清谷丙转氨酶（SGPT）增高，严重者出现黄疸。环磷酰胺以原形排泄引起出血性膀胱炎。

5. 其他

（1）其他脏器损伤：阿霉素、紫杉醇等可引起心功能损害，表现为脉率增快、心电图"T"波倒置，停药后可恢复。平阳霉素、依托泊苷等可引起肺功能损害，过量使用导致肺纤维化。

（2）周围神经毒性：长春新碱可出现指、趾端麻木，有针刺样感。

参考答案

1.A　2.A　3.A

第十八章　妇科腹部手术病人的护理

第一节　子宫颈癌

一、概述

子宫颈癌是最常见的妇科恶性肿瘤之一，发病率仅次于乳腺癌。患病年龄呈**双峰状分布**，30~35岁和50~55岁高发。

二、病因

1.婚姻　早婚或多婚。

2.性生活　18岁以前就有性生活或性生活紊乱。

3.孕产史　早育、多产。

4.炎症或病毒　子宫颈慢性炎症，通过性交传播的病毒，以人乳头瘤病毒（HPV）为主。

5.配偶　配偶为高危男子，其患阴茎癌、前列腺癌或其前妻患子宫颈癌者，易患宫颈癌。

6.其他　宫颈癌与经济情况、种族及地理环境等因素相关。

小试身手　1.关于宫颈癌的叙述，下列哪项是正确的

A.宫颈癌好发于晚婚晚育者

B.发病年龄高峰分布在40~45岁

C.与细菌感染有关，与病毒感染无关

D.目前发病占女性癌症的第一位

E.配偶患阴茎癌的发病几率相对较高

三、病理改变

子宫颈癌病好发于宫颈外口的**原始鳞–柱交接部**与生理性鳞–柱交接部间所形成的移行带区。子宫颈癌的癌前病变称为宫颈上皮内瘤样变，其中包括宫颈不典型增生及宫颈原位癌。

四、辅助检查

1.宫颈刮片细胞学检查　用于宫颈癌普查。

2.宫颈和宫颈管活组织检查　是宫颈癌前病变和宫颈癌最可靠的确诊方法。

3. 碘试验　是将碘溶液涂在宫颈和阴道壁上，观察其着色情况。

4. 阴道镜检查　有利于观察早期病变，选择病变部位进行宫颈活组织检查，提高诊断正确率。

小试身手 2. 确诊宫颈癌最可靠的依据是

A. 宫颈刮片检查　　　　　　B. 宫颈和颈管的活体组织检查

C. 阴道镜检查　　　　　　　D. 白带检查

E. 腹腔镜检查

小试身手 3. 患者，女，40岁，体检发现宫颈重度糜烂，有接触性出血，余无阳性体征，疑是子宫颈癌。最可靠的确诊方法是

A. 宫颈刮片细胞学检查　　B. 碘试验　　　　　　C. 阴道镜检查

D. 宫颈活组织检查　　　　E. 宫颈锥切术

第二节　子宫肌瘤

浪里淘沙—核心考点

一、病因

子宫肌瘤多见于30~50岁育龄女性，尤其是不孕症患者。**子宫肌瘤的发生和生长与雌激素有关。**

小试身手 4. 关于子宫肌瘤，下列哪项说法是**错误的**

A. 子宫肌瘤是女性生殖器肿瘤中最常见的良性肿瘤

B. 子宫肌瘤中肌壁间肌瘤是最常见的

C. 子宫肌瘤的发生和生长可能与雌激素有关

D. 月经过多、贫血是子宫肌瘤最常见的症状

E. 子宫肌瘤容易变性，甚至恶变

二、病理

1. 巨检　子宫肌瘤为球形实质性肿瘤，单个或多发，大小不一，表面光滑，表面有一层由子宫肌层受肌瘤压迫而形成的假包膜。当肿瘤生长快、血运不足，发生缺血，可引起退行性变，常见有玻璃样变、囊性变、红色变、肉瘤变及钙化。

2. 显微镜检　可见肌瘤由编织状排列的平滑肌纤维相互交叉组成，其间有不等量纤维组织。

三、分类

按肌瘤所在部位分为子宫体部肌瘤（占90%）和子宫颈部肌瘤（占10%）。

按肌瘤与子宫肌层的位置分为3类：

1. **肌壁间肌瘤**　最常见。

2.**浆膜下肌瘤** 约占20%，肌瘤向子宫浆膜面生长，突出于子宫表面。

3.**黏膜下肌瘤** 肌瘤向宫腔方向生长并突出于宫腔内，表面由子宫黏膜层覆盖。

小试身手 5.根据子宫肌层与肌瘤的关系，子宫肌瘤可分为

A.宫体部位肌瘤与宫颈部肌瘤

B.有蒂肌瘤与无蒂肌瘤

C.黏膜下、浆膜下、肌壁间肌瘤

D.宫体部，阔韧带肌瘤

E.平滑肌瘤与纤维瘤

四、辅助检查

常用的诊断检查方法有**B超**、子宫镜、腹腔镜等。

第三节 子宫内膜癌

浪里淘沙—核心考点

一、病因

缺乏孕激素对抗而长期受雌激素刺激，可引起子宫内膜癌。未婚、少育未育或家族中有癌症史的女性，高血压、肥胖、绝经延迟、糖尿病等发生子宫内膜癌的几率升高。

二、病理

1.巨检 **病变多见于子宫底部的子宫内膜，以两侧宫角附近多见**。根据病变形态和范围分为两种：

（1）**弥散型**：子宫内膜全部或大部被癌组织侵犯，**呈不规则菜花样向宫腔内突出**。

（2）**局灶型**：癌灶局限于宫腔的一小部分，**多见于子宫底部或子宫角部，后壁比前壁多见，呈息肉或小菜花状**。

2.**显微镜检** 分别为内膜样**腺癌（最多见）**、浆液性腺癌、黏液性癌，透明细胞癌和癌肉瘤。

三、辅助检查

1.**分段诊断性刮宫（简称分段诊刮）** 是早期诊断子宫内膜癌最可靠的方法。

2.其他 细胞学检查、B型超声检查、宫腔镜检查及MRI、CT、淋巴造影检查均有助于诊断。

小试身手 6.子宫内膜癌的确诊靠

A. B 型超声检查
B. 动态监测 CA125
C. 细胞学检查
D. 宫腔镜检查
E. 分段诊刮

第四节　卵巢肿瘤

浪里淘沙—核心考点

一、组织学分类

按组织学分类，卵巢肿瘤分为体腔上皮来源的肿瘤、生殖细胞肿瘤、性腺母细胞瘤、非卵巢特异性软组织肿瘤、未分类肿瘤、转移性肿瘤及瘤样病变。**主要通过直接蔓延、腹腔种植方式转移。**

小试身手 7. 妇科肿瘤中死亡率为首位的是

A. 宫颈癌
B. 子宫内膜癌
C. 外阴癌
D. 卵巢恶性肿瘤
E. 子宫肌瘤

二、常见卵巢肿瘤的病理改变

1. 卵巢上皮性肿瘤　<u>多见于30~60岁女性</u>，包括卵巢浆液性肿瘤和卵巢黏液性肿瘤。

2. 卵巢生殖细胞肿瘤　<u>是生殖细胞在发生、移行及发育过程中发生变异引起</u>。见于任何年龄，<u>儿童和青少年多见</u>，发病率仅次于卵巢上皮性肿瘤，占卵巢肿瘤第2位。

3. 卵巢性索间质肿瘤　占5%~8%，是由分化不等的颗粒细胞、卵泡膜细胞及构成纤维瘤的胶原、梭形细胞等单一或多种腺间质成分形成的肿瘤。

4. 卵巢转移性肿瘤　占5%~10%。由原发于卵巢外的恶性肿瘤播散至卵巢。来自胃肠道、乳腺和子宫的转移癌最多见，来自胃肠道的转移癌中以胃癌多见。

三、辅助检查

1. **细胞学检查**　<u>在腹水和腹腔冲洗液中找癌细胞，对于确诊、确定卵巢分期和选择治疗方案有意义。</u>

2. 影像学检查　B超检查、X线检查、淋巴造影、CT及MRI。

3. 腹腔镜检查　对腹腔肿块、腹水或可疑卵巢恶性肿瘤者采用腹腔镜检查。

4. 肿瘤标志物检测　测定血清中肿瘤标志物如AFP，协助诊断卵巢内胚窦瘤等卵巢肿瘤；检测卵巢上皮性癌病人血清中CA125，对确诊浆液性腺癌有帮助；血清中hCG浓度过高对诊断原发性卵巢绒癌有帮助。

5. 细胞学检查　抽取腹水或腹腔冲洗液和胸腔积液查找癌细胞。

第五节　子宫内膜异位症

浪里淘沙—核心考点

一、概述

当具有生长功能的子宫内膜出现在子宫腔被覆黏膜以外的其他部位时称子宫内膜异位症，简称内异症。异位子宫内膜可侵犯全身任何部位，**最常见的依次为：卵巢、子宫直肠陷凹、阔韧带、宫骶韧带、直肠、乙状结肠、膀胱及输尿管。**

小试身手　8.异位子宫内膜最常侵犯的部位是

A.卵巢　　　　　　　　B.输尿管　　　　　　　　C.直肠

D.输卵管　　　　　　　E.膀胱

二、病因及发病机制

子宫内膜异位症属良性病变，但可种植侵蚀和远处转移。**常见的种植部位是腹腔脏器和腹膜**。关于病因主要包括下列学说：**子宫内膜种植学说**、体腔上皮化生学说、诱导学说、遗传因素和免疫学说。

三、病理改变

基本病理变化是异位子宫内膜随卵巢激素变化而发生周期性出血，导致周围纤维组织增生和粘连。病灶中可见子宫内膜间质、子宫内膜腺体、纤维素和出血。

四、辅助检查

1.B超　阴道和腹部B超可鉴别卵巢子宫内膜异位囊肿和直肠阴道隔内异症。

2.CA125值测定　中重度病人血清CA125值升高。

3.**腹腔镜检查　是目前诊断子宫内膜异位症的最佳方法。**

参考答案

1.E　2.B　3.D　4.E　5.C　6.E　7.D　8.A

第十九章　会阴部手术病人的护理

第一节　外阴癌

（一）概述

外阴癌是女性外阴中最常见的一种恶性肿瘤，以外阴鳞状细胞癌最常见。

小试身手 1.最常见的外阴恶性肿瘤是

A.鳞状细胞癌　　　　　B.黑色素瘤

C.腺癌　　　　　　　　D.基底细胞癌

E.鳞腺癌

（二）病理改变

癌灶为浅表溃疡或硬结节，可伴感染、坏死、出血，周围皮肤可增厚及色素改变，镜下见多数外阴鳞癌分化好，有角珠和细胞间桥。前庭和阴蒂的病灶倾向于分化差或未分化，常有淋巴结和神经的侵犯，必要时可行活检，做电镜或免疫组化染色确定组织学来源。

小试身手 2.以下关于外阴癌，叙述**错误**的是

A.外阴癌的患者常并发外阴色素减退疾病

B.外阴的长期慢性刺激也可发生癌变

C.外阴癌不会与宫颈癌、阴道癌合并存在

D.HPV感染、巨细胞病毒与外阴癌的发生有关

E.5%~10%的外阴不典型增生可发展为外阴癌

第二节　外阴、阴道创伤

病因

1.**分娩**　是引起外阴、阴道创伤的主要原因。

2.**外伤**　如骑跨伤或不慎跌倒，外阴碰到锐器，创伤伤及阴道，甚至损伤尿道、膀胱或直肠。

第三节　先天性无阴道

概述

在胚胎发育过程中，双侧副中肾管融合后未能再向尾端伸展形成阴道。**根据解剖特点分为阴道下段闭锁（Ⅰ型）和阴道完全闭锁（Ⅱ型）两种。**

第四节　子宫脱垂

一、概述

子宫从正常位置沿阴道下降或脱出，**当宫颈外口达坐骨棘水平以下，甚至子宫全部脱出阴道口以外，称子宫脱垂。**

二、病因

1.**分娩损伤**　分娩过程中软产道及其周围盆底组织极度扩张，肌纤维拉长或断裂，**是子宫脱垂的主要原因。**

2.盆底组织发育不良或退行性变　绝经后雌激素水平降低，盆底组织萎缩退化变薄；营养不良导致子宫支持组织薄弱；盆底组织先天发育不良；多产妇、多次分娩影响盆腔支持组织的恢复。

小试身手　3.绝经后妇女子宫脱垂的主要原因是

A.分娩损伤　　　　　　B.手术损伤　　　　　　C.腹压增加

D.盆底组织发育不良　　E.盆底组织退行性变

3.腹内压增加　长期慢性咳嗽、超负荷劳动，长期站立工作、久蹲、便秘、腹水或盆腔巨大肿瘤，均可引起子宫脱垂。

第五节　尿　瘘

一、概述

尿瘘是指人体泌尿道与生殖道之间形成异常通道。病人无法自主排尿，表现为尿液自阴道外流，多为泌尿生殖瘘，**以膀胱阴道瘘最多见。**

二、病因

病因很多，**以产伤和妇科手术损伤为主**，其中**产伤占90%以上**。膀胱结核、生殖器放射治疗后、晚期生殖道或膀胱癌肿、宫旁注射硬化剂、子宫脱垂长期放置子宫托均能导致尿瘘。

三、辅助检查

1. **亚甲蓝试验**　将200ml稀释亚甲蓝溶液经尿道注入膀胱，若有蓝色液体经阴道壁小孔溢出为膀胱阴道瘘；蓝色液体经子宫颈外口流出者为膀胱宫颈瘘；阴道内流出清亮尿液，则为输尿管阴道瘘。

2. **靛胭脂试验**　亚甲蓝试验瘘孔流出清亮液体者，静脉推注靛胭脂5ml，10分钟内见到瘘孔流出蓝色尿液，提示为输尿管阴道瘘。

3. **膀胱镜检查**　了解膀胱内有无炎症、结石，瘘孔位置和数目。

4. 排泄性尿路造影　了解双侧肾功能及输尿管有无异常，用于诊断输尿管阴道瘘、结核性尿瘘和先天性输尿管异位。

参考答案

1. A　2. C　3. E

第二十章　不孕症妇女的护理

第一节　不孕症

不孕症是指女性未避孕性生活至少12个月而未受孕者。婚后未避孕而从未妊娠者称为原发性不孕；曾有过妊娠而后未避孕连续2年不孕者称继发性不孕。

小试身手　1.原发性不孕的定义是指

A.夫妇同居性生活正常，未避孕2年未孕者

B.夫妇同居性生活正常，未避孕1年未孕者

C.夫妇同居性生活正常，虽然第一次婚姻曾生育，此后未避孕而未受孕者

D.夫妇同居性生活正常，虽然第一次婚姻曾生育，此后未避孕1年未孕者

E.夫妇同居婚后1年未孕，一方有无法纠正的生殖系统解剖生理缺陷者

一、病因及发病机制

（一）女性因素

1.**输卵管因素**　占女性不孕因素的1/3，**是最常见的因素**。任何影响输卵管功能的疾病都可导致不孕，如输卵管粘连、阻塞，子宫内膜异位症，先天性发育不良等。

小试身手　2.导致女方不孕最常见的因素是

A.子宫内膜因素　　　　　　B.子宫颈因素

C.输卵管因素　　　　　　　D.外阴、阴道因素

E.排卵障碍

2.**排卵障碍**　占女性不孕因素的1/4，**是最严重的因素**。包括：①卵巢病变；②下丘脑-垂体-卵巢轴功能紊乱；③营养不良、压力、肥胖、甲亢、肾上腺功能异常、药物副作用等导致卵巢不排卵。

3.子宫因素　子宫畸形、子宫黏膜下肌瘤、子宫内膜炎等。

4.宫颈因素　宫颈狭窄或先天性宫颈发育异常影响精子通行。宫颈炎可改变宫颈黏液量和性状，影响精子活力和进入宫腔的数量，导致不孕。

5.阴道因素　阴道发育异常或损伤、阴道炎致阴道pH改变，降低了精子活力，缩短其存活时间而影响受孕。

（二）男性因素

1.**精液异常**　少精、精液液化不全致不孕。

2. **输精管道阻塞及精子运送受阻**　如生殖管道感染、生殖管道创伤。

3. **免疫因素**　男性体内产生对抗自身精子的抗体。

4. 性功能异常。

（三）男女双方因素

1. 缺乏性生活的基本知识及精神因素。

2. **免疫因素**　同种免疫和自身免疫均可影响受孕。

二、辅助检查

1. **男方检查**　除全身检查外，应检查外生殖器有无畸形或病变。**重点是精液常规检查**。正常情况下，每次排出精液平均3~4ml，pH为7.2~7.8，在室温中放置30分钟内完全液化，总精子数≥4.0×10^6，精子密度（20~200）$\times 10^9$/L，精子活率>50%，正常形态精子占66%~88%；射精1小时内前向运动数≥50%。

2. 女方检查　内外生殖器检查、卵巢功能检查、输卵管通畅检查、宫腔镜检查、腹腔镜检查。

（1）**性交后精子穿透力试验**：上述检查未见异常时进行性交后试验。根据基础体温选择在预测的排卵期进行。在试验前3天禁止性交，避免阴道用药或冲洗。性交后2~8小时内就诊检查。每高倍视野内有20个活动精子为正常。

（2）免疫检查。

第二节　辅助生殖技术及护理

浪里淘沙—核心考点

辅助生殖技术包括人工授精、体外受精和胚胎移植、配子输卵管移植等。

一、人工授精

人工授精是用器械将精子通过非性交方式注入女性生殖道内代替性交使女性受孕的技术。按精液来源分为丈夫精液人工授精（AIH）和供精者精液人工授精（AID）。

AIH适用于男性性功能障碍和女性宫颈管狭窄、宫颈黏液异常、抗精子抗体阳性等。AID适用于男性无精症、不良遗传基因携带者。**人工授精时间是排卵前后3~4天**，于排卵前和排卵后各注射1次精液较好。

二、体外受精与胚胎移植

体外受精与胚胎移植（IVF-ET）即试管婴儿。体外受精指从妇女体内取出卵子，放入试管内培养一段时间与精子受精后，发育成早期胚泡。胚胎移植指将胚泡移植到妇女宫腔内使其着床发育成胎儿的过程。胚泡移植后限制活动3~4天。**主要**

适用于**输卵管堵塞引起的不孕**。

小试身手 3.试管婴儿指的是

A. 人工授精　　　　　　B. 体外受精及胚胎移植

C. 配子输卵管内移植　　D. 配子宫腔内移植

E. 配子阴道内移植

三、配子输卵管内移植

配子输卵管内移植（GIFT）是直接将卵母细胞和洗涤后的精子移植到输卵管壶腹部，受精发生在输卵管内的一种助孕技术。

四、配子宫腔内移植

配子宫腔内移植（GIUT）是指将卵细胞和洗涤后精子直接植入宫腔内使妇女受孕的一种助孕技术。

五、并发症

1. **卵巢过度刺激综合征（OHSS）** 是一种诱发促排卵引起的并发症。①**轻度**：症状及体征常发生在注射hCG后7~10天，主要表现为下腹不适，卵巢增大；②**中度**：下腹胀痛明显，腹水，少量胸腔积液，双侧卵巢明显增大；③**重度**：腹胀痛加剧，腹水明显增多，因腹水使膈肌上升或胸腔积液致呼吸困难，卵巢直径≥12cm，严重者出现急性肾衰竭、血栓形成及呼吸窘迫综合征。

2. **多胎妊娠** 由于应用促排卵药及多个胚胎移植引起。

3. **流产和宫外孕** IVF-ET的流产率较高，宫外孕发生率为3%。

4. **卵巢反应不足**。

5. **卵巢和乳腺肿瘤** 由于使用大剂量的促性腺激素，有可能导致卵巢和乳腺肿瘤的机会增多。

参考答案

1.B　2.C　3.B

第二十一章 计划生育妇女的护理

第一节 计划生育妇女的一般护理

概述

避孕是指采用药物、器具及利用妇女的生殖生理自然规律，在不妨碍正常性生活和身心健康的情况下，使妇女暂时不受孕。常用的方法有宫内节育器、药物避孕和外用避孕等。

第二节 避孕方法及护理

避孕是指用科学的方法使妇女暂时不受孕。常用方法包括工具避孕、药物避孕和安全期避孕等。

一、工具避孕

工具避孕是利用工具防止精子和卵子结合或通过改变宫腔内环境达到避孕目的的方法。

（一）宫内节育器（IUD）

1. 种类 分为惰性宫内节育器和活性宫内节育器两类。活性宫内节育器又可分为带铜宫内节育器和药物缓释宫内节育器。

2. 避孕原理 通过改变宫腔内环境和导致子宫内膜表层无菌性炎性刺激，阻碍受精卵着床。

3. 宫内节育器放置术

（1）适应证：育龄妇女自愿要求放置且无禁忌证者。

（2）禁忌证：①急慢性生殖道炎症；②生殖器官肿瘤；③月经紊乱：月经过多过频或不规则出血；④子宫畸形；⑤宫颈口过松、重度陈旧性宫颈裂伤或子宫脱垂；⑥严重全身性疾病。

（3）放置时间：①月经干净后3~7天无性交；②产后42天恶露已尽，会阴伤口愈合，子宫恢复正常，剖宫产术后半年；③人工流产术后（出血少、宫腔长度小于10cm者）；④哺乳期排除早孕者。⑤性交5日内放置为紧急避孕方法之一；⑥含孕激素节育器在月经4~7日放置。

（4）护理

1）节育器大小的选择及消毒：宫腔深度在7cm以上者用28号，7cm及以下者用26号。

2）术前准备：①手术器械；②测量受术者体温正常，排空膀胱。

（5）**术后健康指导**：①**术后休息3天；1周内避免重体力劳动；2周内禁止性生活及盆浴**；②3个月内月经或大便时观察节育器有无脱落；③复查：术后1个月、3个月、6个月、1年各复查一次，以后每年复查一次；④保持外阴清洁；**术后可有下腹不适及少量阴道出血**，如出现发热、腹痛、出血量大于月经量，持续7天以上随时就诊。

4. 宫内节育器取出术

（1）适应证：①治疗无效或出现并发症；②带器妊娠；③改用其他措施避孕或绝育者；④考虑再生育或已无性生活不需再避孕者；⑤放置期限已满；⑥绝经1年者；⑦节育器嵌顿或移位。

（2）取器时间：①**月经干净后3~7天**；②**带器早期妊娠者于人工流产时取出**；③**子宫不规则出血或出血多者随时取出**；④带器异位妊娠手术前行诊断性刮宫时或术后出院前取出。

小试身手 1. 取出宫内节育器的时间应在

A. 月经干净后1~2天　　　　B. 月经前3~5天

C. 经后立即取出　　　　　　D. 月经干净后7~10天

E. 月经干净后3~7天

（3）护理：①**术后休息1天，禁止性生活和盆浴2周**；②协助妇女落实其他合适的避孕措施。

5. 宫内节育器的不良反应及护理

（1）不规则阴道流血：**发生在放置后，尤其是头3个月多见**。表现为月经过多、经期延长或周期中点滴出血。如出现月经过多，指导病人休息、增加营养、观察出血量和持续时间，遵医嘱用药。若无效应考虑取出IUD。

（2）腰酸腹胀：轻者无需处理，重者休息或遵医嘱使用解痉药。处理无效后更换合适节育器。

6. 宫内节育器的并发症及护理

（1）**感染**：常见病原体为细菌、厌氧菌、衣原体，**放线菌感染多见**，感染部位有子宫内膜、输卵管、卵巢、盆腔结缔组织。一旦感染，取出节育器并使用抗生素治疗。

（2）IUD移位。

（3）**节育器嵌顿或断裂**：一经确诊立即就诊取出。

（4）**IUD下移式脱落；**

（5）带器妊娠

7.宫内节育器脱落及带器妊娠

（1）脱落：**多发生在放置节育器1年内，尤其是3个月内**，常在经期脱落。发生原因有：①放器时未将节育器放置子宫底部；②节育器与子宫大小不符，引起子宫收缩；③宫颈口松弛或月经过多。因此，放置1年内应定期随访。

（2）带器妊娠：**一旦确诊带器妊娠，应人工流产终止妊娠。**

（二）阴茎套

阴茎套可防止性疾病传播。每次性交时使用新阴茎套，使用前检查阴茎套是否合格。

二、药物避孕

避孕药为人工合成的甾体激素，是目前应用最广的女用避孕药，使用安全、有效、经济、简便。

1.短效口服避孕药

（1）作用机制：**①抑制排卵；②改变宫颈黏液性状，阻碍精子穿透；③改变子宫内膜形态与功能。**

小试身手 2.关于复方短效口服避孕药避孕机制的说法，下列**错误**的是

A.受持续的雌、孕激素作用，输卵管的正常分泌和蠕动频率发生改变，从而改变受精卵正常的运行速度

B.改变宫颈黏液性状使黏液量变少、黏度增高，不利于精子的穿行

C.改变子宫内膜形态与功能，不适于受精卵着床

D.通过异物的局部效应发挥作用

E.抑制排卵

（2）适应证：育龄妇女无禁忌证者。

（3）**禁忌证**：①急慢性肝炎和肾炎；②**严重心血管疾病**；③**血液病及血栓性疾病**；④内分泌疾病如糖尿病使用胰岛素控制者、甲亢；⑤恶性肿瘤、癌前期病变、子宫及乳房肿块；⑥哺乳期；⑦月经稀少或年龄>45岁者；⑧用药后出现偏头痛或持续头痛；⑨产后未满6个月或月经未来潮者；⑩年龄>35岁的吸烟妇女。

（4）用法及注意事项：**自月经周期第5天起，每晚1片，连用22天不间断，如漏服于次晨补服1片**。一般停药后2~3天发生撤退性出血。若停药7天无阴道出血，则当晚开始第2周期用药。若再次无出血，宜停药并检查治疗。

（5）药物不良反应

1）**类早孕反应**：因雌激素刺激胃黏膜引起。一般1~3个周期后症状自行消失。严重者遵医嘱用药。

2）**月经改变**：月经变规则、经期缩短、经量减少、痛经症状减轻。但可发生闭经、突破性出血。

3）体重增加。

4）**色素沉着**：少数女性面部皮肤出现淡褐色色素沉着，停药后多能消退。

5）其他：**考虑妊娠者须停药6个月后再受孕。**

2. 长效口服避孕药

（1）作用机制 利用长效雌激素炔雌醚从胃肠道吸收后储存在脂肪组织缓慢释放起长效避孕作用。**服药1次避孕1个月。**

（2）**用法** 第1周期于月经来潮第5天服第1片，第10天服第2片，以后每次月经来潮第5天服1片。

（3）不良反应及处理 与短效避孕药类似。

（4）**注意事项** **停用时在月经周期第5天开始服短效口服避孕药3个月作为过渡期。**

3. 长效避孕针

有单纯孕激素类和雌孕激素混合类两种，每月肌内注射1次。

（1）适应证与禁忌证 与复方短效避孕药类似，**月经频发或经量过多者禁忌使用。**

（2）**用法** 第1个月在月经周期第5天和第12天各肌内注射1次，以后每次月经周期第10~12天肌内注射1次，用药后12~16天月经来潮。

（3）不良反应及其处理 用药初3个月出现月经周期不规则、经量多，建议就诊处理。

4. 速效避孕药（探亲避孕药）

服用时间不受月经周期限制，适用于探亲夫妇。

（1）作用机制 改变子宫内膜形态与功能，阻碍受精卵着床；使宫颈黏液变黏稠，阻碍精子穿透；月经前半周期服用还可抗排卵。

（2）种类和用法

1）**炔诺酮**：每片5mg，**于性生活当晚及以后每晚口服1片**；若超过14天，可改用短效避孕药至探亲结束。**停药后7天内月经来潮，经量不变。**

2）炔诺孕酮：每片3mg，性生活前1~2天服用。

3）探亲片1号：每片含甲地孕酮2mg，性生活前8小时服1片，当晚再服1片。以后每晚1片，直到探亲结束次晨加服1片。

5. 缓释系统避孕药

缓释系统避孕药是由避孕药与具备缓释性能的高分子化合物制成，在体内持续恒定微量释放，起长效避孕作用。不良反应有不规则少量阴道流血。服药期间禁用苯巴比妥、利福平等药。

6. 外用避孕药 通过阴道给药，通过杀精或改变精子功能达到避孕目的。

三、其他避孕方法

1. 安全期避孕 排卵前后4~5天内为易孕期，其他时间不易受孕，视为**安全期**。在安全期内性交而达到避孕目的，称为安全期避孕。使用安全期避孕需确定安全期：①月经规律者以月经周期推算，月经周期28~30天，**排卵时间为下次月经前14**

天，排卵日及其前5天、后4天以外的时间为安全期。②基础体温测定，基础体温升高0.3~0.5℃的3天后为安全期；如体温是逐渐升高，连续3天的基础体温均高于上升前6天平均体温0.2℃以上，以后为安全期。③宫颈黏液检查，正常育龄妇女宫颈黏液性状和量有周期变化，排卵前增加10倍，稀薄、透明、黏液拉丝度达10cm以上。

2. 紧急避孕　此方法只能对一次无防护性生活起保护作用。紧急避孕是通过阻止或延迟排卵，干扰受精或阻碍着床达到避孕目的。

（1）**适应证**：无保护性性生活72~120小时内使用紧急避孕的对象包括：①未采用任何避孕措施者；②避孕失败者（如阴茎套破裂、滑脱、过早取出，IUD脱落、避孕药漏服等）；③遭到强奸者。

（2）紧急避孕方法：宫内节育器和避孕药物。

3. 黄体生成激素释放激素类似物避孕。

第三节　终止妊娠方法及护理

浪里淘沙—核心考点

一、早期妊娠终止方法及护理

在妊娠早期采用人工方法终止妊娠称为早期妊娠终止，亦称人工流产。人工流产分为手术流产和药物流产两种。手术流产包括负压吸引术和钳刮术。

（一）人工流产术

1. 适应证　因避孕失败要求终止妊娠者，因各种疾病不宜继续妊娠者。

2. 禁忌证

（1）各种疾病急性期或严重的全身性疾病需治疗好转后再手术。

（2）生殖器官急性炎症者应先控制炎症。

（3）妊娠剧吐引起酸中毒尚未纠正者。

（4）术前相隔4小时测2次体温≥37.5℃者。

3. 方法

（1）人工流产负压吸引术：适用于孕10周以内者。利用负压通过吸管将妊娠组织吸出而终止妊娠。

（2）人工流产钳刮术：适用于孕11~14周者。充分扩张子宫颈后用卵圆钳夹取妊娠组织进行刮宫、吸宫。

4. 并发症及防治

（1）子宫穿孔：多见于哺乳期子宫、瘢痕子宫和畸形子宫。手术时突然感到无宫底感觉，或者入宫腔深度明显超过原来测量的宫腔深度，需立即停止手术，给予缩宫素和抗生素，严密观察生命体征，有无腹痛、阴道流血及腹腔内出血征象。子宫穿孔后如病情稳定，胚胎组织尚未吸净者在B超监护下清宫；尚未进行吸宫操作者立即剖腹探查。

（2）**人工流产综合反应**：发生与孕妇精神紧张，不能耐受子宫扩张牵拉和高负压有关，受术者出现心动过缓、心律不齐、血压下降、面色苍白、出汗、胸闷，甚至昏厥和抽搐。出现症状立即停止手术，给予吸氧，一般能自行恢复，严重者可遵医嘱静脉注射阿托品0.5~1mg，症状即可缓解。

（3）**吸宫不全：是人工流产后常见的并发症**。与子宫体过度屈曲、术者操作不熟练有关。表现为术后阴道流血超过10天，血量过多，或流血暂停后又出现多量出血者。**经B超确诊后服用抗生素3天再行清宫术**。刮出物送病理检查，术后继续抗感染治疗。

（4）**漏吸或空吸**：指已确诊为宫内妊娠，但术时未吸到胎盘或胎盘绒毛。常与位置异常、子宫畸形及术者操作不熟练等有关。空吸指误诊宫内妊娠而行人工流产负压吸引术。

（5）**术中出血**：多见于钳刮术，因妊娠月份大，妊娠组织不能迅速排出而影响子宫收缩引起。术中扩张宫颈后在宫颈注射缩宫素使子宫收缩，同时尽快钳取或吸出妊娠物。

（6）**术后感染**：表现为发热、下腹疼痛、白带浑浊或不规则阴道流血。宫腔内有妊娠物残留者按感染性流产处理。

（7）**羊水栓塞**：因肺动脉高压引起心力衰竭、呼吸衰竭及休克、出血。

5. 护理

（1）术中护理：遵医嘱给药，严密观察受术者面色、脉搏及是否出汗。

（2）**术后在观察室休息1~2小时**，注意观察腹痛和阴道流血情况。

（3）嘱受术者保持外阴清洁，**1个月内禁止盆浴和性生活**。

（4）**吸宫术后休息3周；钳刮术后休息4周**；有腹痛或出血多者随时就诊。

（5）指导夫妇双方采用安全可靠的措施避孕。

（二）药物流产

适用于妊娠7周以内者，目前常用药物是米非司酮。

1. **适应证** 年龄40岁以下、**妊娠7周内者**，B超检查排除宫外孕且无禁忌证要求流产者。

2. 禁忌证 心肝肾疾病病人及肾上腺疾病、糖尿病、青光眼、过敏体质、带器妊娠者。

3. 用药方法 米非司酮25mg，每天2次口服，共3天，于第4天上午服米索前列醇0.6mg，一次顿服。留院观察胎囊排出情况。药物流产简单，不需宫腔操作，为无创伤流产。空腹或进食2小时后服药效果好。**产后出血时间过长和出血量多是其主要不良反应**，还有恶心、呕吐、下腹痛和乏力等。用药后定时来院复查，若流产失败及时终止；不全流产者出血量多时需刮宫。阴道出血时间长者给予抗生素预防感染。

二、中期妊娠终止方法及护理

妊娠≥14周至<28周之间用人工方法终止妊娠为中期妊娠终止。**妊娠13~14周**

间常用钳刮术，15~28周妊娠者需住院引产。

小试身手（3~5题共用备选答案）

A. 49天以内　　　　　B. 10周内　　　　　C. 11~14周

D. 15~24周　　　　　E. 14~28周

3. 药物流产适用于妊娠

4. 钳刮术流产适用于妊娠

5. 中期妊娠引产术常用于妊娠

（一）依沙吖啶（利凡诺）引产

将依沙吖啶注入羊膜腔内、羊膜外引产时，**可使胎盘组织变性、坏死而增加前列腺素合成，引起宫颈软化、扩张及刺激子宫平滑肌收缩**。同时药物经胎儿吸收后损害胎儿主要器官，使胎儿中毒死亡。

1. **适应证**　①中期妊娠要求终止而无禁忌证者；②因患各种疾病不宜继续妊娠者；③孕期接触导致胎儿致畸因素者；④因各种原因不愿继续妊娠者。

2. **禁忌证**　①各种急性感染性疾病、慢性疾病急性发作及生殖器官感染尚未治愈者；②急慢性肝、肾疾病及心脏病、高血压、血液病；③术前相隔4小时体温两次超过37.5℃者；局部皮肤感染者；④对依沙吖啶过敏者；⑤前置胎盘。

3. **孕妇准备**　①身心评估：严格掌握适应证及禁忌证；②B超行胎盘定位及穿刺点定位；③术前3天禁止性生活，每天冲洗阴道1次或上药。

4. **术中注意事项**

（1）给药量：一般为50~100mg，**不超过100mg**。

（2）**宫腔内羊膜腔外注药须稀释，浓度不宜超过0.4%**。

（3）**如从穿刺针向外溢血或针管抽出血液时应向深部进针或向后退针，如仍有血，更换穿刺部位**。所有操作应严格无菌。

5. **并发症**　体温升高，产后出血，产道损伤，胎盘胎膜残留和感染。

6. **护理**

（1）注药过程中观察孕妇有无呼吸困难、发绀等症状。

（2）用药后定时测量生命体征，严密观察宫缩。**引产期间孕妇卧床休息，羊膜外给药者绝对卧床休息**。

（3）产道损伤：产后仔细检查软产道和胎盘是否完整，待组织排出后常规做清宫术。观察产后宫缩、感染体征、阴道流血及排尿情况。

（4）回奶措施：**引产后即刻回奶**。

（5）**术后6周内禁止性交和盆浴**。

（6）**给药5天后仍未临产者即为失败**，协商再次给药或改用其他方法。

（二）水囊引产

水囊引产是将水囊置于子宫壁和胎膜之间，囊内注入300~500ml生理盐水，**使**

子宫膨胀，触发宫缩，使胎儿娩出。

1. 适应证　中期妊娠终止者，因患各种疾病不宜妊娠者。

2. 禁忌证　同依沙吖啶引产。此外还包括子宫瘢痕、宫颈或子宫发育不良者。

3. 操作步骤

（1）排空膀胱取截石位、常规消毒、铺巾。暴露宫颈，消毒宫颈阴道部。

（2）用敷料镊将水囊送入子宫腔，直到整个水囊全部放入。

（3）自尿管末端缓慢注入生理盐水300~500ml后，折叠导尿管，扎紧后放入阴道穹窿部。

（4）取水囊：**放置24小时后取出水囊**。

4. 注意事项

（1）**放置时不得触碰阴道壁，放置后卧床休息**。

（2）**水囊引产失败后取出水囊，如无异常，休息72小时**改用其他方法引产。

（3）如有发热、寒战应及时取出水囊。

5. 护理　同依沙吖啶引产。在水囊内注入无菌生理盐水，并加入数滴亚甲蓝以利识别羊水或注入液。

第四节　女性绝育方法及护理

浪里淘沙—核心考点

一、经腹输卵管结扎术

1. 适应证　自愿接受绝育术且无禁忌证者；患有严重全身性疾病不宜生育者。

2. **禁忌证**

（1）各种疾病的急性期。

（2）全身健康情况差者，如心力衰竭、产后出血、血液病等。

（3）腹部皮肤感染或内外生殖器炎症者。

（4）患严重神经症。

（5）**24小时内2次体温达37.5℃或以上者**。

3. **手术时间**

（1）**非孕女性选择在月经前期，最好是月经结束后3~4天**。

（2）**人工流产或取环术后**。

（3）**自然流产月经复潮后，分娩后48小时内，剖宫产术同时**。

（4）哺乳期或闭经妇女排除早孕后。

小试身手 6. 育龄妇女绝育手术时间最好选择在

A. 月经干净后1~2天　　　　B. 月经干净后3~4天

C. 月经来潮前7~10天　　　　D. 月经来潮前5天

E. 避开排卵期即可

4.术后并发症 出血、血肿；感染；脏器损伤；输卵管再通。

5.护理措施

（1）严格掌握适应证，选择恰当手术时间，做好术前准备。

（2）术后严密观察体温、脉搏及有无腹痛等。

（3）保持伤口敷料清洁干燥，避免感染。

（4）**鼓励早日下床活动**。

（5）**术后休息3~4周，禁止性生活1个月**。

小试身手 7.关于输卵管结扎术后宣教，下列哪项**不妥**

A.术后鼓励早日下床活动

B.术后腹痛属正常反应，不需做任何处理

C.保持伤口敷料干燥清洁

D.1个月内禁止盆浴及性生活

E.保持外阴清洁

二、经腹腔镜输卵管结扎术

1.适应证 同经腹输卵管结扎术。

2.禁忌证 多次腹部手术或腹腔粘连，心肺功能不全，多部位疝等，其余同经腹输卵管结扎术。

3.术前准备 术前晚肥皂水灌肠，术前6小时禁食，进手术室前排空膀胱，术时取头低仰卧位。

4.术后护理 静卧数小时后下床活动；严密观察病人体温、腹痛、腹腔内出血或脏器损伤征象。

经腹腔镜行输卵管结扎术简单易行、安全、效果好，已逐渐推广使用。

参考答案

1.E 2.D 3.A 4.C 5.D 6.B 7.B

第二十二章 妇女保健

第一节 概 述

妇女保健工作是通过积极普查、预防保健、监护和治疗措施，降低孕产妇及围生儿死亡率，减少患病率和伤残率，控制疾病发生及性疾病的传播，促进妇女身心健康。

小试身手 1.妇女保健工作的意义，以下说法正确的是

A.维护和促进妇女健康和民主

B.以弱势妇女群体为服务对象

C.以预防为主，以临床为中心

D.是卫生保健事业的重要组成

E.以预防与保健相结合的方法

第二节 妇女保健工作范围

一、妇女各期保健

1.**青春期保健** 分三级：①**一级预防**：指导青春期女性培养良好的个人习惯，合理营养，适当体育锻炼和体力劳动。重点给予经期卫生保健指导，乳房保健指导，青春期心理卫生，性知识教育及性道德培养。②**二级预防**：定期体格检查，早期发现各种疾病和行为异常。③**三级预防**：指导青春期女性疾病的治疗和康复。**青春期保健以一级预防为主**。

2.**围婚期保健** 包括婚前医学检查、围婚期健康教育及婚前咨询。

3.**生育期保健** **目的是维护正常的生殖功能**。加强孕产期保健，及时诊治高危孕产妇，降低孕产妇死亡率和围生儿死亡率；给予计划生育指导，避免在生育期内因孕育或节育引发各种疾病。

4.**围生期保健**

（1）**孕前期保健**：指导夫妇选择最佳受孕时期。

小试身手 2.孕前期保健的首要内容是

A.选择最佳的受孕时机 　　　　B.指导如何使用口服避孕药

C.进行普通常规的医学指导 　　D.无不良孕产史的产前咨询

353

E. 做好孕前准备，杜绝高危妊娠

（2）孕期保健：<u>加强母儿监护，预防和减少孕产期并发症</u>。

（3）**分娩期保健**：<u>确保分娩顺利，母儿安全</u>。为母亲提供生理、心理和精神上的帮助和支持，对高危孕产妇加强产时监护和产程处理。

（4）**产褥期保健**：**预防滞产、产伤、产后出血、感染、预防新生儿窒息，促进产后恢复**。指导产妇保持会阴部皮肤和乳房清洁；居室安静舒适；营养合理，防止便秘；产后按时做健身操。**产褥期内禁止性交**，产后42天到医院接受全面健康检查，给予计划生育指导。

（5）哺乳期保健：促进和支持母乳喂养。**哺乳期妇女不宜用药物避孕**。

5. 绝经过渡期保健　提高自我保健意识和生活质量。

6. 老年期保健　指导老人定期体检，适度参加社会活动和从事力所能及的工作，生活规律，劳逸结合，防治老年期疾病。

二、妇女病普查普治及劳动保护

1. 健全妇女保健网络，定期对育龄妇女进行常见病、肿瘤的普查工作，每1~2年普查1次，**中老年妇女以防癌为重点**，做到早发现、早诊断和早治疗。

2. 劳动保护

（1）**月经期**：女职工不得从事搬运、装卸等重体力劳动及高处、低温、冷水、野外作业及用纯苯作溶剂而无防护措施的作业；<u>不得从事连续负重（每小时负重次数在6次以上者）每次负重超过20kg，间断负重每次负重超过25kg的作业</u>。

（2）**孕期**：劳动时间行产前检查按劳动工时计算；孕期不得加班加点，<u>妊娠满7个月后不得安排夜班</u>；<u>不得从事频繁弯腰、攀高、下蹲的作业</u>；在女职工怀孕期、产期、哺乳期，不能降低基本工资或解除劳动合同。

（3）**产期**：**女职工产假为98天**，其中产前休息15天，难产增加产假15天，多胎生育每多生一个增加产假15天。

（4）**哺乳期**：**时间为1年**，每班工作给予两次授乳时间，单胎每次授乳时间为30分钟；有未满1周岁婴儿的女职工，不得安排夜班及加班。

（5）绝经过渡期：女职工应得到社会广泛的关怀和体谅。

（6）其他：妇女应遵守国家计划生育法规，但有不育的自由；各单位对妇女应定期进行以防癌为主的普查普治；女职工的劳动负荷，一般单人负荷不得超过25kg，两人抬运不得超过50kg。

第三节　妇女保健统计

浪里淘沙—核心考点

孕产期保健工作统计指标有：

1. 孕产妇系统管理率 $= \dfrac{\text{期内孕产妇系统管理人数}}{\text{同期活产数}} \times 100\%$

2. 产前检查率 $= \dfrac{\text{期内接受过1次及以上产前检查的产妇人数}}{\text{同期活产数}} \times 100\%$

3. 高危妊娠管理率 $= \dfrac{\text{当年高危妊娠管理人数}}{\text{当年高危妊娠人数}} \times 100\%$

4. 产后访视率 $= \dfrac{\text{当年接受产后访视的产妇人数}}{\text{当年活产儿数}} \times 100\%$

5. 孕产妇死亡率 $= \dfrac{\text{期内孕产妇死亡数}}{\text{期内孕产妇总数}} \times 100000/10\text{万}$

6. 围生儿死亡率 $= \dfrac{\text{孕28周以上死胎、死产数+生后7天内的新生儿死亡数}}{\text{孕满28周后死胎产数+活产数}} \times 100\%$

7. 新生儿死亡率 $= \dfrac{\text{期内新生儿死亡数}}{\text{期内活产数}} 100\%$

8. 妇女普查率 $= \dfrac{\text{期内（次）实查人数}}{\text{期内（次）应查人数}} \times 100\%$

小试身手 3. 妇女保健统计指标是用来

A. 主观评价妇女保健工作

B. 主、客观评价保健工作质量

C. 反映妇女儿童健康状况

D. 确定妇幼保健工作总体方案

E. 评估科研工作的最终成效

参考答案

1.D　2.A　3.D

第二十三章　妇产科常用护理技术

第一节　会阴擦洗与冲洗

一、目的

去除会阴部分泌物，保持会阴部清洁，促进会阴伤口愈合；防止生殖系统、泌尿系统逆行感染。

小试身手 1.会阴擦洗的目的**不包括**

A. 保持会阴及肛门部清洁　　B. 促进患者舒适　　C. 促进会阴伤口愈合
D. 增加受孕机会　　E. 防止泌尿、生殖系统感染

二、适应证

适用于长期卧床、妇科腹部手术留置导尿管的病人；会阴阴道手术后；产后会阴裂伤或会阴切开行缝合术后；急性外阴炎。

三、操作方法

1. 将用物携至床旁，向病人解释，询问是否排尿。用屏风遮挡，帮助病人脱去一侧裤腿，取屈膝仰卧位暴露外阴。

2. 协助病人臀下垫一次性垫巾，护士戴一次性手套。

3. 夹取数个大棉球放入治疗碗内，倒入适量擦洗液，用镊子取浸透药液的大棉球擦洗。**擦洗顺序：第一遍自上而下，由外向内**，初步清除会阴部分泌物和血迹；**第二遍以伤口为中心，由内向外，自上而下，最后擦洗肛门及周围。一个棉球仅用一次**，最后用干棉球或纱布擦干。冲洗时用无菌纱布堵住阴道口，防止污水进入阴道引起逆行感染。

4. 擦洗完毕，撤去一次性垫巾，协助病人穿好裤子，取舒适卧位。

5. 清理用物。

第二节　阴道灌洗

一、目的

阴道灌洗有收敛、热疗和消炎作用。改善阴道血液循环，缓解局部充血、减少

356

阴道分泌物，达到消炎的目的。

二、适应证

适应证包括：①慢性子宫颈炎、阴道炎局部治疗；②经腹全子宫切除或阴道手术的术前准备；③应用¹³⁷铯后常规清洁冲洗。

应用 ^{137} 铯后常规清洁冲洗。

三、常用的灌洗溶液

1∶15000 高锰酸钾溶液、0.02%的碘伏溶液、1%乳酸溶液、0.5%醋酸溶液、2%~4%碳酸氢钠溶液、4%硼酸溶液、生理盐水等。

滴虫性阴道炎病人选用酸性溶液灌洗；假丝酵母菌性阴道炎病人选用碱性溶液灌洗；而非特异性炎症者选择一般消毒液或生理盐水。

四、操作方法

1. 向病人解释，用屏风遮挡；嘱病人脱去一侧裤腿，**取膀胱截石位**。

2. 配制灌洗溶液 500~1000ml，将灌洗筒挂于距床面适当位置处，排去管内空气后备用。

3. 打开灌洗包，在小碗内倒入适量20%肥皂溶液。

4. 进行阴道灌洗，**顺序为**：

（1）**第一把卵圆钳**夹纱球蘸肥皂液：**擦洗阴阜－左侧小阴唇－右侧小阴唇－左侧大阴唇－右侧大阴唇**。

（2）**第二把卵圆钳**夹纱球蘸肥皂液：**擦洗宫颈－穹窿－阴道前后壁**。

（3）用灌洗液将外阴肥皂液冲净。

（4）戴一次性手套，放置窥器充分暴露宫颈，用灌洗液冲洗宫颈、穹窿及阴道前后壁；转动窥器暴露宫颈、穹窿、阴道壁用冲洗液冲净分泌物。

5. 灌洗液约剩100ml时，拔出灌洗头，冲洗外阴部，然后扶病人坐于便盆上，让阴道内存留液体流出。

6. 撤去便盆，擦干外阴，协助病人穿好裤子，整理用物。

第三节 会阴热敷

浪里淘沙—核心考点

1. 适应证 ①会阴部水肿及血肿消散期；②会阴部伤口硬结及早期感染者。

2. 操作方法

（1）携用物至床旁，向病人解释。

（2）戴一次性手套，按会阴擦洗方法清洁会阴后擦干。

（3）热敷部位先涂一薄层凡士林软膏，盖上纱布，再将被热敷溶液浸泡的纱布轻轻敷上，外面盖上大棉垫。

（4）每3~5分钟更换敷料一次，也可在棉垫外放热水袋。

（5）每次热敷时间15~30分钟，每日2~3次。

（6）热敷完毕更换会阴垫，整理床铺，清理用物。

3.护理

（1）湿热敷的温度为41℃~46℃，热敷时注意观察局部有无发红，以防烫伤。

（2）注意观察病人的全身反应，对休克、虚脱、昏迷及感觉迟钝者警惕烫伤。

（3）热敷面积为病变范围的2倍。

第四节 阴道宫颈上药

浪里淘沙—核心考点

一、目的

治疗急、慢性子宫颈炎、各种阴道炎和术后阴道残端炎。

二、操作步骤

上药前先做阴道冲洗、灌洗，拭去宫颈黏液或炎性分泌物。上药方法有以下4种。

（一）局部用药

1.腐蚀性药物

（1）20%~50%硝酸银溶液：适用于慢性宫颈炎颗粒增生型。

（2）20%或100%铬酸溶液：适应证同上。

2.非腐蚀性药物

（1）新霉素、氯霉素等消炎药用于急性或亚急性宫颈炎、阴道炎。

（2）1%甲紫或大蒜液涂擦，适用于假丝酵母菌性阴道炎。每日1次，7~10天为一疗程。

（二）喷雾法

磺胺嘧啶、土霉素、呋喃西林等药物可用喷雾器将药物均匀地喷在炎症组织表面。

（三）阴道后穹隆塞药

凡栓剂、丸剂及片剂，如咪康唑栓、甲硝唑、制霉菌素片剂等可采用纳入法将药物直接送到阴道后穹隆处。对阴道滴虫、假丝酵母菌感染者，老年性阴道炎及慢性宫颈炎患者常用此法。病人也可自行放置，于睡前洗净双手或戴无菌手套用示指将药片沿阴道后壁向上向后推进，直到示指完全进入为止。

（四）子宫颈棉球上药

适用于宫颈急性或亚急性炎症伴出血者。常用药物有抗生素和止血粉等。先将带尾线的大棉球蘸上药液和药粉，再将棉球送入子宫颈处，将棉球尾线留于阴道外，并用胶布将尾线固定在阴阜侧上方，嘱病人于放药12~24小时后牵引尾线取出棉球。

参考答案

1.D

第二十四章　妇产科诊疗及手术病人护理

第一节　阴道及宫颈细胞学检查

浪里淘沙—核心考点

　　阴道及宫颈脱落细胞学检查是一种简便、经济、无痛苦的检查方法，阴道脱落细胞主要来自阴道上段和宫颈阴道部，也可来源于宫腔、输卵管、卵巢及腹腔。

一、适应证

1.协助诊断宫颈、宫腔、输卵管、阴道等部位的肿瘤。
2.卵巢功能检查　月经紊乱、异常闭经、性早熟病人。
3.宫颈炎症除外癌变者。
4.宫颈癌筛选　30岁以上的女性每年检查1次。
5.胎盘功能检查　用于疑似妊娠期胎盘功能减退的孕妇。

二、禁忌证

包括月经期、生殖器官急性炎症期。

三、操作方法

　　根据不同的目的选择不同的涂片方法：阴道涂片法、宫颈刮片法、宫颈管吸引涂片法、子宫腔吸引涂片法。

四、检查结果及临床意义

　　1.测定雌激素对阴道上皮的影响程度　通过计算阴道上皮的底层细胞、中层细胞及表层细胞数的百分比得到。正常情况下涂片全部为表层细胞，看不到底层细胞。**轻度影响者表层细胞占20%以下**，见于早期卵泡期或接受少量雌激素治疗；中度影响者表层细胞占20%~60%，见于卵泡中期或接受中等量雌激素治疗；高度影响者表层细胞占60%以上，见于病人接受大量雌激素治疗或患有卵巢细胞瘤、卵巢颗粒细胞瘤等。

　　如果卵巢功能低落时出现底层细胞，轻度低落者底层细胞占20%以下，中度低落者底层细胞占20%~40%；高度低落者则占40%以上。

　　2.TBS分类法　①良性细胞学改变；②鳞状上皮细胞异常；③腺上皮细胞异常；④其他恶性肿瘤细胞。

第二节　子宫颈活体组织检查

浪里淘沙—核心考点

　　子宫颈活体组织检查（简称宫颈活检）是取子宫颈病灶的小部分组织进行病理学检查，以确诊子宫颈病变性质的方法。

适应证

　　1. 子宫颈涂片检查结果在巴氏Ⅲ级或描述性诊断中出现不能明确意义的非典型细胞（ASCUS）以上程度或肉眼观察有可疑病灶，应进一步做子宫颈活组织检查。

　　2. 有接触性阴道出血或绝经后出血者。

　　3. 重度子宫颈糜烂、乳头状增生伴有出血或久治不愈的宫颈炎症者。

　　4. 不易与子宫颈癌鉴别的慢性特异性子宫颈炎症，如子宫颈结核、尖锐湿疣等。

第三节　诊断性刮宫术

浪里淘沙—核心考点

　　诊断性刮宫（简称诊刮）是刮取子宫内膜组织做病理学检查，以明确诊断、指导治疗，亦可以治疗疾病。如怀疑宫颈管病变，需行分段诊刮。

一、适应证

　　1. 异常子宫出血或阴道排液，需进一步诊断者。

　　2. 排卵障碍性异常子宫出血、闭经、不孕症病人。

　　3. 疑有子宫内膜结核者。

　　4. 宫腔内残留组织，反复大量异常子宫出血。

二、禁忌证

　　禁忌证　急性生殖器官炎症；术前体温 ≥ 37.5℃。

第四节　输卵管畅通术

浪里淘沙—核心考点

　　输卵管通畅术是测定输卵管是否通畅的方法，主要有输卵管通气术、通液术及造影术。**临床上主要应用于女性不孕症的检查、诊断和治疗。**

一、适应证

　　1. 原发或继发性不孕症，男方精液正常，疑有输卵管阻塞者。

　　2. 检验或评价各种绝育手术、输卵管再通术或输卵管成形手术效果。

3. 对轻度粘连的输卵管有通畅作用。输卵管再通术后经子宫腔注液或通气，可防止吻合口粘连，保证手术效果。

小试身手 1. 女，25岁，月经正常，人工流产后2年不孕，此时首先考虑采用下列哪种诊疗术

A. 诊断性刮宫术　　　　B. 剖腹探查术

C. 宫内节育器放置术　　D. 宫颈诊刮术

E. 输卵管通畅术

二、禁忌证

1. 生殖器官急性炎症或慢性盆腔炎急性或亚急性发作者。

2. 月经期或有不规则阴道流血者。

3. 有严重的心、肺疾病的病人。

4. 碘过敏者不能做输卵管造影术。

5. 术前体温 ≥ 37.5℃。

6. 可疑妊娠者。

第五节　阴道后穹隆穿刺术

浪里淘沙—核心考点

子宫直肠凹是盆腔最低位置，腹腔中的血液、渗出液、脓液常积聚于此，后穹隆与子宫直肠凹毗邻。在无菌情况下以长针头从后穹隆刺入盆腔，取得标本，以协助诊断的方法称为阴道后穹隆穿刺术。

一、目的

协助诊断异位妊娠引起的内出血，盆腔炎症积脓、积液的检查。

二、适应证

1. 疑有子宫直肠陷凹积液、积血需明确诊断者。

2. 盆腔积脓者抽取脓液后注入抗生素。

第六节　内镜检查术

浪里淘沙—核心考点

一、阴道镜检查

适应证

1. 异常或不确定的子宫颈癌筛查结果。

2.症状或体征提示子宫颈癌

3.宫颈椎切术前确定切除范围。

4.对可疑外阴、阴道、宫颈病变处活检。

5.对外阴-阴道、宫颈病变治疗后的复查和评估。

二、宫腔镜检查

（一）适应证

探查子宫异常出血、不孕的子宫内病因诊断；宫内节育器的定位与取出，宫内异物取出，治疗输卵管粘连等。

（二）禁忌证

急性或亚急性生殖道炎症、活动性子宫出血者、近期有子宫手术史者、早期宫内妊娠者、希望继续妊娠者、宫颈恶性肿瘤者及严重心肺或血液疾病病人。

三、腹腔镜检查

腹腔镜检查是将腹腔镜自腹壁插入盆、腹腔内观察病变部位、形态，必要时取组织送病理学检查，以明确诊断。

（一）适应证

1.诊断不明的盆腔包块、肿瘤、炎症、不孕症、异位妊娠、子宫内膜异位症等。

2.生殖道发育异常。

3.不明原因的急慢性下腹痛。

4.不孕症及内分泌疾病。

5.人工流产放环术后可疑子宫穿孔。

6.恶性肿瘤手术和化疗后效果评价。

（二）禁忌证

1.严重心肺疾患不能耐受检查者，膈疝、脐疝、脐部感染者，血液病及严重神经症者。

2.结核性腹膜炎等原因造成腹腔粘连者。

3.腹部巨大肿瘤及过度肥胖者。

（三）并发症

腹膜外气肿、大出血、膈肌气肿、气栓、脏器损伤、感染。

第七节 会阴切开术

浪里淘沙—核心考点

会阴切开术是为了减轻分娩时的阻力，避免会阴严重裂伤，在胎儿娩出前切开会阴的一种手术。

适应证

1.会阴组织弹性差、过紧（充分扩张仍不足以娩出胎头）、水肿或脆性增加、瘢痕等估计分娩时会阴撕裂不可避免。

2.因母儿有病理情况急需结束分娩。

3.产钳或胎头负压吸引器助产者（视母胎情况和手术者经验决定）。

4.早产胎头明显受压者。

第八节　胎头吸引术

浪里淘沙—核心考点

胎头吸引术是将胎头吸引器置于胎头上，形成负压后吸住胎头，通过牵引协助胎儿娩出的手术。

一、适应证

1.第二产程延长者。

2.因母体因素需缩短第二产程者。

3.明确或可疑胎儿窘迫。

二、禁忌证

1.胎儿不能或不宜由阴道分娩者，如严重头盆不称、产道阻塞、尿瘘修补术后。

2.宫颈口未开全或胎膜未破者。

3.胎头先露部高浮未达阴道口者。

4.除头顶先露外的其他异常头位，如面先露、额先露等。

第九节　人工剥离胎盘术

浪里淘沙—核心考点

人工剥离胎盘术是指胎儿娩出后，术者用手剥离并取出滞留子宫腔内胎盘的手术。

适应证

1.胎儿娩出后30分钟胎盘仍未剥离。

2.剖宫产胎儿娩出5~10分钟。经按摩子宫、给宫缩剂、牵拉脐带等方法胎盘仍不能排出者。

3.胎盘部分剥离，引起子宫大量出血。

小试身手 2.下列哪种情况必须立即行人工剥离胎盘术

A. 胎儿娩出后20分钟胎盘仍未剥离

B. 胎儿娩出后胎盘娩出前有活动性出血

C. 胎儿娩出后胎盘部分剥离引起少量出血

D. 前置胎盘，胎盘娩出后有活动性出血

E. 胎盘早剥，胎盘娩出后有活动性出血

第十节　产钳术

浪里淘沙—核心考点

产钳术是指使用产钳牵引胎头帮助胎儿娩出。产钳术分为：①**低位产钳：胎头骨质部分已达骨盆底，矢状缝在骨盆出口前后径上**；②**中位产钳：胎头双顶径已过骨盆入口，但未达到骨盆底**；③**高位产钳：指胎头尚未衔接，即双顶径未过骨盆入口**。

锦囊妙记：胎头未入盆为高位产钳，已入盆但未达到骨盆底为中位产钳，已达骨盆底为低位产钳。

一、适应证

1. 同胎头吸引术。

2. 臀位分娩后出头困难者，胎头吸引术失败者。

二、禁忌证

1. 同胎头吸引术。

2. 胎头骨质部的最低点在坐骨棘水平或以上，有明显头盆不称时。

3. 死胎、胎儿畸形者应尽可能做穿颅术，以免损伤产道。

第十一节　剖宫产术

浪里淘沙—核心考点

剖宫产术是指经腹切开子宫取出妊娠28周及以上者胎儿及其附属物的手术。

一、适应证

1. 骨产道或软产道梗阻。头盆不称、横位、臀位（足月单胎＞3500g）、足先露、巨大儿、珍贵儿。

2. 妊娠并发症和妊娠合并症，不宜经阴道分娩者。

3. 脐带脱垂，胎儿窘迫。

4.严重生殖道感染、性疾病。

二、手术方式

1.子宫下段剖宫产术　临床上广泛使用。

2.子宫体剖宫产术　用于要急于娩出胎儿或子宫下段不宜手术者。

3.腹膜外剖宫产术　多用于子宫腔有严重感染者。

三、麻醉方式

以持续硬膜外麻醉为主，特殊情况用全麻或局麻。

参考答案

1.E　2.B

第四篇　儿科护理学

第一章　绪　论

儿科护理学是一门研究小儿生长发育规律、儿童保健、疾病防治康复和护理以促进儿童身心健康的学科。儿科护理学的服务对象为身心在不断发展中的小儿，他们具有不同于成人的特征和特殊需求。

小试身手 1.儿科护理研究工作包括

A.进入家庭为散居小儿服务

B.制定保障儿童健康成长的法律法规

C.调查儿童生长发育情况

D.精心护理住院小儿

E.定期为儿童进行预防接种

第一节　儿科护理学的任务和范围

1.任务　是从体格、智能、行为和社会等方面来研究和保护儿童，为儿童提供综合性、广泛性的护理，以增强儿童体质、降低发病率和死亡率，保障和促进儿童健康。

2.范围　包括正常小儿身心保健、小儿疾病防治与护理，与儿童心理学、社会学、教育学等学科有诸多联系。

第二节　儿科护士的角色与素质要求

一、素质要求

（一）思想道德素质

热爱儿童，热爱护理事业，有高度的责任感和同情心，具有为儿童健康服务的奉献精神。以理解、友善和平等的态度为儿童及家庭提供帮助。

（二）科学文化素质

具备一定的文化素养和自然科学、人文和社会科学等方面知识。

（三）专业素质

1. 具有合理的知识结构及系统的专业理论知识，技能娴熟，操作准确，动作轻柔敏捷。

2. 具有敏锐的观察力和综合分析判断能力，能用整体护理的观念解决患儿的健康问题。

3. 具有开展护理教育和护理科研的能力。

二、儿科护士的角色

儿科护士作为一个有专门知识、独立的实践者，被赋予多元化角色：①专业照护者；②护理计划者；③健康教育者；④健康协调者；⑤健康咨询者；⑥儿童及其家庭代言人；⑦护理研究者。

小试身手 2.24岁护士，从事儿科工作3年，其所从事的儿科护士的角色**不包括**

A. 直接执行者

B. 卫生知识教育者

C. 健康咨询者

D. 协调合作者

E. 患儿及家长的批评监督者

小试身手 3.下列哪项**不是**儿科护士角色的内容

A. 直接护理者

B. 患儿的代言人

C. 患儿及家长的批评监督者

D. 健康与预防的指导者

E. 合作协调者

参考答案

1.C　2.E　3.C

第二章　生长发育

第一节　小儿生长发育及其影响因素

一、小儿年龄分期

小儿年龄划分为以下7个时期：

1. 胎儿期　<u>指从受精卵形成到胎儿出生</u>。此期胎儿的生长发育受孕母健康、营养、情绪等因素影响。

2. 新生儿期　<u>指从胎儿娩出后脐带结扎到生后满28天</u>。此期易发生窒息、溶血、感染等疾病，死亡率较高。<u>围生期又称围产期，是指胎龄满28周（体重≥1000g）至出生后满7天</u>。

3. 婴儿期　<u>指出生后到满1周岁之前</u>。<u>为小儿生长发育最迅速的时期</u>。此期小儿消化功能不完善，易发生消化功能紊乱和营养不良。

小试身手 1. 小儿生长发育最迅速的时期是

A. 新生儿期　　　　　B. 婴儿期　　　　　　　C. 幼儿期

D. 学龄期　　　　　　E. 青春期

4. 幼儿期　<u>指1周岁后到满3周岁之前</u>。此期小儿智能发育较前突出，语言、思维和社会适应能力增强，自主性和独立性不断发展，但对危险的识别能力不足，<u>应防止意外伤害和中毒</u>。

5. 学龄前期　<u>指3周岁后到入小学前（6~7岁）</u>。此期小儿有较大可塑性，应加强早期教育，培养小儿良好的道德品质和生活自理能力，为入学做准备。

6. 学龄期　<u>是指从入小学起（6~7岁）到进入青春期（11~12岁）前为止</u>。此期应加强教育，促进学龄期儿童德、智、体、美、劳全面发展。

7. 青春期　指从第二性征出现到生殖功能基本发育成熟，身高停止增长的时期，<u>一般女孩从11~12岁开始到17~18岁，男孩从13~15岁开始到19~21岁</u>。此期在性激素作用下生长发育明显加快，第二性征逐渐明显。此期应保证营养供给，加强体格锻炼，及时进行生理、心理卫生和性知识教育。

> 锦囊妙记：注意儿科护理学中的"青春期"与妇产科护理学中"青春期"含义的区别。妇产科中的"青春期"是指从月经初潮开始至生殖器官发育成熟的时期。

小试身手 2.以下叙述不符合学龄前期特点的是

A.抵抗力有所增强，发生传染和各种意外的可能性小

B.小儿体格发育速度进一步减慢

C.具有较大的可塑性

D.自理能力增强

E.3周岁后到入小学前(6~7岁)为学龄前期

二、生长发育规律

1.**连续性和阶段性**　在小儿时期，生长发育呈连续过程，但各年龄段生长发育速度不同。<u>出生后1年生长最快，尤其是头3个月，是第一个生长高峰</u>；第二年生长速度减慢，<u>至青春期又加快，出现第二个生长高峰</u>。

2.**各系统器官发育不平衡**　<u>神经系统发育较早，生殖系统发育较晚</u>，淋巴系统先快而后回缩。

小试身手 3.人体发育成熟最晚的系统是

A.神经系统　　　　　　B.淋巴系统　　　　　　C.消化系统

D.呼吸系统　　　　　　E.生殖系统

3.**顺序性**　遵循由上到下、由近到远、由粗到细、由低级到高级、由简单到复杂的顺序。

小试身手 4.关于小儿生长发育的顺序性，下列描述<u>错误的</u>是

A.从上到下　　　　　　B.由近至远　　　　　　C.由细到粗

D.由简单到复杂　　　　E.由低级到高级

4.**个体差异**　小儿生长发育受遗传、营养、环境、教育等因素影响而存在较大个体差异。

三、生长发育的影响因素

1.**遗传**　小儿生长发育受父母双方遗传因素的影响，如皮肤和头发颜色、脸形、身高、性成熟的早晚及对疾病易感性等都与遗传有关。

2.**孕母情况**　胎儿宫内发育受孕母生活环境、营养、情绪、健康状况等的影响。

3.**营养**　合理的营养是小儿生长发育的物质基础，年龄越小受营养的影响越大。

4.**生活环境**　居住环境良好、阳光充足、空气新鲜、水源清洁等都能促进小儿生长发育。

5.**性别**　评价小儿生长发育时应考虑性别，按男女标准进行。女孩青春期较男孩提前2年，体格生长剧增，身高、体重超过男孩。<u>男孩青春期开始较晚，但延续时间比女孩长，体格发育最终还是超过女孩。</u>

6.**疾病和药物**　疾病对小儿生长发育的影响十分明显。急性感染使体重减

轻，慢性疾病影响体重和身高的增长；内分泌疾病常引起骨骼生长和神经系统发育迟缓。

第二节 小儿体格生长及评价

浪里淘沙—核心考点

一、体格生长指标

1.体重　**体重可反映小儿营养状况，也是临床计算药量、输液量的重要依据。**

新生儿出生体重与胎次、胎龄、性别及母亲健康状况有关。**男孩出生体重平均为（3.38±0.4）kg，女孩为（3.26±0.4）kg。**

小儿年龄越小，体重增长越快：出生后头1个月增长1~1.7kg，3个月时体重约为6kg，**1岁时体重为10kg，2岁时体重为12~13kg**，2岁后到青春前期体重每年增长2~3kg。进入青春期后体格生长加快，出现第2个生长高峰。

出生：体重（kg）=3.25

12月龄：体重（kg）=［年龄（月）+9］/2

1~6岁：体重（kg）=年龄（岁）×2+8

7~12岁：体重（kg）=［年龄（岁）×7−5］/2

小试身手　5.8个月婴儿的体重，按公式计算应为

A.6.5kg　　　　　　　B.7.0kg　　　　　　　C.7.5kg

D.8.0kg　　　　　　　E.8.5kg

2. 身长　**指从头顶到足底的全身长度，是反映骨骼发育的重要指标**。3岁以下仰卧位测量身长，3岁以后立位测量。卧位与立位测量值相差1~2cm。身长增长出现婴儿期和青春期2个生长高峰，年龄越小增长越快。**1岁时身长约为75cm，2岁时身长约为87cm。**

出生：身长/高（cm）=50

3~12月龄：身长/高（cm）=75

2~6岁：身长/高（cm）=年龄（岁）×7+75

7~10岁：身长/高（cm）=年龄（岁）×6+80

小试身手　6.小儿身高125cm，年龄最可能是

A.6岁　　　　　　　　B.7岁　　　　　　　　C.8岁

D.9岁　　　　　　　　E.10岁

小试身手　7.判断小儿体格发育的主要指标是

A.体重、身高　　　　　　B.牙齿、囟门

C.运动发育水平　　　　　D.语言发育水平

E.智力发育水平

小试身手 8.患儿，女，5岁。发育正常，其标准的体重和身高为

A. 15kg，105cm　　　　　　　　B. 16kg，105cm

C. 17kg，105cm　　　　　　　　D. 18kg，105cm

E. 18kg，110cm

3. 坐高　**是指头顶至坐骨结节的长度**，3岁以下取仰卧位测量，称顶臀长。自头顶至耻骨联合上缘为上部量，代表扁骨的生长。自耻骨联合上缘至脚底为下部量，代表长骨的生长。

小试身手 9.通常所说的身体上部量是指

A. 头顶到脐　　　　　　　　　　B. 头顶到耻骨联合上缘

C. 头顶到耻骨联合下缘　　　　　D. 头顶到坐骨结节

E. 头顶到脐与耻骨联合的中点

4. 头围　头围是经眉弓上缘经枕骨绕头1周的长度，反映脑和颅骨发育的情况。胎儿时期脑发育最快，出生时头围33~34cm。

小试身手（10~12题共用题干）

母亲带1岁女孩来医院体检，经检查该小儿体格发育为正常。

10. 测得头围值应是

A. 38cm　　　　　　　　B. 40cm　　　　　　　　C. 46cm

D. 48cm　　　　　　　　E. 50cm

11. 身高值应为

A. 46cm　　　　　　　　B. 49cm　　　　　　　　C. 55cm

D. 60cm　　　　　　　　E. 76cm

12. 体重值可达

A. 6~7kg　　　　　　　　B. 7~8kg　　　　　　　　C. 9~10kg

D. 13~14kg　　　　　　　E. 15~16kg

5. 胸围　是指沿乳头下缘经肩胛骨下绕胸1周的长度。出生时胸围比头围小1~2cm，32~33cm。**1岁时胸围与头围大致相等，约46cm。1岁至青春前期胸围超过头围的厘米数约为年龄数减1。**

小试身手 13. 发育正常的5岁小儿，如测得其头围为50cm，则其胸围最可能为

A. 50cm　　　　　　　　B. 54cm　　　　　　　　C. 58cm

D. 62cm　　　　　　　　E. 66cm

6. 腹围　平脐（婴儿是剑突与脐之间的中点）水平绕腹1周的长度。

7. 上臂围　测量上臂围可反映5岁以下小儿的营养状况。评估标准为>13.5cm为营养良好，12.5~13.5cm为营养中等，<12.5cm为营养不良。

二、骨骼、牙齿的发育

1. 颅骨发育　根据头围大小、骨缝及前后囟闭合时间来评估颅骨发育。出生时

后囟很小或已闭合，最迟约6~8周龄闭合。前囟大小以2个对边中点连线长短表示。一般12~18个月闭合，最迟2岁闭合。

> **锦囊妙记**：小儿出生多个"1"（1岁未萌出乳牙者为乳牙萌出延迟；1~1岁半时前囟应闭合；10~12个月应断奶；1岁时头围与胸围相等，为46cm）。

小试身手 14. 小儿前囟闭合的时间一般是

A. 3~6个月　　　　　　　　　B. 6~8个月

C. 8~12个月　　　　　　　　D. 12~18个月

E. 18~24个月

小试身手 15. 4个月婴儿体检，下列哪种情况被认为发育异常

A. 前囟已闭合　　　　　　　B. 乳牙未萌发

C. 头围40cm　　　　　　　　D. 不能伸手取物

E. 拥抱反射阴性

2. 脊柱发育　可反映脊椎骨的发育。生后第1年脊柱增长快于四肢，1岁以后落后于下肢增长。新生儿时脊柱轻微后凸，3个月左右随抬头动作出现颈椎前凸，为脊柱第1个弯曲；6个月后会坐，出现胸椎后凸，为脊柱第2个弯曲；1岁左右开始行走出现腰椎前凸，为脊柱第3个弯曲。6~7岁时韧带发育，脊柱的3个自然弯曲为韧带所固定。

小试身手 16. 正常小儿脊柱生理弯曲出现的时间依次是

A. 2个月、4个月、8个月　　B. 3个月、6个月、12个月

C. 4个月、6个月、8个月　　D. 5个月、7个月、8个月

E. 6个月、10个月、14个月

3. 长骨发育　长骨生长主要依靠干骺端软骨骨化和骨膜下成骨作用使之增长增粗。干骺端骨骺融合，标志长骨发育结束。骨化中心的出现反映长骨的生长成熟程度，腕部次级骨化中心共有10个，10岁出全，故1~9岁腕部骨化中心数目为其岁数+1。

4. 牙齿发育　人有乳牙（共20个）和恒牙（共32个）。生后4~10个月乳牙开始萌出，最晚3岁出齐，正常1岁小儿可萌出乳牙6~8枚。恒牙的骨化从新生儿开始，6岁左右出第1颗恒牙即第1磨牙；7~8岁乳牙按萌出先后顺序逐个脱落代之以恒牙，12岁左右出第2磨牙；18岁以后出第3磨牙（智齿）。恒牙一般20~30岁时出齐。

三、生殖系统发育

生殖系统自青春期前开始发育，分3个阶段：①青春前期：体格生长明显加速，出现第二性征；②青春中期：体格生长速度达高峰，第二性征全部出现，性器官已成熟；③青春后期：体格生长停止，生殖系统发育完全成熟。

第三节　小儿神经、心理行为发展及评价

浪里淘沙—核心考点

　　小儿神经心理功能发育的基础是神经系统发育，尤其是脑的发育。

一、神经系统的发育

　　1. 脑　胎儿时期神经系统发育最早，脑的发育最迅速。出生时脑约重390g，占体重的1/9~1/8；6个月时脑重600~700g；2岁时达900~1000g；7岁时接近成人脑重。3岁时神经细胞基本分化完成，8岁时接近成人。4岁时神经纤维髓鞘化完成。故婴儿时期由于髓鞘发育不完善，刺激引起的神经冲动传导慢，且容易泛化，不易形成明显兴奋灶。生长时脑组织耗氧大，在基础代谢状态下小儿脑耗氧量占总耗氧量的50%，而成人为20%。

　　小试身手　17. 在基础代谢状态下，小儿脑耗氧量占总耗氧量的
A. 20%　　　　　　　　B. 30%　　　　　　　　C. 40%
D. 50%　　　　　　　　E. 60%

　　2. 脊髓　出生后脊髓发育与运动功能发展平行，随年龄而增加长。胎儿时期脊髓下端位于第2腰椎下缘，4岁时上移至第1腰椎，腰穿时应注意。

　　3. 神经反射　小儿出生时即具有吞咽、觅食、吸吮、拥抱、握持等先天性反射和对强光、寒冷、疼痛的反应。

二、感知发育

　　1. 视感知的发育　新生儿已有视觉感应功能，瞳孔对光反射，但视觉不敏锐，只有在15~20cm范围内视觉才最清晰，在清醒和安静状态下可短暂注视和追随近处缓慢移动的物体；新生儿可出现一时性斜视和眼球震颤，3~4周自动消失。3个月后眼的运动协调较好，4~5个月能分辨颜色。4~5岁视深度充分发育，视力达1.0。

　　2. 听感知的发育　出生时听力较差，但对强声有瞬目、震颤等反应；出生3~7天后听力好，声音可引起呼吸节律改变。3~4个月时头可转向声源，听到悦耳声音会微笑。

　　3. 味觉和嗅觉的发育　出生时味觉、嗅觉已发育完善。新生儿对甜、酸、苦会产生不同反应，闻到乳香会寻找乳头；3~4个月时能区别好闻和难闻的气味；4~5个月对食物的微小改变很敏感。

　　4. 皮肤感觉的发育　新生儿触觉很灵敏，出生时痛觉已存在，第2个月起逐渐改善。新生儿温度觉很灵敏，冷刺激比热刺激更敏感。3个月的婴儿能区分31.5℃与33℃的水温。2~3岁时小儿通过触摸能区分物体的软、硬、冷、热等属性；5~6岁时能分辨体积相同而重量不同的物体。

5. **知觉的发育** 生后5~6个月时小儿手眼能协调动作，通过看、摸、闻、咬、敲等了解物体属性，**1岁末出现空间和时间知觉的萌芽**；3岁能辨上下；4岁能辨前后；4~5岁有时间概念，能区别早上、晚上、今天、明天、昨天；5~6岁时能区别前天、后天、大后天，随语言发展，小儿的知觉开始在语言的调节下进行。

小试身手 18. 正常1岁小儿，其知觉发育的特点是

A. 开始有空间知觉　　　　　　B. 能辨别今、明天

C. 能够辨别前后　　　　　　　D. 能够辨别上下

E. 能够辨别左右

三、运动功能的发育

运动发育分为大运动和精细运动两类。胎动为小儿运动的最初形式。新生儿因大脑皮质发育不成熟，传导神经纤维尚未完成髓鞘化，因此运动多属无意识和不协调的。

（一）平衡和大运动

1. **抬头** 颈后肌先于颈前肌发育，新生儿俯卧位时能抬头1~2秒；3个月时抬头较稳；4个月时抬头很稳并能自由转动。

小试身手 19. 健康小儿能抬头，且头能随看到的物品及听到的声音转动，其最可能的月龄是

A. 1个月　　　　　　　B. 2个月　　　　　　　C. 3个月

D. 4个月　　　　　　　E. 5个月

2. **翻身** 1~2个月婴儿可伸展脊柱从侧卧位到仰卧位。4~5个月可较有意识地以身体为一体从侧卧位到仰卧位，但无身体转动。5~6个月时可由仰卧位翻身至侧卧位，或从俯卧位至仰卧位。7~8个月可有意从仰卧位翻至俯卧位，再从俯卧位翻至仰卧位。

3. **坐** **5~7个月能坐起**，8个月能坐稳并能左右转动。

4. **匍匐、爬** 新生儿俯卧位时有反射性匍匐动作。**8~9个月时用上肢向前爬**。

5. **站、走、跳** 8~9个月可扶站片刻，背、腰、臀能伸直；10个月左右能扶走；11个月能独站片刻；15**个月可独自走稳**；18个月能跑及倒退走；2岁能并足跳；2岁半能单足跳1~2次；3岁双足交替走下楼梯；5岁会跳绳。

（二）精细动作

动作由粗大变精细，由进到退，由不协调到协调。

四、语言发育

语言发育**须经过发音、理解和表达3个阶段**。发育规律为先理解、后会表达，先发语音后用词、句。

1. **发音阶段** 新生儿出生会哭叫，饥饿、疼痛等不同刺激时的哭叫声在音响度、音调上有所区别，**7~8个月能发出"爸爸""妈妈"等语音**。

2. **理解语言阶段**　婴儿在发音过程中逐渐理解语言。小儿通过视觉、触觉、体位觉等与听觉的联系，逐渐理解一些日常用品；10个月左右的婴儿能有意识地叫"爸爸""妈妈"。

3. **表达语言阶段**　1岁开始会说单词；从讲单句发展为复杂句。各年龄语言发育情况见表4-2-1。

表4-2-1　小儿动作、语言和适应性能力的发育过程

年龄	粗细动作	语言	适应周围人、物的能力与行为
新生儿	无规律，不协调，紧握拳	能哭叫	铃声使全身活动减少
2个月	直立及俯卧位时能抬头	发出和谐的喉音	微笑，有面部表情，眼随物转动
3个月	仰卧位变侧卧位，用手摸东西	发咿呀元音	头随听到的声音转动180°
4个月	**扶着髋部能坐**，俯卧位时用手支持抬起胸部，手能握持玩具	笑出声	抓面前物体，自己弄手玩，见食物出现喜悦，有意识地哭和笑
5个月	扶腋下能站直，两手能握玩具	嗬嗬发出单调音节	伸手取物，辨别人声音
6个月	能独坐一会儿，用手摇玩具		辨别熟人和陌生人，自握玩具玩
7个月	**会翻身**，自己独坐很久，将玩具从一手换到另一手	**发出"爸爸""妈妈"复音，但无意识**	能听懂自己名字，自握饼干吃
8个月	**会爬**，自己会坐起和躺下，会扶栏杆站起来，会拍手	重复大人发简单音节	开始认识物体，两手会传递玩具
9个月	试着独站，从抽屉中取出玩具	能懂较复杂的词句	看到熟人会伸手要抱，合作游戏
10~11个月	能独站片刻，扶椅能走几步，能用拇、示指对指拿东西	用单词，能用一个单词表达很多意义	模仿成人动作，招手说"再见"，抱奶瓶自食
12个月	**能独走**，弯腰拾东西，会将圆圈套在木棍上	说出物品名字，指出自己的手、眼	对人和事物有喜憎之分，穿衣能合作，自己会喝水
15个月	走得好，能蹲着玩，能叠一块方木	能说出几个词和自己名字	能表示同意或不同意

续表

年龄	粗细动作	语言	适应周围人、物的能力与行为
18个月	能爬台阶，有目标地扔皮球	认识并指出自己身体的各个部位	会表示大小便，懂命令，会自己进食
2岁	能双脚跳，手的动作更准确，会用勺子吃饭	能说出2~3个字构成的句子	能完成简单的动作，能表达懂、喜、怒、怕
3岁	**能跑**，会骑三轮车，会洗手、洗脸，穿脱简单衣服	能说短歌谣，数几个数	认识画上的东西，认识男女，自称"我"，表现自尊心、怕羞
4岁	爬梯子，会穿鞋	能唱歌	会画人像，初步思考问题，记忆力强，好问
5岁	单腿跳，系鞋带	开始识字	分辨颜色，数10个数，明白物品用途及性能
6~7岁	参加简单劳动，如扫地、擦桌子等	能讲故事，写字	能数几十个数，可简单加减运算，喜欢独立自主，形成性格

> 锦囊妙记：小儿运动功能的发展可记为"三抬四翻六会坐，七滚八爬周会走"。

五、心理活动的发展

小儿出生时没有心理现象，条件反射形成标志着心理活动发育开始，随年龄增长、思维发展，小儿对现实事物、人开始产生不同的态度和行为方式。**按照不同年龄阶段的生理特点，小儿具有独特的心理活动特征和心理发展规律。**

参考答案

1.B　2.A　3.E　4.C　5.E　6.B　7.A　8.E　9.B　10.C　11.E　12.C　13.B　14.D　15.A　16.B　17.D　18.A　19.C

第三章 小儿保健

第一节 不同年龄期小儿保健的特点

一、新生儿期保健

新生儿脱离母体后，对外界环境的适应性和调节性差，易患各种疾病。生后第1周内新生儿的发病率和死亡率极高，故新生儿保健重点应放在生后1周内。

1. **保暖** 病房阳光充足，通风良好，温、湿度适宜。室温保持在22~24℃，湿度保持在55%~65%。冬季环境温度过低，新生儿(特别是低出生体重儿)出现体温不升，因此在寒冷季节新生儿要特别注意保暖。

2. **合理喂养** **母乳是新生儿喂养的最佳食品**，鼓励母乳喂养，宣传母乳喂养的优点，教授哺乳方法和技巧。

3. **预防疾病和意外** 哺乳和护理前洗手。**按时接种卡介苗和乙肝疫苗**。新生儿出生2周后口服维生素D，预防佝偻病。防止因包被蒙头过严、哺乳姿势不当，乳房堵塞新生儿口鼻造成窒息。

4. 日常护理指导。

5. 早期教养。

小试身手（1~3题共用题干）

对足月健康新生儿进行居家护理指导：

1. 居家的温度和湿度应分别保持在
A. 16~18℃，25%~35%
B. 18~20℃，35%~45%
C. 20~22℃，45%~55%
D. 22~24℃，55%~65%
E. 24~26℃，65%~75%

2. 应使家属了解小儿已接种的疫苗是
A. 卡介苗
B. 脊髓灰质炎减毒活疫苗
C. 百白破三联疫苗
D. 麻疹减毒活疫苗
E. 乙脑疫苗

3. 意外事故预防的重点是

A. 坠床

B. 开水烫伤

C. 玩锐利器

D. 喂奶后窒息

E. 打闹伤

二、婴儿期保健

4~6个月以内婴儿提倡母乳喂养。4个月以上及时添加辅食，指导断奶及日常护理，进行早期教育。防止异物吸入、窒息、中毒、跌伤、触电、溺水和烫伤等意外事故发生。预防疾病，促进健康，完成计划免疫。

三、幼儿期保健

幼儿免疫功能不完善，对危险识别能力差，所以感染性和传染性疾病发病率及意外伤害发生率较高。保证营养素充足、均衡，进行日常护理指导及早期教育，预防疾病和意外发生。幼儿常见的心理行为问题为违拗、发脾气和破坏性行为等。

四、学龄前期保健

学龄前期儿童智力发展快，活动范围大，自理能力和抵抗力增强，**是性格形成的关键时期**。此期应监测生长发育，加强早期教育，培养独立生活能力和良好品德，加强体格训练，增强体质，防止传染病和意外伤害。学龄前期常见心理行为问题有吮拇指和咬指甲、遗尿、手淫、攻击性或破坏性行为等。

五、学龄期保健

学龄儿童抵抗力和控制、理解、分析、综合能力增强，认知和心理社会发展迅速，同伴、学校和社会环境对其影响较大。**学龄期保健重点是加强体格锻炼，培养良好生活卫生习惯，培养良好品格，加强学校卫生指导，促进德智体全面发展。**学龄儿童不适应上学是此期常见问题，表现为焦虑、恐惧或拒绝上学。

小试身手 4.**不属于**学龄期保健内容的是

A. 合理营养

B. 体格锻炼

C. 早期教育

D. 预防疾病

E. 培养良好习惯

六、青春期保健

青春期是儿童生长发育的最后阶段，是决定体格、体质、心理、智力发展的关键时期。**此期应供给充足营养，加强青春期生理和心理卫生教育，培养健康的生活方式和良好道德品质。此期最常见的心理行为问题为出走、自杀，及对自我形象不**

满而出现的心理问题。家庭及社会应重视，采取积极措施应对。

小试身手 5.对青春期孩子实施心理行为指导的重点是

A.对学校生活适应性的培养

B.加强品德教育

C.预防疾病和意外教育

D.性心理教育

E.社会适应性的培养

第二节　预防接种

浪里淘沙—核心考点

一、人工获得的免疫方式

1.**主动免疫及制剂**　主动免疫是给易感者接种特异性抗原，刺激机体产生特异性抗体，从而获得免疫力。**预防接种属于人工主动免疫**。常用制剂包括：

（1）**菌苗**：用细菌菌体或细菌多糖体制成，包括活菌苗和死菌苗。

（2）**疫苗**：用病毒或立克次体接种在动物、鸡胚或组织中培养，经处理后形成，包括灭活疫苗和减毒活疫苗。

（3）**类毒素**：用细菌产生的外毒素加入甲醛变成无毒性但有抗原性的制剂，如破伤风和白喉类毒素等。

2.**被动免疫**　未接受主动免疫的易感者在接触传染病后，给予相应抗体，帮助其立即获得免疫力，称为被动免疫。主要用于应急预防和治疗。

小试身手 6.下列不属于被动免疫制剂的是

A.胎盘球蛋白　　　　　　B.丙种球蛋白

C.抗病毒血清　　　　　　D.类毒素

E.抗毒素

二、计划免疫

儿童计划免疫包括基础免疫（即全程足量的初种）及随后适时的"加强"免疫（即复种），以确保儿童获得可靠免疫，达到预防、控制和消灭传染病的目的。

（一）免疫规划程序

儿童计划免疫程序参见表4-3-1。

表4-3-1 国家免疫规划疫苗儿童免疫程序表（2021年版）

可预防疾病	疫苗种类	接种途径	剂量	接种年龄														
				出生时	1月	2月	3月	4月	5月	6月	8月	9月	18月	2岁	3岁	4岁	5岁	6岁
乙型病毒性肝炎	乙肝疫苗	肌内注射	10或20μg	1	2					3								
结核病[1]	卡介苗	皮内注射	0.1ml	1														
脊髓灰质炎	脊灰灭活疫苗	肌内注射	0.5ml			1	2											
	脊灰减毒活疫苗	口服	1粒或2滴					3								4		
百日咳、白喉、破伤风	百白破疫苗	肌内注射	0.5ml				1	2	3				4					
	白破疫苗	肌内注射	0.5ml															5
麻疹、风疹、流行性腮腺炎	麻腮风疫苗	皮下注射	0.5ml								1		2					

续表

可预防疾病	疫苗种类	接种途径	剂量	接种年龄														
				出生时	1月	2月	3月	4月	5月	6月	8月	9月	18月	2岁	3岁	4岁	5岁	6岁
流行性乙型脑炎[2]	乙脑减毒活疫苗	皮下注射	0.5ml								1			2				
	乙脑灭活疫苗	肌内注射	0.5ml								1, 2			3				4
流行性脑脊髓膜炎	A群脑膜炎球菌多糖疫苗	皮下注射	0.5ml							1		2						
	A群C群流脑多糖疫苗	皮下注射	0.5ml												3			4
甲型病毒性肝炎[3]	甲肝减毒活疫苗	皮下注射	0.5或1.0ml										1					
	甲肝灭活疫苗	肌内注射	0.5ml										1	2				

肌内注射的部位：上臂三角肌，皮内注射部位：上臂三角肌中部略下处，皮下注射：上臂三角肌下缘附着处

注：1. 主要指结核性脑膜炎、粟粒型肺结核等。
2. 选择乙脑减毒活疫苗接种时，采用两剂次接种程序。选择乙脑灭活疫苗接种时，采用四剂次接种程序；乙脑灭活疫苗第1、2剂间隔7~10天。
3. 选择甲肝减毒活疫苗接种时，采用一剂次接种程序。选择甲肝灭活疫苗接种时，采用两剂次接种程序。

锦囊妙记：儿童的免疫接种可利用顺口溜进行记忆："出生乙肝卡介苗，二月脊灰炎正好，三四五月百白破，八月麻疹岁乙脑"。

小试身手 7. 新生儿时期应预防接种的疫苗是

A. 乙肝疫苗、乙脑疫苗

B. 麻疹疫苗、卡介苗

C. 卡介苗、乙肝疫苗

D. 百白破疫苗、脊髓灰质炎疫苗

E. 脊髓灰质炎疫苗、乙脑疫苗

小试身手 8. 初种麻疹疫苗的年龄是

A. 出身后24小时

B. 出生后2~3天

C. 出生后2个月

D. 出生后3个月

E. 8个月以上的易感儿

小试身手 9. 患儿，男，生后7天，已完成乙肝疫苗的接种，准备出院。家长询问第二次乙肝疫苗接种的时间，护士告诉患儿家长是出生后

A. 第1个月　　　　　　　　B. 第2个月

C. 第3个月　　　　　　　　D. 第4个月

E. 第6个月

（二）预防接种的注意事项

1. 接种过程中的注意事项

（1）做好解释，消除小儿紧张恐惧心理。接种最好在<u>饭后进行，以免晕针</u>。

（2）<u>生物制品的准备和处理</u>：检查制品名称、批号、有效期及生产单位，做好登记。检查安瓿有无裂痕，药液有无发霉、异物、凝块、变色或冻结等；按照规定方法稀释、溶解、摇匀后使用。

（3）严格无菌操作，严格执行查对制度。

（4）局部消毒：用2%碘酊及75%乙醇或0.5%碘伏消毒，待干后注射；**接种活疫苗、菌苗时用75%乙醇消毒**，因活疫苗、菌苗易被碘酊杀死，影响接种效果。

小试身手 10. 接种活疫苗、菌苗时，正确的消毒方法是使用

A. 2%碘酊消毒　　　　　　B. 0.5%碘伏消毒

C. 75%乙醇消毒　　　　　　D. 3%双氧水消毒

E. 2%碘酊及75%乙醇消毒

2. **严格掌握禁忌证**

1）患自身免疫性疾病、免疫缺陷者。

2）有明确过敏史者禁止接种破伤风类毒素、白喉类毒素、麻疹疫苗（尤其是鸡蛋过敏者）、脊髓灰质炎糖丸疫苗（牛奶或奶制品过敏）、乙肝疫苗（酵母过敏或疫苗中任何成分过敏）。

3）**患结核病、急性传染病、肾炎、心脏病、湿疹及其他皮肤病者不能接种卡介苗。**

4）儿童及家庭成员患癫痫、神经系统疾病，**有抽搐史者禁用百日咳菌苗。**

5）患有急性传染病、肝炎或其他严重疾病不宜进行免疫接种。

6）接受免疫抑制剂治疗（如放射治疗、糖皮质激素、抗代谢药物和细胞毒性药物）期间、发热、腹泻和急性传染病期忌服脊髓灰质炎疫苗。

（三）预防接种的反应及处理

1.一般反应　分为局部反应和全身反应。

1）局部反应：接种后数小时至24小时，注射部位出现红、肿、**热、痛**，有时伴局部淋巴结肿大或淋巴管炎。红晕直径在2.5cm以下为弱反应，2.6~5cm为中等反应，5cm以上为强反应。局部反应一般持续2~3天。如接种活菌（疫）苗，局部反应出现较晚、持续时间较长。

2）全身反应：接种后24小时内出现不同程度体温升高，多为中低度发热，持续1~2天。体温37.5℃左右为弱反应，37.5~38.5℃为中等反应，38.6℃以上为强反应。接种活疫苗经过潜伏期（5~7天）才有体温上升。常伴头晕、恶心、呕吐、腹泻、全身不适等反应。个别儿童接种麻疹疫苗后5~7天出现散在皮疹。

> 小试身手　11. 26岁女士，接种乙肝疫苗后出现低热、食欲不振。该患者出现上述症状最可能的原因是
> 　　A.中毒反应　　　　　　B.正常反应
> 　　C.过敏反应　　　　　　D.特异性反应
> 　　E.排斥反应

2.异常反应

（1）**过敏性休克：注射疫苗后数秒钟或数分钟发生。**表现为烦躁不安、面色苍白、发绀、四肢湿冷、呼吸困难、脉细速、恶心呕吐、惊厥、大小便失禁、昏迷。立即使患儿平卧，头稍低，注意保暖，给氧，并立即肌内注射1：1000肾上腺素0.5~1ml，必要时重复注射。

> 小试身手　（12~13题共用题干）
> 某3岁小儿接种乙肝疫苗，5分钟后突然出现烦躁不安、面色苍白、口周发青、四肢湿冷、呼吸困难、脉细弱。
> 12.此时应考虑该小儿出现接种后
> 　　A.局部反应　　　　　　B.全身反应
> 　　C.局部强反应　　　　　D.中等反应
> 　　E.过敏性休克

13.护士应立即给予小儿吸氧并

A.保暖，局部热敷

B.局部封闭

C.皮下注射盐酸异丙嗪25mg

D.肌内注射1：1000肾上腺素1ml

E.平卧，喂糖水

（2）晕针：一般即可恢复正常，数分钟后不能恢复正常者，肌内注射1：1000肾上腺素0.5~1ml。

小试身手 14.7岁儿童，在学校注射麻疹减毒活疫苗，注射过程中出现头晕、心慌、面色苍白、头部出冷汗，心率120次/分，应考虑为接种后的哪种反应

A.过敏反应　　　　　　B.全身反应

C.局部反应　　　　　　D.晕针

E.全身感染

（3）**过敏性皮疹：荨麻疹最多见**，接种后几小时至几天内出现，服用抗组胺药物后即可痊愈。

（4）全身感染：有严重原发性免疫缺陷或继发性免疫功能低下者，接种活菌（疫）苗后可出现全身感染。

参考答案

1.D　2.A　3.D　4.C　5.D　6.D　7.C　8.E　9.A　10.C　11.B　12.E　13.D
14.D

第四章　小儿营养与喂养

第一节　能量与营养素的需要

浪里淘沙—核心考点

一、能量

供给人体能量的三大营养素是蛋白质、脂肪、糖。小儿对能量的消耗来自5个方面：

1. **基础代谢**　婴幼儿时期**基础代谢占总能量的50%~60%**。以后随年龄增长逐渐减少，12岁时接近成人。

小试身手 1. 婴幼儿时期基础代谢所需要的能量占总能量的比例是

 A. 10%~20%　　　　　　　　B. 20%~30%

 C. 30%~40%　　　　　　　　D. 40%~50%

 E. 50%~60%

2. **生长发育**　生长发育所需能量是小儿时期的**特殊需要，与小儿生长速度成正比**。1岁以内婴儿体格发育速度最快。6个月以内的婴儿每日需要能量达90kcal/kg；7个月~1岁每日需80kcal/kg；1岁以后小儿生长速度趋缓，能量需要减少，每日需5kcal/kg（20kJ/kg）。青春期能量需要量再次增加。

小试身手 2. 小儿机体所需要的总能量中，为其所特需的是

 A. 基础代谢　　　　　　　　B. 食物的特殊动力作用

 C. 活动　　　　　　　　　　D. 生长发育

 E. 排泄

3. **食物特殊动力作用**　人进食后产生的热量比进食前有所增加，这种通过食物刺激能量代谢的作用，称为食物的特殊动力作用。**蛋白质的特殊动力作用最大**。婴儿因摄取的蛋白质较多，故此项能量消耗占总能量的7%~8%，混合膳食约占5%。

4. 活动。

5. **排泄**　每日摄入的供能食物中不能被吸收而排出体外的部分，约占总能量的10%。

以上5部分能量的总和即是儿童能量需要的总量。**小于6月龄婴儿能量平均需要量为90kcal/kg·d**［376.73KJ/（kg·d）］，**6~12月龄为80kcal/kg·d**［334.87KJ/（kg·d）］，1岁以后以每岁计算。

二、营养素

（一）产能营养素

1. 蛋白质 是构成人体细胞和组织的基本成分，是保证各项生理功能的物质基础，蛋白质所供热能占每日总能量的8%~15%。小儿不仅需要补充消耗的蛋白质，还需蛋白质构成和增长新的组织，因此对蛋白质的需要量相对较多。

蛋白质来源于动、植物食品，其中奶、蛋、肉、鱼和豆类生物学价值高。长期缺乏蛋白质可导致营养不良、贫血、感染和水肿等。蛋白质过量可造成便秘、食欲减退。

2. 脂肪 供给能量，提供必需脂肪酸、协助脂溶性维生素吸收、防止散热和机械保护。婴儿期脂肪所供能量占总能量的35%~50%（平均45%），随年龄增长，其比例下降，但仍应占总能量的25%~30%。

脂肪来源于食物中的乳类、肉类、植物油，必需脂肪酸（如亚麻油酸）由食物供给。长期缺乏脂肪，小儿体重不增，发生营养不良及脂溶性维生素缺乏等。脂肪过多影响食欲，引起腹泻。

3. 糖 构成细胞和组织组成，为人体最主要的供能物质。由糖所产生的能量占总能量的55%~65%。

食物中乳类、谷类、水果、蔬菜中均富含糖。糖供应不足时发生营养不良、酸中毒等；糖供应过多导致体重增长快，但苍白、虚胖、肌肉不结实。

（二）非产能营养素

1. 维生素 维持正常生理功能及生长所必需，参与和调节代谢，构成某些辅酶成分。按其溶解性分为脂溶性（A、D、E、K）与水溶性（B族和C）两大类。脂溶性维生素储存在体内，不需每天供应，缺乏时症状出现迟，过量易中毒。水溶性维生素易溶于水，多余部分迅速从尿中排泄，不易在体内储存，须每天供给，如缺乏可迅速出现相应症状，过量常不易中毒。各种维生素的作用和来源见表4-4-1。

表4-4-1　各种维生素的作用和来源

	维生素种类	作用	来源
脂溶性维生素	**维生素A**	促进生长发育，维持上皮细胞完整性，增加皮肤、黏膜抵抗力，**为视紫质的必需成分，提高免疫**	**肝、牛乳、鱼肝油、胡萝卜等**
	维生素D	**调节钙磷代谢**，促进肠道对钙磷吸收，维持血液钙磷浓度及骨骼、牙齿的正常发育	**肝、鱼肝油、蛋黄类、紫外线照射皮肤生成**

维生素种类		作用	来源
脂溶性维生素	维生素K	由肝脏利用、合成凝血酶原	肝、蛋、豆类、青菜，肠道内由细菌合成
	维生素E	促进细胞成熟与分化，有效的抗氧化剂	麦胚油、豆类、蔬菜
水溶性维生素	维生素B_1	构成脱羧辅酶，糖代谢所必需，维持神经、心肌的活动功能，调节胃肠蠕动，促进生长发育	米糠、麦麸、豆、花生、酵母
	维生素B_2	为辅黄酶主要成分，参与机体氧化过程，维持皮肤、口腔和眼的健康	肝、蛋、乳类、蔬菜、酵母
	维生素B_6	为转氨酶和氨基酸脱羧酶的组成成分，参与神经、氨基酸及脂肪代谢	各种食物，肠道内由细菌合成
	叶酸	其活动形式四氢叶酸参与核苷酸合成，有生血作用	各种食物、绿叶蔬菜、肝、肾、酵母
	维生素B_{12}	参与核酸合成，促进四氢叶酸形成，促进细胞及细胞核成熟，参与生血和神经组织代谢	肝、肾、肉等动物食品
	维生素C	参与人体羟化、还原，参与胶原蛋白、细胞间黏合质、神经递质合成与类固醇羟化、氨基酸代谢、抗体及红细胞生成。增强抵抗力，解毒	各种水果、新鲜蔬菜

2. 矿物质　参与机体构成，维持体液渗透压、调节酸碱平衡。包括常量元素和微量元素。每日膳食需要量在100mg以上为常量元素，包括氢、氧、氮、碳、钙、磷、镁、钠、钾、氯、硫等。铁、铜、锌及碘、氟等为微量元素，各种元素的作用和来源见表4-4-2。

表4-4-2　各种元素的作用和来源

元素种类	作用	来源
钙	为凝血因子，降低神经肌肉兴奋性，构成骨髓和牙齿	绿色蔬菜、乳类、蛋类、豆类

元素种类	作用	来源
磷	骨骼、牙齿、细胞核蛋白、各种酶的主要成分，协助糖、脂肪、蛋白质代谢，参与缓冲系统、维持酸碱平衡	肉类、豆类、五谷、乳类
铁	血红蛋白、肌蛋白、细胞色素的主要成分，运输氧	肝、蛋黄、血、豆、肉类等
铜	制造红细胞，合成血红蛋白，促进铁吸收，与细胞色素酶、氧化酶关系密切，存在于红细胞、脑、肝等组织内	肝、肉、鱼、豆类、全谷
锌	与能量代谢有关的碳酸酐酶，与核酸代谢有关的酶，调节DNA复制转录，促进蛋白质合成	鱼、蛋、肉、禽、麦胚、全谷
镁	构成骨骼、牙齿，激活糖代谢酶，与神经肌肉兴奋性有关，为细胞内阳离子，与钙同时缺乏可导致手足搐搦症	谷类、豆类、干果、肉、乳类
碘	为甲状腺素T_3、T_4主要成分，缺乏引起单纯性甲状腺肿及地方性呆小病	海带、紫菜、海鱼等
钾	构成细胞浆的要素，维持酸碱平衡，调节神经肌肉活动	果汁、蔬菜、乳、肉
钠、氯	调节体液酸碱性，调节水分交换，保持渗透压平衡	食盐

3.**水**　参加体内所有新陈代谢和体温调节，是机体重要的营养素。**婴儿每日需水110~155ml/kg，以后每增加3岁减少25ml/kg，9岁时每日需75ml/kg，成人每日需45~50ml/kg。**

4.**膳食纤维**　具有生理功能的膳食纤维有纤维素、半纤维素、木质素及果胶。

第二节　婴儿喂养

浪里淘沙—核心考点

婴儿喂养方式有母乳喂养、混合喂养及人工喂养。

一、母乳喂养

母乳是婴儿最理想的食品。婴儿出生后尽早开始按需哺乳。一般健康母亲的乳汁可满足6个月内婴儿需要的营养。

（一）乳汁成分

1. **糖**　乙型乳糖是母乳中糖的主要成分，可促进双歧杆菌和乳酸杆菌生长，**抑制大肠埃希菌繁殖**，减少婴儿腹泻。

2. **蛋白质**　母乳中含较多的清蛋白和球蛋白，遇胃酸时凝块较小，有利于婴儿消化。含较多必需氨基酸，如由半胱氨酸生成的牛磺酸含量达425mg/L，是牛乳的10~30倍，能促进婴儿神经系统和视网膜发育。

3. **脂肪**　母乳脂肪颗粒小，含脂肪酶，易于消化吸收。人体必需的亚油酸在母乳中含量高，在婴儿神经髓鞘形成及中枢神经系统发育中起重要作用。

4. **矿物质**　含量低，减轻婴儿肾脏负担。

5. **酶**　母乳含较多的淀粉酶、乳脂酶，促进消化。

6. **免疫因子**　初乳中含分泌型免疫球蛋白A，能有效抵抗病原微生物的侵袭；双歧因子能促进双歧杆菌生长，对大肠埃希菌起抑制作用。

产后7天内的乳汁为初乳；7~15天的乳汁为过渡乳；15天以后的乳汁为成熟乳。

（二）母乳喂养的优点

1. 母乳能满足婴儿的营养需求。

2. **增强免疫**　婴儿通过母乳获得免疫因子，**增强自身抵抗力，减少患病**。纯母乳喂养的婴儿很少患腹泻、呼吸道感染等疾病。

3. **喂哺方便**　母乳温度适宜，不易污染，省时、方便、经济。

4. 增加母婴情感交流。

5. 母亲哺乳可促进子宫收缩，加速子宫复原，抑制排卵，有利于避孕；减少乳腺癌和卵巢癌的发病率。

二、部分母乳喂养

部分母乳是指母乳与牛乳或其他代乳品混合使用的一种喂养方法，分补授法和代授法。

三、人工喂养

以配方奶粉或其他代乳品完全替代母乳喂养的方法，称为人工喂养。牛乳、羊乳、马乳等均为代乳品，**配方奶营养成分与人乳接近，是首选的代乳品**。

（一）乳品及代乳品

1. 鲜牛乳

（1）牛乳　蛋白质含量高，酪蛋白中胱氨酸含量少，在胃中形成的凝块较大；脂肪含量与人乳相似，但含不饱和脂肪酸较低，仅为2%（人乳含8%）；含乳糖较少，其中主要为甲型乳糖，易引起大肠埃希菌生长；矿物质较多，可降低胃酸，不利于消化，并可增加肾脏负荷；缺乏各种免疫因子，容易被细菌污染。

（2）牛乳的改造：**人工喂养和婴儿断母乳时应首选配方奶。**

1）配方奶：是以牛乳为基础的改造奶制品，使营养成分接近母乳。

2）全牛乳的家庭改造：无条件选用配方奶而选择牛乳喂养时，**应采取稀释、加糖（每100ml牛乳中加5~8g糖）、煮沸方法改变乳性质，以适应婴儿。**

3）婴儿奶量的计算：以每日所需总能量和总液量计算。**婴儿每日需总能量110kcal/kg，需水量150ml/kg。**

例如：某婴儿体重7kg，每日需要总能量：110kcal/kg × 7kg ＝ 770kcal

每100ml牛乳中所含能量为66kcal

100ml牛奶加8g糖后共得能量：66+4 × 8 ＝ 98kcal

每日需用牛乳总量（y）：100：98＝y：770

y＝100 × 770/98 ≈ 800ml

每日需水量：150 × 7＝1050ml

牛乳以外需水量：1050–800 ＝ 250ml

小试身手　3. 3个月女婴，体重5kg，牛乳喂养，每天应该补充的牛乳是

A. 450ml　　　　　　　　B. 500ml　　　　　　　　C. 550ml

D. 650ml　　　　　　　　E. 750ml

2. 全脂奶粉　由鲜牛奶经加工处理后制成干粉，与鲜牛乳比较，容易消化，过敏反应少，且便于贮存。**按重量1：8（1份奶粉加8份水）或按容量1：4（1勺奶粉加4勺水）配成牛奶**，其成分与鲜牛奶相似。

小试身手　4. 全脂奶粉配制成牛奶，按容量比（奶粉与水的比例）为

A. 1：1　　　　　　　　B. 1：2　　　　　　　　C. 1：3

D. 1：4　　　　　　　　E. 1：8

3. 蒸发乳　鲜牛乳加热蒸发浓缩50％容量。常用于胃容量小而营养素需要量大的低体重新生儿。

4. 酸牛乳　酸牛乳的凝块细小，胃酸消耗减少，易于消化，并有一定的抑菌功能，不仅适用于健康小儿，更有利于消化不良者。

5. 婴儿配方奶粉　加入不饱和脂肪酸和乳糖、强化婴儿生长所需的微量营养素，**使成分更接近母乳，可直接加水使用。**

6. 羊乳　其成分与牛乳相仿，但维生素B_{12}含量少，叶酸含量极低，**长期哺喂羊乳易引起巨幼细胞贫血。**

（二）人工喂养的注意事项

1. 选择适宜的奶瓶和奶头，哺喂前先将乳汁滴在乳母手腕腹面测试温度，若无过热感，提示温度适宜。

2. 分次配制，确保安全。每次配乳所用食具均应洗净、消毒。

3. 喂奶时将婴儿抱起，斜卧于喂食者怀中，**将适宜温度的乳液置于奶瓶中，奶瓶于斜位，使奶头充满乳汁**，避免小儿吸奶时吸入空气。哺喂完毕竖抱轻拍小儿后

背，使其将吞咽空气排出。

4. **人工喂养应定时、定量**。一般牛奶喂养3.5~4小时1次，每日喂6~7次，随月龄增加，增加每次牛奶量，减少喂哺次数。

5. 观察小儿食欲、体重及粪便性状，随时调整乳量。**正确的喂养是小儿发育良好，大便正常，喂奶后安静或入睡**。

四、婴儿食物转换

婴儿6月龄后，单纯母乳喂养已不能满足其生长发育需要，应向固体食物转换以保障婴儿的健康。

（一）辅助食物引入目的

补充乳类营养素的不足；改变食物性质，为断奶做准备；培养婴儿良好的饮食习惯。

（二）辅助食物引入原则

1. 添加方式　根据小儿营养需要及消化能力决定，**适应一种食物后再增加另一种，从少到多，从稀到稠，从细到粗，逐步过渡到固体食物**。

2. 添加时机　**天气炎热或患病期间减少辅食量或暂停辅食**。

3. 食物质量　添加食品应单独制作，不要以成人食物代替辅食。

小试身手 5. 有关小儿添加辅食，下述正确的是

A. 应在小儿患病时增加食物种类

B. 一种食品适应后再添加另一种

C. 食欲好者可同时加多种辅食

D. 严格按照添加顺序进行

E. 早产儿应推迟添加辅食

（三）辅助食物引入顺序

见表4-4-3。

表4-4-3　辅助食物引入顺序

月龄	添加辅食	供给的营养素
1~3个月	果汁、菜汤、鱼肝油制剂	维生素A、C、D和矿物质
4~6个月	米汤、米糊、稀粥、蛋黄、鱼泥、豆腐、动物血、菜泥、水果泥	补充热能、动物及植物蛋白质、铁、维生素、纤维素、矿物质
7~9个月	粥、烂面、饼干、蛋、鱼、肝泥、肉末	补充热能、动物蛋白质、铁、锌、维生素
10~12个月	稠粥、软饭、挂面、馒头、面包、豆制品、碎肉、油	供给热能、维生素、蛋白质、矿物质、纤维素

锦囊妙记：小儿辅食的添加遵循由稀到稠的原则，可简单地记为"1汁4泥7末10稠粥"。

小试身手（6~9题共用题干）

一母亲向护士咨询，诉其子5个月，体重6kg。

6.该婴儿最合理的喂养方法是

A.纯母乳喂养

B.牛奶+面糊+稀粥

C.母乳+米糊、蛋黄、菜泥、鱼泥

D.母乳+豆浆+烂面条

E.牛奶+鸡蛋+碎菜+粥

7.该婴儿每天食入的奶量应按

A.标准体重计算

B.实际体重及所需能量计算

C.胃容量计算

D.所需能量计算

E.标准体重及所需的水分计算

8.该婴儿若是人工喂养，每天营养需要

A.总能量2761.4kJ（660kcal）

B.给5%糖牛奶660ml

C.给总液量660ml

D.加1个鸡蛋

E.加肉少许、豆浆100ml、饼干3块

9.有关小儿各月龄添加辅食，下述**错误**的是

A.1~3个月添加鱼肝油　　　　B.2~3个月添加蛋黄

C.1~3个月添加水果汁　　　　D.4~6个月添加稀粥

E.7~9个月添加肉末

第三节　儿童、少年膳食安排

浪里淘沙—核心考点

儿童、少年的膳食原则：满足生理需要，合理烹调，适合消化功能，保持良好食欲。

1.幼儿膳食　制作要细、软、碎，易于咀嚼、便于消化，渐渐增加食物品种及花色，培养孩子定时进餐、不挑食、不吃零食的良好习惯。每日3餐加2~3次点心或（和）乳品。

2. 学龄前儿童膳食 做到粗、细粮交替，荤素搭配，避免坚硬、油腻、辛辣食物。食品多样化，食谱经常更换，以增进小儿食欲。

3. 学龄儿童膳食 食物种类同成人，内含足够蛋白质，**主要为动物蛋白，以增强理解力和记忆力**。**早餐保证高营养价值**，以满足上午学习集中、脑力消耗多及体力活动量大的特点。课间提倡加餐。

4. 青春少年膳食 青春期少年肌肉、骨骼增长突出；各种营养素需要量增加。**女孩因月经来潮，饮食中应提供足够铁剂**。

小试身手 10. 关于儿童、少年的膳食安排，下述**错误**的是

A. 幼儿膳食蛋白质以优质蛋白为主

B. 学龄前儿童的膳食应以粗粮为主

C. 学龄期儿童提倡课间加餐

D. 月经来潮期间，应补充足够的铁剂

E. 青春期的少年，应补充足够的蛋白质

参考答案

1.E 2.D 3.D 4.D 5.B 6.C 7.E 8.A 9.B 10.B

第五章 小儿心理、用药护理及护理技术

第一节 住院患儿的心理护理

一、儿童对疾病的认识

根据皮亚杰的认知发展理论，儿童7岁时才会慢慢了解抽象事物。因此，儿童患病很难理解住院接受治疗的现实及空间、体力活动的限制。

1. **运筹前期（2~7岁）** 患儿认为生病是外来的，与自己无关。他们无法找出发病原因，只能看到目前状态，不能说出过去与未来发生的事情。

2. **具体运筹期（7~11岁）** 儿童认为生病是外来的，不能区分病因及致病源，认为道德行为与病因有关，能注意疾病程度，但无法用特别术语描述。

3. **形式运筹期（11岁~成人）** 儿童认为疾病与器官功能不良有关，注意到每个人疾病的不同性。对疾病发生及治疗有一定的见解和控制能力。

二、住院儿童主要的压力源

1. 疾病本身带来的痛苦和创伤。
2. 住院治疗限制日常活动及对各种治疗存在恐惧。
3. 对疾病产生的情绪反应，身体形象改变造成的情绪影响。
4. 环境陌生使其产生不安全感。
5. 离开亲人及接触陌生人。
6. 学业中断。

第二节 小儿用药的护理

一、药物选择

在疾病治疗中，应根据药物特点、小儿年龄、病情有针对性选择适宜药物。

1. **抗生素** 对由细菌引起的感染性疾病有较好效果。联合应用抗生素时，应有明确适应证。抗生素有毒副作用，如氯霉素抑制造血功能，链霉素损害听神经等。较长时间使用抗生素，易造成肠道菌群失调，甚至引起真菌和耐药性细菌的感染。

小试身手 1.下列哪种药物会对听神经造成损害

A. 红霉素　　　　　　　B. 青霉素　　　　　　　C. 氯霉素

D. 链霉素　　　　　　　E. 先锋霉素

2. **解热药物**　常用有水杨酸类、对乙酰氨基酚类。解热作用是抑制前列腺素合成酶，使前列腺素合成减少，使体温下降。婴儿期发热时多采用物理降温，不宜过早、过多地使用解热药物。

3. **镇静、催眠、抗惊药物**　常用药物有苯巴比妥、水合氯醛、地西泮等。婴幼儿一般禁用吗啡，以免抑制呼吸。

4. **呼吸系统药物**　根据病情选择祛痰、镇咳、平喘药物。一般用祛痰药或雾化吸入稀释呼吸道分泌物，配合体位引流排出痰液。哮喘患儿常用氨茶碱等，因有兴奋作用，常与镇静药配合使用。

5. **消化系统药物**　①健胃药：使消化液分泌增加，增进食欲，促进肠蠕动。常见药物有小儿消食片、山麦健脾口服液等。②助消化药：常见胃蛋白酶、稀盐酸等。③其他：如卡尼汀等。小儿腹泻时不将止泻药作为首选，以免肠蠕动减少，肠道内毒素吸收增加，全身中毒症状加重。

6. 肾上腺皮质激素药物　糖皮质激素有抗感染、抗毒素、抗免疫、抗休克的作用。剂量和疗程适当，防止突然停药而出现反跳现象或肾上腺皮质功能不全的发生。水痘患儿，用药可使病情加重，应禁止使用。

二、药物剂量的计算

1. **按体重计算**　是最基本的计算法，多数药物已给出每千克体重、每日或每次需要量。

儿童剂量每日（或每次）＝成人剂量/60×儿童估计体重（kg）

儿童剂量每日（次）＝儿童药量（kg/次或日）×儿童估计体重（kg）。

患儿体重按实际所测结果，使药物剂量更加准确。若计算结果超出成人日（次）剂量时，则以成人量为最高限量给药。

2. 按体表面积计算　按体表面积计算药物剂量较其他方法更准确，适用于各年龄段小儿。首先要推算出小儿体表面积，计算公式为：

≤30kg小儿体表面积（m²）＝体重（kg）×0.035+0.1

>30kg小儿体表面积（m²）＝[体重（kg）-30]×0.02+1.05

小儿用量＝成人剂量×某体重小儿体表面积/1.7，其中1.7为成人（70kg）体表面积

3. 按年龄计算　儿童用药时根据小儿年龄折算，计算公式为：

1岁以内小儿用药量＝0.01×（月龄+3）×成人剂量

1岁以上小儿用药量＝0.05×（月龄+2）×成人剂量

4. 根据成人剂量折算　仅用于未提供小儿剂量的药物，所得剂量一般偏小，故不常用。方法如下：小儿剂量＝成人剂量×小儿体重（kg）/50。

三、给药方法

1. **口服法** **普遍使用**，对患儿身心影响小，只要条件许可，尽量采用口服给药。对婴幼儿，可将药片捣碎加糖水调匀，抱起小儿或抬高其头部后喂服。

2. **注射法** **急重症及不宜口服的患儿多用**。包括肌内注射，静脉推注、滴注。快速见效，但易造成患儿恐惧，在注射前给予鼓励。肌内注射一般选择臀大肌外上方，采取"三快"的特殊注射技术：进针、注药及拔针均快，以缩短时间，防止意外。静脉推注多用于抢救，推注时速度要慢，勿使药液外渗。静脉滴注不仅用于给药，还可补充水、营养和供给热量等。

3. **外用药剂型** 较多，如水剂、混悬剂、粉剂、膏剂等，其中以软膏为多。根据不同用药部位，可对患儿手进行适当约束。

4. **其他** 雾化吸入较常使用，灌肠给药及含剂也可用到。

参考答案

1.D

第六章　新生儿和患病新生儿的护理

第一节　概　述

浪里淘沙—核心考点

新生儿指从脐带结扎至生后28天内的婴儿。生后7天内的新生儿称早期新生儿。围生期是指从妊娠满28周到生后7天这段时期。

小试身手 1. 我国围生期是指

A. 自胎儿娩出、脐带结扎到生后满28天

B. 出生后7天以内

C. 妊娠28周至出生后7日

D. 自出生到满1岁

E. 自出生后到满3周岁

一、根据胎龄分类

1. **足月儿**　胎龄满37周至不满42周的新生儿。

2. **早产儿**　胎龄满28周至不满37周的新生儿。其中胎龄未满32足周的新生儿称早产儿，第37周的早产儿成熟度已接近足月儿，故又称过渡足月儿。

3. **过期产儿**　胎龄满42周以上的新生儿。

> 锦囊妙记：考生只要记住足月儿（37w≤足月儿<42w），在此范围以下的为早产儿，此范围以上的为过期产儿。

小试身手 2. 早产儿是指

A. 胎龄>30周至<37足周的新生儿

B. 胎龄>20周至第37足周的新生儿

C. 胎龄>28周至第37足周的新生儿

D. 胎龄>28周至<37足周的新生儿

E. 胎龄>20周至37足周的新生儿

二、根据出生体重分类

1. **正常体重儿**　出生体重在2500~4000g的新生儿。

2. **低出生体重儿**　指生后1小时内体重不足2500g的新生儿。其中出生体重低

于1500g者称极低出生体重儿，出生体重低于1000g者称超低出生体重儿。

3. 巨大儿 出生体重大于4000g者。

> 锦囊妙记：考生只要记住正常体重儿（2500~4000g），在此范围以下的为低出生体重儿，此范围以上的为巨大儿。

三、根据体重和胎龄关系分类

1. 小于胎龄儿 **出生体重在同胎龄儿平均体重第10百分位以下者。**

2. 适于胎龄儿 出生体重在同胎龄儿平均体重第10~90百分位者。

3. 大于胎龄儿 出生体重在同胎龄儿平均体重第90百分位以上者。

小试身手 3. 小于胎龄儿是指

A. 出生体重在同龄胎儿平均体重第5百分位以下者

B. 出生体重在同龄胎儿平均体重第10百分位以下者

C. 出生体重在同龄胎儿平均体重第15百分位以下者

D. 出生体重在同龄胎儿平均体重第20百分位以下者

E. 出生体重在同龄胎儿平均体重第50百分位以下者

第二节 足月新生儿的特点及护理

浪里淘沙—核心考点

正常足月新生儿是指胎龄满37~42周出生，体重2500~4000g以上，身长47cm以上，无任何疾病和畸形的活产新生儿。

一、新生儿特点

1. **外观特征** 出生时哭声响亮，四肢屈肌张力高而呈屈曲姿态，皮肤红润，胎毛少，被胎脂覆盖；头发分条清楚；耳廓软骨发育好、轮廓清楚；乳晕明显，乳房可摸到结节；指甲长过指端；足底纹多。男婴睾丸已降入阴囊、女婴大阴唇完全遮盖小阴唇。

小试身手 4. 足月新生儿外观特点是

A. 胎脂多   B. 胎毛多

C. 耳壳软   D. 足底纹少

E. 乳房结节

2. **体温** 体表面积相对较大，为成人的3倍，皮下脂肪薄，散热比成人快4倍；体温中枢发育不完善，调节能力差。体温易随外界环境而变化。

3. **呼吸系统** 新生儿呼吸浅快，40~45次/分。新生儿为腹式呼吸。

4. **消化系统** 新生儿胃呈水平位，贲门括约肌发育差，幽门括约肌发育好，易

<u>溢乳和呕吐</u>。新生儿肠壁较薄，通透性高。<u>生后12小时内开始排黑绿色胎粪，2~3天排完，粪便转为黄绿色。</u>

5. 循环系统 胎儿出生后脐带结扎，肺血管阻力降低，<u>卵圆孔和动脉导管出现功能性关闭。心率100~150次/分，平均120~140次/分，血压平均70/50mmHg（9.3/6.7kPa）。</u>

> **小试身手** 5. 足月新生儿的心率波动较大，一般在
> A. 100~150次/分　　　　　B. 90~120次/分
> C. 130~160次/分　　　　　D. 120~160次/分
> E. 90~150次/分

6. 泌尿系统 <u>足月儿24小时内排尿，48小时未排尿者需检查原因。</u>新生儿肾小球滤过率低，浓缩功能较差，不能迅速有效地处理过多的水和溶质，易发生水肿或脱水症状。

7. 血液系统 出生时红细胞和血红蛋白量相对较高，血容量85ml/kg。白细胞数生后第1天达（15~20）× 10^9/L，3天后下降，5天后接近婴儿值。分类中中性粒细胞为主，4~6天中性粒细胞与淋巴细胞相近，以后以淋巴细胞占优势。

8. 神经系统 新生儿脑相对较大，重300~400g，占体重的10%~20%。<u>生后具有觅食反射、吸吮反射、握持反射、拥抱反射、交叉伸腿反射等原始反射。</u>正常情况下，生后数月这些反射可自然消失。

9. 免疫系统 新生儿免疫系统不成熟。皮肤、黏膜薄嫩，易被擦伤；脐部为开放性伤口，病原体容易侵入血液；<u>血中补体含量低，缺乏趋化因子，白细胞吞噬能力差。新生儿通过胎盘从母体中获得IgG，因此，不易感染传染性疾病，而IgA和IgM不能通过胎盘，易患呼吸道和消化道疾病。</u>

10. 能量需要 新生儿<u>基础热卡消耗为209kJ/kg（50kcal/kg），</u>加上活动、食物特殊动力作用、大便丢失和生长需要等，<u>每日共需热卡量418~502kJ/kg（100~120kcal/kg）。</u>

二、新生儿常见的特殊生理现象

1. <u>生理性体重下降</u> 新生儿生后数日内，水分丢失较多，体重出现下降，<u>但一般不超过10%，生后10天左右恢复正常。</u>

> **小试身手** 6. 某新生儿，日龄5天。出生体重3kg，目前体重2.8kg。妈妈很担心孩子的体重会继续降低，护士向妈妈解释孩子的体重将会恢复正常，下列解释正确的是
> A. 3天内恢复正常　　　　　B. 7天内恢复正常
> C. 10天内恢复正常　　　　　D. 2周内恢复正常
> E. 3周内恢复正常

2. <u>生理性黄疸</u> <u>生后2~3天出现黄疸，4~5天最重，足月儿最迟2周内，早产儿可延迟到3~4周消退，</u>患儿一般情况好，食欲正常。

3. **生理性乳腺肿大**　足月新生儿生后3~5天，乳腺触到蚕豆到鸽蛋大小肿块，因来自母体的黄体酮和催乳素经胎盘到达胎儿体内，出生后突然中断所致，2~3周消退。

小试身手　7. 出生3天男婴，沐浴时发现左乳腺有一鹅蛋大小的肿块，下述哪组处理是妥当的

A. 无需处理，继续观察　　B. 使用抗生素治疗

C. 用力挤压　　　　　　　D. 手术切除

E. 挑剔肿块

4. **假月经**　部分女婴生后5~7天，阴道流出少量血液，可持续1周。是因母体雌激素在孕期进入胎儿体内，出生后突然撤退引起，一般不必处理。

小试身手　8. 一健康女婴，足月顺产后5天，因出现阴道血性分泌物被父母送来医院，该现象最可能是

A. 假月经　　　　　　　　B. 阴道直肠瘘

C. 尿道阴道瘘　　　　　　D. 会阴损伤

E. 血友病

5. **口腔内改变**　新生儿上腭中线和齿龈切缘上现黄白色小斑点，民间称"板牙"或"马牙"，是上皮细胞堆积或黏液腺分泌物积留所致，又称"上皮珠"，生后数周到数月逐渐消失，不需处理。新生儿面颊部的脂肪垫对吸乳有利，不应挑割，以免感染。

> 锦囊妙记：新生儿上述特殊生理现象均为正常生理状况，不需要处理。

第三节　早产儿的特点及护理

浪里淘沙—核心考点

早产儿是指胎龄不满37周的活产婴儿。

早产儿特点

1. **外观特征**　体重2500g以下，身高不足47cm，哭声弱，颈肌软弱，四肢肌张力低下呈伸直状，皮肤红嫩，胎毛多，足底纹少，足跟光滑，男婴睾丸未降或未全降，女婴大阴唇未盖住小阴唇。

小试身手　9. 某产妇孕35周分娩，产一男婴，出生体重1600g，生后1天，吸吮欠佳，睾丸未降，皮肤毳毛多，应诊断为

A. 足月儿　　　　　　　　B. 早产儿

C. 足月小样儿　　　　　　D. 超低出生体重儿

E. 正常出生体重儿

2. 体温 早产儿体温中枢调节功能差，棕色脂肪少，**体温易随环境改变**。

3. **呼吸系统** 早产儿呼吸中枢不成熟，呼吸不规则，**易发生呼吸暂停**。早产儿肺部发育不成熟，肺泡表面活性物质少，易发生肺透明膜病。宫内有窒迫史的早产儿更易发生吸入性肺炎。

4. **消化系统** 早产儿食管括约肌压力低，胃底发育差，呈水平位，幽门括约肌发达，**易溢乳**。消化酶分泌不足，胆酸分泌较少，对脂肪消化吸收较差，以母乳喂养为宜，**缺氧或喂养不当可引起坏死性小肠炎**。早产儿肝脏发育不成熟，肝葡萄糖醛酸基转移酶活性低，生理性黄疸出现程度较足月儿重，持续时间长。早产儿胎粪排出延迟。

5. **循环系统** 安静时心率较足月儿快，血压较足月儿低。

6. **血液系统** 血小板数量较足月儿略低，维生素K储存量少，凝血因子Ⅱ、Ⅶ、Ⅸ、Ⅹ活性较低。红细胞生成素低下，先天储铁不足，血容量增加迅速，"**生理性贫血**"出现早。

7. **泌尿系统** 早产儿肾小管对醛固酮反应低下，肾脏排钠增多，**易发生低钠血症**。血中碳酸氢盐浓度极低，阴离子间隙较高，肾小管排酸能力受限制，蛋白质入量增多时易发生代谢性酸中毒。

8. 神经系统 **胎龄越小，反射越差，早产儿易发生缺氧，引起缺氧缺血性脑病**。早产儿易发生颅内出血。

9. 其他 早产儿吸吮能力差，食物耐受力差，出生1周内热量供给低于足月儿。早产儿皮质激素及降钙素分泌较高，终末器官对甲状旁腺素反应低下，**易发生低钙血症**。早产儿免疫系统不完善，免疫球蛋白含量低，特别是分泌型IgA缺乏，易患感染性疾病。

第四节 新生儿窒息

浪里淘沙—核心考点

新生儿窒息是指胎儿因缺氧发生宫内窒迫或娩出过程中引起呼吸循环障碍。

病因及发病机制

凡是造成胎儿或新生儿血氧浓度下降的因素均可引起窒息，以产程开始后多见。

1. **孕母因素** ①母亲患糖尿病、心肾疾病等；②产科疾病如妊高征、前置胎盘等；③孕母吸毒、吸烟等；④母亲年龄>35岁或<16岁，多胎妊娠等。

2. 胎盘和脐带因素 ①前置胎盘、胎盘早剥、胎盘老化等；②脐带受压、打结、绕颈等。

3. 分娩因素 ①难产、手术产，如高位产钳等；②手术产如高位产钳等；③产程中麻醉、镇痛剂、催产药使用不当等。

4. 胎儿因素 ①早产儿、小于胎龄儿、巨大儿等；②呼吸道畸形、先心病等；③羊水或胎粪吸入阻塞呼吸道；④宫内感染致神经系统受损等。

第五节 新生儿缺氧缺血性脑病

浪里淘沙—核心考点

新生儿缺氧缺血性脑病是由于各种围生期因素引起缺氧和脑血流减少或暂停而导致新生儿脑损伤，是新生儿窒息后的严重并发症。

一、病因及发病机制

缺氧因素有围生期窒息、呼吸暂停、严重呼吸系统疾病、右向左分流型先心病等。缺血因素有心跳停搏或严重心动过缓、重度心力衰竭或周围循环衰竭等。

缺氧缺血性脑病脑损伤部位与胎龄有关。足月儿主要累及脑皮质、矢状窦旁区，早产儿易发生脑室周围白质软化。

二、辅助检查

1. 血清肌酸磷酸激酶同工酶（CPK-BB） 脑组织受损时升高，正常值<10U/L。

2. 神经元特异性烯醇化酶（NSE） 神经元受损时此酶活性升高，正常值<6μg/L。

3. **脑电图** 轻度脑电图正常，中度见癫痫样波或电压改变。重度脑电图及影像诊断明显异常。

4. **头颅B超** 对基底神经节脑室及其周围出血有较高特异性。

5. **CT扫描** 有助于了解水肿范围、颅内出血类型，对预后判断有一定参考价值，最适合检查时间为生后2~5天。

第六节 新生儿颅内出血

浪里淘沙—核心考点

一、病因及发病机制

1. **缺氧缺血性颅内出血** 凡是引起缺氧的因素均可引起颅内出血，以早产儿多见。

2. **产伤性颅内出血** 以足月儿多见，因胎头过大、臀位、急产、产程过长、高位产钳、多次吸引器助产等引起。胎头受挤压致小脑天幕撕裂、硬脑膜下出血，大脑表面静脉撕裂常伴蛛网膜下腔出血。

3. 其他　高渗液体输入过快、机械通气不当，血压波动过大，操作时头部按压过重引起颅内出血。

二、辅助检查

1. **CT和B超**　头颅B超是**脑室周围-脑室内出血检查的首选方法**，少数病例需与其他中枢神经系统疾病鉴别时，可行脑脊液检查。但蛛网膜下隙、后颅窝和硬膜外等部位出血需做CT确诊。

第七节　新生儿黄疸

浪里淘沙—核心考点

　　新生儿黄疸是指新生儿时期由于胆红素在体内积聚而引起巩膜、皮肤、黏膜、体液和其他组织被染成黄色的现象。严重者出现胆红素脑病（核黄疸），引起严重后遗症。

一、胆红素代谢特点

1. **胆红素生成较多**　每天新生儿胆红素生成约为成人2倍以上。
2. 联结的胆红素少　新生儿出生后短期内有轻重不一的酸中毒，影响胆红素与白蛋白联结的数量。
3. 肝功能不成熟，肠-肝循环的特殊性。

二、分类

（一）生理性黄疸

60%足月儿和80%以上早产儿生后2~3天出现黄疸，4~5天最重，足月儿2周内消退，未成熟儿延迟至3~4周，血清胆红素足月儿不超过205.2μmol/L（12mg/dl），早产儿<256.5μmol/L（15mg/dl），患儿一般情况良好，食欲可。

（二）病理性黄疸（高胆红素血症）

1. 特点
（1）黄疸出现早（24小时内）。
（2）黄疸程度重：足月儿血清胆红素>205.2μmol/L（12mg/dl），早产儿>256.5μmol/L（15mg/dl）。
（3）黄疸进展快：血清胆红素迅速增高，每日上升>85.5μmol/L（5mg/dl）。
（4）黄疸持续时间过长或退而复现：足月儿>2周，早产儿>4周。
（5）血清结合胆红素>34.2μmol/L（2mg/dl）。
生理性黄疸与病理性黄疸的区别见表4-6-1。

表4-6-1　生理性黄疸与病理性黄疸的区别

不同点	生理性黄疸	病理性黄疸
出现时间	足月儿2~3天，早产儿3~5天	生后24小时
程度	每日血清胆红素升高小于85.5μmol/L（5mg/dl）	足月儿>205.2μmol/L（12mg/dl），早产儿>256.5μmol/L（15mg/dl）或每日上升>85.5μmol/L（5mg/dl）
消退时间	足月儿不超过2周，早产儿不超过3~4周	足月儿大于2周，早产儿大于4周
退而复现	无	有

2.病因

（1）**感染性**

1）**新生儿肝炎**：病毒通过胎盘传给胎儿或出生时经过产道感染，以巨细胞病毒、乙型肝炎病毒为常见。

2）**新生儿败血症、尿路感染**：细菌毒素作用于红细胞，加速红细胞破坏、损伤肝细胞，使肝结合胆红素的能力下降，导致黄疸加重。

（2）非感染性

1）**新生儿溶血**：最常见的是ABO系统和Rh系统血型不合。

小试身手　10.发生新生儿ABO血型不合溶血病最常见的母婴血型是

A.母A型、婴O型　　　　B.母B型、婴O型　　　　C.母O型、婴A型

D.母AB型、婴B型　　　　E.母AB型、婴A型

2）胆道闭锁：胆红素排泄不畅，血清含量增高。

第八节　新生儿肺透明膜病

浪里淘沙—核心考点

一、病因及发病机制

新生儿肺透明膜病又称新生儿呼吸窘迫综合征，**常见于早产儿**。主要表现为生后不久出现进行性呼吸困难和呼吸衰竭。

新生儿肺透明膜病是由于缺乏肺泡表面活性物质引起。肺泡表面活性物质可降低肺泡表面张力，避免肺泡萎陷。缺乏时肺泡壁表面张力增高，肺泡萎陷，导致通气不良，出现缺氧、发绀，代谢性酸中毒，并使毛细血管通透性增高，液体漏出，肺间质水肿和纤维蛋白沉积在肺泡表面形成嗜伊红透明膜。

二、辅助检查

1.**X线检查**　　生后24小时X线有特征表现：①毛玻璃样改变：两肺透光度降

低，弥漫性均匀网状颗粒阴影；②支气管充气征；③"白肺"。

2.胃液振荡试验（泡沫稳定试验） 有助于确诊，泡沫多者可排除本病。

第九节　新生儿肺炎

浪里淘沙—核心考点

新生儿肺炎**分为吸入性肺炎和感染性肺炎**。

一、吸入性肺炎

病因和发病机制 胎儿在宫内或娩出时吸入羊水引起肺炎，**称羊水吸入性肺炎；吸入被胎粪污染的羊水，称胎粪吸入性肺炎；出生后因喂养不当、吞咽障碍、吮乳后呕吐、食道闭锁和唇腭裂等导致乳汁吸入而致肺炎，称乳汁吸入性肺炎。**其中以胎粪吸入性肺炎病死率最高。

二、感染性肺炎

病因

1.宫内感染 以病毒为主，胎儿在宫内吸入污染羊水引起，或胎膜早破时阴道细菌上行感染，或母孕期受感染，**病原体通过胎盘达胎儿肺部引起感染。胎儿通过羊水感染以革兰阴性杆菌如大肠埃希菌为主。**

2.出生时感染 分娩过程中吸入产道分泌物或断脐不洁发生血行感染。

3.出生后感染 由上呼吸道下行感染肺部或病原体通过血液循环引起肺感染。以革兰阳性球菌如金黄色葡萄球菌、链球菌、肺炎球菌为主。

第十节　新生儿败血症

浪里淘沙—核心考点

新生儿败血症是指新生儿期病原体侵入血液循环并在血液中生长繁殖，产生毒素而引起的全身感染。

一、病因

新生儿免疫系统不完善，皮肤、黏膜屏障功能差，**未愈合的脐部是病原体侵入的门户**，细菌一旦入侵易引起全身感染。**最常见的是葡萄球菌**，其次为大肠埃希菌、表皮葡萄球菌。**新生儿败血症感染的途径有产前、产时或产后。孕妇产前有感染史，尤其是羊膜腔感染更易引发。**产时感染多因产程延长、胎膜早破或分娩时吸入污染的羊水，也与助产时消毒不严有关。**产后感染细菌从脐部、皮肤、黏膜损伤处及呼吸道、消化道等侵入机体引起感染。**

小试身手 11.新生儿败血症出生后感染的主要途径是

A. 脐部　　　　　　　　B. 呼吸道　　　　　　　C. 消化道

D. 泌尿道　　　　　　　E. 皮肤、黏膜

二、辅助检查

外周血常规，直接涂片找菌，血培养阳性。

第十一节　新生儿寒冷损伤综合征

浪里淘沙—核心考点

新生儿寒冷损伤综合征又称新生儿硬肿症，是指新生儿期由多种原因引起皮肤和皮下脂肪变硬和水肿的一种疾病。

病因及发病机制

未完全明确，寒冷、早产、低体重、感染和窒息是其致病因素。

新生儿体温调节中枢不完善；体表面积较大，皮肤薄，血管丰富，易散热；早产儿棕色脂肪不足，缺氧、酸中毒及感染时产热不足，容易出现低体温；皮下脂肪组织中饱和脂肪酸多，熔点高，体温降低时易凝固。低体温和皮肤硬肿使皮肤血管痉挛，血流缓慢凝滞，造成组织缺氧、代谢性酸中毒和微循环障碍，引起DIC和全身多器官功能衰竭。

第十二节　新生儿破伤风

浪里淘沙—核心考点

病因

新生儿破伤风是指破伤风梭状杆菌经脐部侵入产生痉挛毒素引起感染。破伤风芽孢梭状杆菌为革兰阳性厌氧菌，在缺氧环境中生长繁殖，接生时如消毒不严或脐部不洁，破伤风梭状杆菌侵入脐部，在缺氧环境下繁殖并产生破伤风痉挛毒素，引起全身肌肉痉挛。

第十三节　新生儿胃-食管反流

浪里淘沙—核心考点

胃-食管反流是指下端食管括约肌功能不全，胃内容物反流入食管。好发于新生儿，早产儿最常见。

病因及发病机制

1. 防止反流的屏障功能失调　安静状态下<u>下端食管括约肌保持一定压力，下端食管关闭，阻止胃内容物反流到食管</u>。如下端食管括约肌缺如，括约肌屏障功能减弱，不能有效阻止胃内容物反流。

2. 食管蠕动功能障碍　当食物由胃反流入食管时，上端食管又出现向下的继发性蠕动波，很快将反流的食物又送入胃内。当食管蠕动功能障碍时，继发性蠕动波减弱，反流食物继续上溢。

3. 其他　食管裂孔疝、食管闭锁患儿术后、激素影响等易出现胃食管反流。

第十四节　新生儿低血糖

浪里淘沙—核心考点

<u>凡全血血糖<2.2mmol/L（40mg/dl）可诊断为新生儿低血糖。</u>

小试身手 12. 新生儿低血糖的诊断标准是全血血糖低于

A. 0.1mmol/L
B. 1.1mmol/L
C. 1.7mmol/L
D. 2.2mmol/L
E. 2.7mmol/L

病因及发病机制

葡萄糖产生过少、葡萄糖消耗增加、胰岛素分泌过多和遗传代谢障碍。

参考答案

1.C　2.D　3.B　4.E　5.A　6.C　7.A　8.A　9.B　10.C　11.A　12.D

第七章　营养性疾病患儿的护理

第一节　蛋白质–能量营养不良

蛋白质–能量营养不良是因缺乏热能和（或）蛋白质引起的一种营养缺乏症，多见于3岁以下婴幼儿。

一、病因

1.**长期摄入不足**　母乳不足而未添加其他乳品；骤然断奶而未添加辅食；长期以淀粉类食品为主；长期偏食、挑食等。

2.**消化吸收障碍**　消化系统畸形如唇腭裂、幽门梗阻等，消化系统疾病如迁延性腹泻、过敏性肠炎、肠吸收不良综合征等均可影响食物消化和吸收。

3.需要量增多　急、慢性传染病的恢复期，双胎、早产、生长发育过快时期等。

4.消耗量过大　大量蛋白尿、长期发热、烧伤、甲状腺功能亢进症、恶性肿瘤等均致蛋白质消耗或丢失过多。

二、发病机制

长期能量摄入不足，导致自身组织消耗。糖原不足或消耗过多致低血糖；脂肪消耗致血清胆固醇下降、脂肪肝；蛋白质供给不足致白蛋白下降、低蛋白水肿。同时还发生各组织器官功能障碍。

三、辅助检查

最突出表现是血清白蛋白浓度降低；胰岛素样生长因子1（IGF-1）水平下降，是诊断营养不良的较好指标。

第二节　小儿肥胖症

一、病因

1.**营养素摄入过多**　如长期过多摄入淀粉类、高脂饮食，超过机体需要。

2.活动量过少　缺少活动和体育锻炼。

3.遗传因素　肥胖具有高度遗传性，肥胖与多与基因遗传有关。

4.其他　疾病、进食过快、精神创伤、心理因素等也可引起小儿肥胖。

二、辅助检查

血清甘油三酯、胆固醇增高；高胰岛素血症；肝脏超声见脂肪肝。

第三节　营养性维生素D缺乏性佝偻病

浪里淘沙—核心考点

一、病因

1.**日光照射不足**　体内维生素D的主要来源为皮肤内7-脱氢胆固醇经紫外线照射合成。在北方，小儿户外活动少，紫外线照射量不足，易患佝偻病。

小试身手　1.体内维生素D的主要来源为

A.皮肤内7-脱氢胆固醇　　　　　B.维生素D制剂

C.植物性食物中的麦角固醇　　　D.动物性食物中的胆钙化醇

E.母乳中的维生素D

2.**维生素D摄入不足**　天然食物含维生素D少，不能满足小儿需要。如日光照射不足或未添加鱼肝油等，易患佝偻病。

3.生长过速　因生长过速需要量增加。

4.疾病与药物的影响　胃肠道或肝胆疾病影响维生素D及钙磷的吸收和利用；长期服用糖皮质激素可导致佝偻病。

二、发病机制

维生素D缺乏时，肠道钙磷吸收减少，血钙血磷水平下降。血钙降低刺激甲状旁腺分泌，加速旧骨溶解，骨钙释放入血，以维持血钙正常水平。因甲状旁腺素抑制肾小管对磷的重吸收使尿磷排出增加，导致血磷降低，骨样组织钙化受阻，成骨细胞代偿性增生，局部骨样组织堆积，碱性磷酸酶增多，形成骨骼病变和一系列佝偻病症状。

第四节　维生素D缺乏性手足搐搦症

浪里淘沙—核心考点

病因和发病机制

维生素D缺乏性手足搐搦症是由于维生素D缺乏，血钙降低，神经肌肉兴奋性增高，出现惊厥、喉痉挛或手足抽搐。多见于4个月~3岁的婴幼儿。

引起惊厥、喉痉挛、手足抽搐的直接原因是血清离子钙降低。维生素D缺乏早期，钙吸收减少，血钙降低，而甲状旁腺分泌不足，不能动员骨钙和增加尿磷排泄，血钙进一步下降。当血钙低于1.75~1.88mmol/L（7.0~7.5mg/dl）或血清钙离子浓度在1mmol/L（4mg/dl）以下时即出现上述症状。

血清钙离子水平受血pH影响，pH增高离子钙降低，酸中毒经纠酸治疗后，血pH上升，患儿可低血钙引起抽搐。

小试身手 2.维生素D缺乏性手足抽搐症多见于

A.6个月以下   B.婴儿   C.2岁以下

D.较大婴幼儿   E.青春期

小试身手 3.下列哪项是手足抽搐症与佝偻病发病机制的不同点

A.钙吸收代谢障碍   B.磷吸收代谢障碍

C.甲状旁腺分泌不足   D.神经系统兴奋性降低

E.碱性磷酸酶活性升高

第五节　锌缺乏症

浪里淘沙—核心考点

一、病因

锌缺乏是指各种原因造成体内锌缺乏所致的疾病。

1.入量不足　锌在植物性食物中的含量少，故长期食谷类食物的小儿易患锌缺乏。

2.吸收减少或丢失过多　腹泻可减少锌的吸收；反复失血、外伤等，锌随体液丢失。

二、辅助检查

目前建议10岁以下儿童血清锌的下限为65mg/dl。毛发锌可作为慢性锌缺乏病的参考指标。

参考答案

1.A   2.D   3.C

第八章　消化系统疾病患儿的护理

第一节　小儿消化系统解剖生理特点

浪里淘沙—核心考点

一、口腔

新生儿舌短、宽，口腔黏膜柔嫩，足月新生儿生后即具有良好的吸吮和吞咽功能；早产儿较差。新生儿唾液腺发育不完善，3~4个月时唾液分泌增多，但不能及时吞咽唾液，故常出现生理性流涎。

小试身手 *1.婴儿出现生理性流涎的时间为*

A. 5~6个月　　　　　B. 4~5个月　　　　　C. 3~4个月

D. 2~3个月　　　　　E. 1~2个月

二、食管

新生儿食管下端贲门肌发育不成熟，易发生胃–食管反流，8~10个月时症状消失。新生儿食管长8~10cm，1岁时12cm，5岁时16cm，学龄儿童20~25cm。新生儿食管有3个狭窄部位，通过膈部的狭窄更较窄。

三、胃

呈水平位，贲门肌发育差，幽门括约肌发育良好，易发生溢乳和呕吐。新生儿胃容量30~60ml，1~3个月90~150ml，1岁时250~300ml，5岁时700~850ml，成人2000ml。胃排空时间分别为：水1.5~2小时，母乳2~3小时，牛乳3~4小时。早产儿胃排空慢，易发生胃潴留。

小试身手 *2.1岁小儿的胃容量是*

A. 30~60ml　　　　　B. 60~90ml　　　　　C. 90~150ml

D. 150~250ml　　　　E. 250~300ml

四、肠及肠道菌群

婴儿肠道相对较长，一般为身高的5~7倍，或坐高的10倍。吸收面积较大，利于消化吸收。肠系膜相对较长且活动度大，易发生肠套叠及肠扭转。早产儿易发生乳糖吸收不良、全身性感染和功能性肠梗阻。小儿肠道菌群母乳喂养儿以双歧杆菌为主，人工喂养儿以大肠埃希菌为主。

五、肝

年龄越小，肝相对越大。肝细胞发育不完善，解毒能力差。婴幼儿在右肋缘下1~2cm可触及，6~7岁后肋缘下不能触及。

小试身手 3.婴幼儿正常肝脏应在右肋缘下

A.3cm易触及　　　　　B.2cm易触及　　　　　C.1~2cm易触及

D.0.5cm易触及　　　　　E.不能触及

六、消化酶

胰液分泌量随年龄而增加。

七、婴儿粪便

1.正常粪便

（1）胎粪：**新生儿生后第一次排便为墨绿色，质黏稠，无臭味**，生后12小时内排便，持续2~3天，逐渐过渡为黄糊状粪便。

（2）**人乳喂养儿：纯母乳喂养儿粪便呈金黄色，均匀糊状**，偶有细小乳凝块，**不臭，有酸味**，每日2~4次。

（3）**牛羊乳喂养儿：呈淡黄色，较稠，多成形，为碱性或中性，量多，较臭**，每日1~2次。添加淀粉或糖类食物粪便变软。

（4）**混合喂养儿：母乳加牛乳喂养儿粪便与喂牛乳者类似，但软、黄**。添加谷类、蛋、肉及蔬菜等辅食后粪便性状与成人接近。

2.异常粪便　在食物量及种类没有变化的情况下，大便次数突然增加、变稀为异常。如平时大便为每日4~6次，小儿一般情况良好，无其他不适，体重增加，属生理性腹泻。如大便干结，多因蛋白质进食过多、淀粉或糖过少或肠蠕动弱、水分吸收过多所致；**如大便呈黑色，系肠上部或胃出血或服用铁剂或大量进食含铁食物所致**；如大便带血丝，见于肛裂、直肠息肉；如大便呈灰白色提示胆道梗阻。

第二节　小儿腹泻

浪里淘沙—核心考点

一、病因及发病机制

小儿腹泻是由多种原因引起的以大便次数增多和大便性状改变为特征的常见病。腹泻病多见于婴幼儿，**2岁以下小儿占75%**。一年四季均可发病，**夏季（6、7、8月）及秋冬季（10、11、12月）为发病高峰期**。

80%婴幼儿腹泻由病毒感染引起。小儿腹泻的病因有感染因素和非感染因素。感染性因素约占85%以上。

1.感染因素　病原体有细菌、病毒与原虫等。**肠内感染以轮状病毒**和致病性大肠埃希菌最常见；**肠外感染由发热及病原体毒素作用引起**。

2.非感染因素　饮食不当、乳糖酶、双糖酶缺乏或气候突然变化等。

小试身手　4.小儿腹泻最常见的致病菌为

A.轮状病毒　　　　　　　B.肺炎球菌　　　　　　C.大肠埃希菌

D.金黄色葡萄球菌　　　　E.肺炎链球菌

二、辅助检查

1.**血常规**　白细胞总数及中性粒细胞升高提示细菌感染，降低提示病毒感染，过敏性肠炎及寄生虫引起的肠炎嗜酸性粒细胞增多。

2.**粪便检查**　轻型腹泻粪便镜检见大量脂肪球；中重型腹泻粪便镜检见大量白细胞。粪便细菌培养做病原学检查。

3.**血生化检查**　血钠浓度因脱水性质而异，血清钾、钙在脱水纠正后下降。

第三节　急性坏死性小肠结肠炎

浪里淘沙—核心考点

一、病因与发病机制

急性坏死性小肠结肠炎是一组病因不明的急性肠道节段性坏死疾病。**病变以空肠为主**，严重者空肠和回肠均可受累。**主要表现为急性腹痛、腹胀、腹泻、呕吐及便血，重者出现休克**，病死率高。多见于**3~9岁儿童**，全年均可发病，夏秋季为发病高峰。

二、辅助检查

1.血常规　白细胞增高，中性粒细胞核左移，重者血小板减少。

2.粪便　行革兰染色时出现革兰阳性短杆菌。

3.**腹部X线**　**肠袢轻中度充气扩张，见液平面，呈麻痹性肠梗阻征象**。肠间隙增宽，黏膜皱襞变粗，部分病例见肠管僵直，或有肠壁囊样积气及门静脉积气。

第四节　肠套叠

浪里淘沙—核心考点

病因及发病机制

肠套叠是指某段肠管及其肠系膜套入邻近肠腔内引起的一种绞窄性肠梗阻。**以1岁内婴儿最多见**，发病季节以春秋季节多见。**95%为原发性**，5%为继发性，饮食改变、腹泻、病毒感染等为诱因。

第五节　先天性巨结肠

病因及发病机制

先天性巨结肠是由于直肠或结肠远端肠管持续痉挛，粪便淤滞在近端结肠，肠管肥厚、扩张。

本病是多基因遗传和环境因素共同作用的结果。病变常发生在结肠远端，由于肠壁神经节细胞缺乏，该段肠管收缩狭窄，呈持续痉挛状态，形成功能性肠梗阻。痉挛肠管的近端，因肠内容物堆积而扩张、肥大形成巨结肠。

第六节　小儿液体疗法及护理

浪里淘沙—核心考点

小儿体液平衡特点

（一）体液总量与分布

体液分细胞内液和细胞外液，细胞外液分血浆及间质液。年龄越小，体液总量占体重的百分比越高，新生儿体液占体重的78%，婴儿体液占体重的70%，2~14岁体液占体重的65%，成人占55%~60%。主要是间质液比例较高，血浆、细胞内液占体重的比例与成人相近，见表4-8-1。

表4-8-1　不同年龄的体液分布

年龄	细胞外液（占体重的%）			体液总量（占体重的%）
	细胞内液	间质液	血浆	
新生儿	35	37	6	78
婴儿期	40	25	5	70
2~14岁	40	20	5	65
成人	40~45	10~15	5	55~65

（二）体液的电解质成分

细胞外液以Na^+、Cl^-、HCO_3^-等为主，其中主要阳离子为Na^+，能维持细胞外液渗透压。细胞内液以K^+、Mg^{2+}、HPO_4^{2-}和蛋白质等离子为主，K^+是维持细胞内液渗透压的主要阳离子。

（三）水代谢与交换

1.小儿水代谢旺盛，小儿对缺水的耐受力差，易发生脱水。

2.不显性失水多　小儿生长发育快，新陈代谢旺盛，不显性失水多。

3.消化液分泌吸收量大，肾调节能力差。

参考答案

1.C　2.E　3.C　4.A

第九章　呼吸系统疾病患儿的护理

第一节　小儿呼吸系统解剖生理特点

浪里淘沙—核心考点

一、解剖特点

1.上呼吸道

（1）鼻：鼻腔短小，无鼻毛，后鼻道狭窄，黏膜柔嫩，血管丰富，易于感染；炎症时充血肿胀容易鼻塞、呼吸困难、张口呼吸。

（2）**鼻窦**：**鼻腔黏膜与鼻窦黏膜相连续**，且鼻窦口相对较大，**故急性鼻炎易引起鼻窦炎**，其中上颌窦和筛窦最易发生感染。

（3）**咽鼓管**：**短、宽、短，呈水平位**，故鼻咽炎易侵犯中耳引起中耳炎。

（4）**咽部**：**喉部狭窄、垂直**。腭扁桃体在1岁末逐渐增大，至4~10岁达高峰，14~15岁逐渐退化，故扁桃体炎多见于年长儿，1岁以内少见。

（5）**喉部**：以环状软骨下缘为标志，**喉部呈漏斗形，喉腔较狭窄**，黏膜柔嫩、血管丰富，炎症时易肿胀，故喉炎时易发生梗阻引起窒息、痉挛及吸气性呼吸困难和声音嘶哑。

2.下呼吸道

（1）气管及支气管：管腔狭窄，缺乏弹力组织，纤毛运动差，易发生炎症，炎症时易阻塞。右侧支气管由气管直接延伸，粗短，因此，**异物易进入右侧支气管**。

（2）肺：尚未发育完善，弹力组织发育差，血管丰富，肺泡数量少，使其含血量相对多而含气量少，易于感染，并引起间质性肺炎、肺不张和肺气肿等。

3.**胸廓**　**婴幼儿胸廓较短，呈桶状，肋骨呈水平位**，膈肌位置较高，心脏呈横位；呼吸肌发育差，呼吸时胸廓运动不充分，肺扩张受限制，小儿纵隔相对较大，纵隔周围组织松软、富有弹性，胸腔积液或积气时易致纵隔移位。

二、生理特点

1.**呼吸频率和节律**　小儿年龄越小，呼吸频率越快。婴幼儿呼吸中枢发育不完善，易出现呼吸节律不齐，早产儿、新生儿明显。各年龄呼吸、脉搏频率见表4-9-1。

表4-9-1　各年龄小儿呼吸、脉搏频率

年龄	呼吸（次/分）	脉搏（次/分）	呼吸：脉搏
新生儿	40~45	120~140	1：3
1岁以内	30~40	110~130	1：3~1：4
1~3岁	25~30	100~120	1：3~1：4
4~7岁	20~25	80~100	1：4
8~14岁	18~20	70~90	1：4

2. **呼吸形态**　婴幼儿呼吸肌发育差，呼吸时胸廓活动范围小而横膈活动明显，**呈腹式呼吸**；随年龄增长，呼吸肌逐渐发育、横膈下降，肋骨由水平位逐渐倾斜，出现胸腹式呼吸。

3. **呼吸功能**　小儿肺活量、潮气量、每分钟通气量和气体弥散量较成人小，而呼吸道阻力较成人大，各项呼吸功能储备能力低，易发生呼吸衰竭。

小试身手 1.有关小儿呼吸功能的特点，下述**不正确**的是

A.气道阻力大于成人　　　　B.单位肺容量较小

C.气体总弥散量较小　　　　D.通气量与成人相近

E.呼吸储备量较小

4. **血气分析**　婴幼儿肺活量不易检查，但可通过血气分析了解氧饱和度和血液酸碱平衡。小儿动脉血气分析正常值见表4-9-2。

表4-9-2　小儿动脉血气分析正常值

项目	新生儿	2岁以内	2岁以后
pH	7.35~7.45	7.35~7.45	7.35~7.45
PaO_2（mmHg）	60~90	80~100	80~100
$PaCO_2$（mmHg）	30~35	30~35	35~45
HCO_3^-（mmol/L）	20~22	20~22	22~24
BE（mmol/L）	-6~+2	-6~+2	-4~+2
SaO_2	0.90~0.97	0.95~0.97	0.96~0.98

三、免疫特点

小儿呼吸道免疫功能较差。婴幼儿体内免疫球蛋白含量低，尤以**分泌型IgA**（**sIgA**）为低，且肺泡巨噬细胞功能不足，乳铁蛋白、溶菌酶、干扰素、补体等数量和活性不足，故易患呼吸道感染。

第二节　急性上呼吸道感染

浪里淘沙—核心考点

一、病因

急性上呼吸道感染是**指鼻、鼻咽和咽部的急性感染。是小儿最常见的疾病**，一年四季均可发病，以冬春季节多见。

90%以上由病毒引起，如鼻病毒、呼吸道合胞病毒、流感病毒、副流感病毒、腺病毒等。在病毒感染的基础上可继发细菌感染，如溶血性链球菌、肺炎链球菌等。如有疾病影响（如**佝偻病、营养不良、贫血、先天性心脏病等**）、环境因素（如居室拥挤、通风不良、冷热失调）及护理不当则易反复发生上呼吸道感染或使病程迁延。

二、辅助检查

病毒感染者白细胞正常或偏低；细菌感染者白细胞增高，中性粒细胞升高。

第三节　急性感染性喉炎

浪里淘沙—核心考点

病因

病毒或细菌感染引起，冬春季节好发，婴幼儿多见。

小试身手 2.急性感染性喉炎多发生在

A.春秋季节　　　　　　B.秋冬季节　　　　　　C.夏秋季节

D.春夏季节　　　　　　E.冬春季节

第四节　急性支气管炎

浪里淘沙—核心考点

一、病因

急性支气管炎是指各种致病原体引起的支气管黏膜的急性炎症，气管常同时受累，故又称为急性气管-支气管炎。病原体为各种病毒或细菌。**凡能引起上呼吸道感染的病原体均可引起支气管炎。免疫力低下、营养不良、佝偻病和支气管局部结构异常等为本病的危险因素。**

二、辅助检查

病毒感染者白细胞正常或降低，细菌感染者白细胞升高。胸部X线检查多无异常，或肺纹理增粗，肺门影加深。

第五节　小儿肺炎

浪里淘沙—核心考点

一、分类

肺炎是由不同病原体或其他原因引起的肺部炎症。

1. **病理分类**　分为大叶性肺炎、小叶性肺炎（支气管肺炎）和间质性肺炎。

2. **病因分类**　①感染性肺炎：如病毒性肺炎、细菌性肺炎、真菌性肺炎、支原体肺炎、衣原体肺炎；②非感染性肺炎：如吸入性肺炎、过敏性肺炎等。

3. **病程分类**　①**急性肺炎：病程<1个月；②迁延性肺炎：病程1~3个月；③慢性肺炎：病程>3个月。**

4. **病情分类**　①**轻症肺炎：呼吸系统受累，其他系统无或仅轻微受累，无全身中毒症状；②重症肺炎：呼吸系统受累，其他系统也受累且全身中毒症状明显。**

小试身手　3. 轻症与重症肺炎的主要区别点是

A. 发热高低　　　　　　B. 咳嗽程度　　　　　　C. 呼吸快慢

D. 有无呼吸困难　　　　E. 有无呼吸系统外表现

小试身手　4. 重症肺炎常出现的酸碱平衡紊乱类型是

A. 代谢性酸中毒　　　　　　B. 代谢性碱中毒

C. 呼吸性酸中毒　　　　　　D. 呼吸性碱中毒

E. 混合性酸中毒

5. **临床表现典型与否分类**　①**典型性肺炎：由肺炎链球菌、金黄色葡萄球菌、流感嗜血杆菌、大肠埃希菌等引起的肺炎；②非典型肺炎：由肺炎支原体、衣原体、军团菌、病毒等引起的肺炎。**

二、病因

引起肺炎的病原体为病毒、细菌、支原体、真菌等。发达国家小儿肺炎以病毒为主，如呼吸道合胞病毒、腺病毒、流感病毒等；**发展中国家小儿肺炎以细菌为主**，如肺炎链球菌、葡萄球菌、链球菌等。营养不良、佝偻病、先天性心脏病患儿等易感。

三、发病机制

病原体常由呼吸道入侵，少数经血行入肺，肺组织充血水肿、炎性细胞浸润。炎症使肺泡壁充血水肿、增厚，支气管黏膜肿胀，管腔狭窄，造成通气和换气功能障碍，**导致缺氧和二氧化碳潴留**，引起一系列病理生理改变。

小试身手 5.小儿肺炎引起全身各系统病理生理变化的关键是

A. 毒素作用　　　　　B. 组织破坏　　　　　C. 免疫力低下

D. 病原体的侵入　　　E. 缺氧和二氧化碳潴留

四、辅助检查

1. 血常规　病毒引起者白细胞总数正常或降低；细菌引起者白细胞总数及中性粒细胞增高，伴核左移。

2. 病原学检查　做病毒分离或细菌培养。50%~70%的支原体肺炎患儿血清冷凝集试验阳性。

3. 胸部X线检查　早期肺纹理增粗，以后出现大小不等的斑片阴影，可融合成片，伴有肺不张或肺气肿。

第六节　支气管哮喘

浪里淘沙—核心考点

一、病因

支气管哮喘是由肥大细胞、T淋巴细胞和嗜酸性粒细胞共同参与的气道慢性炎症性疾病。

1. 病因　与遗传和环境因素有关。哮喘是一种多基因遗传病，患儿具有特异性体质。

2. 诱因

（1）室内变应原：包括尘螨、动物变应原、蟑螂变应原和真菌。

（2）室外变应原：主要包括花粉和真菌。

（3）食入过敏原：异体蛋白的摄入，如鱼、虾、蛋、奶和花生等。

（4）药物：阿司匹林和其他非甾体类抗炎药物是引起哮喘的危险因素。

（5）呼吸道感染病原体：**呼吸道病毒感染**是诱发儿童反复哮喘的重要病因。肺炎支原体和肺炎衣原体感染也与哮喘发作密切相关。

（6）运动：运动可引起哮喘儿童气流受限而有哮喘症状的短暂发作，是哮喘最常见的触发因素。

（7）情绪激动　大哭、大笑、生气或惊恐等极度情绪表达可引起过度通气，是哮喘发作的触发因素。

二、发病机制

呼吸道高反应性是哮喘的基本特征。机体在发病因子的作用下，免疫因素、神经精神因素及内分泌因素导致气道高反应性，引起哮喘发作。

三、辅助检查

1. <u>血常规</u>　<u>嗜酸性粒细胞升高</u>。

2. <u>X线检查</u>　肺透亮度增加，呈过度充气状，肺纹理增多，可见肺气肿或肺不张。

3. 肺功能检查　呼气流速峰值及一秒钟用力呼气量降低，残气容量增加。

4. 血气分析　PaO_2 降低，病初 $PaCO_2$ 降低，严重时 $PaCO_2$ 增高，pH 下降。

5. 过敏原测试　对各种致敏原进行皮内试验，以发现可疑致敏原。

参考答案

1.D　2.E　3.E　4.E　5.E

第十章　循环系统疾病患儿的护理

第一节　小儿循环系统解剖生理特点

浪里淘沙—核心考点

一、心脏的胚胎发育

原始心脏在胚胎第2周开始形成，第4周时心房和心室共腔，第8周房室中隔形成，心脏成为4腔。胚胎发育在第2~8周为心脏形成的关键期，是先天性心脏畸形形成的主要时期。

小试身手　1.原始心脏开始形成的时间是

A.胚胎第8周　　　　　B.胚胎第6周　　　　　C.胚胎第4周

D.胚胎第2周　　　　　E.胚胎第1周

二、胎儿血液循环和出生后的改变

1.正常胎儿的血液循环　胎儿时期通过脐血管和胎盘与母体之间进行营养和气体交换。由胎盘来的动脉血经脐静脉进入胎儿体内，至肝下缘分为两支，一支入肝与门静脉吻合，另一支经动脉导管入下腔静脉，与来自下半身的静脉血混合，共同流入右心房。

2.出生后循环的改变　出生后脐血管阻断，呼吸建立、肺泡扩张，肺循环阻力下降，肺动脉血流增多，肺静脉回流至左心房的血流增加，左心房压力增高。约80%足月儿出生后24小时动脉导管功能性关闭，约80%婴儿在生后3个月、95%婴儿在生后1年内解剖上关闭。脐血管血流停止6~8周后完全闭锁，形成韧带。

三、正常各年龄小儿心脏、心率、血压的特点

1.心脏特点

（1）心脏位置　新生儿心脏呈横位，心尖搏动在第4肋间锁骨中线外，心尖部分主要为右心室，2岁以后心脏由横位转成斜位，心尖搏动下移至第五肋间隙，心尖部分主要为右心室。2~5岁时左心界位于第4肋间左锁骨中线外1cm处，5~12岁在锁骨中线上，12岁以后位于第5肋间锁骨中线内0.5~1cm处。

（2）心脏重量　新生儿心脏重20~25g，1岁时为出生时2倍；5岁时为出生时4倍；9岁时为出生时6倍，青春期后心脏重量为出生时12~14倍，达成人水平。

（3）心脏容积　出生时心脏容积为20~22ml，1岁时为出生时2倍，2岁半增大到3倍，7岁时为5倍，达100~120ml；其后增长缓慢，青春期始心脏容积为140ml；

以后增长加速，18~20岁时心脏容积达240~250ml，为出生时的12倍。

2. 血管 **小儿动脉相对较粗**。动静脉内径比在新生儿为1：1，成人为1：2。在大血管方面，10岁以前肺动脉直径较主动脉宽，到青春期主动脉直径超过肺动脉，12岁达成人水平。**婴儿期毛细血管粗大，尤其是肺、肾、肠及皮肤的微血管内径较大，冠状动脉相对较宽，故小儿心肺肾及皮肤供血较好。**

小试身手 2. 对小儿循环系统解剖生理特点的描述，下列**不正确**的是

A. 新生儿的心脏相对成人较大　　　B. 新生儿心脏位置较高并呈横位

C. 新生儿的动脉相对成人较细　　　D. 新生儿的心率相对较快

E. 新生儿动脉血压相对较低

3. 血压 婴儿期动脉血压较低。随年龄增长血压升高。**1岁以内婴儿收缩压70~80mmHg（9.3~10.67kPa），2岁以后小儿收缩压=年龄×2+80mmHg，小儿舒张压=收缩压×2/3**。1岁以上小儿下肢血压比上肢血压高20~40mmHg，婴儿期上肢血压比下肢血压略高。

小试身手 3. 2岁以后，小儿收缩压的推算公式是

A. 年龄×2+75 mmHg　　　B. 年龄×2+80mmHg　　　C. 年龄×2+85 mmHg

D. 年龄×5+75mmHg　　　E. 年龄×5+80 mmHg

小试身手 4. 3岁小儿测量血压，下列何值为正常

A. 60/40mmhg　　　B. 110/80 mmhg　　　C. 100/60 mmhg

D. 86/57 mmhg　　　E. 120/80 mmhg

4. 心率 **小儿心率相对较快**。随年龄增长，心率逐渐减慢，新生儿时期心率120~140次/分，1岁以内110~130次/分，2~3岁100~120次/分，4~7岁80~100次/分，8~14岁70~90次/分。小儿脉搏不稳定，易受进食、活动、哭闹、发热等因素影响，因此，测量脉搏时应在安静状态下进行。

> 锦囊妙记：小儿心率的数值遵循一定规律：在8岁之前，年龄增加1岁，心率减慢10次。考生记住了新生儿心率后，其他年龄段的心率就很容易推导出来。如4~7岁的心率，年龄增加了4岁，心率就在新生儿心率的基础上减去40，即为80~100次/分。其他心率以此类推。

第二节　先天性心脏病

浪里淘沙—核心考点

一、概述

先天性心脏病（简称先心病）是胎儿时期心脏血管发育异常引起的畸形，是小

儿最常见的心脏病。**致病原因包括遗传因素和环境因素**，先心病是遗传因素和胎儿周围环境共同作用的结果。

根据左右心腔或大血管间有无分流和有无青紫，临床分为3类：

1. 左向右分流型（潜伏青紫型） 包括房、室间隔缺损或动脉导管未闭。

2. 右向左分流型（青紫型） 为先心病中最严重的一种，因心脏结构异常，静脉血流入右心后不能全部流入肺循环达到氧合作用，包括肺缺血性（**法洛四联症**、三尖瓣闭锁）和肺充血性（完全性大动脉转位、总动脉干等）。

3. 无分流型（无青紫型） 梗阻型常见疾病有肺动脉口狭窄和主动脉缩窄等，反流型有二尖瓣关闭不全、肺动脉瓣关闭不全等。

锦囊妙记：考生应能理解房、室间隔缺损或动脉导管未闭为潜伏青紫型，法洛四联症为持续青紫型。左心腔压力比右心腔高，当房、室间隔存在缺损时，左心经过氧合后的血液流入右心，所以患儿不出现青紫，当患儿哭闹出现肺动脉高压右向左分流时，未经氧合的血液流入左心，到达外周小动脉，小儿出现青紫。法洛四联症患儿右心室肥厚，右心腔压力比左心高，导致右心室血液持续流入左心室，患儿出现持续青紫。

小试身手 5. 属于右向左分流的先天性心脏病的是

A. 主动脉缩窄　　　　　B. 肺动脉狭窄　　　　　C. 法洛四联症

D. 室间隔缺损　　　　　E. 房间隔缺损

二、常见先天性心脏病

（一）房间隔缺损（ASD）

按缺损部位可分为原发孔（一孔型），占15%，继发孔（二孔型），占75%。

1. 发病机制　出生后随肺循环血量增加，左心房压超过右心房，分流自左向右，分流量大小取决于缺损大小和两侧心室的顺应性。

2. 辅助检查

（1）**胸部X线检查**：心脏呈轻中度扩大，以右心房、右心室扩大为主，肺动脉段突出，肺门血管影增粗，可见肺门"舞蹈"征，肺野充血，主动脉影缩小。

（2）心电图：**电轴右偏+90~+180**。不完全性右束支传导阻滞，部分患儿右心房和右心室肥大。

（3）超声心动图：见右心房和右心室内径增大。

（二）室间隔缺损（VSD）

VSD是最常见的先天性心脏病，占先心病的30%~50%。根据缺损位置分为四型：①流出道缺损；②流入道缺损；③膜部缺损（最常见）；④左室右房通道。

1. 发病机制　因左心室压力高于右心室，室间隔缺损引起的分流自左向右，所以一般无青紫。

2.辅助检查

（1）**X线检查**：小中型缺损者心影大致正常或左房、左室轻度扩大。大型缺损者，肺纹理增粗增多，左室、右室增大。重度肺动脉高压时右心室增大，肺动脉段凸出，**肺门血管呈"残根"状，有"肺门舞蹈"征**。

（2）**心电图**：分流量大者左房大、左室肥厚或双室肥厚，重度肺动脉高压时右室肥厚。

（3）超声心动图

（三）动脉导管未闭（PDA）

动脉导管未闭是指出生后动脉导管持续开放，血流从主动脉经导管分流至肺动脉，进入左心，并产生病理改变。

1.发病机制　小儿生后15小时动脉导管功能关闭。**多数婴儿生后3个月左右解剖上完全关闭**。若持续开放，血液自主动脉经未闭导管分流至肺动脉，使肺循环血量增多即为动脉导管未闭。

小试身手　6.患儿，女，2岁，生长发育迟缓，平日活动后气促，心悸，查体，胸骨左缘第2肋间闻及粗糙的机器声样的连续性杂音，可闻及股动脉枪击音。该患儿最可能的诊断是

A.动脉导管未闭　　　　　B.室间隔缺损　　　　　C.房间隔缺损

D.肺动脉狭窄　　　　　　E.法洛四联症

2.辅助检查

（1）**X线检查**：分流量大时左房、左室增大；肺动脉高压时右心室明显增大。

（2）**心电图**：1/3病例正常；分流量大左房、左室大；双室增大；肺动脉高压者右室大。

（3）超声心动图。

（4）心导管检查。

3.治疗原则

（1）手术根治术治疗。

（2）保守治疗：前列腺素抑制剂，强心、利尿、抗感染。

导管介入堵闭术　适应于不合并必须外科手术的其他心脏畸形。禁忌证：依赖PDA生存的心脏畸形；严重肺动脉高压致右向左分流；败血症等。

（四）法洛四联症（TOF）

是一种常见的发绀型先心病。**本病有四种畸形：肺动脉狭窄，膜部室间隔缺损，主动脉骑跨和右心室肥厚，其中以肺动脉狭窄为主要畸形**。肺动脉狭窄使肺血流减少，右室收缩期压力升高，右室血分流至左室、主动脉，引起发绀。

锦囊妙记：法洛四联症口诀：肺动脉狭窄，主动脉骑跨，室间隔缺损，右心室肥大。

小试身手 7.法洛四联症的组成，以下哪项最为重要

A. 肺动脉狭窄

B. 室间隔缺损

C. 主动脉骑跨

D. 右心室肥厚

E. 左室流出道梗阻

1. 发病机制　肺动脉狭窄，血液进入肺循环受阻，右心室代偿性增厚，右心室压力升高；轻度肺动脉狭窄，右心室压力仍低于左心室，左向右分流；重度肺动脉狭窄时，右心室压力与左心室相似，此时，右心室血液大部分进入主动脉。由于主动脉跨于两心室之上，主动脉除接受左心室血液外，还接受部分右心室的静脉血液，运送到全身，出现青紫。

2. 辅助检查

（1）血常规：血红蛋白、红细胞计数、血细胞比容升高。

（2）**动脉血氧分压、动脉血氧饱和度降低。**

（3）**X线检查：心影呈"靴型"**，肺血量减少。

（4）**心电图：**电轴右偏，右室肥厚，右房肥大。

（5）二维超声心动图。

（6）心导管检查。

4种先心病的比较见表4-10-1。

表4-10-1　4种先心病的比较

项目	房间隔缺损	室间隔缺损	动脉导管未闭	法洛四联症
分型	潜伏青紫型	潜伏青紫型	潜伏青紫型	青紫型
症状	生长发育落后、气促、乏力等	生长发育落后、气促、乏力等	差异性紫绀，下半身紫绀明显	青紫、蹲踞、缺氧发作
杂音部位（胸骨左缘）	2~3肋间2~3级收缩期喷射性杂音	3~4肋间3~5/6级全收缩期喷流性杂音	2肋间响亮的连续性机器样杂音	2~4肋间2~3级收缩期喷射性杂音
X线	肺门"舞蹈"征			靴形心影
并发症	呼吸道感染、心力衰竭	呼吸道感染、心力衰竭	呼吸道感染、心力衰竭	**脑血栓**、感染性心内膜炎

第三节 病毒性心肌炎

浪里淘沙—核心考点

一、病因及发病机制

引起心肌炎常见病毒有**柯萨奇病毒**、**埃可病毒**、脊髓灰质炎病毒、腺病毒、流感病毒等。

本病发病机制未明,可能与病毒直接损害感染的心肌细胞和病毒侵犯人体免疫系统引起心肌损害有关。

二、辅助检查

1. **心电图** 可见期前收缩,室上性、室性心动过速,二度、三度房室传导阻滞,ST-T改变等严重心律失常。

2. **生化检查** 早期磷酸激酶(CPK)升高,以心肌同工酶(CK-MB)为主。乳酸脱氢酶(SLDH)同工酶增高,早期诊断心肌炎有提示意义。心肌肌钙蛋白对心肌炎有特异性诊断意义。

参考答案

1.D　2.C　3.B　4.D　5.C　6.A　7.A

第十一章　血液系统疾病患儿的护理

第一节　小儿造血和血液特点

一、小儿造血特点

1.**胚胎期造血**

（1）**中胚叶造血期**：从胚胎第3周起，卵黄囊上形成血岛，其间的细胞分化为原始血细胞，胚胎第6周后造血功能减退。

（2）**肝脾造血期**：胚胎第6~8周时肝出现造血组织，是胎儿中期的主要造血部位，胚胎4~5个月时达高峰，6个月以后逐渐减退，生后4~5天完全停止造血。脾脏在胚胎第8周开始造血，5个月后仅保留造淋巴细胞功能。

（3）**骨髓造血期**：胚胎第6周出现骨髓，但至第4~5个月才开始造血，生后成为唯一的造血场所。

小试身手　1.原始血细胞首先出现在

A.骨髓　　　　　　　B.胸腺　　　　　　　C.脾

D.肝　　　　　　　　E.卵黄囊

2.**生后造血**

（1）**骨髓造血**：婴幼儿时期骨髓为红骨髓，全部参与造血，5~7岁后，黄骨髓逐渐取代长骨中的红骨髓，仅在肋骨、胸骨、颅骨、脊椎、骨盆、锁骨和肱骨等有红骨髓。婴幼儿因缺乏黄骨髓，造血潜力差，需要造血增加时则出现骨髓外造血。

（2）**骨髓外造血**：婴幼儿时期发生各种感染或贫血、骨髓受异常细胞侵犯时，肝脾和淋巴结可恢复造血，出现肝脾淋巴结肿大，外周血液中出现幼稚细胞。

> 锦囊妙记：小儿造血总结如下：
> 妊娠前6周：卵黄囊造血；妊娠6周到4~5个月：肝脾造血；
> 妊娠4~5个月至生后：骨髓造血；出生后感染、贫血时：骨髓+肝脾淋巴结造血

二、小儿血液特点

1.**红细胞数和血红蛋白量**　红细胞数和血红蛋白量较高，新生儿出生时红细胞

计数（5~7）× 10^{12}/L，血红蛋白量150~220g/L。生后红细胞数和血红蛋白量逐渐下降，**至生后2~3个月时红细胞数降至3 × 10^{12}/L，血红蛋白量降至110g/L左右而出现轻度贫血，称为"生理性贫血"**，以后又逐渐增加，12岁时达成人水平。

> **小试身手** 2. 小儿出生时血红蛋白量的正常值范围是
>
> A. 80~100g/L　　　　　　B. 110~120g/L
>
> C. 130~140g/L　　　　　　D. 150~220g/L
>
> E. 230~2500g/L

2. **白细胞数及分类**　新生儿出生时白细胞总数达（15~20）× 10^9/L，生后6~12小时达（21~28）× 10^9/L，然后逐渐下降，**婴儿期白细胞数维持在10 × 10^9/L**，8岁后接近成人水平。白细胞分类主要是中性粒细胞与淋巴细胞的比例变化较大，出生时中性粒细胞约占65%，淋巴细胞约占30%，**随白细胞总数减少，中性粒细胞比例逐渐下降，淋巴细胞比例逐渐升高，生后4~6天时两者比例相等（第一次交叉），以后整个婴幼儿期淋巴细胞占优势，至4~6岁时两者再次相等（第二次交叉）**，6岁后与成人相似。

3. **血小板数**　为（100~300）× 10^9/L。

4. **血容量**　**新生儿血容量约占体重的10%**，10岁时占8%~10%，成人占体重的6%~8%。

第二节　小儿贫血

贫血是指外周血中单位容积内的红细胞数或血红蛋白量低于正常，婴儿和儿童的红细胞数和血红蛋白随年龄不同而有差异。根据世界卫生组织资料，**6个月~6岁儿童Hb<110g/L，5~11岁儿童Hb<115g/L，12~14岁儿童Hb<120g/L，可诊断为贫血。**6个月以下的婴儿由于生理性贫血等因素，血红蛋白值变化较大，目前尚无统一标准。我国小儿血液病学会建议：**新生儿Hb<145g/L，1~4个月婴儿Hb<90g/L，4~6个月婴儿Hb<100g/L，诊断为贫血**。海拔每升高1000米，Hb上升约4%。

根据Hb及RBC将贫血分轻、中、重、极重四种程度，见表4-11-1。

表4-11-1　贫血程度

	轻度	中度	重度	极重度
Hb（g/L）	120~90	90~60	60~30	<30
RBC（× 10^{12}/L）	4~3	3~2	2~1	<1

一、病因及发病机制

1. 红细胞及血红蛋白生成不足

（1）造血物质缺乏：**缺铁、维生素B_{12}、叶酸**等，是小儿贫血最常见的原因，主要因摄入不足、需要量增加、吸收和转运障碍及丢失过多等。

（2）造血功能障碍：各种原因引起骨髓抑制如放射线、药物等。

2. 红细胞破坏过多（溶血性贫血）

3. 红细胞丢失过多（失血性贫血）

（1）急性失血：如外伤大出血、内脏血管破裂出血等。

（2）慢性失血：如消化性溃疡出血、肠息肉、钩虫病等。

二、辅助检查

1. **血象** 根据红细胞和血红蛋白量判断有无贫血及程度，根据红细胞大小、形态及染色情况判断疾病，如红细胞小、染色浅、中央淡染区扩大，提示缺铁性贫血；红细胞大、中央淡染区不明显提示巨幼细胞贫血；红细胞大小不等、染色浅并有异形、靶形，提示地中海贫血等。

2. **骨髓象** 除再生障碍性贫血表现为增生低下外，其他贫血表现为增生活跃。缺铁性贫血以中晚幼红细胞增生为主，各期红细胞均小，胞浆发育落后于胞核，粒细胞和巨核细胞系一般无明显异常；营养性巨幼细胞贫血红粒细胞系出现巨幼变，胞核发育落后于胞浆。

3. **生化检查** 营养性缺铁性贫血患儿血清铁减少，总铁结合力增高，血清铁蛋白降低，运铁蛋白饱和度减低。营养性巨幼细胞贫血维生素B_{12}<100ng/L、叶酸<3μg/L。

> **小试身手** 3. 患儿3个月，面色略苍白，精神反应尚可，因咳嗽、流涕2天来院就诊。体检：精神面色可，睑结膜略苍白，心肺（－），肝于肋下1cm，脾未及。末梢血：血红蛋白110g/L，红细胞3.1×10^{12}/L，网织红细胞0.5%，白细胞及血小板正常。该患儿最可能的诊断是
>
> A. 营养性巨幼细胞贫血   B. 营养性缺铁性贫血
>
> C. 营养性混合性贫血   D. 生理性贫血
>
> E. 葡萄糖–6–磷酸脱氢酶缺乏症

第三节 原发免疫性血小板减少症

浪里淘沙—核心考点

一、病因及发病机制

原发免疫性血小板减少症是一种**免疫性疾病**，是小儿最常见的出血性疾病。

本病是一种自身免疫性疾病。患儿因自身免疫缺陷或外来抗原作用，机体产生血小板抗体，抗原抗体结合导致单核–巨噬细胞系统吞噬、破坏血小板，血小板寿命缩短，导致血小板减少。

二、辅助检查

1. **血象** 血小板<100×10^9/L，贫血，白细胞正常；出血时间延长，血块收缩

不良；血清凝血酶原消耗不良；凝血时间正常。

2.骨髓象 巨核细胞数正常或增多，以小巨核细胞为主。

第四节 血友病

浪里淘沙—核心考点

一、病因

血友病是一组遗传性凝血功能障碍的出血性疾病。包括：①血友病A，因子Ⅷ缺陷症；②血友病B，凝血因子Ⅸ缺陷症；③血友病C，即凝血因子Ⅺ缺陷症。血友病A最常见，血友病B次之。共同特点：轻微损伤后发生长时间出血。

血友病A和B为X-连锁隐性遗传，由女性传递，男性发病；血友病C为常染色体隐性遗传，男女均可发病，双亲均可传递疾病。

由凝血因子Ⅷ、Ⅸ、Ⅺ缺陷使凝血过程第一阶段中凝血活酶生成减少，血液凝固障碍，出血倾向。

二、辅助检查

凝血时间延长，凝血酶原消耗不良，部分凝血活酶时间延长，凝血活酶生成试验异常。出血时间、凝血酶原时间和血小板正常。

第五节 急性白血病

浪里淘沙—核心考点

一、病因及发病机制

白血病占儿童各种恶性肿瘤的首位，是造血系统的恶性增生性疾病，为造血组织中某一血细胞过度增生，进入血流并浸润到各组织引起的一系列综合征。儿童主要为急性白血病，占90%~95%，慢性白血病仅占3%~5%。

病因尚不清楚，可能与下列因素有关：

1. **病毒感染** 人类T细胞白血病病毒感染宿主后，激活宿主癌基因的癌变潜力，导致白血病发生。

2. **物理和化学因素** 电离辐射、核辐射及细胞毒药物、苯及其衍生物、氯霉素、保泰松等化学物质可激活体内的白血病病毒，使癌基因畸变，或抑制机体免疫功能而导致白血病。

3. **遗传因素** 患有其他遗传性疾病或严重免疫缺陷病的患儿，白血病的发病率明显高于一般儿童。

二、辅助检查

1. 血象 血红蛋白和红细胞减少，多为正常细胞性贫血；血小板减少；网织红细胞降低；白细胞计数正常、减低或增高，可见原始细胞和（或）幼稚细胞。

2. 骨髓象 是确定诊断及判断疗效的重要依据。典型骨髓象：原始及幼稚细胞极度增生，幼红细胞和巨核细胞减少。

3. 组织化学染色 协助鉴别白血病细胞类型。

4. 溶菌酶检查 协助鉴别白血病细胞类型。

参考答案

1.E 2.D 3.B

第十二章　泌尿系统疾病患儿的护理

第一节　小儿泌尿系统解剖生理特点

一、解剖特点

1. **肾脏**　年龄越小，肾相对越大。<u>婴儿期肾位置较低，下极位于髂嵴以下平第4腰椎</u>，2岁以后达髂嵴以上，故<u>2岁以内小儿触诊腹部时易扪及</u>。婴儿肾表面呈分叶状，2~4岁时分叶消失。

<u>小试身手</u>　1.关于小儿肾脏的解剖特点，下述正确的是

A. 年龄越大，肾相对越小

B. 婴儿期肾位置较高

C. 2岁以后肾达髂嵴以上

D. 3岁以后腹部触诊时容易扪及肾

E. 4岁以后肾脏表面呈分叶状

2. **输尿管**　婴幼儿输尿管长而弯曲，管壁肌肉及弹力纤维发育不良，<u>容易受压及扭曲导致梗阻，易发生尿潴留而诱发感染</u>。

3. **膀胱**　婴幼儿膀胱位置较高，尿液充盈时在耻骨联合上易扪及，<u>膀胱排尿受脊髓和大脑控制，1.5~3岁时可自主排尿</u>。膀胱容量（ml）=（年龄+2）×30。

4. **尿道**　<u>新生女婴尿道仅长1cm，外口接近肛门，易受粪便污染，故上行性感染比男婴多</u>。男婴尿道虽长，但常有包茎，尿垢积聚时也可引起上行性细菌感染。

二、生理特点

1. **肾功能**　新生儿出生时肾单位数接近成人水平，但生理功能不完善，<u>肾小球滤过率平均每分钟约20ml/1.73m^2。肾小管对水钠的调节较差，易发生水钠潴留</u>。初生婴儿对尿的浓缩功能差，尿最高渗透压50~600mmol/L，直到1岁时达成人水平。

2. **排尿次数及尿量**　<u>约93%的新生儿生后24小时内，99%在48小时内开始排尿</u>。生后最初数天每日排尿4~5次，1周后增至20~25次，1岁时15~16次，学龄前和学龄期每日6~7次。新生儿尿量每小时为1~3ml/kg，<u>正常婴儿每日排尿量为400~500ml</u>，幼儿500~600ml，3~5岁为600~700ml，5~8岁为600~1000ml，8~14岁为800~1400ml。<u>学龄儿童每日尿量少于400ml，学龄前儿童少于300ml，婴幼儿少于200ml，即为少尿。每日尿量少于50ml或每千克体重少于0.5ml/h即为无尿</u>。

<u>小试身手</u>　2.婴幼儿少尿是指每日尿量少于

A. 50ml   B. 100ml   C. 200ml

D. 300ml   E. 400m

小试身手 3.临床观察判断小儿少尿，下列说法**不正确**的是

A. 婴儿每天的尿量<50ml

B. 幼儿每天的尿量<200ml

C. 学龄前儿童每天的尿量<300ml

D. 学龄儿童每天的尿量<400ml

E. 青春期儿童每天的尿量<400ml

3. 尿液特点 　出生后前几天尿色深，稍浑浊，放置后有红褐色沉淀，为尿酸盐结晶。**正常婴幼儿尿液淡黄透明，寒冷季节放置后出现乳白色沉淀，为盐类结晶而使尿液变浑浊。正常小儿尿蛋白定性试验阴性**，定量每天不超过100mg/m^2，随意尿蛋白（mg/dl）/尿肌酐（mg/dl）≤0.2。新鲜清洁尿液离心后沉渣镜检，红细胞<3个/HP，白细胞<5个/HP，管型一般不出现，12小时尿沉渣计数蛋白含量<50mg，红细胞<50万，白细胞<100万，管型<5000个。

第二节　急性肾小球肾炎

浪里淘沙—核心考点

一、病因及发病机制

急性肾小球肾炎是小儿泌尿系统最多见的疾病，大多数继发于急性溶血性链球菌感染后。**最常见的病因是A组β溶血性链球菌引起急性上呼吸道感染或皮肤感染后的一种免疫复合物性肾小球肾炎。**

链球菌刺激机体产生抗体，形成抗原抗体复合物沉积在肾小球基膜，同时激活补体，释放多种生物活性物质，引起肾小球免疫性损伤和炎症，造成细胞增生肿胀，使肾小球毛细血管腔狭窄、阻塞，导致肾小球血流量减少，滤过率降低，引起水钠潴留，出现水肿、少尿、高血压及急性循环充血等表现；肾小球基膜因免疫损伤断裂，血浆蛋白、红细胞、白细胞漏出，患儿出现血尿、蛋白尿、管型尿。

二、辅助检查

1. **尿常规** 　镜检见大量红细胞，尿蛋白+～+++，透明、颗粒或红细胞管型。
2. **血常规** 　轻度贫血。
3. **肾功能检查** 　血肌酐、尿素氮升高，内生肌酐清除率降低。
4. **免疫学检查** 　抗链球菌溶血素"O"（ASO）滴度升高，血清总补体（CH50）和C3下降，起病后6～8周恢复正常。
5. **红细胞沉降率** 　大多轻度增快。

第三节　原发性肾病综合征

一、病因及发病机制

肾病综合征是由多种病因引起的肾小球基底膜通透性增高、大量血浆蛋白从尿中丢失引起一系列病理生理改变的一种临床综合征。起病前常有上呼吸道感染，男性发病率高于女性。

病因未明。单纯性肾病与T细胞功能紊乱有关，肾炎性肾病与免疫病理损伤有关。**肾病综合征最根本的病理生理特点是蛋白尿。水肿、低蛋白血症、高脂血症均是蛋白尿的结果。**

二、辅助检查

1. 尿液检查　尿蛋白定性为（+++），24小时尿蛋白定量>50mg，或随机尿蛋白（mg/dl）/肌酐（mg/dl）>2.0，有透明管型和颗粒管型，肾炎性肾病者有红细胞。

2. 血液检查　血浆总蛋白及白蛋白降低，血清白蛋白浓度<30g/L，白、球蛋白比例（A/G）倒置；血胆固醇>5.7mmol/L；细细胞沉降率增快；肾炎性肾病者血清补体降低，氮质血症。

第四节　泌尿道感染

一、病因

泌尿道感染是指病原体侵入尿路，在尿中生长繁殖并侵犯尿路黏膜或组织引起损伤。

1. 病原体　以细菌最常见。**尿路感染的病原体多为肠道革兰阴性菌，60%~80%以上为大肠埃希菌。**

2. 感染途径　**上行感染是最主要的感染途径**，其次为血源感染、淋巴感染和直接感染等。

3. 易感因素

（1）解剖生理特点：小儿输尿管长而弯曲，管壁肌肉及弹力纤维发育不全，易于扩张引发尿潴留而促进细菌生长。女婴尿道短，尿道口接近肛门，易受粪便污染；男孩由于包茎积垢，均易引起上行感染。

（2）先天畸形、尿路梗阻及膀胱输尿管反流。

（3）泌尿道抗感染功能缺陷：如IgA抗体生成不足和局部黏膜缺血缺氧等。

（4）其他：小儿未能控制大小便，未及时更换尿布，患糖尿病等慢性疾病，长期使用糖皮质激素或免疫抑制剂患儿。

二、辅助检查

1. 尿常规　清洁中段尿沉渣中白细胞≥5个/HP即可考虑为尿路感染。

2. 尿涂片找细菌　尿内细菌数>10^5/ml以上有诊断意义。

3. 尿培养　尿细菌培养及菌落计数是诊断尿路感染的主要依据，中段尿培养尿内菌落数≥10^5/ml可确诊，10^4~10^5/ml为可疑，<10^4/ml系污染。收集中段尿标本及时送检。

4. 影像学检查　肾盂造影、排泄性膀胱尿道造影、B型超声波检查、动静态核素造影等。

参考答案

1.C　2.C　3.A

第十三章　内分泌系统疾病患儿的护理

第一节　生长激素缺乏症

浪里淘沙—核心考点

生长激素缺乏症（又称垂体性侏儒症）是由于垂体前叶合成和分泌的**生长激素不足**引起生长发育障碍，小儿身高低于正常儿两个标准差（–2SD）或在同龄健康儿生长曲线第3百分位数以下。

病因

1. 原发性（特发性）占5％左右，大多有家族史。

2. 中枢抑制药（如苯巴比妥），中毒时不宜用硫酸镁导泻。

3. **暂时性不良刺激**　小儿遭受精神创伤，致使生长激素分泌低下，当不良刺激解除后，功能障碍可恢复。

第二节　先天性甲状腺功能减退症

浪里淘沙—核心考点

先天性甲状腺功能减退症（呆小病或克汀病）是由于甲状腺激素合成或分泌不足引起。是小儿最常见的内分泌疾病。

一、病因及发病机制

（一）病因

1. **甲状腺未发育或发育不良**　是先天性甲状腺功能低下的最主要原因。

2. **甲状腺激素合成途径缺陷**　是引起先天性甲状腺功能低下的第2位原因。

3. **激素缺乏**　因垂体分泌TSH障碍造成甲状腺功能低下，常见于特发性垂体功能低下或下丘脑、垂体发育缺陷。TSH缺乏常与GH、LH等其他垂体激素缺乏并存。

4. 母亲妊娠期使用抗甲状腺药物。

5. 碘缺乏。

6. 器官反应性低下。

（二）发病机制

甲状腺的主要功能：合成甲状腺素（T_4）和三碘甲状腺原氨酸（T_3）。甲状腺激素的主要原料为碘和酪氨酸。甲状腺激素的合成与释放受促甲状腺激素释放激素（TRH）和促甲状腺激素（TSH）控制，血清 T_4 可通过负反馈作用降低垂体对 TRH 的反应性，减少 TSH 分泌。T_3 的代谢活性为 T_4 的 3~4 倍，机体所需的 T_3 约 80% 是由 T_4 转化而来。

甲状腺激素的生理作用：加速细胞内氧化，促进新陈代谢，提高基础代谢率；促进蛋白质合成，增加酶活性；提高糖的吸收和利用；加速脂肪分解、氧化；促进细胞分化、成熟；促进钙、磷在骨质中的合成代谢和骨、软骨生长；促进肌肉、循环、消化系统功能；促进中枢神经系统的生长发育。

二、辅助检查

1. **新生儿筛查**　采用生后 2~3 天的新生儿干血滴纸片检查 TSH 浓度作为初筛，结果 15~20mU/L 时再采集血标本检测血清 T_4 和 TSH 明确诊断。

2. **血清 T_3、T_4、TSH 测定**　T_3、T_4 下降，TSH 增高。

3. **骨龄测定**　手和腕部 X 线摄片见骨龄落后。

小试身手　1. 手和腕部 X 线拍片提示骨龄明显落后的疾病是

A. 佝偻病　　　　　　　　B. 肥胖症

C. 营养不良　　　　　　　D. 先天性甲状腺功能减低症

E. 维生素 D 缺乏性手足搐搦症

4. **甲状腺扫描**　检查甲状腺先天缺如或异位。

5. **基础代谢率测定**　基础代谢率低下。

第三节　儿童糖尿病

浪里淘沙—核心考点

一、病因及发病机制

糖尿病是由于胰岛素绝对或相对不足引起糖、脂肪、蛋白质代谢紊乱，血糖增高、尿糖增加的一种疾病。糖尿病分为：①胰岛素依赖型，即 1 型糖尿病，多见于青少年，需胰岛素治疗；②非胰岛素依赖型，即 2 型糖尿病，多见于成人；③其他类型。

（一）病因

1 型糖尿病的发病机制尚未明确，与遗传、自身免疫反应及病毒感染等有关。

（二）发病机制

人体有 6 种激素参与能量代谢：胰岛素、胰高血糖素、肾上腺素、去甲肾上腺素、皮质醇和生长激素。胰岛素为唯一能促进能量储存的激素，其他 5 种激素在饥饿状态时促进能量释放。1 型糖尿病患儿胰岛 β 细胞被破坏，胰岛素分泌不足或完全丧失，造成代谢紊乱，同时由于胰岛素不足使反调节激素分泌增加也加剧了代谢紊乱。

二、辅助检查

1. **尿液检查**　尿糖阳性。尿酮体阳性提示酮症酸中毒；尿蛋白阳性提示肾脏继发损害。

2. **血糖**　符合下列任一标准即可诊断为糖尿病。①**空腹血糖**≥7.0mmol/L。②**有典型糖尿病症状并且餐后任意时刻血糖**≥11.1mmol/L。

3. 糖耐量试验　仅用于无明显症状、尿糖偶尔阳性而血糖正常或稍高的患儿。**采用口服葡萄糖法**：试验当日自0时起禁食，清晨按1.75g/kg口服葡萄糖，最大量不超过75g，每克加水2.5ml，于3~5分钟服完，**在口服前（0分钟）和服后60、120和180分钟，采静脉血测定血糖和胰岛素含量**。正常人0分钟血糖<6.2mmol/L（110mg/dl），口服葡萄糖后60和120分钟时血糖分别低于10.0mmol/L和7.8mmol/L（180mg/dl和140mg/dl），糖尿病患儿的120分钟血糖值>11.1mmol/L（200mg/dl），且血清胰岛素峰值下降。

4. 糖化血红蛋白　明显高于正常。

5. 血气分析　酮症酸中毒时pH<7.30，HCO_3^-<15mmol/L。

参考答案

1.D

第十四章 神经系统疾病患儿的护理

第一节 小儿神经系统解剖生理特点

浪里淘沙—核心考点

一、脑

　　小儿出生时大脑外观与成人相似，脑表面有主要沟回，但较浅且发育不完善，皮质较薄，细胞分化较差，髓鞘形成不全，对外来刺激反应慢且易泛化。大脑皮质下中枢发育成熟，而大脑的皮质及新纹状体发育尚不成熟，故出生时的各种活动主要靠皮质下中枢调节。

　　在基础代谢状态下，小儿脑耗氧量占总耗氧的50%，而成人为20%，缺氧耐受性较成人差。

二、脊髓

　　脊髓发育与运动发展功能平行，随年龄增长，脊髓加长增重，胎儿时，脊髓末端在第2腰椎下缘，新生儿时达第3腰椎水平，4岁达第1~2腰椎之间。所以腰椎穿刺时，婴幼儿以4~5腰椎间隙为宜，4岁以后以第3~4腰椎间隙为宜。

三、脑脊液

　　小儿脑脊液检查正常值见表4-14-1。

表4-14-1 小儿脑脊液检查正常值

	婴儿（新生儿）	儿童
总量（ml）	50	100~150
压力（mmH$_2$O）	30~80	80~200
细胞数（×10^6/L）	0~20	0~10
蛋白总量（g/L）	0.2~1.2	0.2~0.4
糖（mmol/L）	3.9~5.0	2.8~4.5
氯化物（mmol/L）	110~122	117~127

四、神经反射

小儿神经系统发育不成熟，神经反射包括终身存在的反射（浅反射、腱反射）和暂时性反射（原始反射）。

1. 终身存在的反射

（1）**浅反射**：出生时即存在，终生不消失，如角膜反射、瞳孔反射、结膜反射、吞咽反射。

（2）**腱反射**：肱二头肌、肱三头肌腱反射、膝腱反射、跟腱反射等。

2. 小儿时期暂时性反射

（1）**出生时存在，以后逐渐消失的反射**（表4-14-2）

表4-14-2　出生时存在，以后逐渐消失的反射

反射	消失年龄
迈步反射	2~3个月
握持反射	3~4个月
拥抱反射	3~4个月
觅食、吸吮反射	12个月

（2）出生时不存在，以后逐渐出现并终生存在的反射（表4-14-3）

表4-14-3　出生时不存在，以后逐渐出现并终生存在的反射

反射	出现年龄
降落伞反射	9~10个月
平衡反射/支撑反射	5~7个月

小试身手 1. 下列哪项属于小儿出生时即具有的先天性反射

A. 腓反射　　　　　　B. 提睾反射　　　　　　C. 膝腱反射

D. 握持反射　　　　　　E. 腹壁反射

3. **病理反射**　巴宾斯基（Babinski）征、戈登（Gordon）征、霍夫曼（Hoffmann）征、查多克（Chaddock）征等。

4. **脑膜刺激征**　颈强直、克尼格（Kernig）征、布鲁津斯基（Brudzninski）征等，因小婴儿屈肌张力紧张，故生后3~4个月阳性无病理意义。

五、小儿神经系统检查

1. **一般检查**　检查生长发育和营养状况、精神发育和行为，皮肤有无异常色素斑，脊柱有无畸形、叩击痛、异常弯曲等。**根据小儿对外界声、光、疼痛、语言等刺激的反应判断意识障碍程度。**

2. **头颅检查**　检查头颅大小、形状、前囟是否闭合及张力、颅骨透照试验是否

阳性等。

3. **运动检查** 观察头、躯干及四肢随意动作，如卧、坐、立、走、跑、跳及手的动作。运动系统疾病、发育落后和智力低下可引起随意运动障碍。小儿哭闹时检查肌张力不准确，需反复进行。新生儿屈肌张力较高，手呈握拳状态，3个月后才自然松开，否则属异常。6个月做"蒙面试验"，正常发育小儿能将覆盖物从脸上移开，智力低下及肢体瘫痪小儿不能移开。

第二节 化脓性脑膜炎

> **浪里淘沙—核心考点**

一、病因及发病机制

化脓性脑膜炎是由各种化脓性细菌感染引起的脑膜炎症，尤以婴幼儿感染常见。

化脓性脑膜炎常见的病原体有脑膜炎双球菌、流感嗜血杆菌、大肠埃希菌、肺炎链球菌、葡萄球菌等，其中脑膜炎双球菌、流感嗜血杆菌最为多见。新生儿及出生2个月内的婴儿以革兰阴性细菌为主，如大肠埃希菌、副大肠埃希菌等，阳性球菌可见金黄色葡萄球菌感染。出生2个月至儿童期时，以流感嗜血杆菌、脑膜炎双球菌和肺炎链球菌为主。

二、辅助检查

1. **脑脊液** 压力升高，外观浑浊或呈脓性，白细胞数明显增多，达1000×10^6/L以上，以中性粒细胞为主；蛋白升高，糖和氯化物下降。脑脊液涂片革兰染色找菌（阳性率70%~90%）；细菌培养加药敏试验；检测细菌抗原等。

2. **血常规** 白细胞总数明显增高，可高达（20~40）$\times 10^9$/L，分类以中性粒细胞增加为主，占80%以上，严重感染时白细胞可不增高。

3. **其他** 血培养、皮肤瘀斑涂片找菌阳性、头颅CT等。

第三节 病毒性脑膜炎、脑炎

> **浪里淘沙—核心考点**

一、病因及发病机制

病毒性脑膜炎、脑炎由多种病毒引起的中枢神经系统感染性疾病。80%是由肠道病毒引起（如柯萨奇病毒、埃可病毒），其次为虫媒病毒（如乙脑病毒）、腮腺炎病毒和疱疹病毒等。

二、辅助检查

1. **脑脊液** 压力增高，白细胞总数轻度增多，$<300 \times 10^6$/L，早期以中性粒细

胞为主，后期以淋巴细胞为主，蛋白质轻度升高，糖和氯化物正常。

2. 病毒学检查　部分患儿脑脊液病毒培养及特异性抗体阳性。血清特异性抗体滴度高于急性期4倍以上有诊断价值。

第四节　急性感染性多发性神经根神经炎

浪里淘沙—核心考点

一、病因

急性感染性多发性神经根神经炎又称吉兰–巴雷综合征，夏秋季高发，农村多于城市，常见10岁以内小儿。病因及发病机制不明，可能与病毒感染诱发脱髓鞘病变有关，并涉及细胞和体液免疫功能紊乱。65%以上患儿患病前曾有病毒感染史，受凉、疲劳也是本病的诱因。其病变主要发生在脊神经根，近、远端神经均可受累。

二、辅助检查

1. 血液　中性粒细胞升高，血清免疫球蛋白IgM、IgA、IgG增高。IgM增高最显著，肌酸激酶轻度升高。

2. 脑脊液检查　80%~90%患儿脑脊液蛋白含量增高，2~3周达正常时的2倍，4周后逐渐下降。细胞数正常，蛋白–细胞分离现象为本病的特征，糖含量正常，细菌培养阴性。

3. 神经传导功能测定　运动及感觉神经传导速度减慢。

小试身手　2. 患儿，男，8岁，感冒后约1个月逐渐出现四肢远端运动减弱及感觉迟钝，数日后扩展到肩、大腿，并出现呼吸及吞咽困难，脑脊液检查出现蛋白–细胞分离现象。该患儿最有可能的诊断是

A. 化脓性脑膜炎　　　　　　B. 急性感染性多发性神经根神经炎

C. 病毒性脑炎　　　　　　　D. 结核性脑膜炎

E. 脑脓肿

第五节　脑性瘫痪

浪里淘沙—核心考点

一、病因及发病机制

脑性瘫痪是指出生前到出生后1个月期间因多种原因引起的脑损伤，导致非进行性中枢运动功能障碍和姿势异常。病因分3类：

1. 出生前　胎儿期感染、出血、发育畸形及母亲妊娠时患高血压、糖尿病、腹

部外伤、接触放射线等。

2.出生时　羊水阻塞、早产、窒息、难产、产钳损伤等。

3.出生后　缺氧、感染、外伤、颅内出血、核黄疸等。

小试身手　3.小儿脑性瘫痪是指发育早期的脑损伤，其临床表现特点是

A.进行性中枢运动功能障碍

B.非进行性中枢运动功能障碍

C.进行性外周运动功能障碍

D.非进行性外周运动功能障碍

E.非进行性外周及中枢运动功能障碍

二、分型

1.按运动障碍性质分类

（1）**痉挛型**：占70%，是最常见的中枢性瘫痪类型。主要因锥体系受累。

（2）**手足徐动型**：除手足徐动外，也可出现扭转痉挛或其他锥体外系受累症状。

（3）**肌张力低下型**：因锥体系和锥体外系同时受累，导致瘫痪肢体松软。

（4）**强直型**：全身肌力增高、僵硬，锥体外系受损。

（5）**共济失调型**：小脑共济失调。

（6）**震颤型**：多为锥体外系相关的静止性震颤。

（7）**混合型**：同时出现2~3个类型的症状。

2.按瘫痪累及部位分类　双瘫（四肢瘫，但双下肢较重）、四肢瘫（四肢和躯干均受累）、截瘫（下肢受累，上肢躯干正常）、偏瘫、三肢瘫、单瘫等。

三、辅助检查

脑干听觉诱发试验阳性率约1/3。CT检查可见脑萎缩、脑室扩大、脑室密度减低、脑积水、钙化灶及畸形。

第六节　注意缺陷多动障碍

浪里淘沙—核心考点

注意缺陷多动障碍是以**多动、注意力不集中、有攻击行为，参与事件能力差，但智力基本正常**为特点的一组综合征。半数患儿4岁前起病，男孩比女孩发病率高，为（4~9）：1，**1/3以上患儿伴学习困难及心理异常**。

病因

发病原因不明，是一种多基因遗传性疾病；与围生期的轻度脑损伤有关。

参考答案

1.D　2.B　3.B

第十五章　免疫性疾病患儿的护理

第一节　小儿免疫特点

一、非特异性免疫特征

1.**皮肤和黏膜的屏障作用**　上皮细胞具有机械屏障作用，上皮细胞更新、呼吸道黏膜上皮细胞纤毛的定向摆动及黏膜上皮细胞表面分泌液的冲洗作用；此外，皮肤和黏膜分泌物中具有杀菌、抑菌物质，如皮脂腺分泌的脂肪酸、汗腺分泌的乳酸、胃液中的胃酸及唾液、呼吸道黏膜中的溶菌酶等。小儿均不成熟。

2.**吞噬作用差**　血液中的中性粒细胞和单核细胞吞噬作用弱。

3.**补体系统功能差**　足月儿出生时血清补体含量低，生后3~6个月各补体浓度或活性才接近成人。

二、特异性免疫特征

特异性免疫反应包括细胞免疫和体液免疫，T淋巴细胞发挥细胞免疫功能，B淋巴细胞主要发挥体液免疫功能。小儿均不健全。

第二节　风湿热

一、病因及发病机制

1.**病因**　在**A组乙型溶血性链球菌引起的咽峡炎患儿中**，0.3%~3%于1~4周后发生风湿热。影响本病发生的因素：①链球菌在咽峡部存在时间愈长，发病的机会愈大；②特殊的致风湿热A组溶血性链球菌株，如M血清型(甲组1~48型)和黏液样菌株；③患儿的遗传学背景，一些人群具有明显的易感性。

2.**发病机制**　①分子模拟：A组乙型溶血性链球菌的抗原性复杂，各种抗原分子结构与机体器官抗原存在同源性，**机体的抗链球菌免疫反应可与人体组织产生免疫交叉反应，导致器官损害，是风湿热发病的主要机制**。②自身免疫反应：人体组织与链球菌的分子模拟导致的自身免疫反应。③遗传背景：本病是否为多基因遗传病，以及是否存在相关的致病基因，尚待进一步多中心研究证实。④毒素：A组链球菌还可产生多种外毒素和酶类，可能对人体心肌和关节产生毒性作用，但未得到确认。

二、辅助检查

1. 红细胞沉降率增快，C反应蛋白和黏蛋白增高，提示风湿活动。

2. 抗链球菌抗体测定，如ASO升高提示近期链球菌感染。

小试身手 1. 判断风湿活动的重要标志是

A. ASO升高   B. 红细胞沉降率加快

C. 补体C3下降   D. 白细胞增高

E. 类风湿因子阳性

第三节　幼年特发性关节炎

浪里淘沙—核心考点

一、病因

幼年特发性关节炎是儿童时期常见的风湿性疾病，以慢性关节滑膜炎为主要特征，伴全身多脏器功能损害，16岁以下儿童多见。病因与感染、自身免疫、遗传、寒冷、潮湿、疲劳、营养不良、外伤、精神因素等有关。

二、辅助检查

1. **血液检查**　活动期轻度或中度贫血，多数患儿白细胞数增高，以中性粒细胞增高为主；红细胞沉降率加快、C反应蛋白、黏蛋白多增高。

2. **免疫检测**　IgG、IgM、IgA增高，部分病例类风湿因子和抗核抗体阳性。

3. **X线检查**　早期见关节附近软组织肿胀；晚期见骨质稀疏和破坏，关节腔变窄，关节面融合，骨膜反应和关节半脱位。

第四节　过敏性紫癜

浪里淘沙—核心考点

一、病因及发病机制

过敏性紫癜是小儿时期最常见的一种血管炎，以毛细血管变态反应性炎症为病理基础。

目前认为该病与某种致敏因素引起的自身免疫反应有关。

二、辅助检查

约半数患儿毛细血管脆性试验阳性。外周血白细胞数正常或轻度升高，伴嗜酸性粒细胞增高。尿液检查与肾小球肾炎类似。大便潜血试验阳性。血清IgA浓度升高，IgG、IgM水平升高或正常。

小试身手 2.过敏性紫癜的辅助检查，下列哪项是正确的

A. 血小板减少　　　　　　　B. 出血时间延长

C. 凝血时间延长　　　　　　D. 血块退缩试验阳性

E. 毛细血管脆性试验阳性

小试身手 3.治疗过敏性紫癜应优先考虑

A. 应用大剂量维生素C　　　B. 应用大剂量糖皮质激素

C. 应用抗生素　　　　　　　D. 应用抗过敏药物

E. 查找过敏原并避免接触之

第五节　皮肤黏膜淋巴结综合征

浪里淘沙—核心考点

一、病因

皮肤黏膜淋巴结综合征又称川崎病，是一种以变态反应性全身血管炎为主要病理改变的结缔组织病。本病与多种病原感染有关，婴幼儿多见。心肌梗死是主要死因。

二、辅助检查

1. 血液检查　轻度贫血，外周血白细胞计数升高，以中性粒细胞升高为主，有核左移现象。血沉增快，C反应蛋白增高，免疫球蛋白增高，为炎症活动指标。

2. 心血管系统检查　心脏受损者见心电图和超声心动图改变。

参考答案

1.B　2.E　3.E

第十六章　遗传性疾病患儿的护理

第一节　概　论

一、遗传的物质基础

各种生物通过生殖产生子代，子代与亲代之间在形态结构和生理功能上相似，这种现象称为遗传。基因是指能够表达和产生一定功能产物的核酸序列，是遗传最小的功能单位。

二、遗传性疾病的分类

遗传病分为：基因病、体细胞遗传病、染色体病；染色体病又分为常染色体病和性染色体病。

三、遗传性疾病的预防

1. **遗传咨询**　是用遗传学和遗传医学的基本原理，对咨询者提出的有关遗传学的问题给予解答，并通过家系分析进行指导，避免近亲结婚，降低遗传病发病率，改善人口素质。

2. **产前诊断（又称宫内诊断）**　通过直接或间接方法对胎儿做出某种疾病诊断，确诊后及时终止妊娠，避免或减少患严重遗传病患儿出生。

3. **新生儿筛查**　在新生儿阶段针对某种疾病进行检查，确定是否患病。使某些遗传病在症状出现前得以治疗，减轻疾病对人体的损害。

4. 携带者检测　携带者就是表型正常带有致病物质的个体将所携带的一个异常基因传给子代。

第二节　苯丙酮尿症

苯丙酮尿症（PKU）是由于苯丙氨酸代谢途径中酶缺陷所致的常染色体隐性遗传病。父母均为携带者，下一代发病几率为1/4。

一、病因及发病机制

苯丙氨酸是体内合成蛋白质必需氨基酸之一。根据酶缺陷的不同，本病分为典型和非典型，**绝大多数患儿属典型苯丙酮尿症。**

二、辅助检查

1. 新生儿期筛查　　**新生儿哺乳2~3日以后，采集足跟血行苯丙氨酸浓度测定。**
2. 尿蝶呤分析　　应用高压液相层析测定尿液中新蝶呤和生物蝶呤含量。

第十七章 常见传染病患儿的护理

第一节 概 述

浪里淘沙—核心考点

传染病是由病毒、细菌、立克次体等病原微生物感染人体后产生的有传染性的疾病。

一、传染过程

传染过程是指病原体侵入人体，人体与病原体相互作用、相互斗争的过程。是否引起疾病取决于病原体致病力和机体免疫力，最终出现5种不同结局：病原体被清除；隐性感染；显性感染；病原携带状态；潜伏性感染。

二、传染病的基本特征

1. **有病原体** 大多数传染病有明确的病原体，对传染病诊断、治疗有重要意义。
2. **有传染性** 是传染病与其他感染性疾病的主要区别。
3. **有流行性、季节性、地方性**。
4. **有免疫性** 人体感染病原体后可产生特异性免疫。

三、传染病流行的三个环节

1. **传染源** 病人、隐性感染者、病原携带者、受感染的动物。
2. **传播途径** 空气、水、食物、接触、虫媒、血液、母婴、土壤传播。
3. **人群易感性** 易感者在特定人群中的比例。

四、传染病的临床特点

病程发展分为：潜伏期、前驱期、症状明显期、恢复期。

五、传染病的预防

1. **管理传染源**
（1）对传染病人做到"五早"：即早发现、早诊断、早报告、早隔离、早治疗。
早发现、早诊断：建立健全城乡三级医疗卫生防疫网。
早报告：传染病报告制度是早期发现传染病的重要措施。

《传染病信息报告管理规范》（2015年底）规定，传染病分为甲类、乙类和丙类。

甲类传染病：鼠疫、霍乱（2种）。

乙类传染病：传染性非典型肺炎、艾滋病（艾滋病病毒感染者）、病毒性肝炎、脊髓灰质炎、人感染高致病性禽流感、麻疹、流行性出血热、狂犬病、流行性乙型脑炎、登革热、炭疽、细菌性和阿米巴性痢疾、肺结核、伤寒和副伤寒、流行性脑脊髓膜炎、百日咳、白喉、新生儿破伤风、猩红热、布鲁氏菌病、淋病、梅毒、钩端螺旋体病、血吸虫病、疟疾、人感染H7N9禽流感（26种）。

丙类传染病：流行性感冒、流行性腮腺炎、风疹、急性出血性结膜炎、麻风病、流行性和地方性斑疹伤寒、黑热病、包虫病、丝虫病，除霍乱、细菌性和阿米巴性痢疾、伤寒和副伤寒以外的感染性腹泻病、手足口病（11种）。

根据国务院卫生行政部门的最新调整，**乙类传染病增加新型冠状病毒肺炎及猴痘**，目前，全国法定传染病共41种。

责任报告单位和责任疫情报告人**发现甲类传染病和乙类传染病中的肺炭疽、传染性非典型肺炎**等按照甲类管理的传染病人或疑似病人时，或发现其他传染病和不明原因疾病暴发时，应于2小时内将传染病报告卡通过网络报告。2022年2月26日，国家卫生健康委员会发布公告，将新型冠状病毒肺炎更名为新型冠状病毒感染。对**其他乙、丙类传染病病人、疑似病人和规定报告的传染病病原携带者在诊断后，应于24小时内进行网络报告。**

（2）接触者管理：对接触者采取的防疫措施叫检疫。检疫期限是从最后接触之日算起，相当于该病的最长潜伏期。检疫期间可预防服药或预防接种。

2.切断传播途径

（1）了解传播途径：①**经呼吸道传播**：麻疹、水痘、腮腺炎、百日咳、白喉、流脑、**传染性非典型肺炎**；②**经虫媒传播：流行性乙型脑炎**；③**经胃肠道传播**：有细菌性痢疾、脊髓灰质炎、肝炎等。

（2）一般卫生措施：**消化道传染病采取"三管二灭"（管理水源、饮食、粪便，灭苍蝇、蟑螂）**；呼吸道传染病采取房间通风，空气消毒，呼吸道传染流行季节戴口罩等措施。

六、小儿传染病的管理

1.建立预诊制度 传染病门诊与普通门诊分开。

2.严格执行消毒隔离制度 将传染病患儿隔置在特定场所，采用物理或化学消毒方法清除或杀灭人体表面及周围环境中的病原体，切断传播途径。

3.疫情报告 护理人员是传染病的法定报告人之一。发现传染病后按国家规定的时间向防疫部门报告，防止传染病播散。

4.密切观察病情

5.卫生宣教 护理人员针对传染病的流行特点向患儿及家属进行卫生知识宣教。

第二节 麻 疹

浪里淘沙—核心考点

麻疹是由麻疹病毒引起的急性呼吸道传染病，以发热、咳嗽、流涕、结膜炎、口腔麻疹黏膜斑及全身皮肤斑丘疹为主要特征。

一、病因及发病机制

麻疹病毒属副黏病毒科，为RNA病毒。麻疹病毒在体外生存能力不强，**对阳光和一般消毒剂敏感，55℃ 15分钟即被破坏**，含病毒飞沫在室内空气中保持传染性不超过2小时，**在流通空气中或日光下30分钟失去活力**。对寒冷及干燥耐受力较强。**麻疹疫苗须低温保存**。

麻疹病毒侵入人体后出现两次病毒血症。**麻疹病毒随飞沫侵入上呼吸道、眼结膜上皮细胞，在其内繁殖并通过淋巴组织进入血流，形成第一次病毒血症。此后，病毒被单核-巨噬细胞吞噬，并在其内大量繁殖后再次侵入血流，形成第二次病毒血症，引起全身广泛性损害而出现高热、皮疹等症状。**

二、流行病学

1. **传染源** 病人是唯一传染源。**出疹前5天到出疹后5天均有传染性**，如合并肺炎传染性可延长至出疹后10天。

2. **传播途径** 患者口鼻咽、气管及眼部分泌物中均含麻疹病毒，**主要通过喷嚏、咳嗽和说话等空气飞沫传播**。密切接触者可经污染病毒的手传播，通过衣物、玩具等间接传播者少见。

小试身手 1.麻疹的主要传播途径是

A. 血液   B. 呼吸道   C. 消化道

D. 皮肤接触   E. 间接传播

3. **易感人群和免疫力** 普遍易感，易感者接触病人后90%以上发病，病后能获持久免疫。

4. **流行特点** 全年均可发病，以冬春季节为主，发病高峰在2~5月份。

三、辅助检查

1. **血常规** 血白细胞总数减少，淋巴细胞相对增多。

2. **血清学检查** 多采用酶联免疫吸附试验（ELISA法）进行**麻疹病毒特异性IgM抗体检测，出疹早期即可出现阳性**。

3. **病原学检查** 取早期患儿眼、鼻、咽分泌物或血、尿标本进行**麻疹病毒分离，用免疫荧光或免疫酶法检测麻疹病毒抗原，可帮助早期诊断**。上述标本还可见多核巨细胞。采用反转录聚合酶链反应（RT-PRC）从临床标本中扩增麻疹病毒RNA，是一种敏感度和特异性较高的诊断方法，对免疫功能低下而不能产生特异性抗体的麻疹患儿尤为有价值。

第三节　水　痘

一、病因及发病机制

水痘是由水痘-带状疱疹病毒引起的传染病。水痘-带状疱疹病毒属疱疹病毒属疱疹病毒科，为DNA病毒。人是该病毒唯一的自然宿主。水痘-带状疱疹病毒抵抗力弱，不耐酸和热，对乙醚敏感，不能在痂皮中存活，在疱疹液中可长期存活。

水痘-带状疱疹病毒主要由飞沫传播，也可经接触感染者疱液或输入病毒血症期血液而感染，病毒侵入人体后在呼吸道黏膜细胞中复制，然后进入血流，在单核-巨噬细胞内再次增殖后释放入血，形成病毒血症。

二、流行病学

1. 传染源　水痘病人是唯一的传染源，病毒存在于上呼吸道鼻咽分泌物、皮肤和黏膜斑疹及疱疹液中。出疹前1~2日至疱疹全部结痂时有传染性。

2. 传播途径　通过空气飞沫传播。感染者可通过直接接触疱液、污染的用具而感染。孕妇分娩前患水痘可感染胎儿，生后2周左右发病。

3. 易感人群　普遍易感，以2~6岁儿童多见，感染后获持久免疫。

4. 流行特点　一年四季均可发病，冬春季高发。

三、辅助检查

1. 血常规　外周血白细胞总数正常或稍高。

2. 血清学检查　常用酶联免疫吸附法或补体结合试验检测特异性抗体。补体结合抗体于出疹后1~4天出现，2~6周达高峰。

3. 病原学检查　取水痘疱疹液、咽部分泌物或血液进行病毒分离。对病变皮肤刮取物，用免疫荧光法检测病毒抗原。用聚合酶链反应（PCR）检测呼吸道上皮细胞和外周血白细胞中的病毒DNA，是敏感、快速的早期诊断方法。

第四节　猩红热

一、病因及发病机制

猩红热是由乙型A组溶血性链球菌引起的急性传染病。乙型A组溶血性链球菌是

<u>唯一对人类致病的链球菌</u>，具有较强侵袭力，能产生致热性外毒素。该菌外界生存力强，在痰和渗出物中可存活数周，对热和一般消毒剂敏感。链球菌及其毒素侵入人体后，产生3种病变：

1. **化脓性病变**　病原菌侵入咽部后在局部产生化脓性炎症反应，<u>引起咽峡炎、化脓性扁桃体炎</u>。

2. **中毒性病变**　细菌毒素吸收入血后引起发热等全身中毒症状。红疹毒素使皮肤和黏膜血管充血水肿、上皮细胞增殖与白细胞浸润，出现典型猩红热皮疹。

3. 变态反应性病变　病程2~3周。少数病人发生变态反应，心、肾及关节滑膜等处非化脓性炎症。

二、流行病学

1. **传染源**　病人及带菌者为主，<u>自发病前24小时至疾病高峰传染性最强</u>。
2. **传播途径**　<u>空气飞沫直接传播</u>，亦可由食物、玩具、衣服等物品间接传播。
3. **易感人群**　人群普遍易感，<u>多见于3岁以上儿童</u>。
4. 流行特征　四季皆可发病，以春季多见。

三、辅助检查

<u>白细胞总数增高</u>，达（10~20）×10^9/L，中性粒细胞占80%以上，取咽拭子培养，可找到乙型溶血性链球菌。

第五节　百日咳

浪里淘沙—核心考点

一、病因及发病机制

百日咳是由<u>百日咳嗜血杆菌</u>引起的急性呼吸道传染病，因咳嗽症状持续2~3个月之久，故名"百日咳"。婴幼儿多发，因窒息死亡。

百日咳杆菌属革兰阴性杆菌，对外界抵抗力弱，**离开人体后不易生存，日光暴晒1小时即死亡**，对一般消毒剂敏感。百日咳杆菌侵入呼吸道后在局部繁殖并产生多种毒素，引起广泛炎症，黏液分泌增多，黏液刺激呼吸道神经末梢，反射性引起剧烈、连续的痉挛性咳嗽，伴高调鸡鸣样吼声。

二、流行病学

1. **传染源**　病人是唯一传染源，传染期在发病1~3周内，第1周传染性最强。

小试身手　2. 百日咳患儿传染性最强的时间是
A. 发病的第1周　　　　　B. 发病的第2周
C. 发病的第3周　　　　　D. 发病的第4周

E. 发病的第5周

2. **传播途径** 飞沫传播，传播范围在患者周围2.5米以内。

3. **易感人群** 普遍易感，以5岁以下多见。6个月以内婴儿患病后病情较重。

4. 流行特点 冬、春季多见。病后多可获持久免疫力。

三、辅助检查

血白细胞数达（20~40）× 10^9/L，淋巴细胞分类60%~80%。**血清学检测特异性抗体IgM有利于早期诊断**。鼻咽吸出物或鼻咽拭子进行细菌学检查。

第六节　流行性腮腺炎

> **浪里淘沙—核心考点**

一、病因及发病机制

流行性腮腺炎是由腮腺炎病毒引起的急性呼吸道传染病，常有自限性，多见于儿童及青少年。

腮腺炎病毒属副黏液病毒属的单股RNA病毒，人是该病毒唯一宿主。病毒对外界抵抗力差，**室温2~3天即可失去传染性，加热至55~60℃时，10~20分钟就失去活性，紫外线照射可迅速灭活**。病毒经口鼻侵入人体后，在局部黏膜上皮细胞中增殖。引起局部炎症后入血，病毒经血液播散至腮腺、颌下腺、舌下腺、胰腺、性腺及中枢神经系统引起炎症。

二、辅助检查

外周血白细胞数正常或稍低，淋巴细胞增多。**90%患者发病早期有血清和尿淀粉酶升高，并发胰腺炎者显著增高，需做脂肪酶测定**。血清及脑脊液中特异性IgM抗体增高。病程早期可从唾液、尿液或脑膜炎患者脑脊液中分离出腮腺炎病毒。

第七节　中毒型细菌性痢疾

> **浪里淘沙—核心考点**

一、病因及发病机制

中毒型细菌性痢疾是急性细菌性痢疾的危重型，病原菌为痢疾杆菌，属志贺菌属，革兰染色阴性。痢疾杆菌对外界环境抵抗力强，适宜生长温度为37℃，在水果、蔬菜中能存活10~20天，在牛奶中存活20天，在阴暗潮湿或冰冻条件下存活数周。痢疾杆菌对理化因素敏感，**日光照射30分钟或加热60℃10分钟均可将其杀灭**。

痢疾杆菌侵入人体后在结肠上皮细胞生长繁殖，细菌裂解产生大量内毒素和少量外毒素，引起一系列症状。

二、辅助检查

白细胞总数和中性粒细胞增加，**黏液脓血便**，镜检见大量脓细胞、红细胞和巨噬细胞。**从粪便标本中培养出痢疾杆菌是确诊最直接的证据**。送检标本应尽早、新鲜、选取黏液脓血部分多次送检。如患儿无腹泻，可用冷盐水灌肠取便。

参考答案

1.B 2.A

第十八章　结核病患儿的护理

第一节　概　述

一、病因及发病机制

结核病是由结核杆菌引起的一种慢性传染病，可累及全身各脏器，**以原发型肺结核最常见。严重者引起血行播散发生粟粒型结核或结核性脑膜炎，结核性脑膜炎是结核病引起死亡的主要原因。**

1. 病因　结核杆菌为分枝杆菌，染色具有抗酸性。**对人具有致病性的是人型和牛型，其中人型是人类结核病的主要病原体。**结核杆菌对酸、碱、消毒剂的耐受力较强，冰冻1年半仍保持活力，对湿热比较敏感，**经68℃20分钟或干热100℃20分钟即可灭活。痰液内结核菌用5%苯酚或20%含次氯酸钙经24小时处理才能被杀灭。**

2. 发病机制　机体感染结核菌后，在产生免疫力的同时也产生变态反应。机体初次感染结核菌4~8周后，通过致敏T淋巴细胞产生**迟发型变态反应（Ⅳ型变态反应），此时用结核菌素做皮肤试验出现阳性反应。**在发生变态反应的同时获得一定免疫力。若小儿免疫力低下或感染了毒力较强的结核菌可发病。

二、流行病学

开放性肺结核病人是主要传染源，主要传播途径为呼吸道，小儿吸入带结核菌的飞沫或尘埃后即可感染，形成肺部原发病灶。少数经消化道传染，如饮用未经消毒的牛奶或被结核菌污染的食物等可引起咽部或肠道原发病灶。

三、辅助检查

（一）结核菌素试验

小儿受结核杆菌感染4~8周后做结核菌素试验即呈阳性反应。

1. 试验方法　**用结核菌纯蛋白衍化物（PPD）0.1ml（每0.1ml内含结核菌素5单位）在左前臂掌侧中下1/3交界处皮内注射，使之形成直径6~10mm的皮丘，48~72小时观察反应结果。**结果判断标准如下：

阴性	—	无硬结
阳性	（弱）+	红硬，平均直径在5~9mm
	（中）++	红硬，平均直径在10~19mm
	（强）+++	红硬，平均直径≥20mm
	（极强）++++	除硬结外，还有水疱，坏死或淋巴管炎

2.临床意义

（1）阳性反应

1）3岁以下，特别是1岁以下未接种卡介苗小儿，**提示体内有新的结核病灶。**

2）**儿童无明显症状而呈阳性反应，提示受过结核感染，但不一定有活动病灶。**

3）**强阳性反应提示体内有活动性结核病。**

4）2年之内由阴转阳，或反应强度从原直径<10mm增至10mm以上，且增加幅度为6mm以上者，提示新近感染或有活动性病灶。

5）接种卡介苗后阳性反应与自然感染反应的鉴别。见表4-18-1。

表4-18-1 接种卡介苗与自然感染阳性反应的主要区别

	接种卡介苗后	自然感染
硬结直径	多为5~9mm	多为10~15mm
硬结颜色	**浅红**	**深红**
硬结质地	**较软、边缘不清**	**较硬、边缘清楚**
阳性反应持续时间	较短，2~3天消失	较长，可达7~10天以上
阳性反应的变化	有逐年减弱倾向，一般于3~5年内逐渐消失	短时间内无减弱倾向，可持续若干年，甚至终生

（2）**阴性反应：未受过结核菌感染；结核变态反应初期（初次感染后4~8周内）；机体免疫反应受抑制时呈假阴性反应**；技术误差或结核菌素效价不足或失效。

（二）辅助检查

1.**结核菌检查** 从痰、胃液、脑脊液中找到结核菌是确诊的重要依据。

2.免疫学诊断及生物学基因诊断 对患儿血清、脑脊液、浆膜腔液进行检测。

3.血沉 判断病灶是否有活动性及可判断疗效。

4.X线检查 **X线检查是诊断小儿肺结核的主要方法**，胸片检查可确定病灶部位、范围、性质。必要时行断层或CT检查。

5.其他 纤维支气管镜检查、淋巴结活组织检查。

四、预防

（一）控制传染源

结核菌涂片阳性是小儿结核病的主要传染源，早期发现并合理治疗是对结核病传播最有效的预防措施。对托幼机构及小学教职员工定期体检，及时发现、隔离传染源。

（二）卡介苗接种

是预防小儿结核病的有效措施。

（三）化学药物预防

预防性服用异烟肼，每日10mg/kg，每天不超过300mg，疗程6~9个月，可预防儿童活动性肺结核、预防肺外结核病、预防青春期结核病复燃。下列情况可用药物预防：

1. 3岁以下婴幼儿未接种卡介苗而结核菌素试验阳性者。
2. 密切接触开放性肺结核者。
3. 结核菌素试验新近由阴转阳者。
4. 结核菌素试验阳性伴结核中毒症状者。
5. 结核菌素试验阳性，新患麻疹或百日咳患者。
6. 结核菌素试验阳性而需长时间使用肾上腺糖皮质激素或其他免疫抑制剂者。

第二节　原发型肺结核

浪里淘沙—核心考点

原发型肺结核是结核菌初次侵入肺部后的原发感染，是小儿肺结核的主要类型。

一、发病机制及病理改变

结核杆菌进入肺，在肺部形成原发灶。原发灶多位于胸膜下，在肺上叶底部和下叶上部，右侧多见。基本病变是渗出、增殖与坏死。原发综合征由3部分组成：肺部原发病灶、淋巴管炎和局部淋巴结炎。

原发型肺结核的病理转归：①吸收好转、钙化或硬结：最常见；②病变进展：产生空洞、支气管淋巴结周围炎、支气管内膜结核和干酪性肺炎、结核性胸膜炎；③病变恶化：血行播散引起急性粟粒型肺结核或全身性急性粟粒型结核病。

二、辅助检查

1. 结核菌素试验呈强阳性或阴性转阳性者，应做进一步检查。

2.胸部X线检查　可同时做正、侧位胸部X线检查。**局部炎性淋巴结相对较大而肺部的初染灶相对较小是原发型肺结核的特征。儿童原发型肺结核在X线胸片上呈现典型哑铃状双极影者已少见。**支气管淋巴结核在儿童原发型肺结核X线胸片最为常见，分两种类型：炎症型和结节型。

3.CT扫描　有助于诊断疑诊肺结核但胸部X线片正常的病例。

4.支气管镜检查　结合病变蔓延至支气管内造成支气管结核时可发现异常。

5.实验室检查

小试身手　1.患儿，女，4岁，低热3周，乏力，盗汗，精神萎靡，阵发性干咳，用青霉素治疗无效，出生时已接种卡介苗，今来就诊。行X线检查肺部示"哑铃状"阴影，该患儿可诊断为

A.支气管肺炎　　　　B.支原体肺炎　　　　C.腺病毒性肺炎

D.粟粒型肺结核　　　E.原发型肺结核

第三节　急性粟粒型肺结核

浪里淘沙—核心考点

急性粟粒型肺结核又称急性血行播散型肺结核，多见于婴幼儿初次感染后3~6个月以内。

一、病因及发病机制

原发灶或胸腔内淋巴结干酪坏死侵蚀血管，大量结核菌进入肺动脉引起粟粒型肺结核。如结核菌进入肺静脉经血行或淋巴播散至全身引起全身性粟粒型结核。

二、辅助检查

胸部X线片对诊断起决定作用，起病后2~3周胸部摄片可见大小一致、密度一致、分布均匀的粟粒状阴影，密布在两侧肺野。

重症患儿结核菌素试验假阴性。痰或胃液中找到结核菌。**粟粒疹和眼底检查见到结核结节有诊断意义。**

小试身手　2.患儿，女，2岁，1个月前患猩红热，近1周来发热，体温39℃，咳嗽，气促，发绀，双肺呼吸音粗，胸片示：双肺均匀分布大小不一致的点状阴影。可诊断为

A.腺病毒肺炎　　　　B.金黄色葡萄球菌肺炎　　C.粟粒型肺结核

D.原发性肺结核　　　E.猩红热并发肺炎

小试身手　3.急性粟粒型肺结核X线检查出现粟粒状阴影的时间是在起病后

A.3~4周　　　　　　B.2~3周　　　　　　C.10~14天

D.7~10天　　　　　　E.3~7天

第四节 结核性脑膜炎

浪里淘沙—核心考点

结核性脑膜炎（结脑）是小儿结核病中最严重的一种，病死率高，留后遗症，常在原发感染后1年以内，**尤其3~6个月内最易发生**。婴幼儿多见，以冬春季为多。

小试身手 4.小儿结核病中预后较差的是

A.急性粟粒型肺结核　　　　　B.支气管淋巴结结核

C.原发综合征　　　　　　　　D.结核性脑膜炎

E.结核性胸膜炎

一、病因及发病机制

结脑为全身性粟粒型结核的一部分，由于小儿血-脑屏障功能差，免疫功能不完善，**人侵的结核菌经血行播散**，由肺或骨结核等播散而来。

二、辅助检查

1.**脑脊液** 压力增高，外观透明或呈毛玻璃样，静置12~24小时后有蜘蛛网状薄膜形成，**涂片检查可找到结核菌**。白细胞总数（50~500）×10^6/L，淋巴细胞占0.70~0.80，**糖和氯化物含量降低为结脑典型改变，蛋白定量增加**，一般为1.0~3.0g/L。

2.**X线胸片** 85%的结脑患儿胸片有结核病改变，其中90%为活动性肺结核。

3.**结核菌素试验** 50%的结脑患儿结核菌素试验呈阴性反应。

参考答案

1.E　2.C　3.B　4.D

第十九章　寄生虫病患儿的护理

第一节　蛔虫病

浪里淘沙—核心考点

蛔虫病是蛔虫寄生在人体所致，是小儿寄生虫中发生率最高的一种。轻者无明显症状，重者并发多种并发症而危及生命。

一、病因及流行病学

蛔虫形似蚯蚓。雌虫平均日产卵20万个，随粪便排出。发育至成虫，过程需2~3个月，蛔虫在体内生存时间一般为1年左右。

传染源为蛔虫寄生者。经口食入被虫卵污染的食品、瓜果、蔬菜，或因手接触了虫卵污染物品而带入口中是主要传播途径。小儿发病率明显高于成人，农村高于城市。

二、辅助检查

1.粪便涂片。
2.选择性地检查血常规、胸部或腹部X线平片等。

第二节　蛲虫病

浪里淘沙—核心考点

蛲虫病多见于2~9岁的儿童，在集体儿童机构可流行。

一、病因及流行病学

蛲虫呈乳白色细线状，约1cm，寄生在小肠下段、回盲部、结肠和直肠。蛲虫病患者是唯一传染源，经口传染。肛门–手–口直接传播是自身反复感染的主要途径。

二、辅助检查

夜间小儿入睡后1~3小时，小线虫从肛门爬出，或用透明胶纸胶面抹拭肛周皮肤皱褶处黏取虫卵。将透明胶纸置于滴有生理盐水玻片上找虫卵。也可用生理盐水浸润棉签刮拭患儿肛门皮肤皱褶处获取虫卵。查血见嗜酸性粒细胞升高。

第二十章 急性中毒和常见急症患儿的护理

第一节 急性中毒

常见中毒原因

急性中毒是指毒性物质进入人体，引起组织器官损害，出现中毒症状和体征，甚至危及生命。

造成小儿中毒的主要原因是年幼无知，缺乏生活经验，不能识别毒物而误食；或家长疏忽药物管理等。

第二节 小儿惊厥

病因及发病机制

惊厥是指由于神经细胞异常放电引起全身或局部肌群不自主强直性或阵挛性收缩，同时伴意识障碍的一种神经系统功能暂时紊乱的状态。多见于婴幼儿。

1. **感染性疾病** ①颅内感染：脑膜炎、脑炎及脑脓肿、脑水肿等；②颅外感染：各种感染引起的高热惊厥、中毒性脑病和破伤风等，其中高热惊厥最常见。

2. **非感染性疾病** ①颅内疾病：癫痫、颅内占位性病变、颅脑损伤、脑退行性病等；②颅外疾病：如中毒、水和电解质紊乱、高血压脑病及尿毒症、低血糖、苯丙酮尿症、缺氧缺血性脑病、窒息、溺水、心肺严重疾病等。

第三节 急性颅内压增高

急性颅内压增高是由于多种原因引起脑实质体积增大或颅内液体量增加引起颅内压增高的一种病理生理改变。

病因及发病机制

1. **颅内外感染** 如脑膜炎、脑炎、中毒性细菌性痢疾、重症肺炎等。

2.**颅内占位性病变** 如脑肿瘤、脑寄生虫、脑脓肿或脑血管畸形、**脑出血和血肿**等。

3.脑缺血缺氧 如窒息、休克、呼吸心脏骤停、一氧化碳中毒、癫痫持续状态等。

4.脑脊液循环异常 如脑积水。

5.其他 如高血压脑病、水和电解质紊乱、药物中毒等。

第四节 急性呼吸衰竭

浪里淘沙—核心考点

急性呼吸衰竭是指各种疾病导致肺氧合障碍和（或）肺通气不足，影响气体交换，引起低氧血症或（和）高碳酸血症，并由此产生一系列生理功能和代谢紊乱的临床综合征。

一、病因及发病机制

1.**中枢性** 因呼吸中枢病变，呼吸运动障碍，通气量明显减少。常见于颅内感染、出血、脑损伤、脑肿瘤、颅内压增高等。

2.**周围性** 因呼吸器官严重病变或呼吸肌麻痹，同时发生通气与换气功能障碍所致。常见于喉头水肿、气管炎、肺炎、肺不张、肺水肿、肺气肿及支气管异物等。

中枢性和周围性呼吸衰竭最终结果是机体缺氧、二氧化碳潴留和呼吸性酸中毒，进而引起脑水肿、心肌收缩无力和心排出量减少、血压下降、肾衰竭等。

二、辅助检查

血气分析：早期或轻症（Ⅰ型），动脉氧分压（PaO_2）≤60mmHg，动脉二氧化碳分压（$PaCO_2$）正常；晚期或重症（Ⅱ型），氧分压（PaO_2）≤60mmHg，二氧化碳分压（$PaCO_2$）>50mmHg。

第五节 充血性心力衰竭

浪里淘沙—核心考点

充血性心力衰竭是指心脏回心血量充足的前提下，心搏出量不能满足周身循环和组织代谢需要，而出现的一种病理生理状态。

病因及发病机制

心肌收缩或舒张功能下降，心排血量绝对或相对不足，1岁内发病率最高。

第六节　急性肾衰竭

浪里淘沙—核心考点

病因及发病机制

急性肾衰竭是指由于各种因素引起肾功能急性衰退，肾排出水分及清除代谢废物能力下降以致不能维持机体内环境稳定，临床上出现少尿或无尿及氮质血症。

1. 肾前性　任何原因引起血容量减少，肾血流量下降，出现少尿或无尿，如脱水、腹泻、外科手术大出血、烧伤等。

2. **肾性　是儿科最常见的肾衰原因。**

3. 肾后性　任何原因引起的尿路梗阻致肾积水、肾实质损伤，如先天性尿路畸形、输尿管狭窄、肾结石、肾结核等。

小试身手 1. 引起小儿急性肾衰竭最常见的原因是

A. 急性脱水　　　　　　B. 急性肾炎

C. 肾病综合征　　　　　D. 泌尿系感染

E. 先天性尿路畸形

第七节　感染性休克

浪里淘沙—核心考点

病因及发病机制

感染性休克又称脓毒性休克是由致病微生物及其产物引起的急性循环障碍，有效循环血量不足，造成毛细血管灌注不足，组织器官缺血缺氧、代谢紊乱，导致重要脏器功能不全的综合征。

多种病原微生物感染均可引起感染性休克，其中以革兰染色阴性菌最多见。

第八节　心跳、呼吸骤停

浪里淘沙—核心考点

一、病因

引起小儿心跳、呼吸骤停的病因包括新生儿窒息、喉梗阻、气管异物、严重肺炎及呼吸衰竭、严重心律失常、中毒、代谢性疾病、心力衰竭、各种意外损伤等。心跳、呼吸骤停的**危险因素**包括：

1. **心血管系统不稳定，如难治性心衰、低血压和反复发作的心律失常。**

2. **快速发展的肺部疾病，如重度哮喘、重症肺炎、肺透明膜病**等。

3. **术后早期，如全麻及大量镇静剂使患儿对各种刺激的反射能力弱**等。

4. 气管插管堵塞或脱开。

5. 神经系统疾病急剧恶化，如昏迷病人无足够呼吸驱动保持正常通气。

6. 某些操作对高危患儿能加重或触发：①呼吸道吸引；②不适当的胸部物理治疗；③任何形式呼吸支持的撤离；④使用镇静剂；⑤使迷走神经兴奋性增加的操作。

二、病理生理

1. **缺氧**　心跳、呼吸骤停首先导致缺氧。缺氧引起心肌劳损、心肌收缩力减弱，严重时心率减慢，心排血量下降，血压下降，心律失常和代谢性酸中毒，心室纤颤、心脏停搏。一旦呼吸、心跳停止，脑血循环停止，迅速出现昏迷，**心跳、呼吸停止4~6分钟即可导致脑细胞死亡**。

2. **CO_2潴留**　一旦心跳、呼吸骤停，体内CO_2潴留，引起呼吸性酸中毒，CO_2浓度增高抑制窦房结传导，可出现心动过缓和心律不齐，并直接抑制心肌收缩力。CO_2潴留可引起脑血管扩张，导致脑水肿。

参考答案

1.B